男性生育力保存

张欣宗　朱伟杰　王奇玲　主编

科学出版社

北京

内 容 简 介

本书是我国第一部关于男性生育力保存的科普读物。全书分为 16 章，共 201 个问答，内容包括男性生育力保存的概念与意义、人类精子库的冻精介绍、捐精与自精保存、精液检查与冷冻精子评估、低品质精子冻存及其意义、睾丸精子与睾丸组织冻存、附睾精子冻存、肿瘤患者的冻精保存、遗传因素患者的冻精保存、生殖道感染与冻精保存、冷冻精子与辅助生殖技术使用、存精者和捐精者的心理疏导、男性生育力的维护、中医中药维护男性生育力、冻精的伦理问题以及冻精保存的未来趋势等。本书采用一问一答的方式和简洁明了的语言，系统介绍了男性生育力保存的相关技术、方法、流程和冻精的使用，冻精过程中的心理疏导，以及男性生育力的维护、相关伦理问题和未来的发展趋势，以期为感兴趣的读者深入浅出地科普男性生育力保存的相关知识，亦希望能帮助有生育力保存需求的男性及其家属全面了解冻精相关流程、注意事项和生育力维护相关知识。

本书对从事男科学、生殖医学、医学伦理学、妇产科学、低温生物学和生殖生理学等学科的医务人员、专业技术人员、科研人员、高等医学院校师生，以及有生育力保存需求的人士有参考价值。

图书在版编目（CIP）数据

男性生育力保存 / 张欣宗，朱伟杰，王奇玲主编. —北京：科学出版社，2023.1

ISBN 978-7-03-073860-8

Ⅰ. ①男… Ⅱ. ①张… ②朱… ③王… Ⅲ. ①男性–生育力–保护–普及读物 Ⅳ. ①R698-49

中国版本图书馆 CIP 数据核字（2022）第 220781 号

责任编辑：岳漫宇 付丽娜 / 责任校对：杨 赛
责任印制：赵 博 / 封面设计：无极书装

科学出版社 出版
北京东黄城根北街 16 号
邮政编码：100717
http://www.sciencep.com

北京中科印刷有限公司印刷
科学出版社发行 各地新华书店经销

*

2023 年 1 月第 一 版 开本：A5（890×1240）
2024 年 1 月第二次印刷 印张：14 1/8
字数：447 000

定价：268. 00 元

(如有印装质量问题，我社负责调换)

《男性生育力保存》编写人员

主　编　张欣宗　朱伟杰　王奇玲

副主编（按姓氏笔画排序）

朱文兵　李　焕　李冬水　李福平　杨继高

汪李虎　张　洲　张正绵　贺小进　翁治委

编　者（按姓氏笔画排序）

万　凌　重庆市人口和计划生育科学技术研究院

马春杰　广东省生殖医院

王　红　重庆市人口和计划生育科学技术研究院

王奇玲　广东省生殖医院

王琳凯　郑州大学第三附属医院

毛晓红　安徽医科大学第一附属医院

邓　浩　佛山市妇幼保健院

叶　宇　广东医科大学顺德妇女儿童医院

叶桂芳　广东省生殖医院

吉细仁　中信湘雅生殖与遗传专科医院

曲仕浩　珠海市妇幼保健院

朱文兵　中信湘雅生殖与遗传专科医院

朱伟杰　暨南大学生命科学技术学院

朱洁茹　中山大学附属第三医院

刘　芸　中国人民解放军联勤保障部队第九〇〇医院

刘　晓　四川大学华西第二医院

刘　晃　广东省生殖医院

刘军杰　郑州大学第三附属医院

江小华　安徽医科大学第一附属医院

江素华　福建省妇幼保健院

苏彦华　郑州大学第三附属医院

杜　鹏　广东省妇幼保健院

李　焕　佛山市妇幼保健院

李友筑　厦门大学附属第一医院

李玉山　郑州大学第三附属医院
李冬水　南昌大学第一附属医院
李倩仪　广东省生殖医院
李福平　四川大学华西第二医院
杨　杰　西北妇女儿童医院
杨　莉　广州康源医院大源分院
杨继高　重庆市人口和计划生育科学技术研究院
汪李虎　广东省妇幼保健院
沙艳伟　厦门大学附属妇女儿童医院
沈群山　安徽医科大学第一附属医院
张　洲　西北妇女儿童医院
张正绵　福建省妇幼保健院
张欣宗　广东省生殖医院
陈　清　佛山市妇幼保健院
陈祖阵　三明市中西医结合医院
林典梁　福建省妇幼保健院
欧建平　中山大学附属第三医院
周　雨　广东省生殖医院
庞　韬　广东省生殖医院
赵　军　佛山市妇幼保健院
柳莎莎　四川大学华西第二医院
钟　键　汕头大学医学院第二附属医院
钟恺欣　广东省生殖医院
贺小进　安徽医科大学第一附属医院
翁治委　广州中医药大学第一附属医院
凌晓辉　惠州市中心人民医院
唐雨倩　广东省生殖医院
谈　箐　安徽医科大学第一附属医院
黄　川　中信湘雅生殖与遗传专科医院
盛慧强　浙江省妇幼和生殖保健中心
梁作文　吉林大学第一医院
梁明洁　广东省生殖医院
曾庆欣　梅州市人民医院
魏　颖　佛山市妇幼保健院

前　言

人类生殖是重要生命活动。男性生育力在个体的生命周期中呈现发生、发展、成熟和衰退的变化过程，从青春期生殖系统迅速发育具有生育力开始，随着男性年龄增长和环境污染、疾病等因素的综合作用，男性生育力受到不同程度影响，导致男性不育症发病率逐年增加。另外，工作压力大、生活方式改变和生活成本高等诸多问题，使相当一部分年轻人结婚及生育年龄延迟，生育意愿降低。上述现实情况促使了现今人们对男性生育力保存需求逐渐增加，而人类精子库与辅助生殖等领域的先进技术则是男性生育力保存的载体和保障。故此，科学、准确地传播男性生育力保存的法规、理论、技术、应用及男性生育力维护等知识，有助于增进对男性生育力保存理论基础与实际操作的正确认识，亦有利于维护生殖健康、保障生殖安全和预防男性不育。

本书是我国第一部关于男性生育力保存的科普读物。全书分为 16 章，共 201 个问答，内容包括男性生育力保存的概念与意义、人类精子库的冻精介绍、捐精与自精保存、精液检查与冷冻精子评估、低品质精子冻存及其意义、睾丸精子与睾丸组织冻存、附睾精子冻存、肿瘤患者的冻精保存、遗传因素患者的冻精保存、生殖道感染与冻精保存、冷冻精子与辅助生殖技术使用、存精者和捐精者的心理疏导、男性生育力的维护、中医中药维护男性生育力、冻精的伦理问题以及冻精保存的未来趋势等。书中采用一问一答的撰写形式，系统介绍了男性生育力保存涉及的知识、各种各样的问题和未来发展趋势。

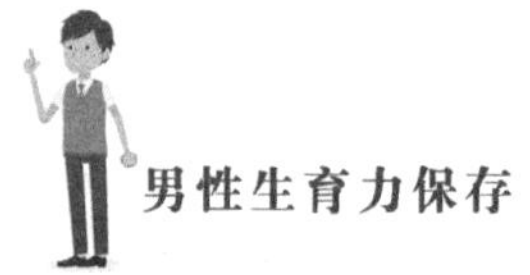

在编写过程中，本着专业性与普及性、知识性与实用性、普遍性与代表性相结合等原则，力图全面、简明和通俗地对男性生育力保存进行科普解说。本书内容新颖，其中有不少专业问题首次以科普形式进行解答。此外，为方便不同知识背景的读者根据自己的兴趣和需求进行选择性阅读，本书对每个问答力图保持知识相对独立和完整。每章的问答编排顺序也由浅入深，逐渐拓展知识面，以期为感兴趣的读者深入浅出地科普男性生育力保存的相关内容，亦希望能帮助有生育力保存需求的男性及其家属全面了解相关知识。

本书编者是我国人类精子库与生殖领域相关研究方向的专家、临床医师、临床检验技师和临床科室的年轻业务骨干，他们具有丰富的男性生育力保存理论知识和实践经验。编者在繁重的医疗、科研、教学之余，挤出时间撰写各自负责的内容，使本书在较短的时间内编写完成，在此表示衷心感谢。

男性生育力保存在我国正受到越来越多的关注，我国男性生育力保存的需求也在持续增长。男性生育力保存的相关基础研究和临床实践进展迅猛，尚有诸多进展有待介绍，本书中的解答也难免有欠妥之处，敬请读者、同道指正。

张欣宗　朱伟杰　王奇玲

2022 年 6 月 11 日

目　录

第 1 章　男性生育力保存的概念与意义 ······ 1
01　什么是男性生育力保存？ ······ 2
02　男性为什么要进行生育力保存？ ······ 4
03　男性生育力保存应该在人类精子库进行吗？ ······ 6
04　人类精子库的内部构成是什么样的？ ······ 8
05　人类精子库配备的护理人员的职责是什么？ ······ 10
06　年轻时暂时不想生育，可以保存精子以备将来使用吗？ ··· 12
07　工作环境可能会影响精子质量，可以先将精子保存起来吗？ ······ 14
08　男性输精管结扎术前需要保存精子以备将来生育吗？ ······ 16
09　未成年男性可以保存精液吗？ ······ 18
10　夫妻两地分居，暂时不想生育，可以先保存精子吗？ ······ 20
第 2 章　人类精子库的冻精介绍 ······ 23
01　人类精子冷冻是从什么时候开始的？ ······ 24
02　精子是经过怎样的过程进行冷冻的？ ······ 26
03　冷冻精子时需要添加什么试剂吗？ ······ 28
04　冷冻精子是如何复苏的？ ······ 30
05　经过冷冻复苏过程后为什么有些精子会死亡？ ······ 32
06　精子冷冻复苏效果存在个体差异吗？ ······ 34

07　精液冷冻前遇到精液不液化、液化不全或黏稠度高的标本该如何处理？…… 36
08　精子冷冻后超微结构和超微形态有什么改变？…… 38
09　反复冷冻复苏对精子有什么影响？…… 40
10　精子玻璃化冷冻是怎么回事？…… 42
11　单精子冷冻及微量精子冷冻是怎么回事？…… 44
12　精子是怎样储存的？…… 46
13　精子可以保存多久？…… 48
14　不同人的精子放在一起会互相污染吗？…… 50
第 3 章　捐精与自精保存 …… 53
01　捐精需要什么条件？…… 54
02　捐精有补助吗？…… 56
03　需要多长时间可以完成整个捐精过程？…… 58
04　冷冻精子检疫期是什么？…… 60
05　捐精和献血是一样的吗？…… 62
06　一名男士能去国内多家人类精子库捐精吗？…… 64
07　捐精的体检项目有哪些？…… 66
08　捐献的精子有什么用途？…… 68
09　捐献的精子可以让几名妇女怀孕？…… 70
10　捐献的精子可以给志愿者指定的不育夫妇使用吗？…… 72
11　自精保存的整个流程是怎样的？…… 74
12　精子保存之前需要进行基因检测吗？…… 76
13　自精保存一般涉及哪些费用？…… 78
14　自精保存在使用时应该办理什么手续？…… 80
15　如何对自精保存者的精子进行销毁？…… 82

16 自精保存时取精困难或取精失败有什么应对方法？ ……… 84
17 冷冻精液的运输安全是如何保证的？ ……………………… 86
18 保存的精子可以拿到境外使用吗？ ………………………… 88
19 保存的精子不想要了，可以捐献吗？ ……………………… 90
第 4 章 精液检查与冷冻精子评估 ………………………… 93
01 精子质量是如何评估的？ ……………………………………… 94
02 精子冷冻保存前进行精子形态学检测有什么意义？ ……… 96
03 自精保存前通常做哪些检查评估精子的质量？ …………… 98
04 精子 DNA 损伤检测的意义是什么？ ……………………… 100
05 精子顶体反应检测的意义是什么？ ………………………… 102
06 精子线粒体膜电位检测的意义是什么？ …………………… 104
07 如何进行精浆生化的检测？ ………………………………… 106
08 为什么要检测抗精子抗体？ ………………………………… 108
09 存活试验对冷冻精子有什么临床意义？ …………………… 110
10 低渗膨胀试验对冷冻精子有什么临床意义？ ……………… 112
11 冷冻精子需要做宫颈黏液穿透试验吗？ …………………… 114
12 精液常规细菌培养的意义是什么？ ………………………… 116
13 精液衣原体检测的意义是什么？ …………………………… 118
14 精液支原体检测的意义是什么？ …………………………… 120
15 精液淋球菌检测的意义是什么？ …………………………… 122
16 精液中的白细胞如何检测？ ………………………………… 124
17 为什么需要进行乙肝病毒的检测？ ………………………… 126
18 为什么需要进行丙肝病毒的检测？ ………………………… 128
19 为什么需要进行优生四项的检测？ ………………………… 130
20 为什么需要进行人类免疫缺陷病毒的检测？ ……………… 132

21 为什么需要进行梅毒的检测？ …… 134
22 重度少精子症患者保存精子前，为什么要检测 *AZF* 基因等遗传因素？ …… 136
23 精子吖啶橙试验的意义是什么？ …… 138
24 精子核空泡试验的意义是什么？ …… 140
25 精子顶体检测的意义是什么？ …… 142
26 精子苯胺蓝试验的意义是什么？ …… 144
27 检查精液中未成熟生殖细胞有什么意义？ …… 146
28 检查射精顺序有什么意义？ …… 148
第 5 章 低品质精子冻存及其意义 …… 151
01 射精功能障碍患者如何保存精子？ …… 152
02 逆行射精症患者的精子应做冷冻保存吗？ …… 154
03 弱精子症患者需要保存精子吗？ …… 156
04 隐匿精子症患者的精子需要立即保存吗？ …… 158
05 梗阻性无精子症患者需要保存精子吗？ …… 160
06 非梗阻性无精子症患者显微取精取到的精子需要立即保存吗？ …… 162
07 促性腺激素低下患者经过治疗后发现精子需要立即保存吗？ …… 164
08 未婚的隐睾症患者需要提前保存精子吗？ …… 166
09 睾丸扭转手术时需要同时保存睾丸精子吗？ …… 168
10 未婚的精索静脉曲张患者需要提前保存精子吗？ …… 170
11 有腮腺炎病史患者需要保存精子吗？ …… 172
12 血精症患者可以冷冻保存精子吗？ …… 174
13 男性肾病综合征患者需要进行生育力保存吗？ …… 176

14　截瘫患者有必要保存精子吗？ …… 178
第 6 章　睾丸精子与睾丸组织冻存 …… 181
01　睾丸精子是如何冷冻的？ …… 182
02　青春期前的白血病患者在化疗前可以保存睾丸组织吗？ …… 184
03　青春期前的睾丸肿瘤患者在化疗前可以保存睾丸组织吗？ …… 186
04　睾丸精子是如何获取的？ …… 188
05　睾丸组织是如何冷冻的？ …… 190
06　从睾丸中获得不活动的精子还有可能生育吗？ …… 192
07　使用睾丸精子行辅助生殖技术可行吗？ …… 194
第 7 章　附睾精子冻存 …… 197
01　附睾精子是如何冷冻的？ …… 198
02　附睾头部与附睾尾部的精子质量有差别吗？ …… 200
03　附睾精子是如何获取的？ …… 202
04　梗阻性无精子症患者使用附睾精子还是睾丸精子行卵胞质内单精子注射治疗？ …… 204
05　射精功能障碍患者使用附睾精子还是睾丸精子行卵胞质内单精子注射治疗？ …… 206
06　附睾结核患者需要保存精子吗？ …… 208
第 8 章　肿瘤患者的冻精保存 …… 211
01　肿瘤本身会影响男性生育力吗？ …… 212
02　肿瘤治疗会影响男性生育力吗？ …… 214
03　哪些类型的肿瘤及疾病患者需要保存精液？ …… 216
04　睾丸肿瘤患者还有可能生育吗？ …… 218

05　血液肿瘤患者在骨髓移植前需要先保存精子吗？ ………… 220
06　急性白血病患者如何在化疗前实现精子冷冻保存？ ……… 222
07　经过化疗后的患者还可以保存精子吗？ …………………… 224
08　肿瘤患者化疗结束多久以后才能生育？ …………………… 226
09　肿瘤患者保存的精子会将肿瘤遗传给后代吗？ …………… 228
10　青春期前的男孩应该怎么保存生育力？ …………………… 230
第 9 章　遗传因素患者的冻精保存 …………………………… 233
01　圆头精子症患者有必要保存精子吗？ ……………………… 234
02　大头针状精子还有保存价值吗？ …………………………… 236
03　精子鞭毛多发形态异常患者有必要保存精子吗？ ………… 238
04　精子 DNA 碎片率高的患者有必要保存精子吗？ ………… 240
05　克氏综合征患者可以保存精子吗？ ………………………… 242
06　AZF 缺失患者可以保存精子吗？ ………………………… 245
07　超雄综合征患者保存的精子还能实现生育吗？ …………… 247
08　染色体平衡易位患者还有必要保存精子吗？ ……………… 249
09　染色体多态性改变，还有必要保存精子吗？ ……………… 252
10　地中海贫血患者有必要进行生育力保存吗？ ……………… 254
11　风湿免疫性疾病患者需要保存精子吗？ …………………… 256
12　精神分裂症患者用药治疗前有必要保存精子吗？ ………… 258
第 10 章　生殖道感染与冻精保存 …………………………… 261
01　人类免疫缺陷病毒携带者可以通过冷冻保存精液生育
健康后代吗？ ………………………………………………… 262
02　梅毒患者可以冷冻保存精液和生育健康后代吗？ ………… 264
03　乙肝病毒携带者可以冷冻保存精液和生育健康
后代吗？ ……………………………………………………… 266

04　丙肝病毒感染者可以冷冻保存精液和生育健康后代吗？ …… 268
05　衣原体阳性患者可以进行自精保存吗？ …… 270
06　支原体阳性患者可以进行自精保存吗？ …… 272
07　淋病患者可以进行自精保存吗？ …… 274
08　人乳头瘤病毒携带者可以进行自精保存吗？ …… 276
09　优生四项检测阳性者可进行自精保存吗？ …… 278
10　精液细菌培养阳性患者能保存精子吗？ …… 280
11　精液中有阴道毛滴虫可以保存精液吗？ …… 282
12　生殖器疱疹患者可以进行自精保存吗？ …… 284
第 11 章　冷冻精子与辅助生殖技术使用 …… 287
01　什么是人类辅助生殖技术？ …… 288
02　人类辅助生殖技术的整个流程是怎样的？ …… 290
03　冷冻保存的精子应该选择哪种辅助生殖技术生育？ …… 292
04　使用冷冻精子行辅助生殖时，女方需要什么条件？ …… 294
05　什么是上游法筛选冷冻精子？ …… 296
06　什么是密度梯度离心法筛选冷冻精子？ …… 298
07　冷冻精子具备哪些条件时可以进行宫腔内人工授精？ …… 300
08　冷冻精子具备哪些条件时可以进行宫颈内人工授精？ …… 302
09　冷冻精子具备哪些条件时可以行体外受精？ …… 304
10　冷冻精子具备哪些条件时可以行卵胞质内单精子注射？ …… 306
11　冷冻精子具备哪些条件时需要进行胚胎植入前遗传学检测？ …… 308
12　使用冷冻精子怀孕比使用新鲜精子更容易发生胎儿异常吗？ …… 310

13 使用冷冻精子会影响子代性别吗？ …… 312
14 用精子库合格的捐献精子做人工授精，为什么还是不能怀孕？ …… 314
第 12 章 存精者和捐精者的心理疏导 …… 317
03 捐精过程会影响身体健康吗？ …… 318
02 捐精志愿者的信息会被泄露吗？ …… 320
03 使用捐精志愿者的精液能保证生育吗？ …… 322
04 捐精所生的后代会寻找捐精志愿者吗？ …… 324
05 捐精所生的后代会近亲结婚吗？ …… 326
06 使用捐精志愿者的精液能确保后代不会有遗传病吗？ …… 328
07 担心使用捐精所生育的后代与丈夫长得不像怎么办？ …… 330
08 如何才能使用同一名捐精志愿者的精液生育二孩？ …… 332
09 自精保存者的精子会给其他患者使用吗？ …… 334
10 不同自精保存者的精子会混淆吗？ …… 336
11 心理因素对男性生育力保存有什么影响？ …… 338
第 13 章 男性生育力的维护 …… 341
01 吸烟会影响精子质量吗？ …… 342
02 酗酒会影响精子质量吗？ …… 344
03 长期熬夜会影响精子质量吗？ …… 346
04 肥胖会影响精子质量吗？ …… 348
05 精神压力大会影响精子质量吗？ …… 350
06 重金属污染影响男性生育力吗？ …… 352
07 环境雄激素影响男性生育力吗？ …… 354
08 环境雌激素影响男性生育力吗？ …… 356
09 环境抗生素对男性生育力有哪些影响？ …… 358

10　增加体育锻炼会提高精子质量吗？……………………… 360
11　为什么体温超过 39℃后近期不适合保存精子？………… 362
12　为什么保存精子前不能泡温泉？………………………… 364
13　为了保证最佳的精液质量，在饮食方面应该注意什么？… 366
14　冷冻保存会影响精子表观遗传吗？……………………… 368
15　保存精子之前应该如何提高精子质量？………………… 370
16　高龄男性进行自精保存时需要注意什么？……………… 372
17　长途运输司机保存精子前需要注意什么？……………… 374
18　痛风会影响男性生育吗？………………………………… 376
19　甲亢影响精子质量吗？…………………………………… 378
20　肾小球肾炎对男性生育力有影响吗？…………………… 380
第 14 章　中医中药维护男性生育力 ……………………………… 383
01　哪些中药会影响男性生育力？…………………………… 384
02　保存男性生育力的四件宝………………………………… 386
03　“养护精子”中医护肾之法……………………………… 388
04　“养护精子”之辨识中医体质…………………………… 390
05　中药调理怎样提高男性生育力？………………………… 393
06　中医药调理男性生育力注意事项………………………… 395
07　备孕期间如何科学服用药膳？…………………………… 397
第 15 章　冻精的伦理问题 ………………………………………… 399
01　自精保存主要涉及哪些伦理问题？……………………… 400
02　丈夫是 HIV 携带者，妻子可以使用供精助孕吗？……… 402
03　男方智力低下，可以使用供精生育吗？………………… 404
04　未婚女性可以使用精子库的精子生育吗？……………… 406
05　女方变性后结婚，其妻子可以使用供精生育吗？……… 408

06 可以使用亲属捐献的精液进行供精人工授精吗？ ………… 410
07 捐精以后感染了 HIV，可以使用当时捐献的精子给妻子使用吗？ ………… 412
08 夫妇离异后，男方仍有义务抚养之前供精生育的小孩吗？ ………… 414
09 捐精志愿者有权索回捐精所生育的后代吗？ ………… 416
10 男性在做变性手术前可以先把精子保存起来吗？ ………… 418
11 刚刚去世的人睾丸组织还可以冷冻保存吗？ ………… 420
12 夫妇离异后，男方有权使用婚姻存续期间保存的精子吗？ ………… 422
13 自精保存者去世后，父母有权使用保存的精子吗？ ………… 424

第 16 章 冻精保存的未来趋势 ………… 427

01 人类精子库智能化保存的现状和未来 ………… 428
02 未来的人类精子保存形式——冻干保存 ………… 430
03 将来有可能精子冷冻后 100%都能存活吗？ ………… 432
04 人类精子库的相关法律法规未来应该加强哪些方面？ ………… 434

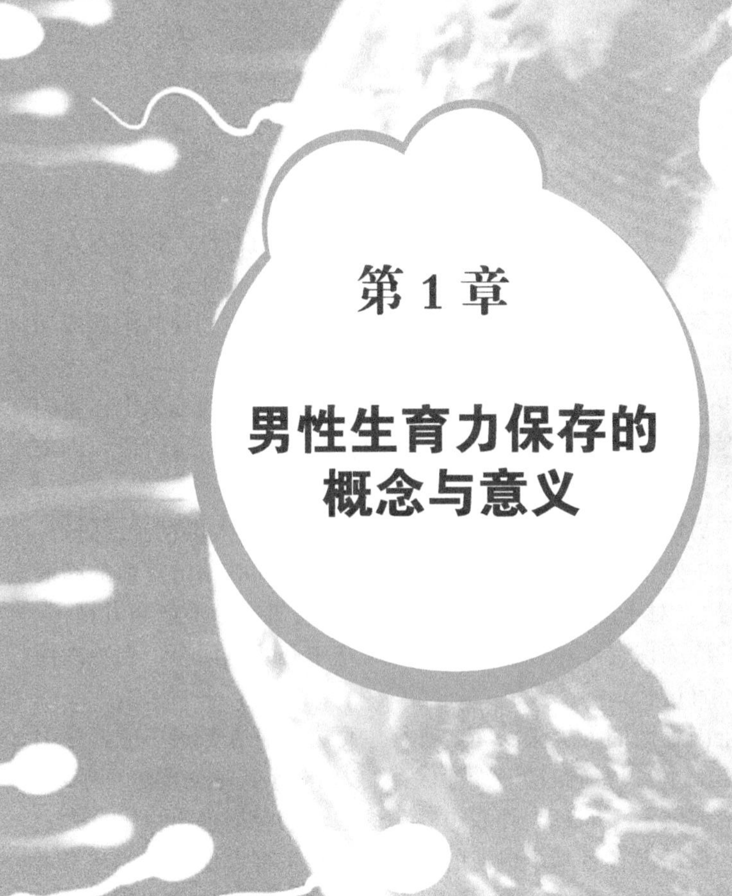

第 1 章

男性生育力保存的概念与意义

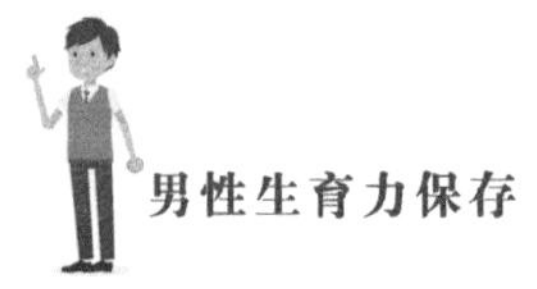

01

什么是男性生育力保存？

◎梁作文，张欣宗

广义而言，男性生育力保存，是有生育需求的男性，将其本人含有精子的精液、附睾液、睾丸组织或精原干细胞，冷冻保存在人类精子库中，以备将来生育时，可以借助辅助生殖技术达到使其配偶成功怀孕的目的。

男性生育力保存也可理解为“自精保存”，是目前临床上主要的生育力保存形式。精原干细胞冷冻保存目前仍处于实验室阶段，尚未应用于临床。

我国的男性生育力保存，需要在国内具有资质的人类精子库进行，尤其是出于生殖保险目的做精液长期冷冻保存（如肿瘤治疗前的精液冷冻保存等）。对于以辅助生殖技术治疗为目的进行精液或睾丸精子、附睾精子的冷冻保存，可以选择在生殖医学中心暂时保存，但冷冻保存的时间不宜过长。

目前全国各地的人类精子库，进行生育力保存人数最多的，是因疾病治疗影响生育力而做精液冷冻保存的人群，尤其是需要进行手术、化学治疗或放射治疗的各类肿瘤患者，这些治疗会损害男性生育力。此外，有些自精保存者基于自己的实际情况做生育力保存，如从事可能损害生育力的高危职业、夫妻两地分居、输精管结扎术前或暂时不想生育的男性。

随着辅助生殖技术的迅速发展，使用很少数目的精子即能使女方受孕。故此，男性生育力保存具有现实意义。男性生育力保存有多种技术方式，可以根据不同自精保存者的具体情况，来选择不同的冷冻方法。通常情况下，选择常规的精液冷冻保存，冷冻精子复苏后，精子数目能够达到应用辅助生殖技术治疗的要求。对于极度少精子症或通过睾丸获得的精子，可以采用微量精子冷冻或单精子冷冻技术来施行有效的冷冻保存。

自精保存者在精液冷冻保存前，需要签署知情同意书，并进行相关检查，尤其是传染性疾病的检查和生育力评估。需要让自精保存者了解其自精保存目的，向自精保存者介绍工作流程、精液质量检查、冷冻保存的合适精子数目、提取方式、冷冻精子使用等情况，以及可能存在的医疗风险。

人类精子库及生殖医学中心的男性生育力保存，需要接受生殖医学伦理委员会的指导、监督和审查。生殖医学伦理委员会对男性生育力保存实施过程中遇到的伦理问题，包括知情同意书、精液使用程序与精液销毁程序等进行审查、论证和建议。

近年来我国各地的人类精子库，男性生育力保存人数有增加的趋势，但是与我国需要进行男性生育力保存的人群数量相比，差距尚大。需要重视宣传男性生育力保存，提高人们的生殖健康保护意识，尤其是肿瘤科医生、血液科医生为患者进行治疗前，应让患者了解生育力保存的重要性，同时，人类精子库也应该为患者提供更加便利的生育力保存服务。

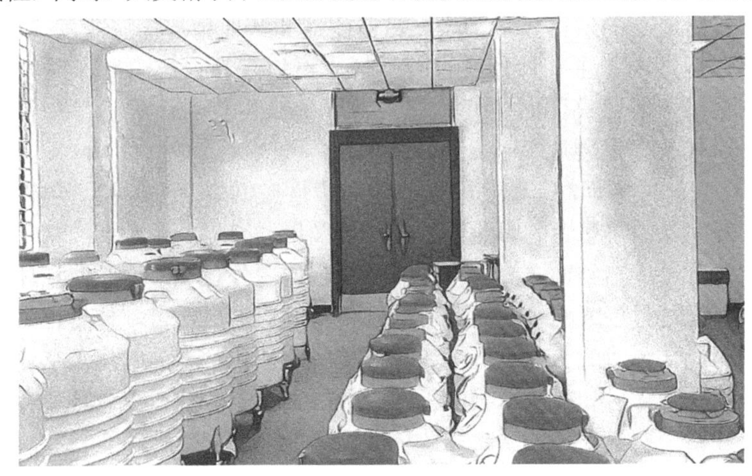

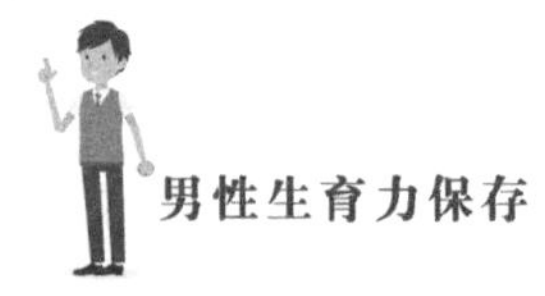

02

男性为什么要进行生育力保存?

◎梁作文，张欣宗

男性由于各种原因显示出生育力下降，或者存在生育力下降的风险，或者尚未具备生育的条件，可以保存自己的精子以备将来生育得以应用。一般来说，以下这些男性适合进行生育力保存。

（1）健康成年男性的生育力保存。由于现今生活节奏加快，年轻群体社会压力增大和对职业、教育的渴望，再加上预期寿命的增加，生育年龄逐渐后移已成为普遍的社会现象。但是，精液质量与男性年龄呈明显的负相关，而且高龄男性对生育健康后代也可能有不良影响，如高龄男性生育后代患自闭症的风险增加，被诊断为双相情感障碍的可能性是正常育龄期男性的 1.37 倍，高龄男性生育后代表现出更高的遗传异常、癌症、自闭症和其他精神疾病的发病率。因此，短期内无生育计划的育龄男性，可以保存自己青壮年时期的优良精子，满足高龄时生育意愿，对于提高生育后代成功率和生育健康后代具有重要意义。

（2）对生育力有损伤风险的职业男性应做生育力保存。男性不育的发病原因与患者的职业、工作环境及生活习惯关系密切。精子发生、发育、成熟到输送等过程都需要适宜的内外环境，而职业和环境因素可通过直接或间接的方式对男性生殖健康造成伤害，使男性生育力下降，甚至造成男性不育，如长期接触一些化学制品的化工从业人员、易受到辐射和射线影响的工作人员等。由于职业或工作环境会损害男性精子质量，长期暴露在此环境中可能会引起男性不育，有时候造成的男性不育不可逆转。因此，从事对男性生育力有损伤风险职业的男性应考虑尽早生育。如果不具备生育条件或准备推迟生育时间，除在生活中注意自我防护、改变各种不良生活方式外，到人类精子库进行生育力保存是有效的途径。

（3）**男性肿瘤患者的生育力保存**。近年来，男性肿瘤患者呈现出发病年轻化、发病率高，随着肿瘤疾病诊疗技术不断发展，患者生存期明显延长。不同类型的肿瘤会不同程度地影响精子的发生、成熟。在治疗方面，放疗、化疗均对精子质量产生明显的影响，放疗对生精功能的影响取决于放疗剂量和照射部位，行化疗后的肿瘤患者，均会出现不同程度的精子减少，很多患者出现无精子症，治疗停止后有些患者生精功能的恢复也不理想。因此，肿瘤患者在治疗前冻存精子能够保存其生育力，精子冷冻保存应作为一种最佳选择，提供给所有因肿瘤治疗而存在不育风险的男性患者。

（4）**男性不育症患者的生育力保存**。有一些需要进行辅助生殖治疗的男性不育症患者，如重度少弱精子症、Y 染色体微缺失、射精困难、隐匿精子症、睾丸穿刺或显微取精的患者等。对于这些男性不育症患者来说，将精子提前保存是非常重要的，可以为后续进行辅助生殖治疗提供保障。

总之，进行男性生育力保存的人群主要是上述 4 类男性，但实际上，男性出于任何合理考虑做精子冷冻保存都是可行的。

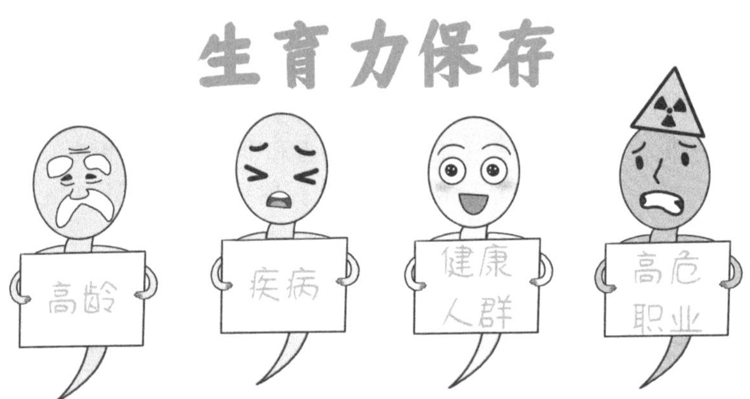

03

男性生育力保存应该在人类精子库进行吗？

◎梁作文，张欣宗

人类精子库是指以治疗不育症及预防遗传病等为目的，利用超低温冷冻技术，采集、检测、保存和提供精子的专业机构。首先提出人类精子库这一概念的是100多年前的一名生物学家，他设想可以为上战场的士兵预先冻存精子，这一构思与今天的男性生育力保存概念相类似。但是由于当时冷冻技术的限制，开展得并不顺利。直到1949年，英国生物学家波尔热（C. Polge）和史密斯（A. U. Smith）偶然发现精子在甘油溶液中可以经历低温冷冻而不死亡，精子低温冷冻技术才迎来突破，这一技术为人类精子冷冻保存技术奠定了基础。

我国的人类精子库必须设置在经国家卫生行政部门批准的医疗机构，作为辅助生殖机构的一个重要分支，与不育症的药物治疗及生殖医疗保健机构共同构成了当代生殖医学体系。我国人类精子库关于男性生育力保存的适宜人群，主要包括即将接受化疗、放疗的肿瘤或血液病患者及其他影响生育力的疾病患者；长期从事有可能影响生育力职业或输精管结扎术前的人群；目前暂时没有生育计划的人群；男性不育症患者（如取精困难者和少弱精子症患者，睾丸、附睾穿刺或睾丸显微取精获得精子，逆行射精，偶尔或治疗后发现精子等的患者）。

目前冷冻精子主要保存在人类精子库和生殖中心。我国专家撰写了《男性生育力保存中国专家共识》，该共识指出，短期的出于辅助生殖技术目的的自精保存可以在生殖中心进行，长期的尤其是肿瘤治疗前的生育力保存应在人类精子库进行。人类精子库是专业的精子保存机构，全国目前批准成立的人类精子库有 29 家，近年来随着当代生育观念的改变，各家人类精子库男性生育力保存数量大幅度增加。人类精子库在男性生育力保存方面有丰富的经验，在冷冻技术上追求精益求精，管理上与时俱进，档案管理按照病历保存标准并采用计算机辅助管理系统。作为男性生育力保存的专业机构，男性生育力保存一直以来是精子库的重要工作内容。人类精子库的自精保存程序严格且规范，有严格的日常检查措施，以及严格的出入库、随访管理等。

综上所述，长期男性生育力保存需要在人类精子库进行。我国《人类精子库管理办法》明确规定了人类精子库的生育力保存这一重要职能，随着人类精子库生育力保存规模的不断扩大，也从实践中证明了人类精子库在男性生育力保存中的重要作用。

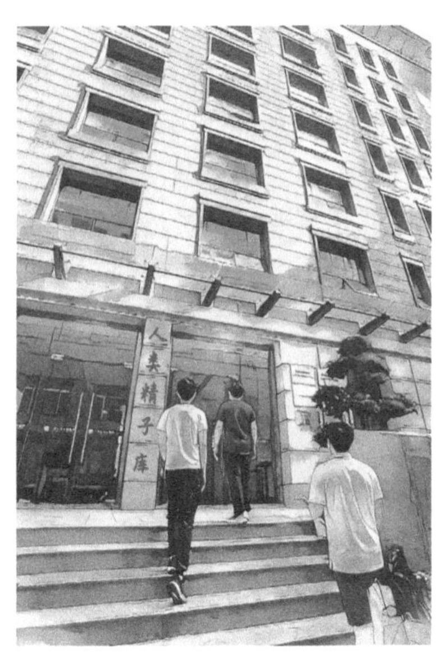

04

人类精子库的内部构成是什么样的？

◎朱文兵

人类精子库是以治疗不育症和提供生育力保存等为目的，利用超低温技术冷冻保存人类精子和供给精子的机构。人们一定很好奇，人类精子库内部构成到底有什么，现在就给大家揭开人类精子库的神秘面纱。

人类精子库内部设立有很多个部门，分别是捐精志愿者招募部门、捐精志愿者接待部门、精液检测部门、精液冷冻部门、精液储存部门、精液供给部门和档案管理部门。招募部门，顾名思义就是负责捐精志愿者的招募，由精子库的招募专员负责培训宣传员，确保宣传员在招募捐精志愿者时，宣传内容不夸大、不虚假。通过宣传员的介绍，进而招募有捐献意向的捐精志愿者前来精子库捐献精液。

捐精志愿者第一次来到精子库，首先会有接待人员对他进行详细的捐献讲解和答疑，并且初步筛选符合条件的志愿者。接待人员会对满足条件的捐精志愿者发放取精杯，然后捐精志愿者前往取精室内手淫取精。取精室是精子库比较隐私的地方，其实这里设施简单，干净整洁，并不是大家想象中的那样——墙上贴着一些简单的图画，房间里也配有播放影像的设备。除此之外，每个取精室还有一个紧急按钮，如果捐精志愿者遇到身体不适，可以按下按钮，请求工作人员的帮助。捐精志愿者将精液装入取精杯，随后会由工作人员将精液标本带到实验室进行检测，精子库工作人员会在显微镜下评估精液中精子的浓度和活力，达到捐精志愿者合格标准的精液，将会进行精液冷冻，并保存于–196℃液氮中，评估不合格的精液会直接废弃。但是，此时的精液合格，也只是过了第一关——精液初筛。在等待精液检测结果时，捐精志愿者也不会觉得枯燥和无聊，因为捐精志愿者可以在精子库休息室等待，休息室一般会配置桌椅、电脑、充电宝和 Wi-Fi 等。

首次精液检查合格的捐精志愿者紧接着要进入第二关，他们需在体检室由男科医生进行详细的体检，抽血检查肝功能、染色体、艾滋病病毒等项目，任何一项不合格，都将被淘汰。体检全部合格后，捐精志愿者需要每隔 3～5 天，到精子库采集一次精液，大约需要采集 10 次精液。以最后一次采集时间为起点，半年以后，捐精志愿者还要闯第三关，再次进行血液检查，确认没有感染艾滋病病毒，此时捐精志愿者才可以真正打上“合格”的标签。

合格捐精志愿者的精液全部冷冻保存于液氮罐中，存放在精液储存部门，精液储存部门的液氮罐划分为 4 个区域，捐精志愿者的精液存放在 3 个区，分别为待检区、可供区、封存区，自精保存者的精液单独存放在 1 个区。完成捐献流程的所有合格捐精志愿者档案需归档保存于精子库档案管理部门，待档案齐全后，捐精志愿者精液才可以由供给部门外供给用精单位。

在人类精子库，捐精志愿者的个人隐私和个人资料是绝对保密的。精子库所有的精液标本都是以字母或数字为代码的。使用时也是采取互盲原则，受者不会知道供者的基本信息，同理，供者也无法知晓受者的个人信息。

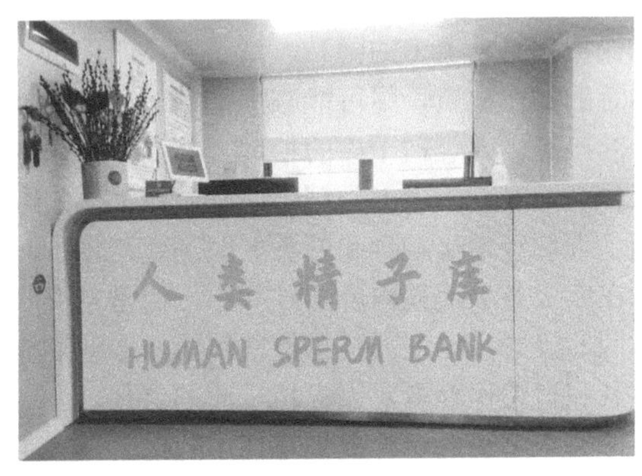

05

人类精子库配备的护理人员的职责是什么？

◎叶桂芳，王奇玲

在人们的印象中，护理人员的主要职责是在门诊、病房等医疗场所内进行采血、注射等护理工作。人类精子库作为精液采集、冷冻、储存的场所，除精液检测与分析、冷冻保存、志愿者体检、遗传咨询等须规定有资质医技人员施行操作外，其余工作均可以由护理人员完成。

人类精子库的日常工作内容，主要包括捐精志愿者的招募、接待，自精保存者的接待，精液的采集、检测、冷冻保存、对外提供与使用随访，以及档案资料整理与归档保存。人类精子库的护理人员可以从事招募、接待、对外供精与使用随访、档案资料整理与归档，以及人类精子库的医院感染监控等工作。

人类精子库设立了专门的区域用于接待捐精志愿者、自精保存者及其家属，包括讲解捐精与存精的意义与流程，落实知情同意，发放取精杯及清洁用品，测量身高、体重、血压、视力，检查色盲、色弱等。另外，为保护捐精志愿者的隐私，精子库还专门设置了抽血室，用于捐精志愿者的抽血检查，尽可能减少捐精志愿者捐献精液期间与其他门诊患者的接触。人类精子库的护理人员作为专职工作人员，可以完成上述工作。同时，由于人类精子库是精液采集的专门场所，流程的设置不同于人们经常接触到和熟悉的医院就诊场所，捐精志愿者和自精保存者在完成各项流程内容的过程中，经常会有各种关于流程内容或医学方面的疑虑，护理人员也能及时给予专业解答，有效地提高了捐精志愿者和自精保存者对人类精子库的信任。

人类精子库对于精液的对外提供与使用随访，设置了专门的部门和岗位实施严格管理，追踪、随访每一份对外提供冷冻精液标本的生育结局及子代信息。人类精子库的档案资料是非常重要的文件，尤其是捐精志愿者的档案要求永久保存于专门的档案室。因此，对捐精志愿者和自精保存者的档案包括个人信息，以及各项体检报告、精液采集与发放记录等及时进行整理，并审核这些资料和归档保存是人类精子库的重要工作内容之一。同时，也要求及时将这些资料录入信息系统进行电子化管理。人类精子库的护理人员作为专职工作人员，能够充分胜任这些工作，高质量完成相应的工作任务。

人类精子库设置在医疗机构内，同样也要进行规范的医院感染监控。在人类精子库的工作场所内，捐精志愿者、自精保存者精液标本的采集，血液标本的采集，精液标本的检测、分析，以及冷冻保存等操作都存在医院感染风险。因此，医院感染监控也是人类精子库的日常工作内容之一。护理人员作为医疗操作的执行主力，是医院感染监控的重点培训对象，对于医院感染监控管理更具有经验，故此，护理人员能更好地完成人类精子库的医院感染监控职责。

在人类精子库，护理人员的工作职责能够贯穿于日常工作的大多数流程，有利于高质量规范完成日常工作，是人类精子库工作团队不可或缺的组成部分。

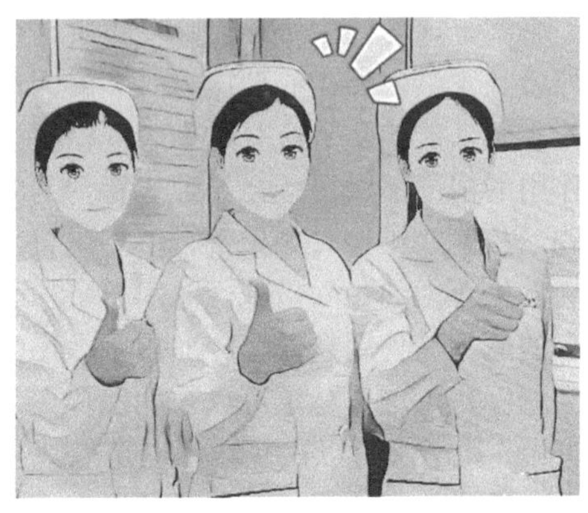

06

年轻时暂时不想生育，可以保存精子以备将来使用吗？

◎盛慧强，张欣宗

现在年轻人晚婚晚育的现象越来越多见，这其中有多种原因，如普遍的高学历教育、工作的挑战与激情、高房价导致的经济压力、心理上准备不充分等，使得现今相当多年轻人没有时间或条件去考虑生育的事情，只能不断地推迟生育的年龄。

对于男性而言，合适的生育年龄在 25～35 岁。35 岁以后男性的生殖功能开始走下坡路，一般认为男性 40 岁以上就是高龄生育了。随着年龄的增长，精液质量呈现逐渐下降的趋势，子代不良生育结局概率逐渐增加。

所谓“合适的生育年龄”，仅仅是从年龄对男性生殖功能影响的角度，给出生育“合适”时间的建议，并不意味着在这个时间段内生育是绝对安全的。事实上，男性生殖功能除受年龄这个自然因素影响外，还受到外部环境、生活习惯、心理压力等多种因素的干扰，这些非自然因素对男性生殖功能的负效应有时会表现得更为明显，尤其是在不良因素持续作用的情况下，可能会导致生育力下降、子代健康风险增加等诸多问题。故此，年轻时如果暂时不想生育，先把精子冷冻保存起来是保存男性生育力的稳妥措施。

精子冷冻保存的原理是使用超低温冷冻技术，使精子处于休眠状态，细胞的代谢活动停止，这样精子可以长期保存在–196℃液氮中，需要使用时取出复温，精子又可以恢复其生理功能。尽管冷冻-复温过程不可避免地对精子造成一定的损伤，尤其是损害精子活力，但这并不影响临床应用冷冻精子。使用冷冻精子结合辅助生殖技术在妊娠、子代健康等方面和自然妊娠没有明显区别，其安全性已经得到数十年临床应用的验证，精子冷冻保存是一项非常成熟的技术。

人类精子库是提供精子储存（也称为生殖保险）服务的专业机构，在我国卫生行政部门的监督和管理下规范运行。人类精子库严格按照《人类精子库基本标准和技术规范》开展男性生育力保存工作，建立了从精液冷冻、储存到使用的全流程质量管理体系，精子冷冻保存的安全性得到很好保障。

总之，年轻时暂时不想生育的男性，可以放心地将精子储存在人类精子库，待日后需要生育时，再取出精子，借助于辅助生殖技术生育子代，这样可以避免年龄、疾病、环境改变等诸多因素对精子的不良效应，使精子“永葆青春”。

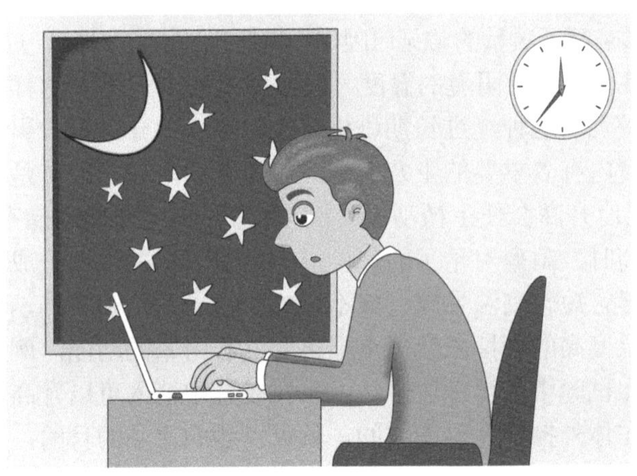

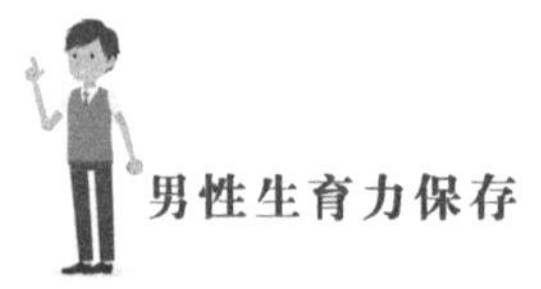

07

工作环境可能会影响精子质量，可以先将精子保存起来吗？

◎盛慧强，张欣宗

“三百六十行，行行出状元”，工作本无高低贵贱之分，只要是正当的工作，都是为人类文明的进步做贡献。然而，不同工作环境确实会对人体健康产生不同影响，其中包括对精子质量的影响。

根据影响精子质量的常见原因，可以把工作环境分为以下几种情况。

高温环境。男性阴囊的温度一般比体温低 1～2℃，这样有利于精子发生和发育，这种经过长期进化形成的温度差异是符合男性生殖生理的。阴囊内有着重要的生殖器官——睾丸和附睾，睾丸是精子生成的场所，温度升高会使生精功能受损；附睾是精子成熟和储存的场所，当温度升高时，附睾对精子的保护能力会变弱，发生精子成熟障碍。男性生殖器官短暂高温暴露一般不会影响精子发生和成熟，但阴囊长时间处于温度高的环境就会严重损害睾丸和附睾的功能，例如，目前有一种正在试验中的男性避孕技术，在睾丸中植入可以升高温度的纳米材料，在体外控制升温的时间，就可以达到避孕的目的，这说明了高温抑制睾丸生精功能。长期从事高温作业、厨师等工作，长时间驾驶汽车，精子数量与质量容易受到温度高的不良影响。

辐射环境。辐射分为两种：电离辐射和非电离辐射，这两种辐射对精子质量的影响程度是不同的。电离辐射所导致的生物学效应可损伤机体细胞，对人体健康产生各种不良影响，对男性生殖器官也会造成负效应。睾丸对电离辐射非常敏感，也容易产生辐射损伤。损伤的程度与接受的电离辐射剂量有关（一般 0.5Gy 以上的辐射剂量会出现损伤效应），主要表现在损害睾丸组织结构与功能、精子浓度、精子活力、精子形态、造成精子染色体畸变以及精子 DNA 损伤等方面。从事核电站、物理探矿、医用诊断和治疗、辐射育种、辐射加工和灭菌、考古研究等工作的人群，应当更重视辐射防护。人们在日常工作生活中接触更多的是非电离辐射，如手机、电脑、微波炉等发出的辐射均属此类。非电离辐射对男性生殖功能的损伤仍存在争议，鉴于睾丸组织对辐射的敏感性，尽量避免长时间、大剂量的暴露是一种较为稳妥的做法。

毒性环境。环境中有很多化学物质对男性生殖系统有毒性作用。环境内分泌干扰物（如邻苯二甲酸酯类、双酚 A 等）、农药（有机磷、有机氯等）、有机溶剂（苯、甲苯、二甲苯、二硫化碳等）以及重金属（铅、镉、汞、锰等）等都会影响精子数量和质量，导致男性生育力下降，甚至还会影响子代健康。长时间在毒性环境工作或经常接触生殖毒物的人员，务必要做好个人防护，减少生殖系统的毒性暴露。

空气污染及高噪声环境。空气中 PM2.5 的长期暴露可改变睾丸曲细精管内血睾屏障的完整性，进而损伤睾丸生精功能。男性长期处于高噪声的工作场所也会使生殖功能受损。

综上所述，不良工作环境会对男性生殖功能产生各种不良影响，有生育需求的男性一定要了解自己工作环境中的有害因素，做好防护措施，减少不良暴露。如果工作环境对男性生育力存在风险，为了生殖健康和安全，尽早到人类精子库保存精子是上策。

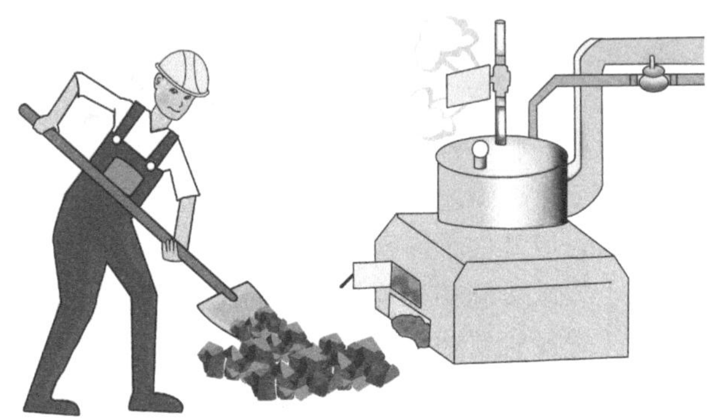

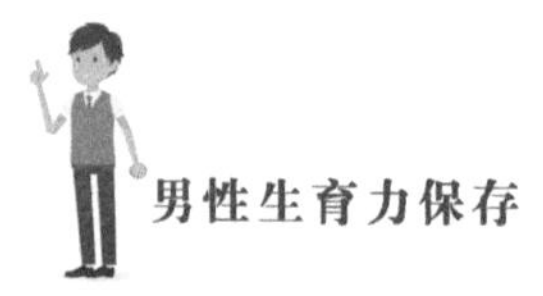

08

男性输精管结扎术前需要保存精子以备将来生育吗?

◎梁作文，张欣宗

输精管结扎术是指切断双侧输精管后再结扎断端，使精子无法排出体外，是一种男性的永久性节育方法。20 世纪 50 年代以来，输精管结扎术成为人类节育的一种重要手段，被全球绝大部分国家和地区所认可。在全球夫妻选择避孕措施时，约有四分之一的夫妇选择用输精管结扎的方式，我国实施输精管结扎的人数也非常庞大。

输精管结扎术，作为一种男性永久性节育方法，是一种合适的避孕方式。然而，小部分已进行过输精管结扎术的男性后期可能因某些原因想恢复生育能力，需进行输精管复通术而重新恢复生育能力。输精管复通术成功与否受众多因素影响，如结扎时间、结扎手术后是否有并发症等，复通效果存在较大的个体差异，有些人复通效果不佳。因此，对于准备进行输精管结扎术的男士，术前保存精子，可以为将来再生育免除“后顾之忧”。

近十多年来，我国人口自然增长较为缓慢，随着人口出生率的日益降低，人口老龄化现象愈发明显，所以加强改善我国人口结构和提高全国人口出生率迫在眉睫。随着从国家发展层面上对生育政策的调整，居民的生育意愿面临多样化。这其中就包括部分绝育手术后家庭关系出现变化而改变生育意愿的人群，如因子女死亡或伤残、配偶死亡或离异而再婚者，以及由于国家生育政策的调整而有再生育意愿者等。因此，临床上要求实施输精管复通术的患者并不少见。尽管随着医疗技术的进步，输精管复通术的成功率已经显著提高，但复通后成功受孕的概率并不是特别高，接受输精管复通术的男性精子浓度、精子活动率以及正常形态率等方面均显著低于未接受过输精管结扎术的育龄男性。还有一个具体的因素是结扎术后再次要求生育的男性，随着年龄的增长，男性生育力下降，即使多年后施行输精管复通术，产出的精子质量也可能不及数年前的。故此，如果术前保存了精子，精子质量不会因冷冻时间长而明显降低，也就避免了年龄因素对精子质量的影响。已经有大量临床结局表明，在人类精子库中长期冷冻的精液不会降低临床妊娠、流产或活产率，以及影响子代的智力和发育。

因此，对于那些仍有可能再生育的男性，输精管结扎术前最好在人类精子库保存精子，以备将来生育时使用。

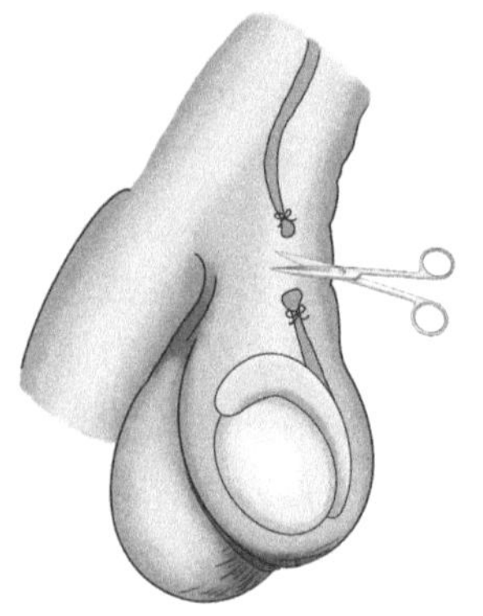

09

未成年男性可以保存精液吗？

◎梁作文，张欣宗

我国规定，不满十八周岁的自然人为未成年人，近年来未成年人肿瘤的发病率呈现明显上升的趋势，每 10 万人口就有 15 例罹患肿瘤，同时未成年肿瘤患者的平均五年生存率能达到 80%以上。随着肿瘤发病年轻化和患者生存率的提高，肿瘤治疗后如何提高生活质量已经引起了人们的关注，对于未成年肿瘤患者，在伴随治疗的长期生存时所面临的不育风险成为影响其生活质量的一个重要问题。

男性不育是肿瘤及其治疗后的常见问题，尤其是未成年人罹患疾病前并未生育后代，对生育的影响更大。多数患者治疗前，本人或其父母并未得到肿瘤科或相关医学专家对生育力保存的建议。国内未成年人生育力保存技术开展较晚，知情并参与的人数少、冻存精液使用率低，而且缺乏肿瘤科医生提供生育力保存相关建议。国内各人类精子库肿瘤患者的自精保存情况，也从一定程度上反映了国内生育力保存的现状，国内多数人类精子库男性生育力保存数量都不大，生育力保存仅占精子库业务的很小一部分。其中，未成年人生育力保存占比更小，这一数量与我国庞大的人口基数、大量未成年肿瘤患者需要进行生育力保存的需求相差甚远。

未成年人根据获取精子的方式，可分为青春期前和青春期后。青春期前的未成年人可能面临无法获取成熟精子，对于这类人群，睾丸组织冷冻是潜在的有效保存生育力的方法，但目前还停留在试验阶段，尚未应用到临床。青春期后可正常获取成熟精子的未成年人，原则上通过手淫方式取得完整的精液是最佳的取精方式，对于未尝试过性刺激或手淫的未成年人，可由父母、精子库工作人员或其他合适的人群以其能接受的方式，给予适当的交流和指导帮助取出精液。部分未成年人由于过度虚弱或阴茎局部水肿等器质性改变，不能勃起而无法通过手淫排精，可采用辅助方法诱导射精。对于因肿瘤或其治疗导致非梗阻性无精子症患者，目前可采用睾丸显微取精的方法获得精子，但这些方法取得精子数量较少，常规精子冷冻技术不能满足方法学实际需求，可以采用稀少精子（单精子）冷冻技术。因此，青春期后的未成年人生育力保存技术已十分成熟完善，多数可成功保存。青春期前尚无成熟精子的未成年人，生育力保存还处于研究阶段。

因此，对于有需要进行生育力保存的未成年人，精子或睾丸组织冷冻是保存生育力的最佳方案，但是，由于未成年人取精困难、精子未成熟、储存时间长、保存费用高、未成年人签字有效性等技术、伦理及法律问题，人类精子库要有相应的应对措施。

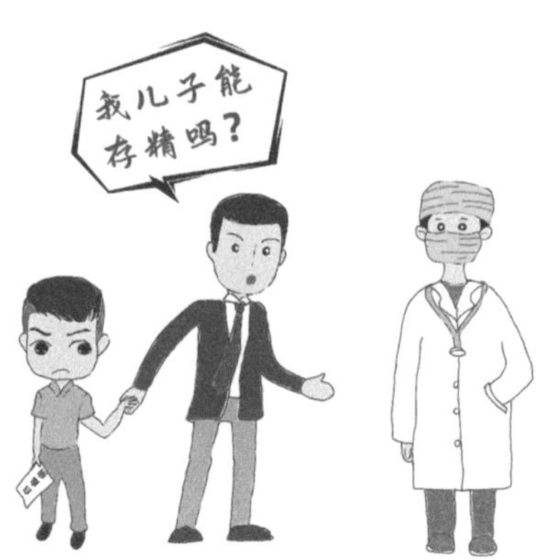

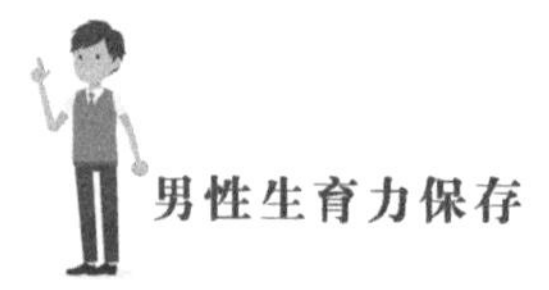

10

夫妻两地分居，暂时不想生育，可以先保存精子吗？

◎盛慧强，张欣宗

为了追求更美好的生活，异地工作、出国留学等是很多年轻人的选择，这也导致了很多年轻夫妻不得不面对两地分居的无奈，一般情况下两地分居很难在短时间内得到改变，这种分居状态影响着生活的方方面面，情感经历考验，生育后代的时机也不得不慎重选择。尽管现在的交通很发达，“周末夫妻”成为生活的一种常态，但谈到生育问题时，年轻夫妻们还需要更多地考虑。

一般来说，对于小于 35 岁的正常配偶，在第一年内约有 85%可能获得怀孕，3 年内约 95%的配偶可以自然生殖得到后代，这是建立在有正常的生殖功能和正常的性交频率以及合适的性交时机基础上得到的结论。两地分居对生育有较大的影响：性交频率和性交时机不能得到很好的保障，好不容易相聚，女方却不在排卵期；旅途奔波辛苦，男方的精子质量不一定处于最优状态；分居夫妻较易产生焦虑情绪等，多种原因使得怀孕概率有较为明显的下降。有不少的年轻夫妻因为不育的问题去医院寻求帮助，男女双方一系列检查下来各项指标却都是正常的，经过医生再三询问，才得知他们正处于两地分居状态，聚少离多，没有正常规律的性生活，导致精子与卵子不能如期相遇。像这种情况其实无须医疗的干预，恢复正常的夫妻生活后，一般都能得到满意的结果。

当两地分居的状态短期内无法结束，又急于生育后代时该怎么办？这时可以到生殖中心寻求辅助生殖技术的帮助，夫精人工授精（AIH）是首选的治疗技术。AIH 是指将丈夫的精液通过非性交的方式注入女性生殖道内，使精子和卵子在体内自然受精而达到妊娠目的，这是一种既安全又经济的技术。但 AIH 的周期妊娠率仅在 15%左右，一般需要进行数个周期才能得到较为满意的妊娠率，每个周期男方都要配合女方的排卵期及时地取出精液，这对于两地分居的夫妻来说无疑是增加了不少的困难。推荐的做法是男方在实施辅助生殖技术前就冷冻保存足够数量的精子，这样可以减少来回奔波以及避免当日不能取出精液的风险。对于精液量少或者精子质量较差的男性来说，提前冷冻保存精子更有必要，辅助生殖实验室可以将冷冻的精液进行优化处理，以期得到更好的妊娠结局。即便多次 AIH 失败后，需要实施体外受精-胚胎移植术（IVF-ET），冻存的精液仍然是可以使用的。精子冷冻保存是一项非常成熟的技术，费用不高，却可避免两地分居带来的各种影响精卵相遇的因素。

因此，长期处于两地分居状态的夫妻在尝试自然怀孕一段时间不成功后，可以提前冷冻保存精子，随时都可以使用冷冻精液通过辅助生殖技术助孕，这样可以减少两地的奔波，尽快使妻子受孕。

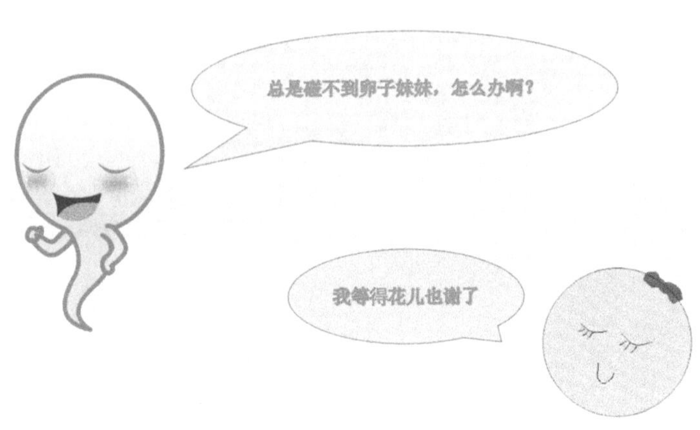

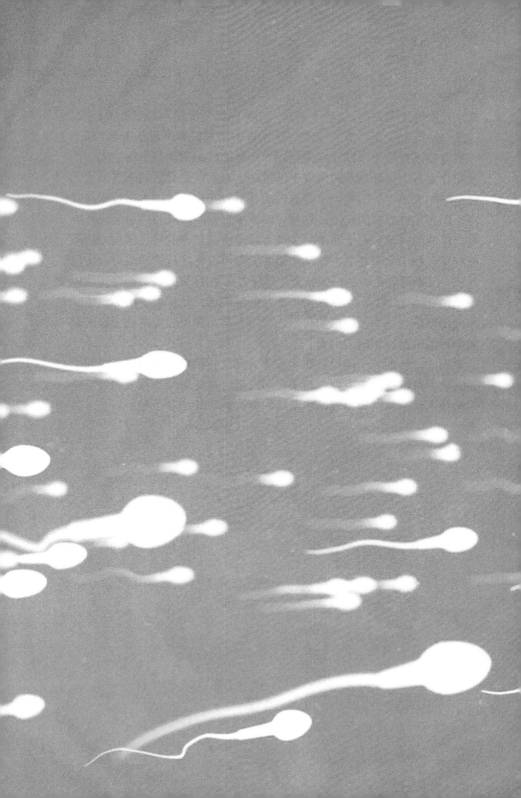

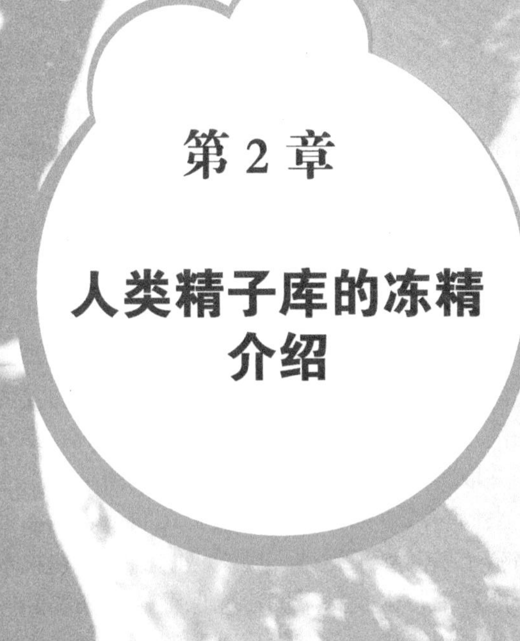

第 2 章

人类精子库的冻精介绍

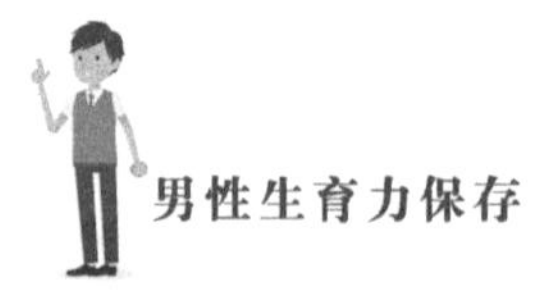

01

人类精子冷冻是从什么时候开始的?

◎朱文兵

人类精子冷冻是指男性本人或捐精志愿者将精子冷冻于具有相应资质的人类精子库或生殖医学中心，以防自身未来的生育风险或捐赠给他人使用。如今，人类精子冷冻技术已经相当成熟，但是任何一个技术的发展，都是长期积累的过程，并非一蹴而就。人类第一次接触精子冷冻，要从“冰天雪地”说起。

人类精子冷冻历史可以追溯到 200 多年前。1776 年，意大利牧师斯帕兰扎尼（Spallanzani）首次观察到人的精子可以在冰雪中冷冻，用适当的方法复温后，一些精子依旧存活。然而，他的发现在当时并没有引起人们的注意。19 世纪，穆特亚扎（Mouteyazza）在−15℃的条件下冷冻精子并取得成功，且首次提出“人类精子库”的概念，倡导建立精子库，来储存战争期间前线打仗士兵的精子，如果不幸牺牲，可以复温冻储精子供其妻子受孕。限于当时的条件和技术，冻融后的大部分精子未能存活，人类精子的冷冻保存技术在实际应用中仍然存在困难。但是茫茫黑夜中，总有出现曙光的那一刻，当液氮和甘油应用在精子冷冻后，大大促进了精子冷冻技术的发展。

1942 年，精子冷冻技术取得了第一次突破，霍格兰（Hoagland）和普里克斯（Pricus）尝试将精液贮存于−196℃液氮中，发现复温后得到 20%～40%的存活率，利用液氮贮存使精子存活率得以提高。1949 年，波尔热（Polge）发现甘油可以减少冷冻对精子造成的损伤，成为精子冷冻技术史上里程碑式的发现，奠定了甘油作为主要冷冻保护剂的地位。从此，人类精子冷冻技术得到了飞速的发展。如今，甘油仍然是精子冷冻保护剂中的最主要成分，这也是精子冷冻技术的第二次突破。1953 年，邦奇（Bunge）和舍曼（Sherman）将人类精液与甘油混匀，并将混合液放入装有干冰的保温箱中储存，复温时精子在 37℃水浴中快速溶解，精子存活率可达到 67%，并率先将冷冻精子解冻后行人工授精，最终获得临床妊娠，诞生了世界首例冻精人工授精的婴儿。随后，Sherman 进一步改进了精子冷冻方法，用 10%的甘油作为冷冻保护剂，再将混合后的精液悬于液氮蒸气中，以 16～25℃/min 的降温速率降温至−75℃，然后再浸入−196℃的液氮贮存。至此，精子冷冻技术已逐渐成熟，该方法至今都被全世界很多人类精子库所使用。1981 年，卢惠霖和卢光琇教授在湖南长沙建立了中国第一家人类精子库，2003 年，卫生部相继颁布了《人类精子库管理办法》、《人类精子库基本标准和技术规范》和《人类精子库伦理原则》，并一直沿用至今。至 2022 年 10 月，我国卫生行政部门共批准建立了 29 家人类精子库，其中北京、上海和河南各有 2 家人类精子库。

随着液氮和甘油在精子冷冻中的应用，冷冻保存技术得以不断改进，精子冻存后的存活率显著提升。目前，人类精子冷冻技术在辅助生殖技术中得到了广泛应用。然而，尽管在精子冷冻方面取得了很多成功，但是科学家仍然在寻找提高精子复苏率的最佳方法。

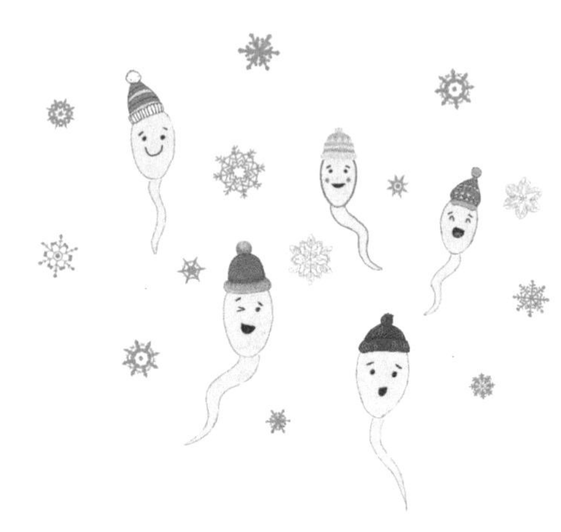

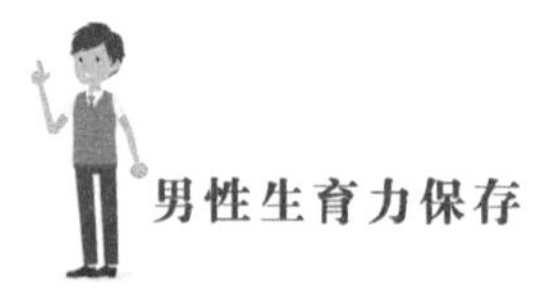

02

精子是经过怎样的过程进行冷冻的？

◎吉细仁，朱文兵

人类精子可以在液氮中进行长期保存，冷冻精液标本在放入液氮罐之前，需要经历从常温至–196℃的过程，这个过程是如何进行的呢？

从细胞冷冻生物学来说，精液在冷冻过程中会经过 5 个温度阶段，分别是：①温度休克阶段，温度范围为室温至 5℃，这个阶段因为温度首次急剧变化而对细胞造成的损伤称为温度休克，人类精子对温度休克阶段的抵抗力较强，大部分精子对此阶段不敏感；②冰晶潜热阶段，温度范围为 5℃至–5℃，这个阶段精液成分由液态开始转变为固态。通过这个温度阶段时，胞外会形成冰晶，释放大量热量，突然升高的温度会对人类精子造成损伤；③冰晶形成阶段，温度范围为–5℃至–15℃，这个阶段的精液由液态完全变为固态，伴有大量冰晶的形成和温度的急剧变化，同时此阶段随着温度的持续降低，已经形成的冰晶也会逐渐增大，而不是形成新的冰晶；④再结晶阶段，温度范围为–15℃至–80℃，这个阶段有可能再次形成新的冰晶，因为冰晶的生长和冰晶之间的相互融合，温度波动剧烈，造成精子的进一步损伤；⑤储存阶段，温度范围为–80℃至–196℃。此阶段的精子新陈代谢停止，理论上处于完全休眠状态，不再受到进一步的冷冻损伤。

从冷冻方法来说，现在广泛应用的冷冻方法主要有三种，分别是慢速冷冻法、快速冷冻法和玻璃化冷冻法。

精子的慢速冷冻法也叫精子程序化冷冻法，通过分步精确地控制降温速率，使精子逐步适应低温环境，从而使精子的结构和功能变化较为稳定，是一种更为安全可靠的冷冻方法，是目前人类精子库最常用的冷冻方式。程序化冷冻法中，精子在降温冷冻过程中主要经历 3 个降温阶段：①室温至−5℃，应快速通过该阶段，可以减少潜在热能的释放，通常降温速率为 1.5℃/min；②在−5℃至−80℃，这个阶段精子外冰晶体积增大，精子内冰晶形成，快速通过该阶段有利于渗透压的平衡，可以更好地冷冻保存精子，通常降温速率为 6.0℃/min；③浸入液氮保存。

精子的快速冷冻法又称为液氮蒸气法。冷冻时先将精子-冷冻保护剂混匀液室温静置 10min；再将冻存管水平放置在距离液氮平面 10cm 处熏蒸冷冻 10min；最后将冻存管放入液氮内保存。不同的实验室液氮面高度和熏蒸冷冻时长有所不同，目前尚缺乏统一的行业标准。

玻璃化冷冻法则是将精子液滴直接滴入液氮中储存。玻璃化是一种介于固态和液态之间的透明的非晶态结构，该方法降温速率快，降温时间较快速冷冻法更短，理论上可避免精子降温过程中内外冰晶的形成，减少精子冷冻损伤。

因此，精子的冷冻过程是采用不同的降温方法，将精子从常温逐渐降低至−196℃的过程。在−196℃的液氮中，精子的代谢活动停止，可以长期保存。

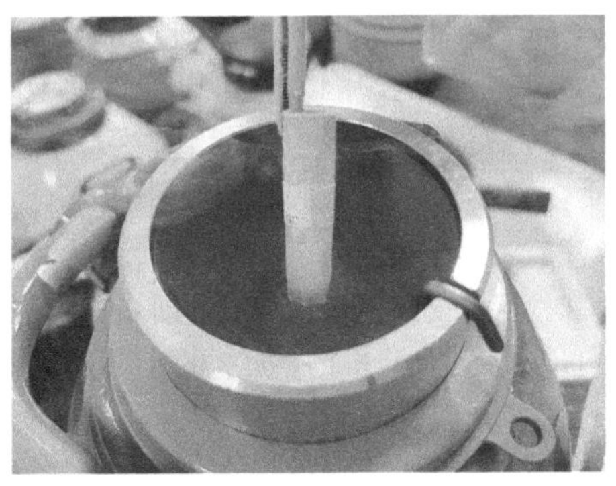

装有精液的小管准备放入液氮罐中冷冻保存

03

冷冻精子时需要添加什么试剂吗?

◎黄　川，朱文兵

精子冷冻保存技术是辅助生殖技术的一大进步。1949 年，一次偶然性的实验证实，以甘油作为精子冷冻保护剂，精子复苏后存活率显著提高。当精子加入冷冻保护剂中，因为细胞膜内外渗透压差和溶质差，细胞内的水分会快速渗出，细胞发生皱缩，当皱缩达到一定程度后，细胞内水分不再向外扩散，细胞外的冷冻保护剂透过细胞膜慢慢转入细胞内，代替水维持细胞的形态，细胞开始慢慢恢复体积，直至达到渗透压平衡。此时将精子快速地冷冻降温，细胞内的冷冻保护剂可以减少冰晶形成，从而保护细胞内的结构（包括细胞器）的稳定，减少细胞内因低温形成冰晶造成的伤害。冷冻精子在复苏过程中，冷冻保护剂稳定了细胞膜的功能，避免了冰晶再结晶以及细胞过度膨胀造成的损害。

目前常用于精子冻存的冷冻保护剂分为三类：第一类是渗透型冷冻保护剂，也称为膜内保护剂，因为它可以穿透细胞膜。使用比较广泛的渗透型冷冻保护剂有甘油、二甲基亚砜、乙二醇等，这类物质都是小分子中性物质，极易穿透细胞膜进入细胞内结合水分子，降低细胞质中溶质浓度，减少进入细胞内电解质的量，从而平衡细胞内部和外部的渗透压，同时有效减少精子内冰晶的形成，减少冷冻过程中冰晶造成的损伤。但是，渗透型冷冻保护剂的小分子物质是一把“双刃剑”，如甘油和二甲基亚砜具有毒性作用，可以渗透到细胞内与蛋白质疏水键发生作用，导致蛋白质变性，在保护精子减少冷冻损伤的同时，也可能对精子造成毒性损伤。

第二类是非渗透型冷冻保护剂，也称膜外保护剂，因为它无法穿透细胞膜。使用比较广泛的非渗透型冷冻保护剂有蔗糖、卵黄、牛血清白蛋白等，这类物质都是大分子物质，因为不能穿透细胞膜，所以通过维持细胞膜的稳定来保护精子。此外，这些大分子物质也能够提高细胞外的渗透压，在冷冻过程中使细胞内的水分快速向细胞外渗出，减少细胞内水分，从而也可以有效减少细胞内冰晶形成，减少冷冻过程中冰晶造成的损伤。其中，牛血清白蛋白可以降低精子细胞的氧消耗量、减少活性氧产生的作用。卵黄中的卵磷脂可以黏附在细胞膜上，起到稳定精子细胞膜的作用。而且在精子复温时，由于非渗透型冷冻保护剂在胞外形成的高渗透压，也可以有效防止水分快速进入细胞引起的细胞肿胀，更为重要的是，因为大分子物质不能穿透细胞膜，所以非渗透型冷冻保护剂也不会对精子产生毒性损伤。

第三类是混合型保护剂，即保护剂中不仅含有小分子物质，同时还含有大分子物质，混合使用可使保护剂的毒性得到抵消或中和，也可以使两者的作用合并化，是现在临床上常用的冷冻保护剂，现各商品化的冷冻保护剂均是在以甘油和白蛋白为主要成分的基础上改良配制而成的。

因此，在精子冷冻时，不能将精液直接放入液氮中冷冻保存，需要在精液冷冻前，添加一定比例的冷冻保护剂，这样才能降低对精子造成的冷冻损伤。

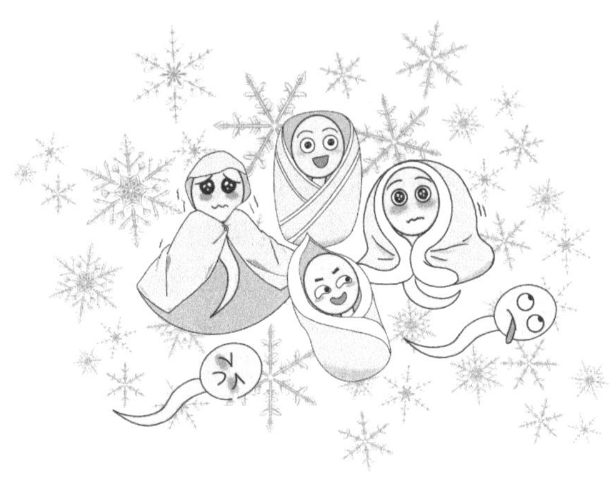

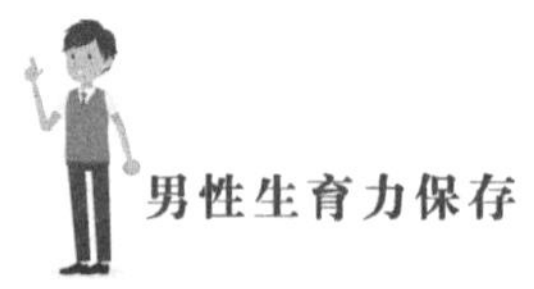

04

冷冻精子是如何复苏的？

◎朱文兵

冷冻精子在应用于辅助生殖技术之前，需要从–196℃恢复至常温或37℃状态，这个过程称为冷冻精子的复苏，这个复苏过程是如何进行的呢？

在一些人的想象中，精子冷冻复苏就像自己家冰箱中的冻肉化冻一样，但事实上并非如此，冷冻精子复苏是把沉睡在液氮中的精子唤醒过来，恢复精子的活跃泳动状态。在此过程中会有一部分精子无法苏醒。一般情况下，健康的男性每份精液中精子可以达上亿个，能够经历冷冻-解冻过程存活下来的精子是强壮的，可以被选出来担当受精使命。

以常用冻存管保存的冷冻精液复苏为例，精子的复苏过程主要有以下几个步骤：①将精液样本从液氮罐中取出，打开冻存管的管盖，以防止管内液氮气化导致冻存管炸裂；②将冻存管放入37℃水浴箱中复温5～10min，此时精液样本呈现液态；③取出冻存管，充分混匀后进行精子质量评估及洗涤处理。

为减轻复温过程中冰晶及渗透肿胀对精子的损害，复苏冷冻精子时主要是要快速融化，能使胞外冰晶迅速融化，防止水分渗入胞内再次形成冰晶而损伤细胞。因此，快速复温是精子细胞冷冻后获得较高存活率的必要条件，在速率绝对值上，复温速率一般要比冷却速率高得多。现有的冷冻精子复苏方法大致包括42℃水浴、37℃水浴、15℃水浴、冰水及室温空气中自然复温等，复温后精子存活率均相似。近来，微波、激光、磁热等超快速复温技术得到重视，然而这些复温技术尚未得到实际应用。

不同方法冷冻保存的精子应该采用不同的复苏方法，对于稀少精子的复苏，应将载有精子的载体直接浸入现有的商品化冷冻复苏液中，冷冻复苏液使用前也需要 37℃水浴复温；单精子复苏则将其置于 37℃预热的矿物油培养皿中复苏，最后置于 37℃培养箱培养，这样一是有利于快速复温，以较短时间快速通过重结晶温度；二是可更好地保持精子液滴渗透压相对稳定。

冷冻精子的复苏过程与精子冷冻过程一样，会导致精子的损伤，包括渗透压效应以及冰晶再形成对精子膜的损伤。因此，冷冻保存精子不仅需要较快的降温速率，对复温速率的控制也非常重要。

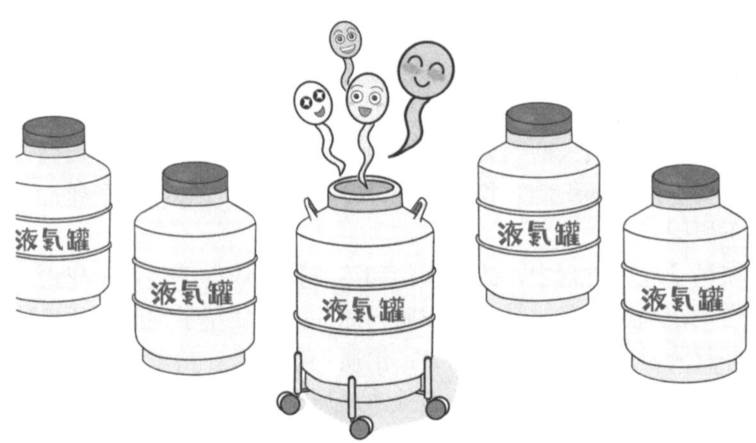

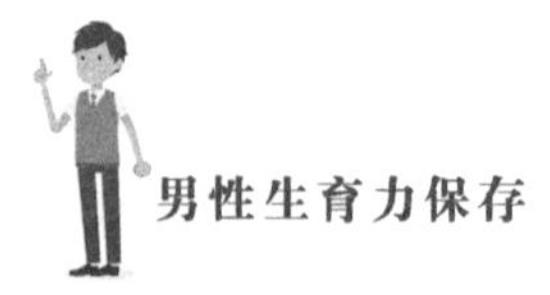

05

经过冷冻复苏过程后为什么有些精子会死亡?

◎吉细仁，朱文兵

人类精子在冷冻过程中，只有“强壮”的精子才能够耐受冷冻，并在复温后可以恢复活力，而另一部分“老弱病残”的精子由于在冷冻-解冻过程中，遭到了不可逆转的损伤，当冷冻损伤积累到一定程度，则丧失活力，甚至死亡。

为什么经过冷冻复苏过程后会导致精子死亡？很多科学家试图去阐明冷冻保存过程中冷冻损伤的原理，科学家提出了多种观点，如有科学家提出电解质失衡假说，也有科学家提出硫氢基物理屏障假说，还有结构水假说和细胞容积假说等。冷冻复苏过程导致精子死亡主要有以下原因。

在精子冷冻过程中，冰晶损伤和溶质损伤均会导致精子死亡。冰晶损伤是在快速降温时精子形成胞内冰晶，造成精子细胞膜的机械损伤，并且降温速率越快损伤越大；溶质损伤则是在精子冷冻过程中，胞外结冰而胞内还未结冰，细胞外渗透压升高，细胞内水分由于细胞膜内、外的渗透压差快速向细胞外渗出，细胞就有可能由于过分暴露于高浓度的溶质环境中，造成胞内和胞外的溶质浓缩，从而产生溶质损伤，且降温速率越慢，损伤越大。由于精子体积小，胞质中水分含量少，相比于其他细胞类型，精子更适于冷冻保存。但是在精子冷冻过程中，仍然会因为冷冻过程中的温度变化，使细胞内少量的水分形成冰晶，对精子造成物理性损伤，进而破坏精子内部结构，也会使细胞内外产生渗透压差，从而产生溶质损伤，最终导致一部分精子受到冷冻损伤而死亡。因此，减少精子内外冰晶形成可以提高精子冷冻复苏后的存活率。所以对于精子冷冻来说，存在最佳的冷冻速率，也对应着最大的冷冻复苏后精子的存活率，过快或过慢的冷冻速率，都会导致精子的冷冻损伤增大，从而降低存活率。

冷冻过程中过量活性氧的产生也是引起精子冷冻损伤的因素之一，因为冷冻过程中会诱使精子线粒体以及质膜中产生大量的活性氧，打破精子内原有的氧化系统与抗氧化系统的平衡状态，产生氧化应激损伤，进而破坏精子的超微结构，造成精子形态和功能的异常，也会导致一部分精子死亡。

冷冻过程中导致精子损伤的还有精子内某些重要蛋白质的变性失活，尤其是具有生物活性的酶蛋白或抑制因子，以及与精子能量代谢有关的酶类如 6-磷酸脱氢酶、乳酸脱氢酶等，从而导致精子正常生理代谢功能下降，轻微的生理损伤可以修复，严重的生理损伤则会造成精子死亡。

此外，除冷冻过程会导致精子损伤外，冷冻精子的复苏过程也会引起精子的损伤或死亡，如精子膜肿胀、破损、完整性降低，以及精子的顶体膜脱落等。

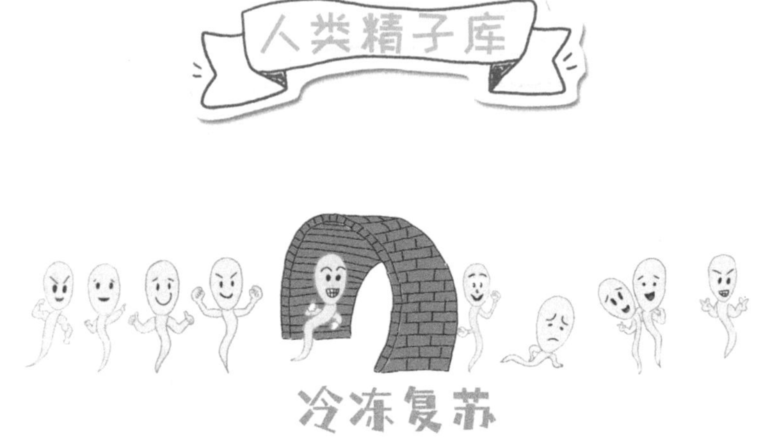

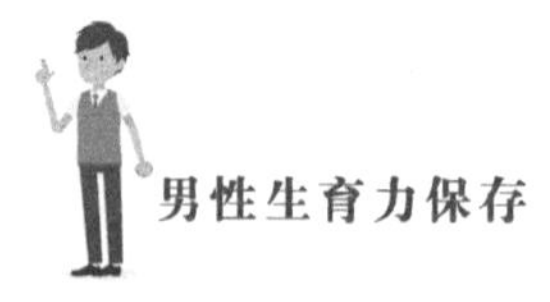

06

精子冷冻复苏效果存在个体差异吗?

◎吉细仁，朱文兵

在精子冷冻试验中经常遇见这种情况：取自几名具有正常生育力男性的精液标本，而且这些标本的精子参数相近，但经历冷冻-解冻后，这些标本的精子复苏状况却不相同，有些标本的冷冻精子充满前向活力，而有的标本中大部分冷冻精子萎靡不振、奄奄一息，显然有些标本的精子能够耐冷冻，有些则不行。为什么精液标本会有如此明显的冷冻复苏效果差别？实际上，这其中的原因与精液标本的个体差异有关，表现出精子具有抗冻性的差异。

精子抵抗冷冻作用的应激能力称为抗冻性，精液冷冻复苏后会存在明显的个体抗冻性差异。在冷冻-解冻过程中，精子受到溶质效应、冰晶形成和渗透压改变等不良作用，会对精子造成不同程度的结构改变和功能损伤，主要表现为精子质膜通透性降低、顶体膜完整性改变以及线粒体完整性丧失，这些损伤会造成精子运动能力减弱、丧失，代谢降低以及精子胞内成分、精子膜成分释放，其中抗冻性差的精子在冷冻复苏过程中经受不了折磨而死亡，这种低复苏率的原因可能是固有的，与遗传因素有关。

精液主要由精浆和精子组成，精液表现出的抗冻性除个体差异的先天因素外，还是精子和精浆共同与冷冻保护剂相互作用的结果。精浆中存在特定的物质，如蛋白质、氨基酸、脂肪酸等，这些物质与膜流动性、顶体反应以及精子的运动能力有关。精浆中存在的特定精浆蛋白能够吸附在精子膜上，维持膜的稳定性，以保护精子免受冷冻损伤，并调节重要的精子功能；精浆中的抗氧化成分还能够保护精子免受活性氧损伤；精浆中的代谢物种类包括氨基酸、脂类、糖类、核苷、矿物质、电解质和类固醇激素等，在精子生理中起重要作用，如能量代谢、生化调节等。

精子抗冻性也受精子膜性质的影响。精子膜对精子生理极为重要，由脂质和蛋白质组成，脂类排列成双层结构，膜外有亲水性基团，膜内有疏水性脂肪酰链，大多数膜中的主要脂质组成是磷脂和胆固醇，还有整合蛋白和外周蛋白。在冷冻过程中，精子膜的二维脂质层发生相应变化，这可能与精子抗冻性有关。一般来说，与冷休克敏感物种的精子相比，高抗冻性物种的精子显示出更高水平的多不饱和脂肪酸和更高的胆固醇与磷脂摩尔比。胆固醇与磷脂摩尔比是膜流动性和稳定性的决定性因素，胆固醇具有稳定质膜、减少膜泄漏和膜相分离等作用。因此，精子对冷冻的耐受能力与精子本身质膜脂质组成的差异有很大关系。

此外，精子冷冻复苏率还与这些因素有关联，如：①受禁欲时间影响。随着禁欲时间的延长，精子冷冻复苏率明显下降，禁欲 2～3 天采集的精液精子冷冻复苏率比较高，禁欲 7 天以上的精子冷冻复苏率偏低，这可能与禁欲时间过长，精液中老化精子增多有关。②受季节因素影响。不同的季节影响精子冷冻复苏率，夏季采集的精液复苏率明显低于春季、秋季和冬季。③受精子参数影响。精子的主要参数如在冷冻时的精子浓度越高、精子活力越强、正常形态精子比率越高，冷冻复苏率则越高。

总之，每份精液的精子冷冻复苏状况存在个体差异，精子本身属性与精浆来源是决定精子冷冻复苏效果的主要因素。

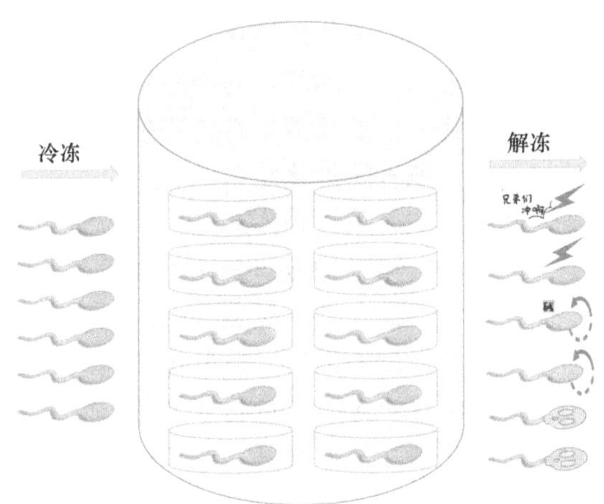

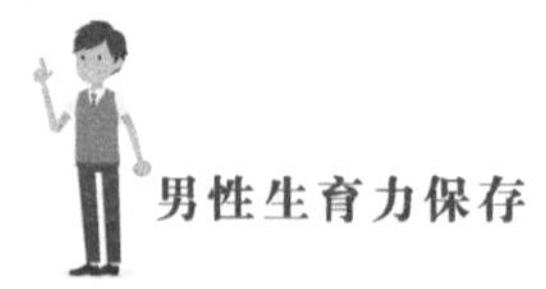

07

精液冷冻前遇到精液不液化、液化不全或黏稠度高的标本该如何处理？

◎马春杰，张欣宗

精液冷冻前需进行精液分析，精液分析准确性的前提是精液完全液化。在精液收集到无菌容器后，精子被精囊腺分泌的蛋白质所形成的胶冻状凝块所束缚而不能运动，这时精液处于不液化状态。随后精液开始液化，变得越来越均质和稀薄，精子也开始运动。精液通常在15min内液化，如果超过60min还不能完全液化，精液属于不液化或液化不全。

当精液不液化或液化不全时，不但精液评估变得很困难，导致分析结果出现偏差，而且冷冻前加入冷冻保护剂，也会因为冷冻保护剂在精液中分布不均匀，不液化部分的精子不能与冷冻保护剂充分作用，导致冷冻效果差。另外，当不液化或液化不全精液进行冷冻保存时，不液化的胶冻状部分会形成大量冰晶，对冷冻精子的损伤更严重。所以，需要对不液化或液化不全的精液进行特殊处理以使其液化，处理方法通常是机械混匀法，或者酶消化法。

机械混匀法有两种方式。第一种方式是直接用加样装置反复吹打不液化或液化不全的精液；第二种方式是在不液化或液化不全的精液中，加入等体积的生理培养液，然后反复吹打，以使其液化。

酶消化法借助于菠萝蛋白酶消化。菠萝蛋白酶是一种广谱蛋白水解酶。当精液不液化或液化不全时，可将菠萝蛋白酶溶解在生理培养液中，制成菠萝蛋白酶溶液，然后将其与等体积的精液混匀，以促进精液液化。

精液中加入生理培养液或菠萝蛋白酶溶液，会增加精液量，再按照精液新体积加入相应比例冷冻保护剂后，会比精液原初体积大了很多，最后冷冻精液分装支数也比原来增多，增加了自精保存者的经济负担。而且菠萝蛋白酶处理后的精液可能对精浆生化、精子活力及精子形态等有负面影响。所以，捐精志愿者的精液如果液化时间大于 60min 就不能用作捐献精液；自精保存者如果精液不液化或者液化不全，首先要采用不加生理培养液的机械混匀法进行处理，如果精液还是不液化或者液化不全，在自精保存者知情同意的情况下，再使用添加生理培养液的机械混匀法或者菠萝蛋白酶消化法促进液化。

精液黏稠度高不同于精液不液化或者液化不全，黏稠度高的精液是已经液化后的精液。因为精液黏稠度高，精子分布不均匀，也会出现精子浓度和精子活力评估有偏差；冷冻保护剂因分布不均匀不能与精子充分作用；冷冻过程中会形成异常冰晶损伤精子，所以也需要处理。降低精液黏稠度的方法与处理精液不液化或液化不全的相同，方法的选择顺序也一样。

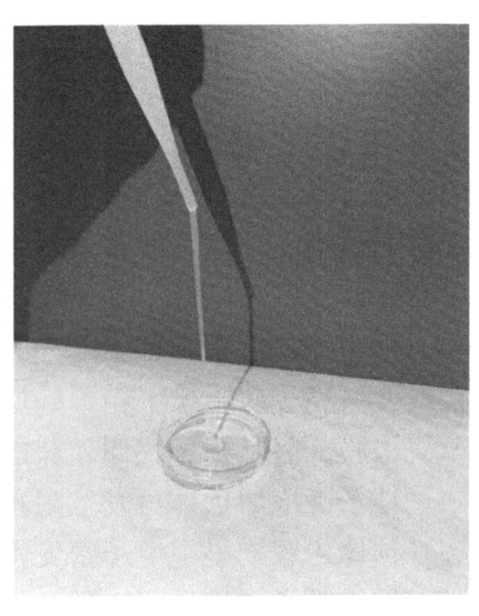

高黏稠度精液标本

精液不液化、液化不全，或精液黏稠度高，都是精液的异常现象。不液化、液化不全或黏稠度高的精液在冷冻前进行处理，会对精子有影响，要记录处理方法，是否冻存精液要遵守相关法规，并做好知情同意。

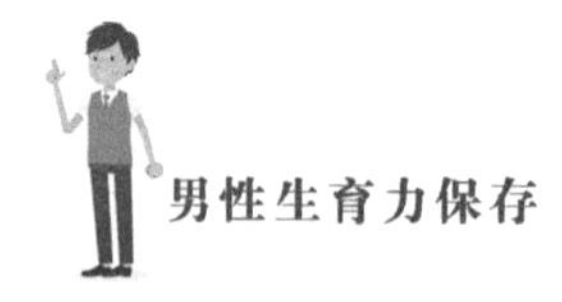

08

精子冷冻后超微结构和超微形态有什么改变？

◎马春杰，张欣宗

精子冷冻保存是目前捐精志愿者、恶性肿瘤患者、正常生育力者等人群保存精子以保存其生育力的一种形式。冷冻-解冻过程中的化学与物理因素会损伤精子，导致精子超微结构和超微形态改变。一般情况下，通过透射电子显微镜观察精子超微结构，采用扫描电子显微镜观察精子超微形态。通过精子超微结构能够清晰地分辨精子部件结构，精子超微形态可以显示精子表面细节，有助于了解冷冻-解冻过程对精子超微结构和超微形态的影响，有利于阐明精子活力和精子形态改变的原因，以及对精子功能的潜在影响。精子超微结构的改变主要体现在精子质膜、顶体、线粒体、中段、轴丝、细胞核和尾部等结构发生了变化。

精子冷冻后质膜可表现为肿胀、破裂、部分或完全缺失等超微结构改变。精子质膜位于精子外层，含有多不饱和脂肪酸和蛋白质等成分。质膜完整是精子代谢、获能、精卵结合等生理功能的结构基础。

精子冷冻后顶体可发生多种超微结构改变，如顶体外膜变形、破裂，顶体内容物呈现电子密度不一致，甚至发生内容物流失、顶体内膜破裂等超微结构改变。顶体位于精子头前部，形成帽状结构包裹在精子头的前部，其内含有参与精卵结合的多种酶。精子在精卵结合前发生顶体反应，释放顶体酶。顶体结构的完整是顶体发挥正常生理作用的结构基础，冷冻后精子顶体如果发生超微结构损伤，会影响冷冻精子的受精能力。

精子冷冻后，透射电子显微镜下可见尾部线粒体分离，线粒体出现模糊、结构松散、嵴间增宽，甚至呈空泡样等超微结构改变。正常人精子线粒体呈螺旋状缠绕在精子中段，形成线粒体鞘，对于精子运动、获能、顶体反应等非常重要，冷冻后精子线粒体发生超微结构和形态的改变，会导致精子功能损伤。

精子冷冻后，透射电子显微镜下可见核膜破损等超微结构改变。精子核表面有核膜，其内为高度浓缩的染色质。精子核在受精卵发育过程中发挥重要作用，决定妊娠结局及子代健康。冷冻后精子如果发生精子核超微结构的改变，会影响受精及受精卵发育。

精子超微结构的改变在超微形态上也会有所体现，如出现顶体边缘不规则、顶体不清晰、顶体肿胀、顶体部分或完全缺失等；精子颈部弯曲、断裂等；精子尾部结构松散等。

冷冻-解冻后精子可能发生超微结构和超微形态的改变，但仍有很多精子超微结构和超微形态是正常的，足以满足后续辅助生殖治疗时使用，冻存精子者不必过虑。

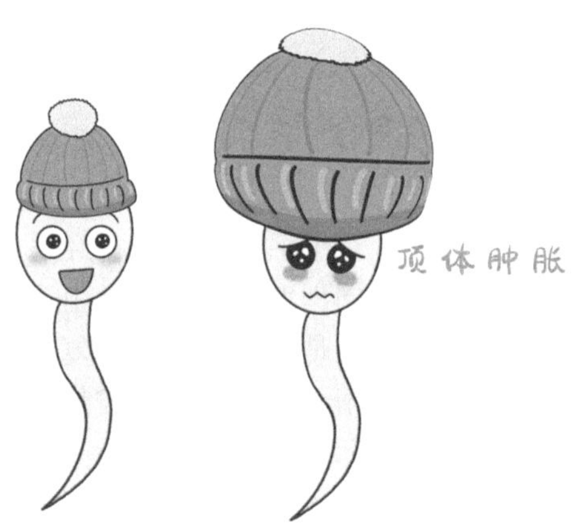

09

反复冷冻复苏对精子有什么影响？

◎马春杰，张欣宗

临床上有些自精保存者因为放疗、化疗后无法再取得精子，或因本身是隐匿精子症而不容易取得精子，或经显微取精手术获得少量精子等，其保存精子数量非常有限，精子经过 1 次冷冻复苏用于辅助生殖技术治疗，不一定能成功受孕或受孕后仍希望生育二胎，这个治疗周期使用后剩余精子希望再次冷冻保存以备将来使用。但是，经过 1 次或多次冷冻复苏是否会对精子产生影响？

精子冷冻保存于–196℃液氮中，而复苏是于 37℃水浴箱中温浴。因此，精子经历冷冻复苏是温度急剧下降和上升的过程，温度的变化容易使精子发生一系列损伤，而且这些损伤可能会对精子功能造成不可逆的影响。精子多次冷冻复苏对精子的影响主要体现在以下方面。

精子多次冷冻复苏会降低精子活力。精子在经过每一次的冷冻复苏操作后，精子活力均会有不同程度下降，这是由于冷冻会损伤精子膜，从而导致精子丧失活力。但是，精子在冷冻复苏过程中的存活能力存在个体差异。某些患者的精子本身抗冻性较差，可能经过 2 或 3 次的冷冻复苏操作后，不再有活动精子，而某些标本在经过 7～8 次的冷冻复苏循环后，仍可见活动精子。但是，总体而言，每次冷冻复苏均会引起精子活力下降。

精子多次冷冻复苏会增加精子 DNA 碎片率。在每次冷冻复苏循环后，精子 DNA 碎片率均会上升。精子冷冻复苏后，精子 DNA 损伤的增加是由脂质氧化、缺乏抗氧化剂或冷冻过程中产生的氧化应激反应所导致。每增加一次冷冻复苏过程，精子 DNA 碎片率会显著上升。

而这些碎片化的 DNA 会对辅助生殖技术成功率产生负面影响，并且可能会增加流产率。

精子多次冷冻复苏会破坏精子的超微结构。电镜下观察冷冻复苏后的精子，可见精子的膜结构明显受到破坏，部分出现空泡样改变，顶体内、外膜分离，精子线粒体结构疏松，线粒体嵴增宽，空泡样改变增多。这些结构改变会造成精子线粒体功能减弱，腺嘌呤核苷三磷酸（ATP，精子的主要能量来源）生成减少和氧自由基（引起精子功能降低的物质）释放增多，从而降低了精子质量。

值得注意的是，在每次复苏后至冷冻之间的不同时间间隔，也会对精子造成不同影响。在每次复苏后，精子处于室温的孵育时间越长，精子活力下降程度越高。这是因为精子运动需要高水平 ATP 作为能量来源。当精子处于室温状态时，时间越长，消耗 ATP 就越多。因此，每次复苏后至冷冻之间的时间间隔越长，对精子损伤就越大。

多次冷冻复苏对精子会造成一定影响，临床上应尽量避免将多次冷冻复苏后的精子应用于辅助生殖技术。如果必须将精子再次冻存，则应该尽量缩短复苏后精子处于室温的时间，尽快将复苏后的精子进行重新冷冻。

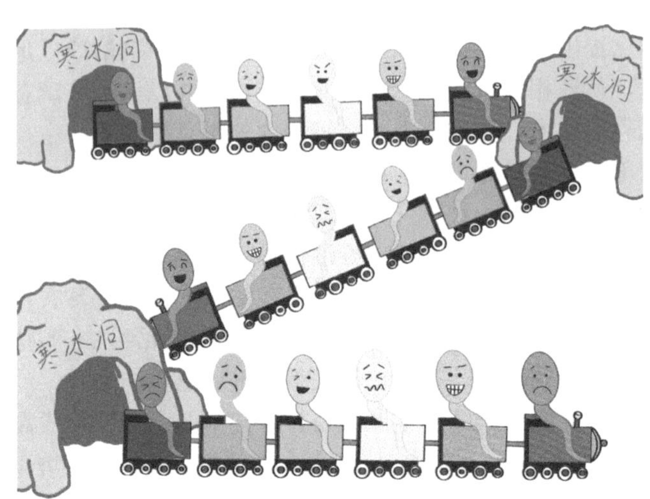

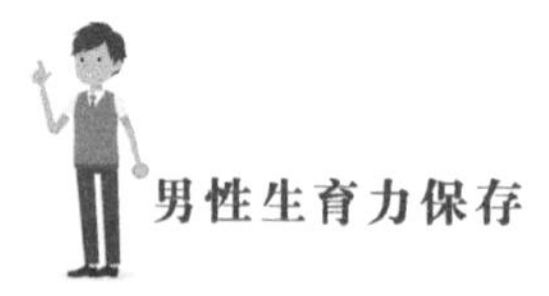

10

精子玻璃化冷冻是怎么回事?

◎黄　川，朱文兵

水果蔬菜放到冰箱，如果有一块地方结冰，那地方就变得软塌塌吃不了，这是水结冰后刺破植物细胞壁的结果。我们常说的冷冻精子会不会也会被冻坏呢？其实不用担心这个问题，通过科学家的不断探索，随着低温生物学的发展，发现了一种新的低温保存技术——玻璃化冷冻，能够对精子实施有效冷冻保存。

什么是玻璃化冷冻呢？在自然界中，物质的存在形式一般分为三种，即气态、液态和固态，其中固态又可分为结晶态和玻璃态两种形式。通常所说的玻璃态是介于液态和固态之间的透明的非晶态的物质形态，形似玻璃样，故称为玻璃态。由于玻璃态结构的特殊性，在医学中科学家提出了玻璃化冷冻技术，即细胞和保护剂溶液以足够快的降温速度，从液相直接固化为完全的玻璃态，并以这种玻璃态在低温下长期储存的技术。在此状态下，细胞内外没有冰晶的产生，理论上玻璃化冷冻避免了冷冻过程中冰晶形成对细胞造成的损伤。玻璃化冷冻是快速冷冻法中的一种特殊方法，相较于慢速冷冻法，该方法冷冻所需时间更短，操作简单，能较好地保护冷冻保存中细胞的结构与功能。精子玻璃化冷冻法近年来逐渐被引入临床上，并且具有很好的应用前景。2002 年，精子无渗透性冷冻保护剂玻璃化冷冻获得成功，通过这一方法结合辅助生殖技术已经获得了健康出生的婴儿。

玻璃化冷冻保存法的基本原理是将细胞中的水分置换成高浓度的冷冻保护剂，以较小的冷冻体积投入液氮，这样在超低温环境下迅速凝固时，冷冻保护剂形成不规则的玻璃化样固体，保存了细胞内正常分子和离子的分布状态，避免了细胞内外冰晶的形成，从而减少细胞冷冻过程中的低温损伤。但是，与传统玻璃化冷冻使用高浓度的渗透性保护剂不同的是，精子的玻璃化冷冻不使用渗透性保护剂，而是使用以糖类大分子为主的非渗透性保护剂，以微量体积直接投入液氮，通过迅速降温后，使精子细胞内外液成分直接达到玻璃态。在精子玻璃化冷冻与常规快速冷冻的比较中也显示，精子玻璃化冷冻更具优势，复苏后精子总活力和前向运动精子比率显著高于常规快速冷冻的相应参数。同时，精子玻璃化冷冻具有操作简便、成本更低的优势。近年来，为了避免直接接触液氮造成污染的可能，提出了精子玻璃化冷冻后应该无菌化储存的要求，并已成功使精液微滴在气相液氮中玻璃化冷冻及储存。

精子的玻璃化冷冻保存技术拥有操作简便、省时高效、无须特殊设备等优点，精子玻璃化冷冻技术的建立，使得精子冷冻技术的发展迈上了新台阶。虽然目前关于精子玻璃化冷冻技术已有一些正常妊娠和分娩的案例，但要走向临床广泛应用仍需大量研究验证。

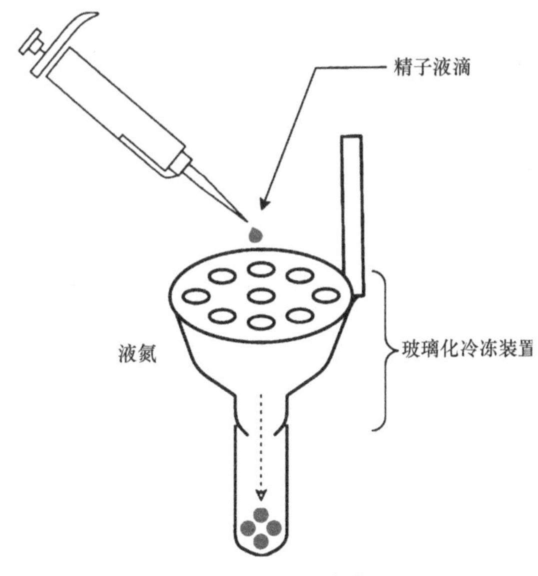

精子的玻璃化冷冻

11

单精子冷冻及微量精子冷冻是怎么回事?

◎黄　川，朱文兵

在男性不育症中，60%～75%的不育患者有少精子、弱精子、无精子症等精子质量异常的表现。对于严重少精子症患者，精子数量非常少，精液离心后只能偶尔见到几条活动精子，而且如果女方取卵当天精子不够用，男方还得睾丸穿刺或者显微外科取精；如果穿刺或显微取精还找不到精子，就得卵子冷冻保存或者使用供精；如果显微取精手术或精液中出现的精子不能及时安全冷冻保存，这些患者可能永远失去生育自己子代的机会。然而这些精子往往数目少、活力差，应用常规精子冷冻方法无法对其进行高效、安全地冻融，复苏后往往造成精子丢失甚至严重损伤。那么，是否有办法将这些少量的精子保存起来呢？

单精子冷冻及微量精子冷冻技术，可以给这些隐匿精子症或者重度少弱精子症的男性患者带来福音。打一个形象的比方，挑选精子就像在池塘里找蝌蚪，如果池塘比较大，而小蝌蚪只有那么几条时，可能连蝌蚪的影子都看不到，但如果把池塘里的水和蝌蚪浓缩进一个脸盆里，就会更加容易发现蝌蚪，这时候，再将小蝌蚪一条一条转移到一个更小的玻璃瓶里，就可以掌控那些调皮的小蝌蚪了，单精子冷冻及微量精子冷冻即是这个道理。

单精子冷冻及微量精子冷冻技术需要特殊的载体。微量精子冷冻常用的载体是麦管，合适的载体可以使冷冻精子以微量体积进行加载，达到迅速提升精子冷冻和复温速率的目的，通过减少冰晶的形成降低精子冷冻复苏的损伤。微量麦管载体因独特的设计，具有比麦管更具优势的降温速率和复温速率。在使用一步熏蒸法冷冻复苏健康捐献者精液样本时，复苏后的精子显示出了更好的活力，而形态、顶体酶活性和 DNA 完整性则没有显著差异。单精子冷冻的载体经历了人和小鼠卵透明带、琼脂糖胶囊、冷冻环等的发展，应用于临床也有不少成功出生的婴儿。然而，由于伦理和生物安全性问题以及开放式储存系统带来的交叉污染等，目前临床上较少采用这些载体进行单精子冷冻。采用商品化的由透明无毒的聚丙烯制成的单精子冷冻载体，可以作为一个封闭的系统在液氮中储存。但是此载体的不足之处在于，显微操作时需要不断地上抬和降低显微注射针，有较高的断针风险。有些新发明的单精子冷冻载体，在操作的便捷性上加以改进，也已有多例婴儿出生，在临床上拥有良好的应用前景。

因此，对于那些精子数量特别少的标本，或者显微取精获得的精子，一定要进行精子冷冻保存时，单精子冷冻及微量精子冷冻技术是可行的方法。

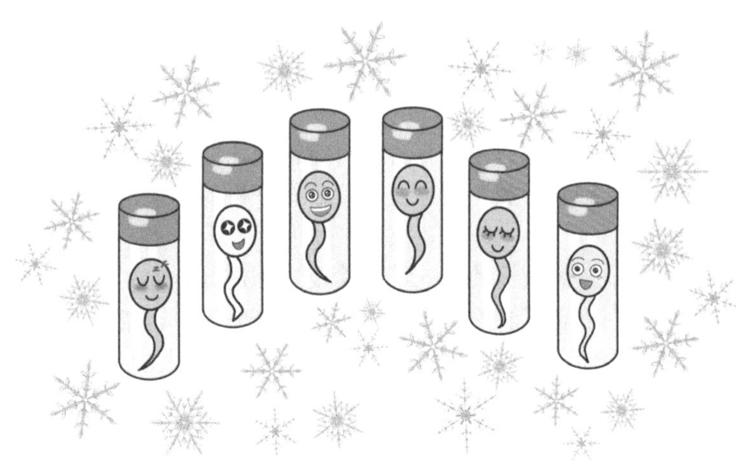

12

精子是怎样储存的？

◎黄　川，朱文兵

精子冷冻保存的常规方法是将精子和冷冻保护剂混匀后加入冻存管中，然后应用程序化冷冻的方法，将精子慢速降温，最后放入液氮罐的冷冻提筒内，浸入液氮中超低温保存。液氮是超低温的液体，吸热后容易气化，所以液氮必须保存在专门的液氮罐内。因此，精子是置于冻存管装载的，而冻存管是浸入液氮中。此外，对于一些特殊的精液标本，如少精子症患者、弱精子症患者或无精子症患者睾丸显微取精获得的精子，临床上还有稀少精子冷冻法和单精子冷冻法。与常规精子的不同之处只是在于存放精子的载体不同，但所有的载体都是浸入液氮中。液氮的超低温（–196℃）使精子以休眠状态进行长期冷冻储存。

每名捐精志愿者或自精保存者的每份精液均储存于液氮罐中的特定位置，对液氮罐的分类、编号及管理都有严格的要求，精子的储存是非常安全的。

液氮储存罐按照液氮的形式、用途及容积进行分类，如：液氮罐按其形式可分为气态罐和液态罐；按其用途可分为运输罐和储存罐；按其容积可分为储存式液氮容器（最小的为 2L，最大的为 500L）和运输储存两用式液氮生物容器（最小的为 10L，最大的为 100L）。

精液样本储存于液氮罐后，管理是非常严格的。①专人负责：液氮罐储存室必须空气流通，操作时也需轻拿轻放，避免与其他物体相碰撞。同时液氮罐会有专人定期检查，排查故障。②样本清点：液氮罐使用过程中，精液样本不定时地入罐和出罐，同时精液样本也有可能掉入液氮罐中。因此，工作人员会定期对液氮罐的样本进行清点，并将掉落液氮罐中的精液样本取回。③定期补充液氮：即使液氮储存在液氮罐中，也还是会定时挥发，一般而言液氮残余量等于全容量的三分之一时，则需补充液氮。④防止液氮泄漏：液氮罐有损坏的风险，一旦泄漏未能及时知晓，会造成精液样本的损伤，甚至可能导致液氮罐中样本的全部废弃。因此，需要定时查看液氮罐是否存在泄漏现象，或安装液氮罐液位报警器，液位报警器能够对液氮罐内的液体液面温度变化，逐点自动巡检并进行连续监测，自动切换显示和自动报警等。一旦超过规定的温度即刻报警，可及时通知工作人员查看。

为了方便精液样本的管理，每个精液样本存放的位置都有独立编号，如：①罐体的编号，按数字编号。编号顺序可按液氮罐使用年限，也可按液氮罐不同需求。②罐内提架编号，按数字编号。一般液氮罐内的提架卡槽处，均有提架编号。③提架层编号，按数字编号。编号顺序一般从下往上编号，最下面一层可编号 1，越往上数字越大。④样品盒编号，按数字编号。一般提架每层放置一个样本盒，编号顺序按样本盒内行数编号，可从外到内，也可从内到外编号。举例说明一下，如“编号 1-6-4-3”表示该样本储存于 1 号液氮罐中，6 号提架，从下往上数第 4 层，样本盒内第 3 行。不同的人类精子库编号含义有所不同，但编号规则是差不多的。

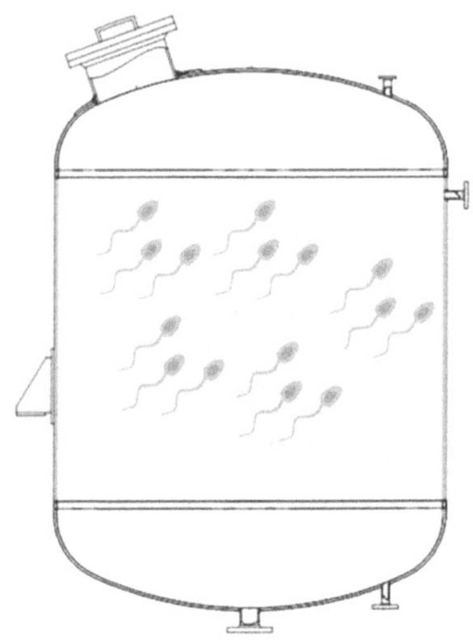

因此，冷冻精子是储存于专门的液氮罐中，每份精液都有特定的储存位置，储存过程也有严格的管理要求，精子储存是非常安全的。

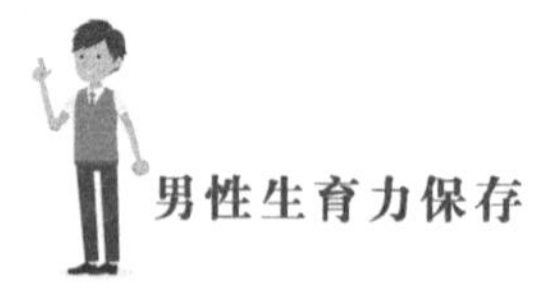

13

精子可以保存多久?

◎朱文兵

放眼整个社会，工作压力和生活压力都大，每天面对电脑超过 8 小时，常常处于久坐、憋尿和接触电磁辐射等工作生活状态，目前作息不太规律的男性不在少数，很多男性都处于亚健康状态。对于跨过 35 岁的男性来说，精子质量随着身体机能的衰退，也会下降一个档次。像油漆工、厨师、司机、IT 从业者、皮革化工从业者等职业，这些都是精子质量不达标的高危职业。另外，随着二孩三孩政策的放开，对于暂时不想要二孩但等具备相当经济基础后准备再生，或者可能现在不想要二孩，万一以后有可能想要的人群，就怕过了 35 岁，精子质量不行。这些人群都可以为自己提供“优生生殖保险”。

上述这些男性保存的精子可能都需要保存很长时间才会使用，那么精子可以保存多长时间呢？长时间保存后，精子质量、辅助生殖技术的成功率会下降吗？

其实目前精子冷冻技术已较成熟，从生物学的角度出发，保存在 −196℃液氮中的精子，处于超低温状态下，完全地抑制了精子的代谢活动，使其能量消耗停止，细胞代谢已停止。所以，理论上来说，精子可以长期储存，甚至永久储存。

1968 年，悉尼大学的一个实验室利用精子冷冻技术冻存了 4 只美利奴公羊的精子，截至目前，这批精子是世界上所有物种中“最古老”的冻存精子。近日，悉尼大学的动物繁殖专家 Simon de Graaf 团队成功复苏了这批“50 岁”的冻存精子，对 56 只母羊进行体外受精，其中 34 只母羊成功受孕，受孕率达 61%，与仅冻存一年的精子 59%的受孕率相比，几乎不相上下，这也提示了长期冷冻保存精子的可行性。有研究者观察到冷冻精子在液氮中储存 28 年后，在解冻后仍能恢复良好的运动能力，并且保持顶体反应及与卵透明带结合的能力。迄今为止，人类精子的最长储存时间，是解冻了冷冻近 40 年的精液后，应用辅助生殖技术出生了 1 对健康的双胞胎子代。因此，冷冻虽然对精子有损伤，但不会影响精子受精功能，实际上随着精子冷冻和复苏技术的改进，目前冷冻精液人工授精妊娠率和正常妊娠率已基本接近。辅助生殖助孕出生的婴儿与自然诞生的婴儿不存在任何区别，包括出生体重、发生早产和死胎的风险、出生婴儿男女性别比例、染色体异常、先天性缺陷以及婴儿健康状况。

但是，在精子储存的实际工作中，长时间保存需要警惕影响精子长期保存的风险因素，如多份标本一起存放，被频繁地提离液氮罐，液氮泄漏以及本底辐射源等，如果没有这些意外的话，理论上冷冻精液的有效保存时间是无限期的。

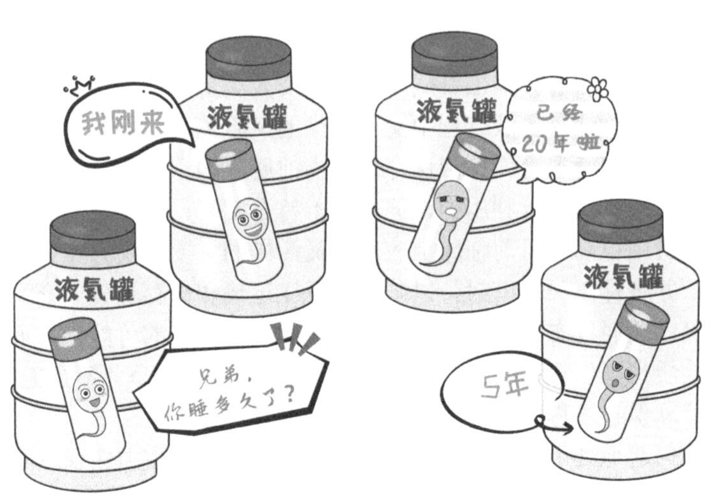

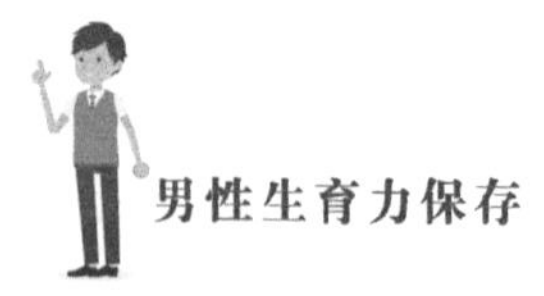

14

不同人的精子放在一起会互相污染吗？

◎吉细仁，朱文兵

在人类精子库，一个液氮罐可以储存几千甚至几万份的精液，很多捐精志愿者的冷冻精液或者自精保存者的冷冻精液都是放在一起的，很多人就会担心不同人的精液之间是否会发生互相污染？虽然，精子在冷冻保存过程中，发生交叉污染的机会很小，至今尚无使用冻存管或者麦管冷冻精液后发生交叉污染的事件，但精液的收集和冷冻操作不是无菌技术，互相污染仍是一个实际存在的风险。

绝大多数传染性物质如人类免疫缺陷病毒（HIV）、乙肝病毒在液氮中不仅能存活，而且能够传染给其他标本，造成标本间的交叉污染。近年来，随着我国乙肝病毒携带者及人类免疫缺陷病毒携带者逐年增多，这种储存精液过程中交叉污染的风险也逐渐增加。因此，如何提供更加安全的冷冻精液保存成为当前研究的重点。虽然通过过滤方式消毒液氮是可以利用的，但是并不符合实际，而且在储存和运输过程中费用很高。目前临床上应对交叉污染的主要解决方案是采用气态罐，并将标本严格密封，以降低精子在运输和储存过程中交叉污染的风险。然而气态罐的环境仍然存在被微生物污染的可能性，而且传染性物质也可以在气态罐中随处转移，同时，液氮本身并不是无菌的，所以冷冻保存过程中也存在交叉污染的潜在风险。

如何避免处于同一个液氮罐的捐精志愿者精液或自精保存者精液被其他人的精液污染呢？人类精子库在精液的收集、冷冻、储存、运输、解冻以及对冻精的临床使用过程中都应采取相应的措施来减少污染，如：①使用高安全性全封闭式冷冻载体；②冷冻载体在分装、封口、冷冻前及解冻后进行表面消毒，并作为精子库冷冻储存精液的一个标准操作程序；③定期对液氮罐进行消毒；④处于筛选期的捐精志愿者和自精保存者，在冷冻前需要做检查，如 HIV-1 和 HIV-2、乙肝五项、丙肝、梅毒、支原体和衣原体、淋病奈瑟球菌、Ⅰ型和Ⅱ型巨细胞病毒（CMV）等，对病原体检测阳性者的冷冻精液使用单独的罐储存；⑤对于高风险来源的精子，如处于筛选期的捐精志愿者和自精保存者，只有在被证明精子是“清洁”的，检测结果是阴性后才转移到长期储存罐中；⑥程序冷冻仪作为冷冻精子的仪器，在冷冻过程中同样存在交叉污染的风险，除对程序冷冻仪的内部进行消毒外，所有其他与样品进行接触的部件都要消毒。

另外，在实施辅助生殖技术时，冷冻精液需要进行洗涤处理，洗涤处理过程也能减少微生物的含量，如 HIV 阳性的精液在通过精子上游法洗涤后，大大降低了 HIV 的病毒载量。

因此，微生物能在液氮中存活，并且在一定条件下引起交叉污染，所以应更加谨慎对待精子的冷冻储存。

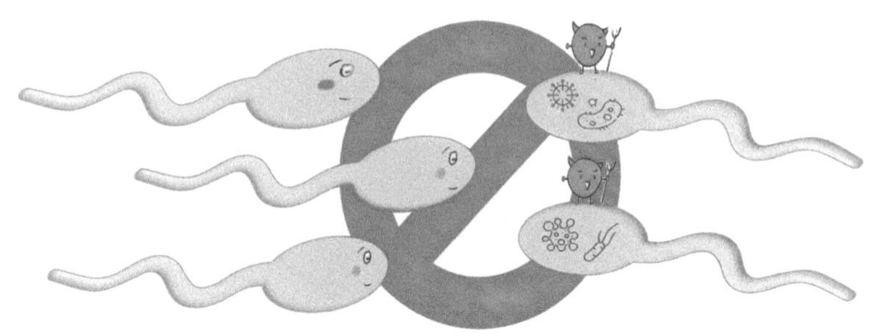

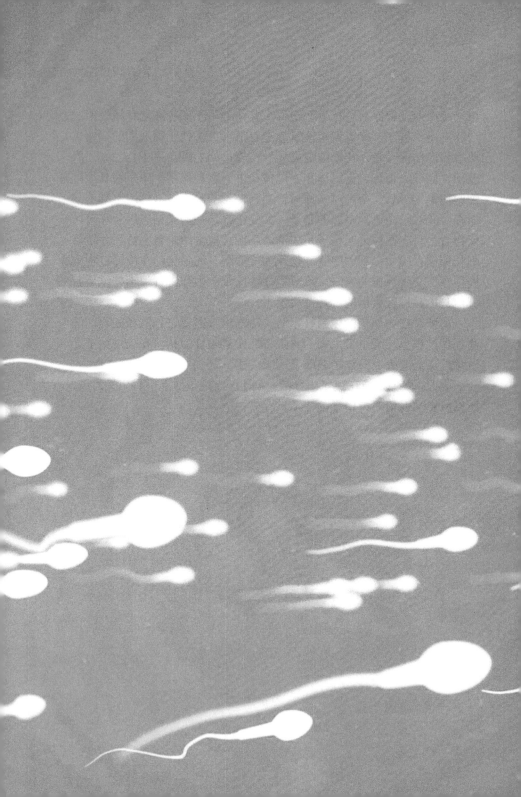

第 3 章

捐精与自精保存

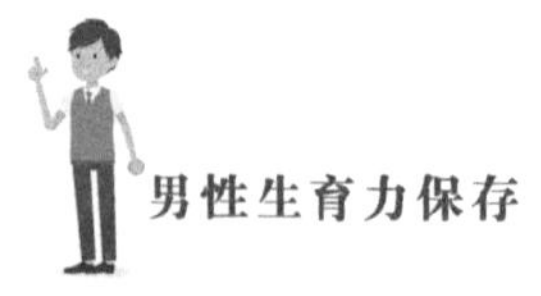

01

捐精需要什么条件?

◎叶桂芳，王奇玲

老王是一名家庭事业双丰收的企业管理者，前不久他在媒体报道中看到精子库招募捐精志愿者的信息，心想自己事业有成，已婚已育，应该去精子库捐精，把带有自己优秀基因的精子捐献给不育家庭使用。

本着献爱心帮助他人的想法，老王来到了人类精子库，希望成为一名捐精志愿者。但他询问后得知，原来想成为一名合格捐精志愿者，不仅有年龄、学历、身高、健康检查等各项要求，而且标准还不低。一通筛查下来，老王最终未能如愿成为一名捐精志愿者，他大叹道："原来捐精志愿者的要求这么严格"，心情难免失落。

需要达到什么条件才能成为一名合格的捐精志愿者呢？首先需要满足以下基本条件：①原籍为中国公民；②捐精属于一种完全自愿的人道主义行为；③必须达到相关健康检查标准；④对所捐献精液的用途、权利和义务完全知情，并签订知情同意书。

除满足基本条件外，还需要身体健康、没有遗传家族性疾病及传染性疾病，精液质量要求也比较高。

(1) 基本情况。年龄在22～45周岁；学历及身高要求由各家人类精子库根据实际情况设定（大部分精子库要求为大学本科及以上学历），身体健康，五官端正，智力正常，无长期接触放射线和有害有毒物质，无不良嗜好；无高度近视，无传染性疾病、性传播疾病，无遗传病史和遗传病家族史。

(2) 精液质量。捐精志愿者捐赠精液的质量要比正常人高得多，精子数量更多、活动力更强。正常人精子浓度在15×10^6个/mL及以上，前向运动精子率在 32%及以上，精子正常形态率在 4%及以上；而捐精志愿者的精子浓度要求在 60×10^6 个/mL 及以上，前向运动精子率在 60%及以上，还要求冷冻复苏后前向运动精子率不低于 40%，以及每份精液中前向运动精子的总数不得低于 12×10^6 个。这样的精子生命力更强、更耐寒，冷冻后的复苏率更高，适合冷冻保存。

(3) **健康体检**。进行全面的体格检查，重点包括生殖系统。如果体检结果没有达到捐精标准，不能捐精。

如果捐精志愿者在捐精过程中某次精液检查不达标，其精液也应该废弃。捐精过程中还要求每次精液都要进行常规细菌培养，以排除致病菌感染。另外，捐精过程中还需做好相关的质量控制，如需要捐精志愿者保持良好饮食作息习惯及规律排精，要求每次捐精前禁欲 2～7 天，避免因禁欲天数过长或过短而影响精液的质量。

为了确保精液使用时的安全性，当捐精志愿者停止捐精半年后，还需进行血型的确认和传染性疾病包括乙肝、丙肝、梅毒、艾滋病的复查，以便确认捐精期间没有受到感染。

总之，捐精的条件非常严格，只有满足捐精条件的中国健康公民才能在国内捐精。人类精子库对捐精志愿者进行严格的筛查，才能确保为更多的不育家庭提供优质安全的冷冻精液，目前各家人类精子库的捐精志愿者合格率仅仅 20%左右。欢迎捐精，但捐精不是容易事。

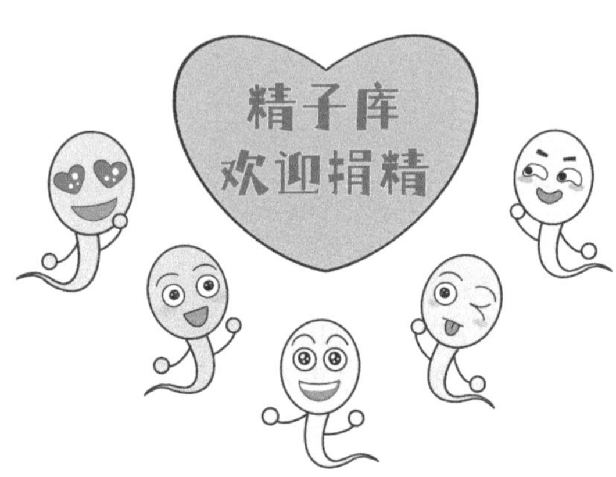

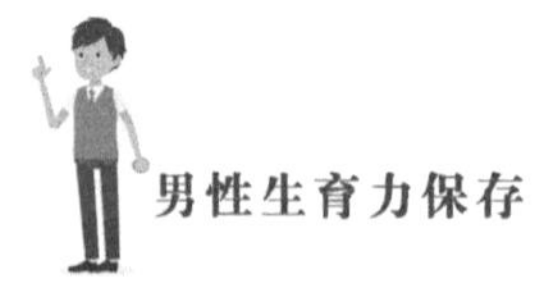

02

捐精有补助吗？

◎李倩仪，王奇玲

到人类精子库捐精，大多数人会有很多疑问，如无偿捐精，是不是还得花自己的钱乘坐交通工具去？网上说捐精可以买房是不是真的？等等。到底捐精有没有补助，大致是多少呢？

捐精是以捐赠帮助他人为目的，而并不是有偿捐精，我国人类精子库以精神奖励为主。在我国，经过卫生行政部门审批的人类精子库是不以营利为目的的社会公益性机构，现行管理办法允许精子库给予捐精志愿者必要的误工、交通和医疗补偿。目前，国内关于捐精的交通、误工等补助没有设立统一的标准，而是由各家人类精子库根据本机构及地区的情况自行决定的。除此之外，人类精子库还会提供价值2000余元的免费捐精体检，有些精子库还会为合格捐精志愿者提供一份免费的自精保存服务。

下面以广东省人类精子库为例，介绍捐精补助标准，主要包括筛选期、合格期、人类免疫缺陷病毒（HIV）检疫期，每个时期的补助有所不同。

（1）捐精志愿者在筛选期每次取精可获得50元补助。

（2）捐精志愿者在正式捐精期间，每次取精即可获得捐精补助，补助金额与精液检查结果有关系。如精液检查结果合格且精液量≥2mL时，可获得补助200元；如精液检查结果合格但精液量＜2mL可获得补助100元；如精液检查结果不合格则可获得补助50元。由于每名捐精志愿者每次取精的精液量不同、质量不同，因此每名男性捐献精液的次数也不同。每名捐精志愿者在正式捐精期间，需捐献 3～

15 次合格精液，具体捐献次数由人类精子库根据志愿者捐献精液的质量来决定。

（3）捐精志愿者末次捐精结束 6 个月后，需到精子库接受 HIV 复查，捐精志愿者可获得补助 2000 元。如果志愿者前期在 3 个月内捐献的合格精液达到规定份数，还能获得 500 元的爱心奖励。

（4）交通补贴：来自外地的捐精志愿者（除广州地区、佛山南海和禅城区外）在精子库每次取精后，凭实名制车票可领取交通补贴 100 元。

根据以上补助发放标准，捐精志愿者在广东省人类精子库完成捐精全过程，可获得补助总计 4000～5000 元。我国规定一名捐精志愿者只能在一家人类精子库捐精。因此，坊间传言“捐精能获得高额报酬，靠捐精能挣下一套房子的首付”是不能实现的。如果捐精志愿者纯粹以赚钱为目的来捐精，没有爱心和耐心，仅靠数千元的补助是难以坚持下去的。

捐精能够给不育家庭带来生育后代的希望，是献爱心的公益行为。捐献精子可得到交通、误工等补助。补助微薄，爱心无价，欢迎合格男士加入志愿捐精行列，为社会奉献自己的爱心。

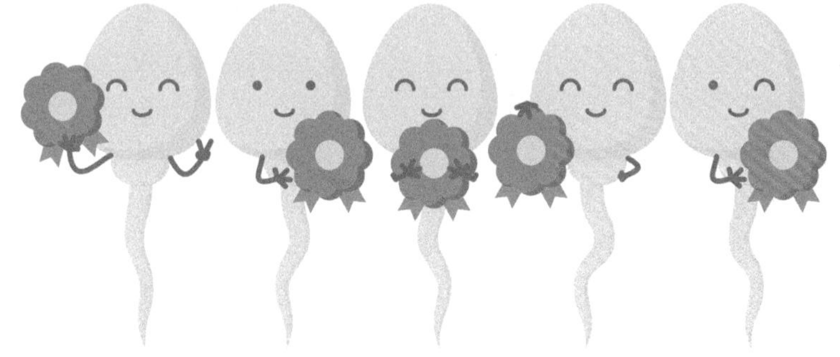

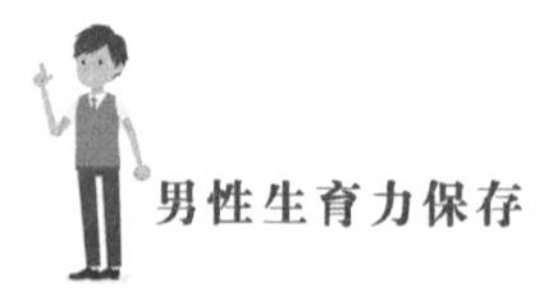

03

需要多长时间可以完成整个捐精过程?

◎李倩仪，王奇玲

捐精是一种公益行为，很多年轻人非常想捐精，有些人听说捐精需要 9 个月至 1 年的时间，担心捐精整个过程历时太长，耽误了学习或工作。那么，完成整个捐精过程需要多长时间呢?

其实，一名合格的捐精志愿者真正捐精的时间大约 2 个月，平均每周来精子库捐献 1 次，一共 10 次左右就可以了，捐精结束后再来精子库进行一次人类免疫缺陷病毒（HIV）复查。捐精的流程主要包括三个时期，即筛选期、合格期、HIV 检疫期，不同时期的捐精志愿者需要接受不同内容的检查。我国各家人类精子库的捐精流程大致差不多，以下是整个详细的捐精流程。

筛选期，来人类精子库 1～2 次。这是捐精志愿者开始合格捐精之前必经的阶段。在此阶段，捐精志愿者要签署捐精知情同意书，进行精液检查，精液质量达到捐精标准后，还要抽血进行传染性疾病和遗传性疾病等检查，以及精液病原微生物检查。精液检查前要求禁欲 2～7 天，精液检查结果当天即可报告，其他检查结果在抽血后 7 天内报告，捐精志愿者还要进行体检，尤其是生殖系统的检查以及既往病史和遗传病史的采集。

合格期，来人类精子库 3～15 次，平均 10 次左右。捐精志愿者上述检查结果全部合格后，即可进入合格期，开始正式捐精。捐精志愿者可自行安排每次来捐精的时间，取精前最好禁欲 3～5 天，这个时间精液质量呈现最佳状态。每次取出的精液必须进行检查，达到捐精标准的精液才能冷冻保存。由于每名捐精志愿者每次取精的精液量不同、精液质量也不同，因此每名志愿者捐献精液的次数也不同。在整个捐精过程中，每名捐精志愿者需要捐献 3～15 次合格精液，具体捐献次数由人类精子库根据志愿者每次的精液质量来决定。考虑到传染性疾病检查结果的有效期为 6 个月，人类精子库通常要求捐精志愿者在筛选抽血之日起的 6 个月内完成合格捐精。如果捐精志愿者没有时间及精力，提前结束捐精也是可以的。

HIV 检疫期，来人类精子库进行一次抽血检查。从最后一次捐精当日算起，6 个月后捐精志愿者需要回人类精子库进行抽血复查 HIV 等，如果这个时候志愿者已在外地工作，不方便来人类精子库，也可以到国内其他省市的人类精子库进行抽血。

捐精志愿者经历全部上述流程后，即可完成整个捐精流程。

由此可见，捐精志愿者完成整个捐精过程虽然需要捐献精液多次，但真正捐精的时间并不长，如果的确没有时间及精力，也可以提前结束捐精，整个捐精流程还是非常方便的。特别提醒一下，如果捐精志愿者每次的精液质量都达标，则可以尽快完成捐精，但如果捐献的精子质量达不到标准，就算白跑了一趟。所以在捐精期间，捐精志愿者要尽量避免泡热水浴、蒸桑拿、吃太过油腻的食物，戒烟酒，配合适当运动，保持良好心情，让精液质量保持好水平，为社会贡献出高质量精子，造福受捐家庭。

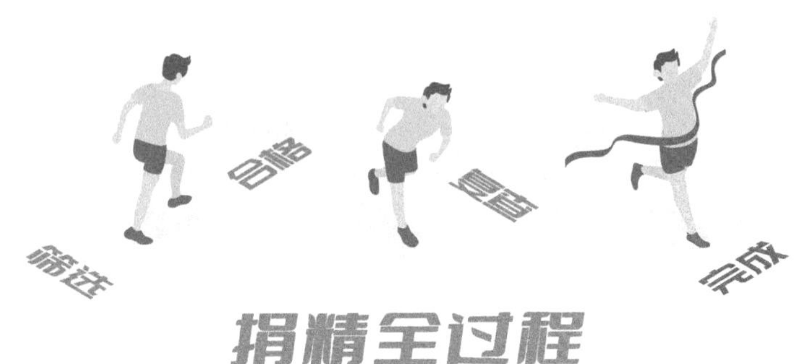

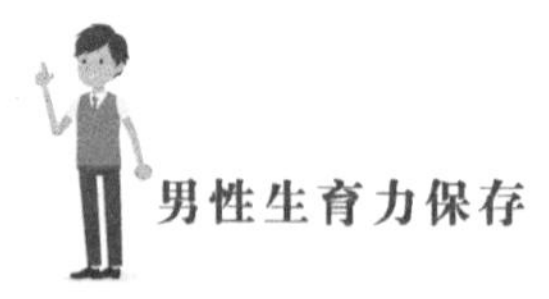

04

冷冻精子检疫期是什么?

◎苏彦华，李玉山

人类精子库捐精过程通常需要9个月的时间，这其中就包括冷冻精子的检疫期。检疫期是指精液冻存6个月以后，对捐精志愿者进行人类免疫缺陷病毒（HIV）复检，检测结果阴性才能说明6个月前捐献的精液是安全的，精液中没有HIV。只有经过检疫期检测的捐精志愿者，其冷冻精液才能在经卫生行政部门批准开展人类辅助生殖的医疗机构使用，并向医疗机构提供检验结果。捐精志愿者检测不合格或未经检测的，其冷冻精液不得向医疗机构提供。

人类精子库的首要任务就是向有资质的辅助生殖医疗机构提供合格的冷冻精液。因此，研究如何更安全地筛选出合格的捐精志愿者就成了人类精子库最为重要的工作。

捐精志愿者的筛查和管理是精子库运行中的一个重要环节。捐精志愿者的筛查包括初筛检查和实验室检查两个方面，初筛检查是通过非实验室手段对捐精志愿者的基本信息、身体状况、既往病史、个人生活史和性传播疾病史等进行了解，确保捐精志愿者有良好的身体状况和没有遗传性疾病；实验室检查包括精液分析、性传播疾病检查和染色体检查等，捐精志愿者筛查合格以后才能正常捐献精子。目前全国各家人类精子库一般要求捐精志愿者6个月内完成捐精流程，建议时间充足的前提下，一周捐献一次精液，每次捐精前需要禁欲 2～7天。虽然在捐精志愿者筛查时进行了相关性传播疾病的检查，但HIV感染一般存在2～12周的窗口期，在窗口期内人体虽然感染了HIV，但外周血中往往检测不出病毒抗体，窗口期的长短与所用的检测方法及试剂有关，并且存在个体差异。为了防止窗口期 HIV 检测出现假阴性的情况，目前全国各家人类精子库要求捐精志愿者在捐精完成 6 个月后，需要再次进行 HIV 检测，但是对于自精保存者并没有检疫期的要求，可能存在自精保存者在冷冻保存精液时，正处于 HIV 感染的潜伏期而没有被发现的风险。

由于捐精志愿者或自精保存者冷冻保存的精液，在检疫期内并不能确定是否存在感染 HIV 的可能性，人类精子库需要特别重视冷冻精液之间交叉污染的风险性，而且要有一定的应对措施。例如，在检疫期内的冷冻精液与检疫期检测合格的冷冻精液分罐保存；采用气态罐保存比液态罐保存更能减少冷冻精液之间交叉污染的机会；采用全封闭冻存管或麦管保存精液也可以避免交叉污染。

至今没有一种检测方法可以确保性传播疾病不会通过冷冻精液在辅助生殖治疗的过程中传播，但如果严格按照《人类精子库基本标准和技术规范》规定，前期经过足够详细的病史了解，后期经过严格的实验室检查，应该能够排除 HIV 及其他性传播疾病的高风险人群，防止性传播疾病通过冷冻精液传播和蔓延。

精子检疫

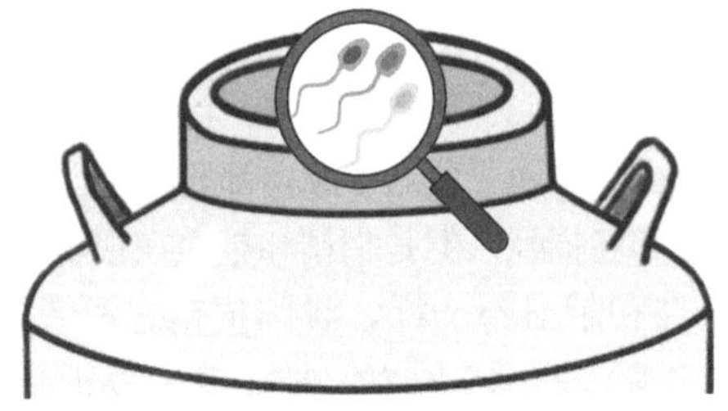

05

捐精和献血是一样的吗？

◎王奇玲

在人类精子库接待前台，一名身高1.8米、外表英俊的男士，手上拿着献血证正在和工作人员交谈。他很自豪地告诉工作人员：他身体很好，刚从血站献血回来，趁着有空，他想来精子库捐献一次精液。工作人员告诉他捐精的基本条件、捐精流程以及精液的最终使用去向和献血都不一样，而且捐精不是一次就可以完成的，让他充分考虑后再决定是否捐精。

献血一般指无偿献血。献血者自愿将自身血液无私奉献给社会公益事业，献血者不收取超过因献血发生的必要交通、误工等成本额度及报酬。献血需要在指定的采/供血机构进行。为表感谢，采/供血机构通常会提供献血小纪念品给予献血者。无偿献血是爱心奉献、救死扶伤的慈善行为，其价值远非金钱能衡量的。世界卫生组织积极倡导“医疗用血采用无偿献血”。为了保证临床用血的需要和安全，保障无偿献血者和用血者的健康，我国制定的《中华人民共和国献血法》于1998年10月1日起施行，至今已有20余年。

捐精和无偿献血虽然都属于爱心奉献，都要经过严格的健康检查，都要求凭身份证件进行实名捐献，但是捐精和献血在很多方面是不一样的。

捐精的基本条件和献血不一样。我国捐精志愿者仅限于中国国籍的健康成年男性，年龄22～45周岁。献血者则要求是年龄18～55周岁的健康公民，包括男性和女性，体重要求男性≥50kg，女性≥45kg。

捐精志愿者必须进行的检查项目和献血者也不一样。捐精志愿者除进行常规体检、传染性疾病和遗传性疾病的检查外，还需对生殖系统进行严格的体检，以及提供精液标本进行病原体的检查。献血者必须进行的检查项目包括常规体检和传染性疾病等，献血者提供血液标本即可完成实验室检测项目。

捐精的流程、类型和献血也不一样。捐精前，要通过筛选检查才能开始合格捐精。捐精是指志愿者捐献精液标本。捐精期间志愿者需要进行合格捐精 3～15 次，每次合格捐精前禁欲 2～7 天。捐精结束后，还需在半年后再次进行相关传染病的检测。献血者在献血时也要进行相关的检查，初步检查结果合格时即可献血。献血可分为捐献全血和捐献成分血。捐献成分血是指健康公民通过血细胞分离机采集、分离人体血液中某一种成分的行为，捐献的成分血可以是血小板、粒细胞、血浆或造血干细胞。捐献全血要求间隔期在 6 个月及以上；捐献成分血则要求间隔期在 14 天及以上。单次捐献全血量一般为 200mL，最多不超过 400mL；成分血单次捐献 1～2 个单位。

捐精的场所、方式和献血也是不一样的。捐精要求志愿者在卫生行政部门批准的人类精子库内进行，捐精更注重隐私，捐赠精液标本只能由志愿者在取精室内通过手淫取精获得。献血是由卫生行政部门批准的采/供血机构或采血点进行，其中全血可在大部分市、县区各采血点（献血屋、献血车）捐献，成分血则只可在市级中心血站、血液中心捐献。

捐赠精液的最终使用去向和献血也不同。捐赠精液主要用于帮助不育家庭或男方患有不宜生育的遗传病的家庭生育子代，造福当代家庭。无偿捐献的血液主要用于需要靠输血来救治的患者，如外科手术伤员、产后大出血、严重烧伤及血液病患者等。

捐精和献血是不一样的。献血者不一定能成为一名合格捐精志愿者。但是，这两者都是属于献爱心的行为，都应该鼓励更多符合条件的人士参与捐精和献血的公益事业。

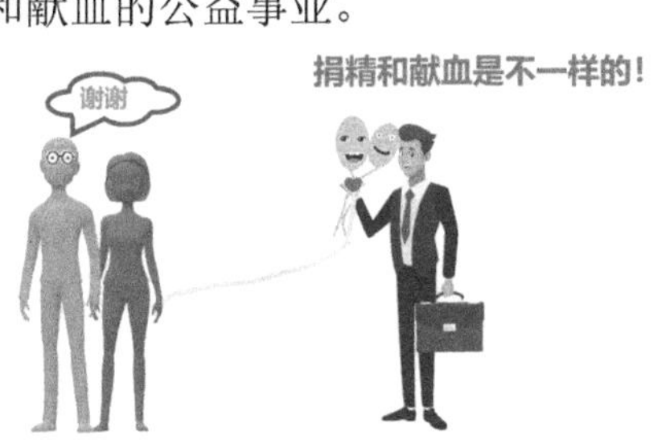

06

一名男士能去国内多家人类精子库捐精吗?

◎钟恺欣，王奇玲

一名又高又帅的男士来到人类精子库：“您好，我上学的时候曾在 A 市人类精子库捐过精，现在 B 市工作，我的精液质量非常好，还想捐精，可以吗？”

B 市人类精子库工作人员：“如果以前在其他精子库捐过精，就不能再捐了。”

男士不解：“为什么不能呢？我身高 185cm，有博士学位，不吸烟喝酒，多优秀啊。”

B 市人类精子库工作人员：“我国对于每名男士的捐精次数，以及其精液使用时的受孕人数都有明确规定和限制，不能在多家人类精子库捐精。”

这名男性想帮助更多的不育家庭，这种意愿非常好。我国约有 15%的育龄夫妇存在不育的问题，其中男性因素约占 50%，无精子症是主要病因之一，很多无精子症患者和男方具有遗传性疾病的家庭就需要使用捐献的精子生育小孩。人类精子库是以治疗不育症及预防遗传性疾病和提供生殖保险等为目的，利用超低温冷冻技术，采集、检测、保存和提供精子的机构。捐精志愿者招募是人类精子库的任务之一，人类精子库鼓励符合条件的男士捐献精液，用于帮助不育夫妇生育孩子。

目前，全国有 29 家人类精子库，基本上大多数省份都有一家人类精子库，北京、上海、郑州各有两家人类精子库，现在交通非常方便快捷，有些人想到全国各地不同的人类精子库捐精，多捐献一些精子可以帮助到更多的不育家庭。

但是，我国有相关规定，一名捐精志愿者只能在一家人类精子库捐精，而且终生只能进行一次完整的捐精，各家人类精子库必须严格执行本规定。在初次接待捐精志愿者时，每家人类精子库都会对捐精志愿者强调，一个人只能选择一家人类精子库捐精，若在本人类精子库捐献了就不能再去其他精子库。我国也有相应的措施预防捐精志愿者多次、多地重复捐精，在国家层面建立了人类精子库捐精志愿者查重系统，要求各人类精子库及时将捐精志愿者的姓名、年龄、身份证号码和生物学特性的标志等信息上报精子库中央信息系统，人类精子库在该系统中对每名新的捐精志愿者进行查重、登记。该系统的运行有效地避免了一名男士在多家人类精子库重复捐精的情况发生。

为了最大限度地防止近亲结婚的发生，我国规定一名捐精志愿者的精液最多只能使 5 名妇女怀孕。近亲结婚的夫妇双方有较多相同的基因，携带相同的隐性致病基因的可能性很大，对生存不利的隐性有害基因容易在子代相遇，而使子代遗传病的发病率升高。最多使 5 名妇女受孕的规定，也是为了降低捐精志愿者本人及其捐赠精液生育的子代间近亲结婚的概率，从而把近亲结婚导致的遗传病发生风险控制到最低水平。

因此，一名男士只能在国内一家人类精子库捐精，不能多处捐精。

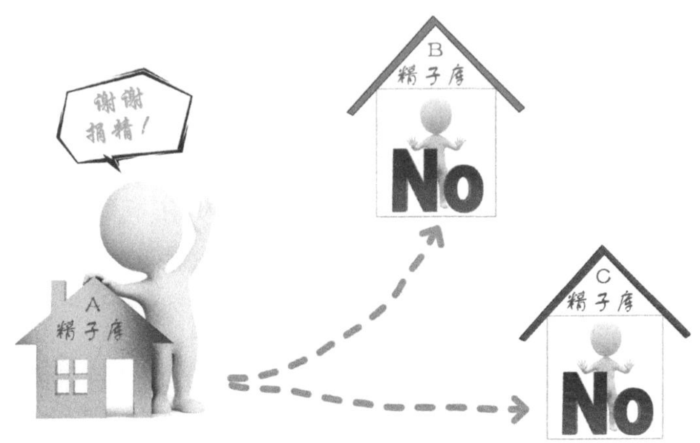

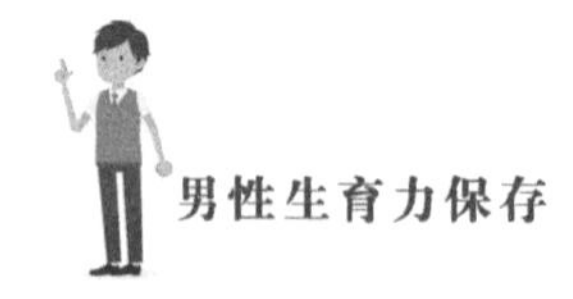

07

捐精的体检项目有哪些?

◎李倩仪，王奇玲

很多不育夫妇准备使用捐精志愿者捐献的精液时总会有各种各样的忧虑。例如，精子会不会携带什么传染性疾病？会不会有不健康因素影响生育过程？会不会有遗传病遗传给孩子？其实不用担心，我国对人类精子库筛查捐精志愿者有严格规定，每名捐精志愿者都要通过层层筛选，只有所有检查项目均达标，才能真正成为一名合格的捐精志愿者。

国内人类精子库对每一名捐精志愿者，都会通过询问家族遗传病史、现病史、既往病史、手术及外伤史、个人史、婚育史以及体检来进行筛查，其中体检项目主要包括体格检查、精液检查和血液检查，以了解捐精志愿者的健康状况、遗传学疾病和精液质量等情况，确保精子来源是安全、可靠、有效的。捐精前，捐精志愿者需要做以下这些体检项目，所有的这些检查都是免费的。

需要进行体格检查，包括一般体格检查，如身高、体重、视力、血压、色盲、色弱等，其中近视度数要低于 600 度，血压不高于 140mmHg/90mmHg，不能有色盲或色弱，保证捐精志愿者身体基本健康，无畸形体征；还需要进行生殖系统检查，确保生殖系统发育良好，无畸形，无生殖系统溃疡、尿道分泌物和生殖系统疣等疾患。

需要排除性传播疾病及一些传染性疾病，主要包括乙肝、丙肝、梅毒、淋病、艾滋病、支原体及衣原体感染等。

遗传及优生检查方面，需要对每一名捐精志愿者进行染色体核型分析，检测弓形虫（Tox）、风疹病毒（RV）、巨细胞病毒（CMV）、单纯疱疹病毒（HSV）等抗体情况。另外，针对一些地方性高发的遗传病，如江西、广东、广西等地区地中海贫血（地贫）发病率较高，对这些地区的捐精志愿者一般都要进行地贫的筛查。

最重要的是精液质量的评估，主要包括精液量、精子浓度、精子活力、精子正常形态率及精子冷冻复苏率等。我国《人类精子库基本标准和技术规范》对精液质量要求比较高，很多人虽然生育过小孩，但不一定能达到这些标准。另外，精液质量是有波动的，一次检查结果并不能反映真实的精液质量状况，如果捐精志愿者精液检查不合格，可进行复查，一般每名捐精志愿者可以进行 1～2 次的精液检查，均达不到捐精标准，则不适合捐精。

通过上述一系列检查，捐精志愿者的合格率只有大约 20%，那些具有遗传病、传染性疾病，或精液质量不达标的捐精志愿者都被排除了。但是目前已知的遗传病有数千种，不可能每名捐精志愿者都进行所有遗传病的基因检测，捐精志愿者携带某种致病基因的可能性是存在的；另外，许多捐精志愿者都是在校大学生，没有生育史，虽然精液评估的质量是非常好的，但也不能保证其一定有生育能力。

因此，捐精志愿者经过严格体格检查，性传播疾病、遗传病方面的检测，以及精液质量的评估，捐献的精液是比较安全、可靠及有效的。

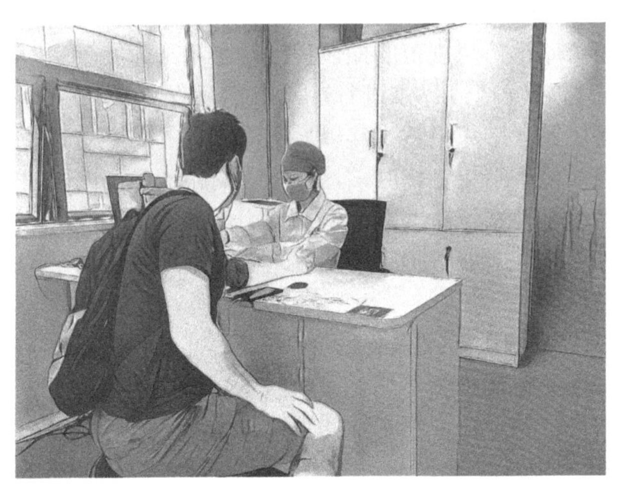

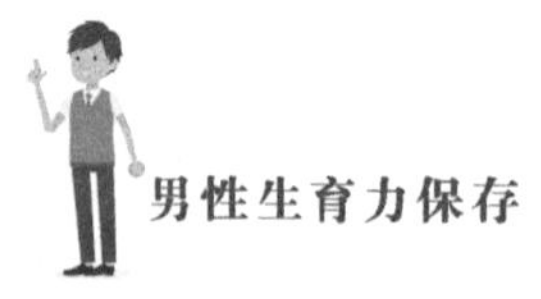

08

捐献的精子有什么用途?

◎钟恺欣，王奇玲

在来到人类精子库捐献精子之前，很多捐精志愿者都会想，自己捐献出来的精子将来会用来做什么？

人类精子库的主要任务之一是利用超低温冷冻技术采集、检测、保存和提供精子，以治疗不育症，预防遗传病。精子库在对捐精志愿者进行筛选检查前，需要与每一名捐精志愿者签订捐精知情同意书。在知情同意书文本中，每一名捐精志愿者将被明确告知捐献的精子以后将提供给卫生行政部门批准开展辅助生殖的医疗机构用于供精人工授精、供精体外受精-胚胎移植等助孕，部分精子也会用于医学科学研究。捐精志愿者捐赠的精液冷冻保存在人类精子库，人类精子库将按照相关技术规范对这些冷冻精液标本进行使用。

人类精子库将按照规范的操作程序，在精子库实验室对捐精志愿者捐献的合格新鲜精液标本进行冷冻，然后保存在–196℃的液氮罐中。在捐精志愿者结束捐精半年以后再次进行的艾滋病、梅毒及乙肝等传染性疾病检查结果合格时，这些冷冻的精液标本，即可提供给具备相关辅助生殖技术资质的医疗机构使用。

需要使用捐精志愿者捐献的精液来实施辅助生殖助孕的家庭具体包括以下情况。

（1）因男方因素导致的不育症，尤其是部分非梗阻性无精子症患者，现代辅助生殖技术尚不能解决此问题，还有一些极度少弱畸形精子症患者放弃了使用自身精子辅助生殖技术助孕的。

（2）男方患有遗传病，不适合生育自己的子代。这些遗传病通常包括以下严重的常染色体显性遗传病，如遗传性痉挛性共济失调症、结节性硬化、软骨发育不全、成骨不全、强直性肌营养不良、面肩肱型肌营养不良、马方综合征、视网膜母细胞瘤、无虹膜、视网膜色素变性（显性遗传型）、小眼球（显性遗传型）等。

（3）夫妻双方的 Rh 血型不合，如果之前有过流产或生过孩子等现象会导致婴儿发生溶血。

除用于辅助生殖技术助孕外，捐精志愿者捐献的冷冻精液还可用于医学科学研究。项目负责人需提前向人类精子库提出使用冷冻精液用于科学研究的申请，列出冷冻精液的相关条件，并征得医院相关伦理委员会的审批同意，人类精子库根据该申请和医院伦理委员会的伦理审批意见，提供捐精志愿者捐献的冷冻精液标本专项用于该研究。

因此，捐精志愿者在人类精子库捐献的精子有两个用途：主要用于帮助不育家庭助孕；也可用于医学科学研究。但是，使用人类精子库冷冻精子的管理是非常严格的，这两种用途均需严格遵守现行的人类精子库管理办法、技术规范和相关伦理原则。使 5 名妇女怀孕后的剩余精子，要请伦理委员会审议后集中销毁，即使作为科研使用，也有严格的要求和规定。人类精子库中每一份捐精志愿者捐献的精子从其采集、冷冻、保存到使用均应有完整的记录及管理，不得进行商业化交易。

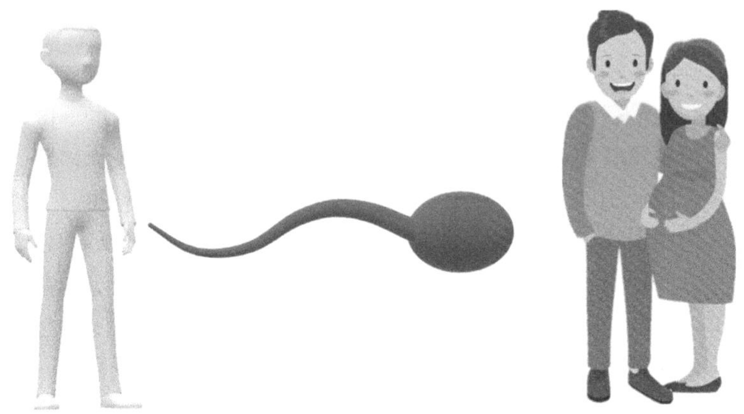

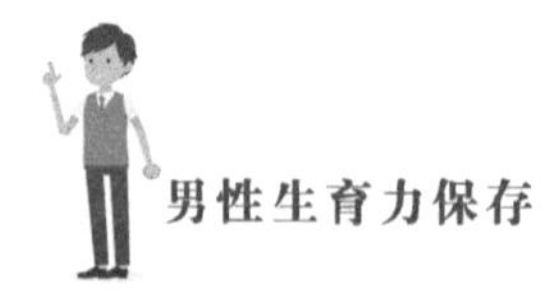

09

捐献的精子可以让几名妇女怀孕？

◎钟恺欣，王奇玲

某天，人类精子库的电话响起，工作人员接通电话，对方的丈夫是无精子症患者，想用精子库捐精志愿者的精液进行辅助生殖助孕。她用很犹豫和担心的语气问道：每名捐精志愿者捐献的精子会让多少人使用？生出来的子代会不会相遇甚至结婚？这是很多捐精志愿者和使用捐赠精液助孕的夫妇非常关心的问题。

目前，我国人类精子库对于每一名捐精志愿者捐精的次数和捐献的精液标本总量都有限制，且规定一名捐精志愿者终身只能在一家人类精子库进行捐精。一般情况下，每一名捐精志愿者只需要捐献15mL左右的精液，最多不超过30mL。为了减少后代近亲结婚的风险，每一名捐精志愿者捐献的精液使用时，都有最大受孕人数的限制，目前我国《人类精子库基本标准和技术规范》规定每名捐精志愿者的精液不能使超过5名妇女怀孕（简称1∶5原则）。

其他国家和地区的人类精子库，对于使用捐精志愿者捐献精液怀孕生子的妇女最多个数各有差异。例如，美国一个80万人口的地区，每一名捐精志愿者的精子最多能让25名妇女怀孕生子；欧洲大多数国家允许最多能让10名妇女怀孕生子；中国台湾地区则只允许每一名捐精志愿者的精子让1名妇女怀孕生子。我国人口总数超过14亿，各家人类精子库的捐赠精液面向全国各地使用，加上我国对于每一名捐精志愿者的精液不能使超过5名妇女怀孕的规定是非常严格的。因此，每一名捐精志愿者精液允许怀孕的最多人数远远低于其他国家，近亲结婚的概率也远远低于其他国家。假设每个人平均每天与1000人见面，按人的寿命 80 岁估计，每个人一生会遇到 2920 万人。两个陌生人相识的概率为千万分之五，相知相爱的概率则更低，大约为十亿分之三。故此，在泱泱 14 亿的茫茫人海中，来自同一名捐精志愿者的 5 名妇女的子代近亲婚配的概率几乎可忽略不计。而且，据科学测算，使用捐献的精子产生的后代近亲结婚的概率与自然受孕的后代近亲结婚的概率几乎相同。

同时，我国的人类精子库建立了完善的捐赠精液使用随访反馈管理体系，在临床使用时严格遵循 1∶5 原则。人类精子库为生殖中心提供冻存的捐赠精液时，每一名捐精志愿者精液第一次提供的数量最多只能给 5 名妇女使用，然后定期收集这些机构冷冻精液标本的使用情况，并记录受精者的有关反馈信息，包括受精者妊娠情况、胚胎移植情况、子代发育状况、有无出生缺陷等。待受精者妊娠结局信息反馈后，再以递减方式决定下一轮该捐精志愿者精液可提供的数量，以确保每一名捐精志愿者的精液标本最多只能使 5 名妇女怀孕。一旦达到最大受孕人数，该捐精志愿者精液不能再继续提供给生殖中心使用。该捐精志愿者精液进入永久保存区储存，反馈信息资料也同步移交至精子库档案管理部门归档保存。

此外，人类精子库所有资料都是永久保存的，各家精子库有责任和义务提供有关医学信息的婚姻咨询服务。如果对辅助生殖助孕子代有近亲结婚的顾虑，这些家庭可以通过联系当时实施辅助生殖技术的生殖中心，向人类精子库申请查询相关信息。

人类精子库采取了严格把关、科学管理等环节，严格控制一名捐精志愿者捐献的精子使最多不超过 5 名妇女成功生育子代，极大限度地降低其子代发生近亲结婚的可能性，捐精志愿者和用精家庭不需有太大的心理负担。

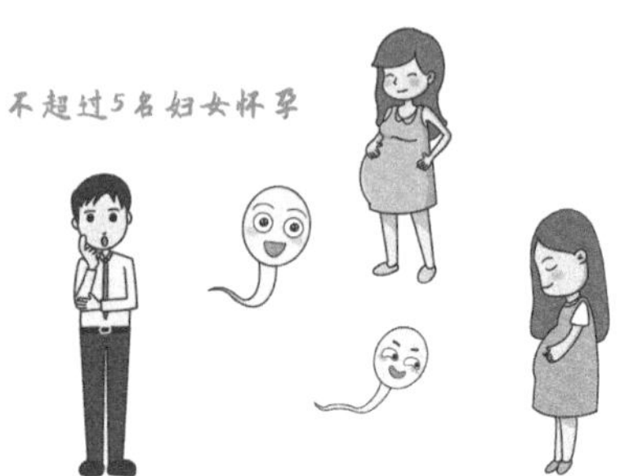

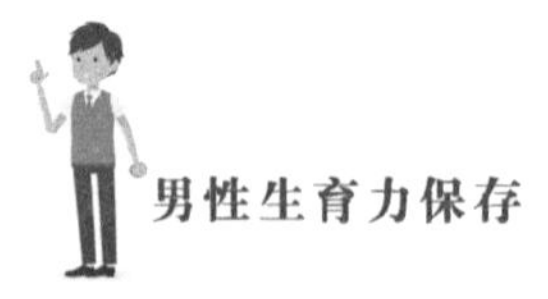

10

捐献的精子可以给志愿者指定的不育夫妇使用吗?

◎王奇玲

一天，某人类精子库的工作人员接待了一个身高 1.88 米的年轻博士，他的外表也很帅气。他想捐精献爱心，但是他有一个心愿即希望他的优秀基因得到更好地遗传。因此，他要求他捐献的精液，以后要用于经济条件非常好且女方年轻漂亮的家庭。实际上，人类精子库负责接待的工作人员，也被其他捐精志愿者询问过类似问题，如我的兄弟没有精子，我捐献的精子能否给我的兄弟使用等。捐献的精子可以给捐精志愿者指定的不育夫妇使用吗?

人类精子库明确规定这些要求是不能满足的。捐精志愿者在经过卫生行政部门审批的人类精子库捐献精子，其捐精行为需要遵守人类精子库相关伦理原则。在开始合格捐精前，每一名捐精志愿者需要与人类精子库签署捐精知情同意书和赠精协议。在同捐精志愿者签署捐精知情同意书时，人类精子库工作人员需要口头和书面告知其捐献的精子由人类精子库分配使用，其对供精出生的子代无任何的权利和义务。同时，人类精子库需要严格遵守保密原则，从保护捐精志愿者和受者夫妇及所出生后代的权益出发，捐精志愿者和受者夫妇应保持互盲，捐精志愿者和实施人类辅助生殖技术的医务人员应保持互盲，捐精志愿者和后代应保持互盲。

为了确保捐精过程中全流程的保密，人类精子库建立了一整套完善的保密制度。捐精时，冷冻精液采集和被使用时均用代码表示，捐赠精液在使用时由生殖中心根据不育夫妇丈夫的血型匹配，随机选择给不育夫妇使用，整个过程都是随机的，不育夫妇的相关信息都是保密的；生殖中心反馈捐赠精液使用结局时仅提供受者的代号，人类精子库工作人员不得知道受者的其他资料；精子库不能干预捐精志愿者的精液给什么人使用。这些措施可保证精子库的工作人员为捐精志愿者、受者及其后代保密。另外，受者夫妇以及实施人类辅助生殖技术机构的医务人员均无权查阅捐精志愿者证实真实身份的信息资料，捐精志愿者无权查阅受者及其后代的一切身份信息资料。

人类精子库和捐精志愿者还需严格遵守严防商业化的伦理原则，禁止买卖精子，捐精志愿者捐献的精子不得作为商品进行市场交易。

基于以上情况，捐精志愿者捐献的精子不能给志愿者指定的不育夫妇使用。捐献的精子只能由人类精子库在严格遵守卫生行政部门制定的人类精子库技术规范和伦理原则的前提下，分配至具备资质的辅助生殖技术开展机构使用，而且这些辅助生殖技术开展机构先前需要与人类精子库签署合法有效的供精协议。供精辅助生殖技术开展机构也需要严格遵守匿名和保密原则。

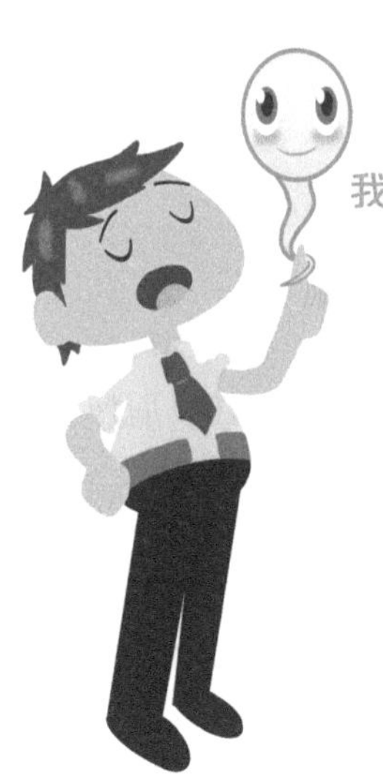

11

自精保存的整个流程是怎样的？

◎叶桂芳，王奇玲

自精保存，又称“生殖保险”，是男性将自己的精液或睾丸组织、附睾精子冷冻保存于人类精子库的液氮中（–196℃），待将来需要生育时，通过人类辅助生殖技术生育自己的后代，保存于液氮中的精子处于休眠状态，长期储存不会明显影响精子受精能力。

自精保存者来人类精子库进行自精保存之前，需要做一些准备工作。例如，存精前最好禁欲 2～7 天，以获得最佳的精液质量；携带本人有效的身份证件；对于一些肿瘤、血液病或其他疾病的患者，最好携带相关疾病诊断证明及检查资料。

人类精子库会根据自精保存者存精是否紧急，建议不同的流程，一般分为常规存精流程和应急存精流程。

常规存精流程与捐精志愿者捐精的流程比较相似，先要进行精液质量评估和精液冷冻复苏试验，排除遗传性疾病及相关传染性疾病后才能保存精液。主要流程包括：①先了解存精流程，有关精子冷冻、保存和复苏过程中可能存在的影响，冷冻保存精液在以后使用的流程，以及存精的注意事项，签订存精知情同意书，并提供个人身份证件登记相关信息后，自精保存者在精子库内的取精室通过手淫取精方式排出精液，然后由实验室对精液进行质量分析，精液质量报告当日可出，如显示精液适合冷冻保存，自精保存者还需进行相关传染病、性传播性疾病及优生遗传学的检测；②相关检查结果出来后，如果检查结果均正常，正式开始保存精液，根据自精保存者的精液质量及需要保存的数量，决定精液保存的次数，与人类精子库签订自精保存协议。如果有些检查结果异常，可能不适合保存精液；或者有些异常经过治疗后复查结果正常，再开始保存精液。

应急存精流程是针对一些时间非常紧迫的自精保存者，如近期需要治疗肿瘤的患者，或者即将需要出国的自精保存者，这些男士可以采取应急存精流程。应急存精流程只需自精保存者来一次人类精子库就可以完成存精过程，用时在 2 小时左右，这期间完成常规冻存流程的所有检查，并将这次采集的精液冷冻保存起来。由于相关传染病、性传播性疾病及优生遗传学的检测结果仍未知，存在不同自精保存者精液之间交叉污染的可能，以及自精保存者可能患有某种疾病不适合精液保存的情况发生，因此，采取应急存精流程的人类精子库必须具备防止交叉污染的能力，同时要告知自精保存者因患某种疾病不能保存或其他风险，例如，艾滋病及梅毒等国家严格控制的性传播性疾病携带者，患有医学上认为不宜生育的遗传病等；还有一些情况如精液中携带致病的细菌、支原体或衣原体等，这些可能会影响辅助生殖技术的结局。

自精保存的流程还是比较简单的，为了进一步方便精液保存，在流程上各家人类精子库都在不断优化，提高存精时效，以满足更多自精保存者的需求。

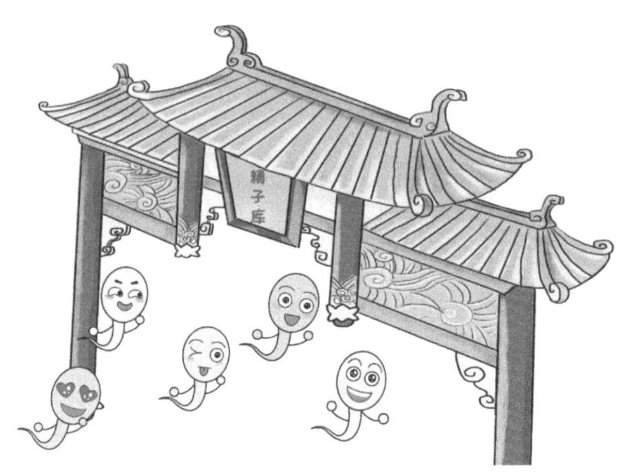

12

精子保存之前需要进行基因检测吗？

◎王奇玲

某天，人类精子库突然接到一家生殖中心的咨询电话。该生殖中心有一名女患者已经使用这家精子库的捐赠精液进行体外受精-胚胎移植，获得 4 个胚胎冻存在生殖中心，该患者计划在下个月接受冷冻胚胎移植手术。在等待胚胎移植期间，患者的基因检测结果显示她本人携带有耳聋基因。她很担心这些胚胎移植后会不会生出耳聋孩子。因此，她特地委托生殖中心咨询精子库关于该冷冻精液的耳聋基因携带情况。由于人类精子库没有常规对捐精志愿者进行耳聋基因的检测，只能联系该捐精志愿者专门回精子库抽血进行耳聋基因的检测。幸运的是，这些胚胎最终确认耳聋低风险，是安全的。由于基因检测不属于人类精子库精子冷冻保存前的常规检查项目，没有特殊情况时，人类精子库不会对捐精志愿者和自精保存者进行基因检测。但是，针对个别自精保存者的要求或受精者的遗传病相关基因的携带情况，人类精子库可以进行基因检测的个别处理。

基因，即遗传因子，携带有遗传信息，是控制生物个体的性状表现的基本遗传单位。突变是基因的特点之一。大的突变绝大多数属于致病性突变，小部分属于非致病性突变。人体携带的正常基因如人体血型具有多种分型一样，也具有基因多态型，可以分为不同的基因型。正常基因的多态型对环境因素的敏感性是不同的，敏感基因型受环境因素的影响可致病。从基因角度来看，人无完人，也就是说，每个人携带有数量不一的突变基因。但是个体携带突变基因并不一定会发病，所以绝大多数个体表现正常。

人类精子库的捐精志愿者已经通过了专业的遗传学评估，染色体核型正常，部分人类精子库还对捐精志愿者进行了地区高发遗传病的筛选检查。由于基因检测的成本较高，而且捐精志愿者的遗传病携带等隐私信息涉及伦理问题，加之相关管理办法和技术规范没有相关规定，人类精子库不会对捐精志愿者进行常规的基因检测。但是，如果生殖中心的受精者携带有特定的致病基因，需要排除某种致病基因的捐赠精液，人类精子库可在随机选择的捐精志愿者知情同意的基础上，进行相关疾病基因的检测。另外，针对一些高发的常染色体隐性遗传病如脊髓性肌萎缩症，人类精子库可以随机选择部分捐赠精液进行特定基因如 *SMA* 的检测。

在人类精子库冷冻保存精子的自精保存者，都是出于保存生育力的目的来存精的，相关的检查费用和存精费用都是由自精保存者支付的。人类精子库通常要求自精保存者在存精前进行必需的精液和血液相关检查。但是，这些检查项目不包括基因检测。如果为了保证以后冷冻精液使用的安全性，自精保存者主动提出要进行基因检测，人类精子库则会根据自精保存者的意愿，在存精前进行基因检测。

精子保存之前，人类精子库将根据不同情况进行选择性的基因检测。捐赠精子常规不会进行基因检测，但在需要时可针对部分致病基因进行检测。冻存精子可根据自精保存者的需求进行基因检测。

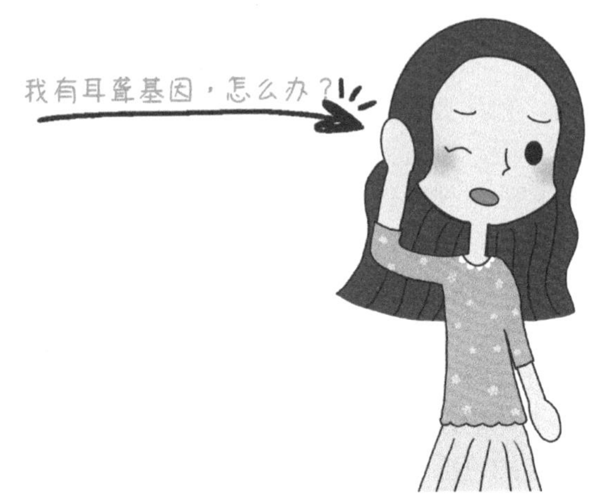

13

自精保存一般涉及哪些费用？

◎叶桂芳，王奇玲

一名刚开始在医院放射科工作的男医师来到人类精子库，由于他的工作原因经常接触到放射性物质，他担心该职业会影响生育能力，想要保存精子，而且目前还没有结婚，保存的时间比较长，他最关心的问题是保存精子需要多少费用？包括哪些费用？

自精保存的目的与捐精有所不同，捐精是一种人道主义行为，捐献的精液是为了帮助那些不育夫妇助孕或科研使用，捐精志愿者在人类精子库的所有检查都是完全免费的，而且还可以获得一定的交通、误工补助；自精保存的精液是为将来本人生育使用的。因此，自精保存者进行相关的检测、冷冻及保存费用需要自己承担。自精保存的费用主要包括：相关检查费、精液冷冻费、精液保存费。目前国内各家人类精子库的收费价格尚未有统一标准。

在精液保存前，需要进行精液质量评估及排除一些常见遗传性疾病、传染性疾病，尤其必须排除传染性疾病，以防止自精保存者的冻存精液之间交叉污染。目前大多数人类精子库参照捐精志愿者的检查项目，主要包括精液常规检查（如精液常规分析、精子形态学评估）、精液病原体检查（如淋球菌、衣原体、支原体等检查以及精液细菌培养及鉴定）、传染性疾病及优生项目检查（如乙肝、丙肝、梅毒、艾滋病、优生四项）、遗传学相关检查（如地中海贫血基因、葡萄糖-6-磷酸脱氢酶检测、染色体核型分析），这些检测项目在各地都有收费标准。

采集的精液液化后，需要添加精子冷冻保护剂，并分装在几个冻存管中，经过一定的冷冻过程，才能长久保存在液氮中。为了解该批次精液冷冻复苏后的质量，通常需要留一支样本管进行冷冻复苏试验，对复苏后的精液标本进行精子质量的检测，以评估其将来是否可以用于辅助生殖技术。这个过程就涉及精液冷冻费用及精子冷冻复苏后评估费用。

自精保存者的精液冷冻储存于精子库的液氮中，涉及人类精子库日常管理和维护，尤其是液氮消耗等相关费用。精液保存的费用与保存的冻存管数量、批次及时间有关，冷冻精液保存费一般属于医院自主定价项目，各家人类精子库收费价格可能不一致，以各家精子库所在地物价部门定价为准。

因此，自精保存主要涉及检查费用、精液冷冻费用及精液保存费用。我国的人类精子库都设置在公益性的医疗机构内，各项收费都是比较合理的，一般按照成本收取相关的费用，用于维持人类精子库的日常运行。另外，人类精子库也鼓励自精保存者捐献爱心，先作为捐精志愿者捐献精液，这样很多检查、冷冻费用等是免费的，自精保存时就可以省下很多费用。

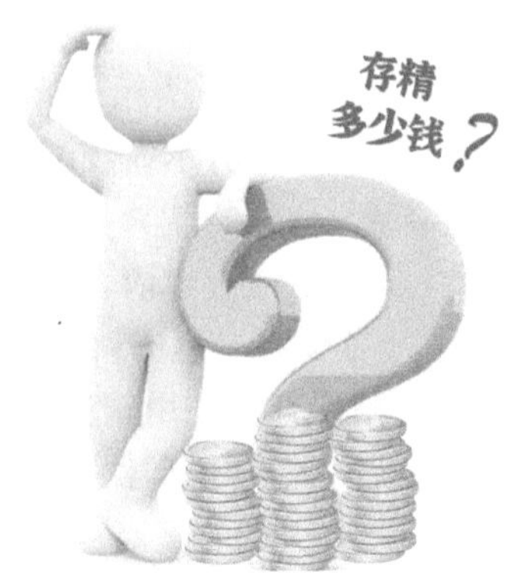

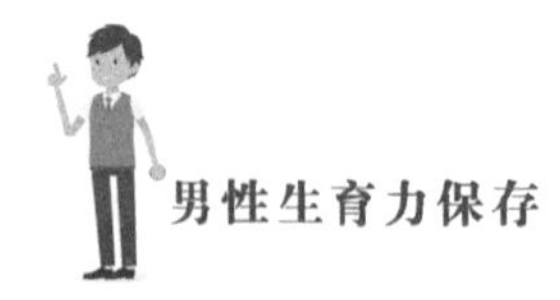

14

自精保存在使用时应该办理什么手续?

◎钟恺欣，王奇玲

自精保存者冻存精液的目的是在将来需要生育时，通过辅助生殖技术生育自己的后代，那么自精保存者在使用这些冻存的精液时需要办理哪些手续？怎样才能确保自精保存者顺利使用这些冷冻保存的精液？应该注意一些什么？

自精保存者在保存精液时，签署自精保存知情同意书，并与人类精子库签订精液保存协议。人类精子库将会充分告知冻存精液如何使用，在协议有效期内，自精保存者按要求办理相关手续，随时可以向人类精子库提出用精申请。

自精保存精液使用流程如下。

（1）自精保存者本人及配偶到人类精子库申请使用之前冻存的精液，提供自精保存协议、自精保存者本人及配偶的身份证和结婚证、预行辅助生殖技术的生殖中心出具的就诊证明（冷冻精液申领告知书），按要求填写自精保存者使用精液申请表。

（2）人类精子库工作人员核对上述资料后，填写自精保存者使用精液申请回执，复印一份自精保存者使用精液申请表，交复印件及使用精液申请回执给自精保存者，告知自精保存者将使用精液申请回执交给生殖中心。

（3）生殖中心根据该使用精液申请回执，与人类精子库确认相关信息后约定精液的交接事宜，在约定时间内双方工作人员按正常流程交接该自精保存者的冷冻精液标本。

（4）自精保存者在生殖中心通过辅助生殖技术使用冷冻精液，配合生殖中心向人类精子库反馈冷冻精液使用后的妊娠结局及子代信息。

申请冻存精液使用时，自精保存者需要注意如下事项。

（1）自精保存者需确保保存精协议在有效期内，如处于欠费状态，需补交相关保存费用；由于后续还需要与生殖中心进行精液交接，自精保存者最好提前一个月到人类精子库提出用精申请。

（2）自精保存精液只能用于合法配偶。

（3）自精保存者如因疾病或意外身故，家属无权使用该冷冻精液。如果人民法院出具自精保存精液使用的判决书，人类精子库将依照判决书执行。

（4）自精保存者需选择经卫生行政部门审批开展人类辅助生殖技术的生殖中心，该中心必须与人类精子库签署供精协议。

（5）冷冻精液不能由自精保存者自行提取，必须由人类精子库与生殖中心进行交接，相关运输费用由自精保存者承担。

生殖保险利自己，生育子代多保障，人类精子库希望通过生育力保存的方法为有生育需求的男性提供一份生殖保障。在合法合规以及严格遵守相关伦理原则的前提下，人类精子库将配合辅助生殖技术开展机构，为自精保存者顺利使用自精保存精液做好相关工作，并提供便利和优质服务，让自精保存者放心地存精、简便地用精。

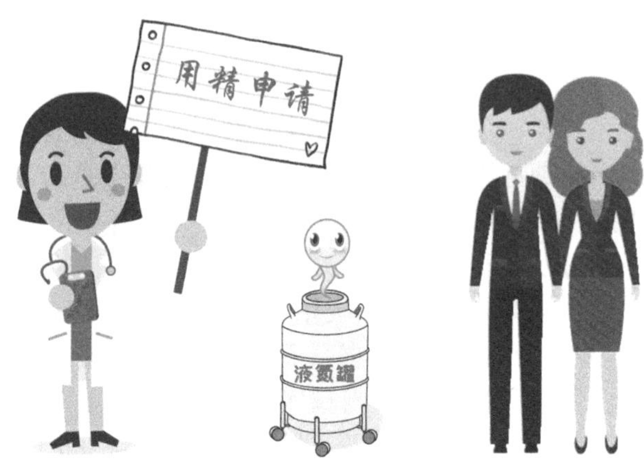

15

如何对自精保存者的精子进行销毁？

◎叶桂芳，王奇玲

自精保存者小强，三年前因疾病原因在人类精子库冷冻保存了精液，现经治疗病情稳定，并使用部分冷冻保存精液通过辅助生殖技术已生育子女，因无再生育需求，希望把冻存在精子库的剩余精液销毁，于是便来到精子库提出精液销毁申请。

自精保存者与人类精子库签订自精保存协议后，在协议有效期内，人类精子库将按照协议约定，为自精保存者的精液提供冷冻保存服务。如果自精保存者需要继续保存精液，则需在有效期终止之前，及时与精子库协商缴纳精液保存费，延长保存期限。如果自精保存者需要对之前保存的精液进行其他处理，需按照约定向人类精子库提出申请。

自精保存精液需要销毁的情况有哪些呢？当自精保存者出现以下情况时，其在人类精子库冷冻保存的精液需要进行销毁处理：精液冷冻保存后，发现精液或血液检验报告异常，导致精液将来无法使用或未达到精子库精液冷冻保存要求；自精保存者本人或委托人要求销毁已冷冻保存的精液；自精保存者因疾病或意外身故，直系亲属要求销毁已冷冻保存的精液；自精保存者长期欠缴精液保存费，人类精子库长时间联系不上自精保存者。

自精保存精液的销毁手续如何办理呢？自精保存精液销毁申请，由自精保存者本人或委托人向人类精子库提出自精保存精液销毁申请。如自精保存者身故，需由其直系亲属提出精液销毁申请。现场向人类精子库提供自精保存协议、自精保存者本人身份证，如果是委托人，还需提供委托人身份证原件及委托书等证件确认身份信息，填写自精保存精液销毁申请表。对于已身故的自精保存者，其直系亲属需提供自精保存协议、自精保存者死亡证、直系亲属身份证及直系亲属关系证明等材料确认身份信息后，填写自精保存精液销毁申请表。

自精保存精液销毁审批流程包括：人类精子库工作人员核对上述信息后将销毁申请表复印，原件留档保存，复印件一份交申请人。人类精子库工作人员按流程由部门负责人审核相关材料，确认无误后填写人类精子库自精保存精液销毁审批表，连同相关附件（销毁申请表及相关复印件）交人类精子库主任审批。

人类精子库有严格的自精保存精液销毁程序，实验室工作人员根据人类精子库主任的审批意见，再次双人核对确认自精保存精液销毁审批表及核对冻存精液无误后，进行自精保存精液的销毁处理。精液常温解冻后，工作人员会在精液中添加含氯消毒液后销毁丢弃，精液一经销毁是无法继续使用的。

精液销毁后，精液销毁文件归档，实验室工作人员把自精保存精液销毁申请表、人类精子库自精保存精液销毁审批表，连同其他附件等文件移交档案室归档进行永久保存。

自精保存者向人类精子库提交自精保存精液销毁申请表后，人类精子库免费进行自精保存精液的销毁处理。如果自精保存者在自精保存协议有效期内提出销毁精液申请，人类精子库将视剩余存精期限退还部分保存费，具体退费方式依据各地人类精子库相关规定执行。如果自精保存者在自精保存协议过期后提出销毁精液，人类精子库通常不会补收逾期的保存费。

随着技术手段的不断更新，在不久的将来，自精保存者的精液销毁手续还将更加便捷，如通过保留精液销毁申请视频、通话留言等资料进行远程办理精液销毁手续。

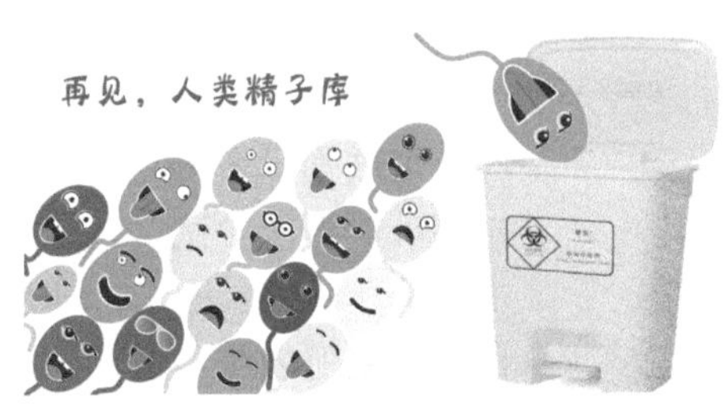

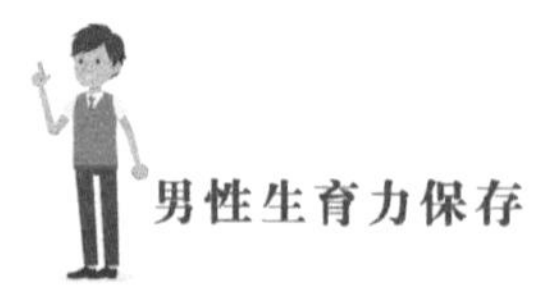

16

自精保存时取精困难或取精失败有什么应对方法?

◎李冬水

自精保存时，精液的采集通常推荐手淫的方法在人类精子库的专门取精室进行，此方法简便易行，不易造成精液遗失及精液污染。虽然大多数男性都能够通过手淫顺利取精，但仍有些人对取精室环境不适应取不出精液；有些男性不习惯手淫的方法，只有同房才能取出精液；有些人心理压力比较大，阴茎不能勃起而取不出精液；还有一些人年纪较轻，还不知道如何手淫等。遇到自精保存者取精困难或取精失败，应该怎么办呢？

取精困难或取精失败是在自精保存时经常遇到的问题，根据不同的情况可以采取不同的方法，通常的应对措施如下。

(1) **进行手淫健康教育及心理疏导。**在我国，由于长期封建思想影响和少数媒体有关手淫有害的宣传，担心手淫会引起勃起功能障碍、早泄、不育等疾病，部分男性认为手淫是不正当的，因此这部分人从未进行过手淫，也不知道如何进行手淫。对于这类男性，医护人员首先要详细向其解释手淫是男性排精的正常方式，让自精保存者了解适度手淫对身体并无害处，以解除其思想负担，也可以由男医生或男护士教他手淫的技巧。另外，调整良好的心态也很重要，有些自精保存者，特别是罹患癌症马上需要化疗的患者，时间紧迫，寄予希望特别大，取精前的心理复杂而脆弱，可鼓励患者树立信心，尽量抱着平常心情面对，万一取不出，下次还可以再次尝试。

(2) **要优化取精的环境。**取精环境是影响手淫取精能否成功的重要因素之一，改善环境后取精成功率随之明显增加。因此，手淫取精的环境要尽量安静和密闭，以免受外界干扰，同时给予足够的取精时间，这些对于取精的成功都非常重要。

(3) **可以辅助使用一些提高性兴奋的方法或有助于勃起、射精功能的药物。**自精保存时手淫取精失败，可通过手机、笔记本电脑等观看性知识录像，提高性兴奋的程度；若有性伴侣，鼓励性伴侣帮助手淫取精；上述方法仍无法手淫取精的患者，可以通过器械辅助取精；还可以口服有助于阴茎勃起的药物，增强勃起效果，提高取精成功率，这些药物不会对精子质量造成影响，对于一些取精困难的患者在临床上经常使用。

(4) **其他方法。**对于仍无法通过手淫方法成功取精的自精保存者，如果有性伴侣，也可以通过与性伴侣同房的方式取精，一定要采用对精子无毒的避孕套。但是这种取精方法通常不能在人类精子库进行，一般需要医院生殖医学伦理委员会通过后才可行。

总之，通过心理疏导、改善取精环境、辅助药物或同房等上述应对措施，绝大多数取精困难或取精失败的自精保存者可以成功保存精液。但是对于那些想尽办法都无法取出精液的自精保存者，还可以建议其进行睾丸穿刺取精，冷冻保存睾丸组织的精子将来用于卵胞质内单精子注射治疗。

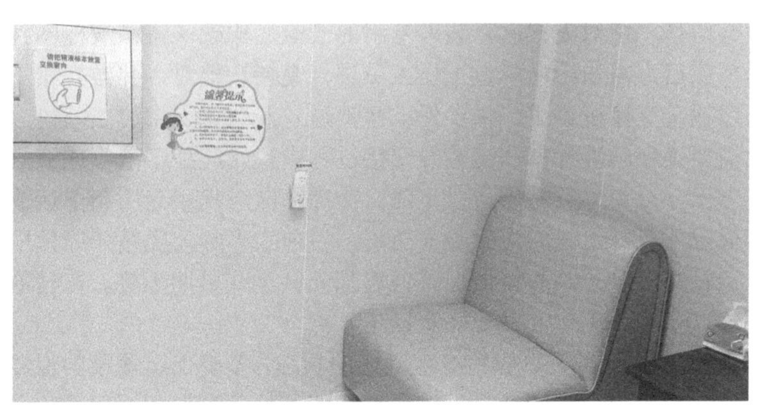

17

冷冻精液的运输安全是如何保证的?

◎王琳凯，李玉山

人类精子库的冷冻精液通常储存于–196℃的液氮罐中，该储存环境下精子的代谢活动停止，可以长期储存。目前全国只有 29 家经批准成立的人类精子库，但国内开展供精辅助生殖技术的生殖中心有 200 余家，人类精子库跨区域提供冷冻精液也很频繁，有些甚至要横跨数个省份，需要长时间、长距离运输冷冻精液。因此，保障外供冷冻精液的运输安全是人类精子库的重要工作之一。目前精液标本运输的方式主要有航空运输、铁路运输、货物运输及自驾车运输，如何才能保证冷冻精液的运输安全呢?

在冷冻精液标本出库及交接时，需要确保冷冻精液信息及数量的一致。在精液标本运输前，工作人员需要仔细核对精液的编号、数量、血型等信息，核对无误后，装入专用的液氮运输罐；待精液标本到达用精单位后，需与用精单位工作人员进行交接、核对，并做好相关记录。运输及交接过程中，需要保证精液编号及数量无误。

需要确保精液标本在运输及交接过程中，始终处于液氮或液氮蒸气状态下，以免导致精液质量下降。冷冻精液应使用专用精子运输罐进行低温保存，运输时应有专人负责。目前大多数人类精子库使用的精子运输罐可以让冷冻精液保持低温几天甚至几星期不等。在精液标本运输过程中，工作人员要注意以下 4 点。

（1）每次运输前，应检查运输罐的状况，要确保运输罐的保温性能良好，如发现液氮消耗显著增加或容器外挂霜等异常情况，应立即更换；运输罐应每年至少清洗、干燥 1 次；在运输之前运输罐内要充满液氮，运输过程中随时检查并及时补充液氮。

（2）移动液氮罐时应握紧其手柄，轻拿轻放，防止碰撞倾斜，保护好真空抽气阀。运输时，要铺垫厚软垫子，适当固定，并根据运输条件用厚纸箱或木箱装好，牢固地系在车上，以免颠簸冲撞。

（3）运输过程中尤其是搭乘火车、汽车等公共交通工具时，过安检闸口需要进行 X 线扫描。大剂量的电离辐射对生殖细胞有确定的损伤效应。因此，为了防止 X 线对冷冻精液造成电离损伤，在运输过程中要严禁使用安检设备扫描，此外负责运输的工作人员还应携带人类精子库开具的“免 X 线照射的证明”，以备查验。

（4）冷冻精液在运输过程中，需要克服运输途中的各种情况变化，在运输过程中影响温度的主要因素为季节、地域、运输时长以及运输罐内液氮的含量等，在每次运送冷冻精液前，应根据季节变化、不同地域以及运输时长等条件适时调整运输策略，维持运输罐内温度的恒定，从而保证冷冻精液的质量及运输安全。

总之，冷冻精液标本运输安全是非常重要的，需要特别关注精液标本是否发生丢失及质量下降，需要加强冷冻精液标本交接的核对及精子运输罐的安全管理。

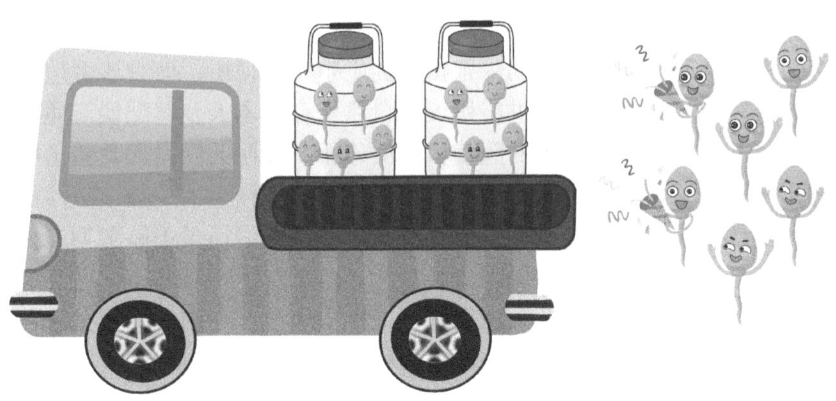

18

保存的精子可以拿到境外使用吗？

◎王奇玲

在我国，很多男性朋友在出国之前，担心国外的生活习惯、工作环境及各种微生物感染等影响生育力；或者有些人配偶暂时在国内，想通过辅助生殖技术助孕时，又不方便回国，提前在国内的人类精子库保存精液，然后放心出国，保存的精子待回国后使用，这种情况在国内各家人类精子库越来越多见。人类精子库经常会遇到来自国外的自精保存者咨询，之前在人类精子库保存的精子是否可以拿到境外去使用？

自精保存者申请使用精液时，需要办理一些手续，在签署自精保存知情同意书及签订精液保存协议时，人类精子库将会充分告知冻存精液如何使用，并在精液保存协议中有明确约定。根据我国目前各家人类精子库自精保存者精液使用的要求，自精保存者在人类精子库保存的精子，必须在具备辅助生殖资质的生殖中心使用，而且该生殖中心与人类精子库签署相关供精协议。自精保存者本人及其配偶，凭具备资质开展辅助生殖技术的医疗机构就诊相关证明共同向人类精子库提出用精申请，人类精子库根据自精保存者的用精申请，与该医疗机构严格按照相关规定交接冷冻保存的精子。保存的精子不能拿到境外使用，主要有以下方面的原因。

精子属于人类遗传资源，现行的《中华人民共和国生物安全法》第六章人类遗传资源与生物资源安全规定，国家加强对我国人类遗传资源和生物资源采集、保藏、利用、对外提供等活动的管理和监督，保障人类遗传资源和生物资源安全，国家对我国人类遗传资源和生物资源享有主权。如果冷冻保存的精子要在境外使用，必须通过中国人类遗传资源管理办公室的审批，这种情况要通过国家的审批，几乎是不可能的。

根据人类辅助生殖技术的相关标准和技术规范，人类精子库保存的精子只能提供给获得卫生行政部门人类辅助生殖技术批准证书的机构使用，医疗机构需要与人类精子库签订供精协议，并向人类精子库反馈精液的使用信息及妊娠结局，境外的医疗机构显然不具备该条件。

人类精子库保存的精子在提取时，必须由人类精子库与生殖中心的工作人员进行交接，自精保存者或其家属是不能直接拿走的，同时个人通常也不具备精子的保存和运输条件。

因此，如果自精保存者本人及其配偶均在国外，自精保存者本人在国内人类精子库保存的精子现阶段是不能拿到境外使用的，遇到这种情况，需要配偶回到国内进行辅助生殖技术。如果将来很可能在境外结婚生育，也可以同时在境外的人类精子库进行生育力保存，这样就可以避免类似问题了。

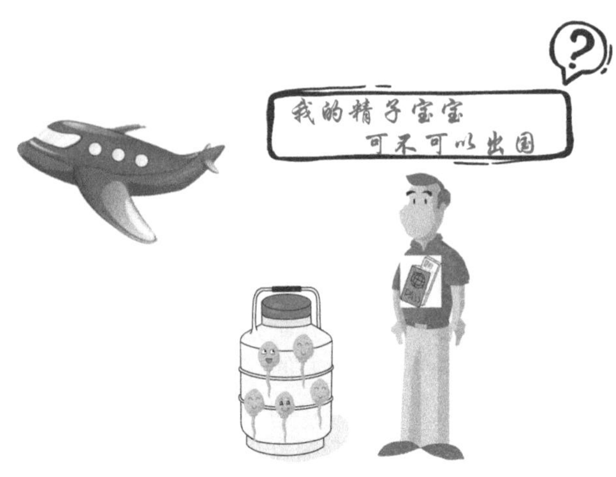

19

保存的精子不想要了，可以捐献吗?

◎盛慧强，张欣宗

精子保存是为了未来生育，当自精保存者自身的生育需求已经得到解决，确定不再需要使用冻存的精子，多数人会选择放弃保存，另外出于经济上的考虑或自精保存者发生意外等也会出现放弃保存的情况，这时精子库根据自精保存协议一般会对其标本进行销毁处理。但也会有爱心人士提出，是否可以把要销毁的冷冻精液标本捐献给那些有需要的人？

人类精子库有两大职能，一是接受社会爱心人士捐献精子，用于治疗不育症和预防遗传病；二是为有需要的男性提供自精保存服务，为其自身未来的生殖加一道保险。虽然都是冻存精子，但精子库对于这两类人群的要求是不一样的。

人类精子库对于捐精志愿者有着严格的纳入标准和精液质量要求，这是为了保障临床使用时有足够的安全性和妊娠率。根据《人类精子库基本标准和技术规范》，捐精志愿者的年龄必须在 22～45 周岁，不能有全身性疾病和严重器质性疾患，不应有长期接触放射线和有毒有害物质等情况，不应有性传播病史和性传播疾病的高危因素，不应有遗传病史和遗传病家族史，在停止捐精 6 个月后，还必须对捐精志愿者进行人类免疫缺陷病毒（HIV）的复查，为此志愿者需要接受相应的体格检查和实验室检查。另外，精子库对捐精志愿者的精液质量要求也非常高，临床应用时需达到国家规定的外供标准，一般来说，能成为合格的捐精志愿者都是男性中的“佼佼者”。

自精保存是为了满足自身未来生育的需求，相对于捐精志愿者来说，没有太高的准入要求。除明确的几种性传播疾病不适合保存外，只要自精保存者的精液在冷冻后能够找到活动精子，以目前的辅助生殖技术水平来说，就可以进行精子保存，所以自精保存者的精液质量参差不齐，不一定能够达到精子库外供标准。而且由于缺乏统一的国家标准，人类精子库对自精保存者所做的检查项目存在个性化，不一定与捐精志愿者的检查项目完全相同，使用的安全性得不到保障。

总之，如果自精保存者的精液质量、健康状况以及 6 个月后的复查结果都能达到捐精志愿者健康筛查标准的要求，自精保存者本人可以向人类精子库提出捐献的申请，并签署供精知情同意书，其精液是可以捐献给不育夫妇使用的。

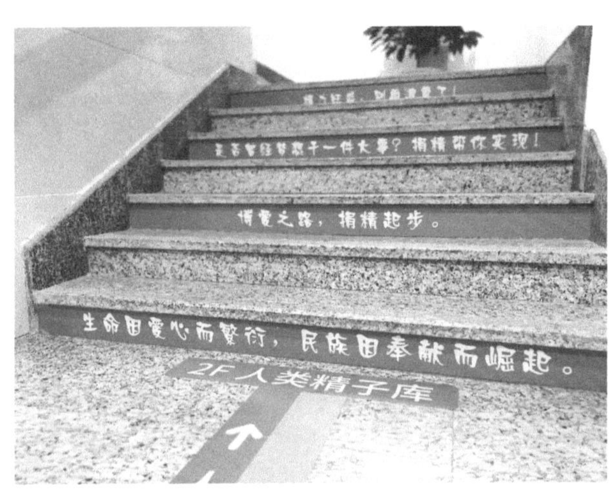
是否曾经想要干一件大事？捐精帮你实现！
博爱之路，捐精起步。
生命因爱心而繁衍，民族因奉献而崛起。
2F 人类精子库

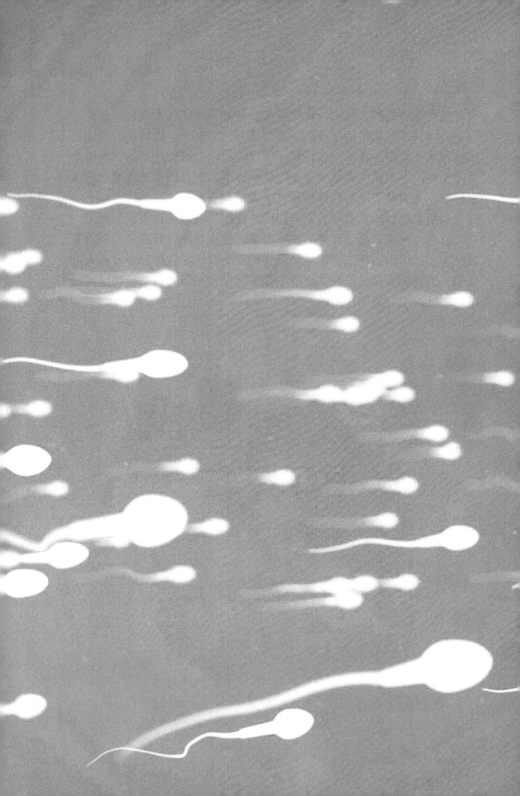

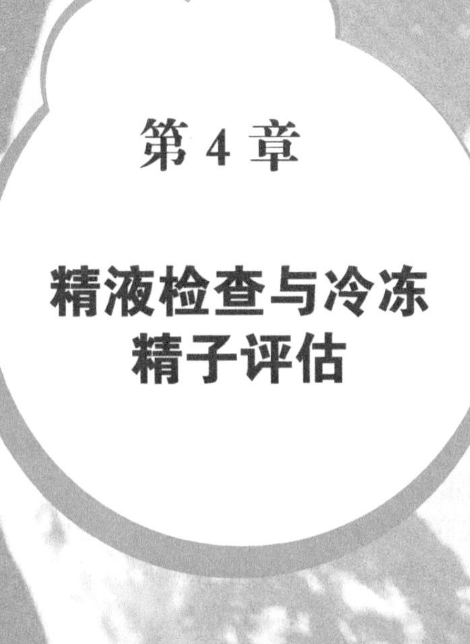

第 4 章

精液检查与冷冻精子评估

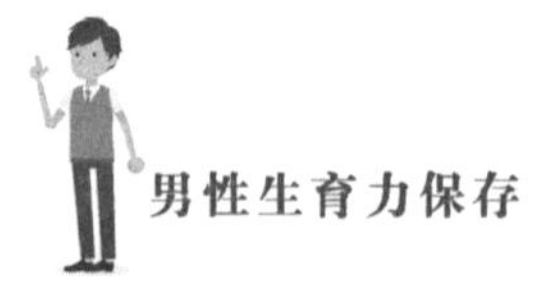

01

精子质量是如何评估的？

◎马春杰，张欣宗

自精保存者在进行自精保存前，要做精液常规分析、精子形态学分析和精液常规细菌培养来评估精子质量和了解精液病原微生物感染情况，并进行冷冻复苏试验了解冷冻复苏后的精子质量，为将来选择辅助生殖技术提供依据，也为自精保存者冻存精液提供参考。

精液常规分析检测项目包括精液量、外观、黏稠度、pH、液化时间、精子浓度和精子活力。自精保存者需在人类精子库的取精室内，通过手淫法取出精液至无菌取精杯内，然后将其交给实验室工作人员，称重法测量精液量、肉眼观察精液外观并记录后，将精液置于实验室内的37℃水浴摇床中，待精液完全液化后，记录精液液化时间、评估精液黏稠度、测量精液pH，然后用相差显微镜人工分析或者用计算机辅助精子分析仪评估精子浓度和精子活力。上述精液常规分析结果将在自精保存者取出精液后30～90min内获得。通过精液常规分析可以了解精液基本参数及预测可冻存的管数等。

待精液常规分析完成后，首先，精子库实验室留取部分精液标本至无菌管内，对其进行一般细菌培养和药敏试验及淋球菌、支原体和衣原体检测，精液中如含有上述病原微生物的一种或几种，一方面可能对人精子的受精潜能有负面影响，另一方面可能在辅助生殖技术过程中对精卵体外受精、受精卵发育以及胚胎发育等有不良作用。其次，制备精液涂片进行染色和精子形态学分析，以评估精子正常形态率。精子正常形态率与妊娠等待时间、妊娠率等存在联系，对判断精子的生育力预后有意义。最后，对精液与精子冷冻保护剂充分混匀后的混合液，进行冷冻和抽样复苏，并分析复苏后的精子浓度和精子活力，获得冷冻复苏后的精子质量报告。

除上述精子质量的评估方法外，根据自精保存者的不同情况，也会选择其他精子质量评估方法，如利用流式细胞仪检测精子染色质和 DNA 的损伤程度；通过流式细胞仪检测精子线粒体的膜电位水平；采用显微镜或流式细胞仪检测人精子诱发顶体反应后的顶体状态，间接了解精子在卵透明带诱发顶体反应方面是否存在缺陷，这些都是直接影响精卵结合和胚胎发育的检测方法，但由于检测时长及费用等因素，不作为自精保存者精子质量评估的常规方法。

自精保存者冷冻前精液质量的评估以及冷冻复苏后的精子浓度和活力结果，有利于自精保存者初步了解自身精液质量，也有助于医生为自精保存者提供冷冻保存和辅助生殖技术建议。

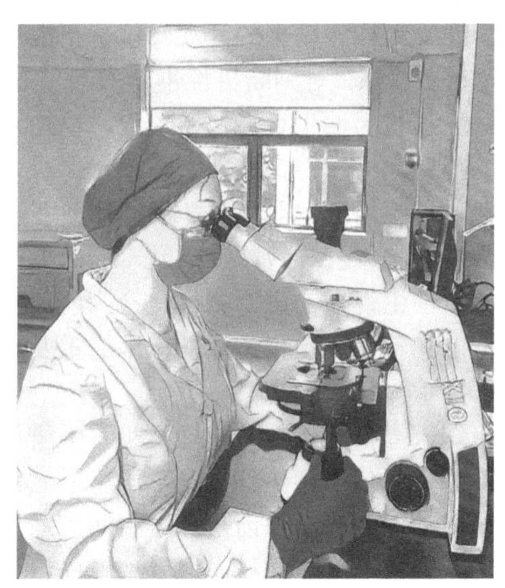

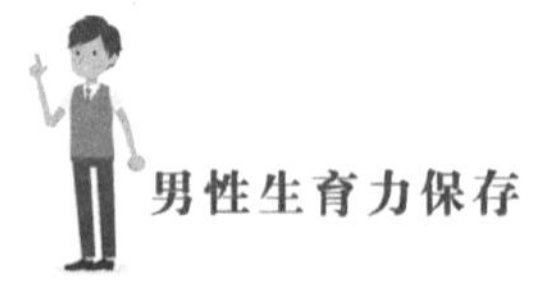

02

精子冷冻保存前进行精子形态学检测有什么意义?

◎马春杰，张欣宗

人类精子库冷冻保存精液的目的是将其用于辅助生殖技术，使妇女成功受孕，生育健康的子代。冷冻后精子的受精能力是决定辅助生殖技术中精子是否能使受者成功受孕的重要因素。精子形态是精子结构的外在表现，与精子功能相关，尤其是与精子受精潜能密切相关。根据《世界卫生组织人类精液检查与处理实验室手册》（第 6 版），正常形态是指具备潜在受精能力精子的外观。精子正常形态率与妊娠等待时间、妊娠率等存在联系，对判断男性生育力的预后有意义。所以，精子形态的检测对于认识男性生育力非常重要，也是人精子进行冷冻保存前必须检测的指标之一。

精子冷冻保存过程中由于冰晶形成、渗透压改变、冷冻保护剂作用等物理和化学因素影响，会导致冷冻后精子活力下降和形态受损，而精子形态是预测男性生育力的重要指标，冷冻前精子正常形态率是预估冷冻后精子形态和辅助生殖技术成功概率的重要参数，所以人类精子库都会在冷冻前检测精子形态。

《世界卫生组织人类精液检查与处理实验室手册》（第 6 版）推荐的精子正常形态率的参考值下限为 4%，畸形精子症的诊断标准是低于此参考值下限。自精保存者冷冻前形态学检测也是参照世界卫生组织推荐的参考值，人类精子库对捐精志愿者冷冻前精子正常形态率的要求是大于 30%。通过冷冻前的精子形态学检测可以预测冷冻复苏后精子用于辅助生殖技术的成功概率，可为自精保存者和临床医生提供参考，有利于自精保存者决定是否冷冻精液以及最终冷冻保存精液的数量，也有助于之后辅助生殖技术的选择。

为了更准确地掌握冷冻前精子正常形态率，建议男性在取精前禁欲 2～7 天，在人类精子库的取精室内取精，不使用对精子有害的试剂和物品，取出精液后立即交给人类精子库的实验室人员。实验室的工作人员拿到精液后，待其完全液化后再进行涂片、固定、染色和评估精子形态。得出精子正常形态率后，可以计算正常形态的精子总数，即精液中精子总数乘以精子正常形态率。正常形态的精子总数也是需要重视的指标，具有重要的生物学意义，决定了冷冻后精液用于辅助生殖技术时可用的具备受精能力精子的数量，正常形态的精子数量越多，辅助生殖技术成功的可能性就越高。故此，精子冷冻保存前进行形态学检测非常有必要，建议所有冷冻精液的男性在冷冻前都进行精子形态学检测。

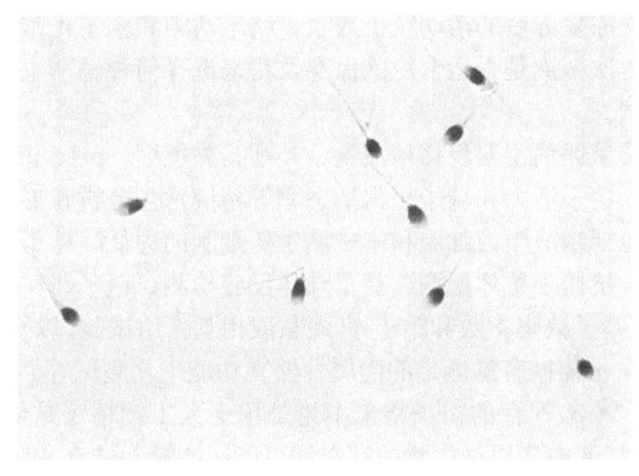

精子形态学检测

03

自精保存前通常做哪些检查评估精子的质量?

◎马春杰，张欣宗

自精保存是指男性将自身精液冷冻保存在精子库，以备将来生育时用于辅助生殖技术。自精保存者利用自己的冻存精液，日后行辅助生殖技术助孕的成功率与冷冻前后的精子质量有关。现有的冷冻复苏过程会导致精子质量降低，所以在冷冻前评估精子质量的同时进行冷冻复苏试验非常有必要，可以初步了解自精保存者当次取得精液的质量，以及冷冻复苏后的活动精子数量、精子活力和精子正常形态率等参数，为本次精液是否适合冷冻保存及将来选择何种辅助生殖技术提供参考依据。

精子质量评估主要包括精液量、外观、黏稠度、pH、液化时间、精子数量、精子活力和精子正常形态率等精液常规分析和形态学分析指标，还包括精液中白细胞和未成熟生殖细胞的评估、精子 DNA 碎片率检测、抗精子抗体检测、精子顶体反应检测、精子线粒体膜电位检测、多重精子缺陷指数和精子-宫颈黏液相互作用试验，以及精浆锌、果糖、中性 α-葡糖苷酶测定的附属性器官功能生化测试等。

另外，冷冻保存的精子将来不论是用于人工授精还是体外受精-胚胎移植，精液中病原微生物的存在均可能影响精卵结合或胚胎发育，所以除通过精液常规分析和形态学分析评估精子质量外，自精保存者的精液还要通过一般细菌培养和药敏试验、淋球菌培养、支原体和衣原体检测等手段，了解病原微生物的感染情况。

自精保存者的精子将来要用于辅助生殖技术助孕生育后代，在冷冻保存之前评估精子的质量非常重要，在充分评估该自精保存者生育力的同时，也要考虑自精保存者的经济因素，并结合我国人类辅助生殖技术的男方适应证的参考依据，如精子浓度、精子活力、精子形态和顶体功能等，应该根据自精保存者不同情况选择进行相关检查，以评估其精子功能。

对于一些单纯生育力保险、从事可能危及男性生育力的职业，或者因肿瘤治疗前需要进行自精保存的存精者，通常选择精液常规分析和形态学分析评估精子质量；对于一些已患不育症或者影响生育力的疾病的男性患者，因辅助生殖技术需要冷冻保存精子，如极度少弱畸形精子症、隐匿精子症、严重的精索静脉曲张、非梗阻性无精子症睾丸显微取精获取的精子等，除进行精液分析外，还应该进行染色体核型分析、Y 染色体微缺失、精子 DNA 损伤、精子顶体反应和精子线粒体膜电位等检测，以评估精子冷冻保存的必要性，以及为将来辅助生殖技术提供参考。

因此，通常情况下，自精保存者只需进行精液常规分析、精子形态学分析及精子冷冻复苏试验。特殊情况需要保存精子的自精保存者，有必要进一步选择一些其他检测项目评估其精子质量。

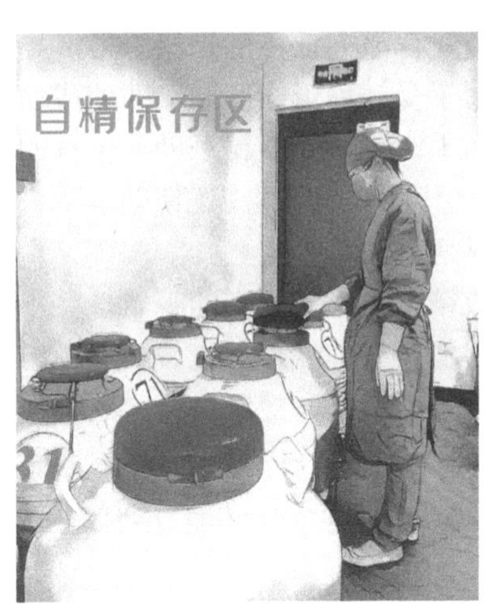

04

精子 DNA 损伤检测的意义是什么？

◎庞　韬，张欣宗

有些男性朋友看到自己的精液检查结果疑惑不解，精液常规分析、精子形态、生殖激素检测正常，妻子的各项检查也都正常，但是妻子还是不会怀孕或者经历了 2～3 次的反复流产，到底是哪里出现问题了？这个时候就要好好检查一下精子 DNA 损伤情况了。

精子 DNA 损伤与男性生育力密切相关。精子 DNA 损伤可以作为评估男性生育力的客观指标，其损伤程度越严重，配偶自然受孕率越低，它与患者配偶复发性流产也密切相关。DNA 损伤程度高的精子即使能够受精，在胚胎发育早期时，由于来源于父亲的精子 DNA 缺陷，也会形成形态不佳、发育潜力低下的原核，最终导致反复流产。部分含有 DNA 损伤的精子受精后形成胚胎，即使成功分娩，婴儿的出生缺陷发生率也可能高于 DNA 完整精子助孕生育的婴儿。因此，精子 DNA 损伤不仅影响当代的生育能力，还使助孕生育的下一代男婴发生不育症的可能性明显增高。

是什么原因导致精子 DNA 损伤的呢？一些不良习惯或疾病，会让精子 DNA 遭受损伤，如抽烟、熬夜、长期高温、接触强放射性物质、久坐、肥胖、喜欢泡温泉、穿紧身裤，还有炎症因子侵袭和高龄因素，使精子染色质在浓缩过程中发生障碍，或者过度凋亡、氧自由基生成，从而精子 DNA 受到损伤，发生 DNA 双链解离、断裂或者碎片化。

临床上通常用精子 DNA 碎片化指数（DFI，DNA 碎片率）来评估精子 DNA 损伤程度。用于检测精子 DFI 的方法有四类，包括吖啶橙试验（AOT）、彗星试验、精子染色质结构分析（SCSA）、染色质扩散试验（SCD）等。DFI 是指发生 DNA 链断裂的精子占全部精子的百分比，用来评估精子质量和预测男性生育力。临床医生可以通过 DFI 来预判患者辅助生殖结局和治疗效果，当患者精子 DFI<30%，实施了辅助生殖技术更容易获得临床妊娠；精子 DFI≥30%的患者，其配偶的优胚率、种植率和妊娠率会下降，用药改善精子 DNA 完整性后，优胚率、种植率和妊娠率将会获得提高。

对于 DFI 高的患者应及时治疗，待 DFI 恢复到正常水平后再继续怀孕。建议患者改正不良生活习惯（抽烟、酗酒和熬夜等），调节工作压力和提高睡眠质量，避免长期处于有害环境。

因此，对于精子 DFI 高的自精保存者，可以通过药物治疗待精子 DFI 降低以后，再进行精液冷冻保存。另外，通过精液洗涤处理、密度梯度离心处理和上游法优化处理，能显著降低精子 DFI，自精保存者的精液经过洗涤处理再进行冷冻保存；利用流式细胞仪分选出 DFI 正常的精子进行冻存，也是一种可行的方法。对于精子 DFI 高的自精保存者，人类精子库应对患者进行充分的冷冻保存及使用风险知情告知，精子冷冻本身对精子质量包括 DNA 完整性会造成一定程度的损伤，特别对本身 DNA 损伤严重的精子的影响更甚，解冻复苏后的精子未必能成功生育健康下一代。

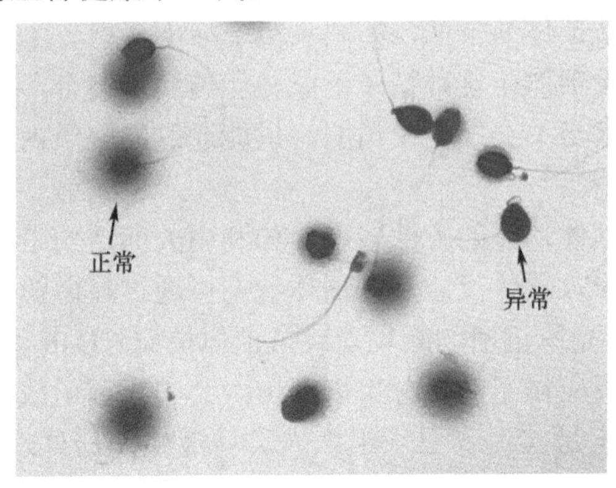

精子染色质扩散试验

05

精子顶体反应检测的意义是什么？

◎庞　韬，张欣宗

经常有备孕的男性朋友问：“我的精子能受精吗？怎么才能看得出来呢？”的确，精液常规检查对评估男性生育功能很重要，可仅仅了解精液、精子和精浆的常规性状，即使显微镜下观察到的精子浓度、精子活力非常高，也仍然是无法知道精子能不能受精。

精子的顶体在受精过程中发挥了非常关键的作用，顶体是精子特有的结构，顶体中含有酶类，在精子与卵子相遇后，精子会发生顶体反应，释放出包含多种蛋白水解酶的顶体酶，使卵子外围的放射冠及卵透明带溶解，精子才能进入卵细胞内并继续一系列反应，完成受精。可以看出，顶体反应是精子获能后发生的重要生理过程，是受精的先决条件。只有完成顶体反应的精子才能与卵细胞融合，实现受精。有些患者的精子是顶体缺失的，如圆头精子症不育患者，其精子90%以上是圆形头且无顶体，这种精子不能与卵透明带结合，这类患者用常规体外受精技术是不会发生受精的，只能通过卵胞质内单精子注射技术才有可能受精。

检查精子顶体功能的方法较多，如利用人卵透明带、孕酮和钙离子诱发顶体反应，顶体反应后的顶体状态可通过显微镜或流式细胞仪检测，并利用荧光标记植物凝集素或抗顶体抗原CD46的单克隆抗体，计算发生顶体反应精子的百分率来评价。其中钙离子载体A23187诱发顶体反应测定是《世界卫生组织人类精液检查与处理实验室手册》（第6版）推荐的方法，在临床上比较实用。使用钙离子载体诱导钙离子内流，以检测获能精子发生顶体反应的能力，对患者精子的受精情况具有较好的预测价值。这个方法虽然实验结果和价值不如人卵透明带诱发顶体反应，或会假性升高，但是解决了人卵透明带来源制约难以普遍开展的难题。

因此，对于一些具有不育病史的自精保存者，应该重视精子顶体反应的检测，要明确精子冷冻前和复苏后其顶体功能是否正常。人类精子的冷冻保存，精子要经历与冷冻保护剂孵育、降温冷冻、超低温贮存和解冻复温等过程，这些过程的化学和物理效应直接作用于精子，精子功能不可避免地受到影响，包括顶体外膜肿胀、破裂，部分顶体内容物漏失，甚至顶体脱落，会导致顶体膜上结合的蛋白水解酶丢失或活力降低，也会由顶体反应率下降体现出来。如果冷冻前精子畸形率高，顶体反应率低，该份冻存精液的受精能力是较低的，甚至不育。此时人类精子库应该将上述情况及生育风险告知自精保存者，让其认真考虑精液冻存的价值或如何使用该份冷冻复苏后的精液。

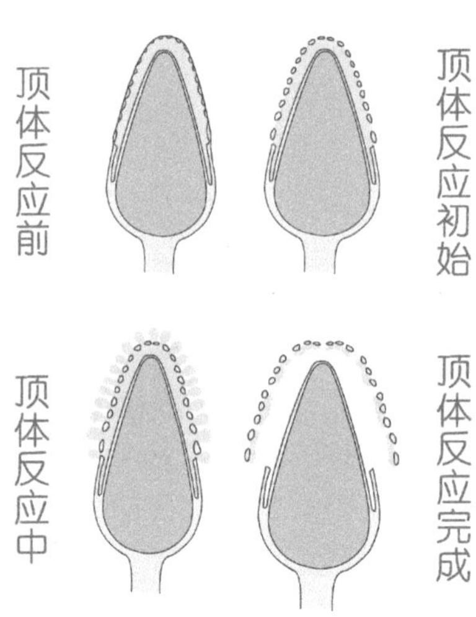

06

精子线粒体膜电位检测的意义是什么？

◎庞　韬，张欣宗

精子线粒体膜电位（简称 MMP）检测在临床上是一种比较新的评估男性生育力的检测项目，仅在少数男科实验室开展。通常评价精液质量的主要指标包括精液常规参数中的精液量、精子浓度、精子活力和精子形态等。然而，随着科技的发展，仪器设备的升级，分子生物学的日益更新，从微观分子水平上研究男性不育的发病机理的学者越来越多，认识到精子的发生、发展以及在受精过程中受到多方面因素的影响，其中精子线粒体膜电位与精子受精能力的关系日益受到关注。

在成熟精子中有一定量的线粒体，首尾相连并螺旋形地缠绕在鞭毛周围，形成厚的线粒体鞘，位于精子尾中部的质膜下方，是精子内能量转换和新陈代谢的关键部位，与精子的发生、发育、凋亡和受精过程密切相关，更是精子制造能量的主要场所。线粒体将产生的能量以电化学势能贮存于线粒体内膜，在内膜两侧造成质子及其他离子浓度不对称分布从而形成内正外负的电位差，即线粒体膜电位（MMP）。当 MMP 下降时表示线粒体功能下降、线粒体损伤或缺失，从而导致精子活动所需的能量合成障碍，降低精子活力。此外，线粒体在细胞凋亡过程中扮演着重要的角色，MMP 降低的同时伴有膜通透性的改变，最终导致细胞出现典型凋亡，造成精子的畸形率随之增加，多表现为精子尾部畸形。

通常采用流式细胞仪方法检测 MMP，使用 JC-1 荧光探针，它是一种阳离子荧光染料，可以进入活细胞内定位在线粒体膜上，它的聚集程度随 MMP 升高而增加。当 MMP 低水平时 JC-1 呈现绿色荧光；

当 MMP 高水平时 JC-1 呈现红色荧光。利用流式细胞仪可以检测绿色和红色荧光的比例，从而得到正常 MMP 精子比率。不育男性 MMP 高电位水平明显低于正常生育男性，通常 MMP 高电位的精子比率越低，精子质量越差，活力下降，畸形率也增高。

精液冷冻保存过程中，精子要经历冷冻-解冻过程，这些过程的化学效应和物理效应直接作用在精子质膜、顶体膜和线粒体膜，精子功能不可避免地受到影响，影响程度则与精子质量相关。有些精子某方面或多方面的精子结构和功能存在病理性改变，这些先天性缺陷可使精子更易遭受冷冻损伤，导致精子抗冻性较差，经历冷冻-解冻过程后活精子丢失很多，而且精子功能的改变可能更大。

因此，对于一些精液质量较差的自精保存者，在精液冷冻前和复苏后可以进行 MMP 检测，以评估精子在冷冻复苏过程中的损伤程度，为精子冷冻保存及临床使用冷冻精子提供依据。

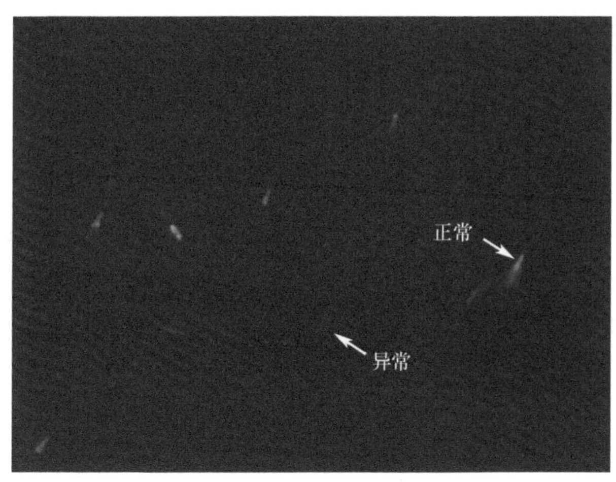

精子线粒体膜电位检测

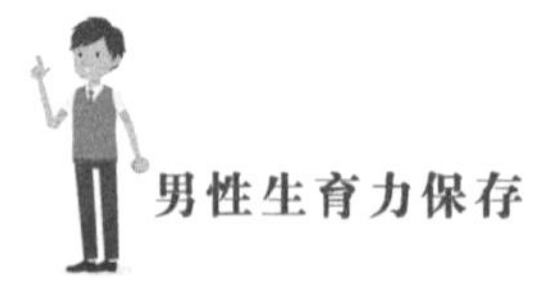

07

如何进行精浆生化的检测?

◎魏　颖，李　焕

精液由精子和精浆组成。精子产生于睾丸，在附睾内发育成熟，占精液的5%左右。精浆是精液经直接离心除去精子等沉淀物后所得到的液体，由男性附属腺，如精囊腺、前列腺、尿道旁腺和尿道球腺等分泌的混合液，是输送精子必需的介质，并为精子提供营养物质和能量。

精浆成分与血浆成分相似，包含了水、糖、蛋白质、氨基酸、微量元素等，但当男性生殖系统发生炎症时，检测精浆中的生化标志物比检测血液更加直观。根据附属性腺的分泌功能，可以将前列腺、精囊腺和附睾分泌的成分作为精浆生化标志物。目前常用的标志物主要包括精浆锌、精浆柠檬酸、精浆果糖、弹性蛋白酶、游离左旋肉毒碱、甘油磷酸胆碱、中性α-葡糖苷酶等。

锌是男性生殖系统必需的微量矿物质，与男性的精液量、精子活力和精子正常形态率密切相关，精浆中锌的浓度高于其他组织，锌含量通常代表前列腺分泌功能。柠檬酸是一种必需的有机酸，其主要作用是维持pH，将蛋白质、脂肪和糖转化为二氧化碳，它是精浆的重要生化成分，也可以反映前列腺的状态。精浆中的果糖，为精子提供能量来源，并且与精子运动相关，评估精浆的果糖浓度可以显示精囊腺的状态，果糖含量缺失是精囊功能异常或射精管障碍的标志。游离左旋肉毒碱、甘油磷酸胆碱和中性α-葡糖苷酶是临床使用的附睾标志物，其中中性α-葡糖苷酶是附睾功能的关键生物标志物。所以检测精浆生化，对了解附属性腺的状态与功能有重要作用。

目前精浆中的标志物大多使用分光光度法进行检测。但是现有方法仍然存在不足之处，如当精液不液化或精液黏稠度高时，加入菠萝蛋白酶会干扰检测；测量锌含量时，反应板去离子化与否会直接影响检测；测量果糖时，吲哚法中浓盐酸的浓度高低会直接影响检测；前列腺产生的酸性 α-葡糖苷酶对中性 α-葡糖苷酶检测造成干扰，等等。由于精浆与血浆性质上的不同，临床上用于检测血液的方法和仪器往往不适用于精浆生化标志物的检测。目前，精浆生化标志物的检测多为手工法，实现全自动化检测还有很大的发展空间。

精浆生化标志物的检测对男性不育的诊断有重要作用。对于无精子症患者来说，可以区分梗阻性与非梗阻性无精子症，以及明确梗阻部位；生殖系统发生炎症时，如慢性前列腺炎患者精浆锌和柠檬酸浓度会降低，粒细胞排出大量的蛋白酶，如弹性蛋白酶，此时检测弹性硬蛋白酶对了解生殖系统炎症有预示意义；附睾炎症也会影响中性 α-葡糖苷酶的分泌。

精浆在精液中起着中和、缓冲和保护精子的作用，这种缓冲能力有助于减轻冷冻带来的损伤。精浆中含有很多有益成分，在洗涤处理中这些物质可依附于精子表面，保护精子免受冷冻损伤。一定浓度的精浆对精子的冷冻损伤具有保护作用，利用耐冻性好的精浆添加或置换不育患者精浆，可得到较好的复苏效果。

因此，精浆对精子的冷冻损伤有一定的保护作用，在进行精子冷冻保存前，可以检测精浆生化标志物以了解精浆状态。

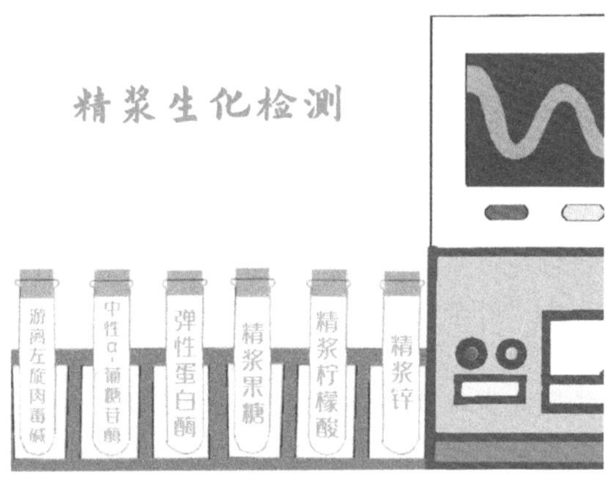

08

为什么要检测抗精子抗体?

◎朱伟杰

人类精子具有“二重性”。在正常生理情况下，精子是创造新生命的“种子”，男性的精子与女性的卵子结合，诞生新生命。但是，精子也是男性自身的潜在不育因素，在一些病理条件下，精子成为男性生育的严重障碍，甚至是男性不育的“唯一”因素。

精子导致的男性不育称为男性免疫不育。一名多年未生育的男性，如果性功能和射精功能正常，接下来要排除的原因就是精子有没有诱发自身免疫反应，这就需要对这名不育男性的精子或血清进行抗精子抗体检测。如果男性的精子表面或血清有高水平的抗精子抗体，说明体内精子与机体免疫系统相接触的屏障（如血睾屏障、血附睾屏障等）被破坏，精子刺激了机体免疫系统，发生了自身免疫反应，进而干扰或阻断正常的生殖过程，降低了男性生育力。

正常情况下，机体免疫系统识别“非己物”或外来抗原，产生相应的免疫反应，而对自身抗原是无反应性的。精子虽然是男性睾丸的自身成分，但是，男性自青春期启动，睾丸在下丘脑和脑垂体分泌的激素刺激下，睾丸内的曲细精管生精上皮才开始有精子发生，精原细胞经过一系列分裂和合成新的蛋白质，发育成为高度特化的睾丸精子。男性青春期时机体免疫系统已发育成熟，故机体免疫系统会将青春期才出现的精子视为“外来物质”。不过，虽然睾丸产生的精子晚于机体免疫系统成熟，但正常男性体内不会引起针对精子的自身免疫反应，这是由于精子抗原在青春期一旦出现，即处在男性生殖道的血睾屏障、血附睾屏障等多重免疫保护之下，避免了精子激起自身免疫反应，不会产生抗精子抗体。

男性体内如果产生了抗精子抗体，不似机体其他系统的疾患会表现出症状，不影响男性生理、代谢和性功能，身体没有任何不适的感觉。由于抗精子抗体这样的“特性”，而且不会知道机体何时产生了抗精子抗体，男性通常忽略了这个降低生育力的因素。因此，进行抗精子抗体检测，对不育男性而言，有利于评估这个因素是否影响了男性生育力，世界卫生组织明确将抗精子抗体检测作为不育男性免疫学病因诊断的一项筛查；对捐精志愿者而言，能够在常规精液检查的基础上，进一步检测是否存在免疫不育的因素，保障后续捐精治疗项目的应用效果；对自精保存者而言，如果查出其精子结合了抗精子抗体，则建议自精保存者治疗抗精子抗体转为阴性再行冷冻保存精液，或者告知自精保存者日后使用抗精子抗体阳性的精子，存在受精率可能降低的风险，实际使用时应采取合适的辅助生育技术来改善受精率。

抗精子抗体阳性的精子能够经历冷冻-解冻过程，即这类精液可以进行冷冻保存，但抗体阳性精子冷冻保存后不会转为抗体阴性。另外，抗精子抗体阳性的精子通常发生相互凝集，影响了冷冻保护剂作用于精子，而且抗体结合在精子表面也改变了精子膜的性质，导致冷冻精子的复苏率会低于正常精子的复苏率，尤其是解冻后减少了前向运动的精子率。这些情况在实际使用时需予以重视。

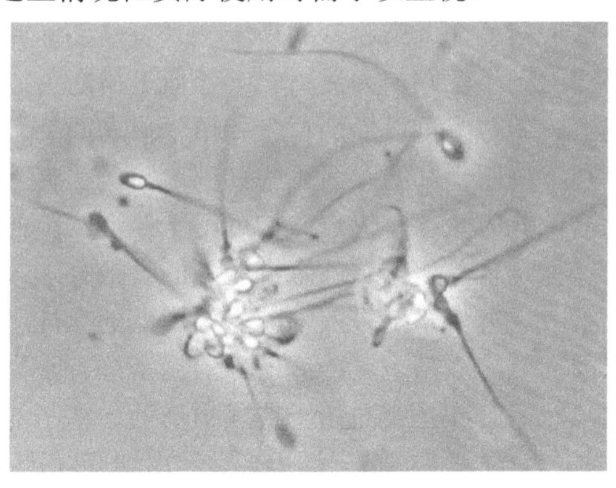

抗精子抗体阳性精子的相互凝集

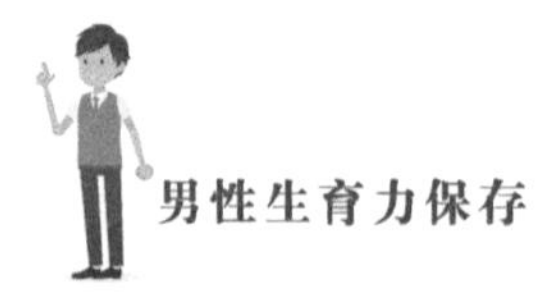

09

存活试验对冷冻精子有什么临床意义？

◎魏　颖，李　焕

精子的存活试验指检测标本中活精子的比率，存活试验能核查精子活力评估的准确性。从目前人类辅助生殖技术的发展来看，当选用冷冻精子用于辅助生殖助孕时，更倾向于选用冷冻后仍然活动的精子，不活动的精子经常被认为是应该被丢弃的。然而不活动的精子中，仍有一部分是存活的精子，也可能有正常受精和使胚胎发育的能力。所以，存活试验对于活动精子非常少的精液标本特别重要。或许随着辅助生殖技术的发展，未来可用于形成胚胎的精子不仅限于活精子。

目前，根据《世界卫生组织人类精液检查与处理实验室手册》（第6版），存活试验主要分成染料拒染法和低渗膨胀试验两种。染料拒染法主要为伊红-苯胺黑存活试验和单用伊红的存活试验，通过显微镜镜下观察精子头部，白色（未染色）的精子、只有颈部区域有轻微的粉红色或红色外观的精子被归类为活精子，任何呈粉红色或红色的精子被归类为死精子。苯胺黑可以提高背景和精子头之间的对比度，使头部更加容易鉴别，单用伊红的存活试验试剂单一，在临床使用中简单快速，两种存活试验方法各有优点，均可用于存活试验的检测。

精子冷冻保存是目前保持男性生育能力的有效办法，是男性生育力保存的重要组成成分。对于进入辅助生殖周期的男性患者来说，有时会因各种原因需要冷冻精子，冷冻前后的精子均有正常受精和使胚胎发育的能力，然而冷冻是会对精子造成损伤的。精子的冻融是一个复杂的过程，在冻融过程中，精子活力、存活率和受精能力均会降低，精子 DNA 碎片化甚至精子凋亡的比例会增高。因此，通常情况下，精子存活率与精子浓度、精子活力、精子畸形率、精子顶体完整率等共同评估精子冷冻的效果。通过精子存活试验，可以区分精子是否是死的精子还是不运动的活精子，体现了冷冻对精子头部造成损伤，影响膜的完整性。因此，精子存活试验是检测精子膜完整性特别是头部膜完整性的重要试验，并在精子冷冻保护剂的选择、精子冷冻程序化操作、精子反复冻融效果等方面具有非常重要的意义。

目前，因为染料对精子有害，所以一旦接触到这种对精子有毒的染料，精子就不能用于辅助生殖技术助孕，这就限制了染料拒染法的应用。男性生育力保存的精子质量评估大多以存活率、受精率和早期胚胎发育能力为基础，或许可以采用其他存活试验如低渗膨胀试验、激光法等替代染料拒染法，应用于评价辅助生殖周期中精子是否存活，这类方法评估后的活精子仍可以应用于辅助生殖技术，在临床上是非常有意义的。

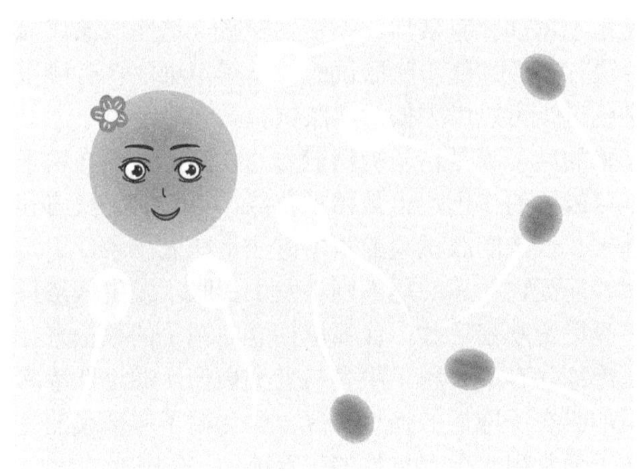

染色（红色）为死精子，不染色（蓝色）为活精子

10

低渗膨胀试验对冷冻精子有什么临床意义？

◎魏　颖，李　焕

低渗膨胀试验是检测精子存活率的一种方法，通过观察精子尾部膜的完整性来评估。根据《世界卫生组织人类精液检查与处理实验室手册》（第 6 版）的方法，主要通过染料拒染法和低渗膨胀试验来鉴别细胞膜完整的精子，从而得出活精子的百分率。染料拒染法的原理是，活的精子膜可以拒绝染料的进入，活精子不被染色，死精子会着色；低渗膨胀试验的原理是，精子尾部膜完整的情况下，在低渗溶液中发生膨胀，死精子尾部膜有破损，不发生膨胀，这些现象在显微镜下可以观察到并进行计数。低渗膨胀试验与染料拒染法各有侧重，当需要避免精子染色时，可以考虑低渗膨胀试验。

功能完整的精子膜是精子受精能力的必要条件，在精子的受精过程中起到不可或缺的作用，也是精子获能、发生顶体反应和与卵子结合的重要基础。低渗膨胀试验的基本方法是在低渗条件下，活精子尾部呈卷曲状，而死亡精子的尾部则不发生膨胀。发生低渗反应的精子可以用相差显微镜观察计数，计算尾部卷曲精子的数量来计算精子的存活率。在冷冻保存中，精子膜容易受到损伤，通过低渗膨胀试验，可以了解尾部膜在冷冻后的损伤情况，检测精子尾部膜的完整性。

冷冻精子通常用来保存男性的生育能力，在癌症的化疗、放疗前，或可能导致睾丸发生损伤的外科治疗之前及某些慢性病的治疗前是非常重要的。在辅助生殖过程中，很多情况下需要对精液进行冷冻保存。然而冷冻保存会导致精子的生育可能性降低，当精液冷冻复苏后，精子暴露在不同的渗透压下，电镜显示精子超微结构被破坏，精子质膜受损，引起精子活力降低，甚至几乎没有活动精子。此时，低渗膨胀试验能反映精子膜功能的完整性，在鉴别活精子用于卵胞质内单精子注射中就显得非常重要。在精子存活试验方法中，染料拒染法由于染液活体染色不能保证辅助生殖技术的安全，因此低渗膨胀试验对于辅助生殖技术用处更大。

然而在冷冻精子的研究中，染料拒染法并不是毫无用处的。精子有头部和尾部，染料拒染法反映了精子头部膜的完整性，低渗膨胀试验反映的是精子尾部膜的完整性。在冷冻过程中，精子的头部和尾部损伤不一定是同步发生的，因此，若同时结合染料拒染法和低渗膨胀试验，可以鉴别冷冻复苏后的“活精子”是否是头部和尾部都完整的真正活精子。

低渗膨胀试验目前在临床上已被用作识别新鲜和冷冻复苏后精子膜完整性的一种简单快速的工具，随着技术的发展，联合应用各种存活率检测方法对冷冻精子进行评价具有重要的意义。

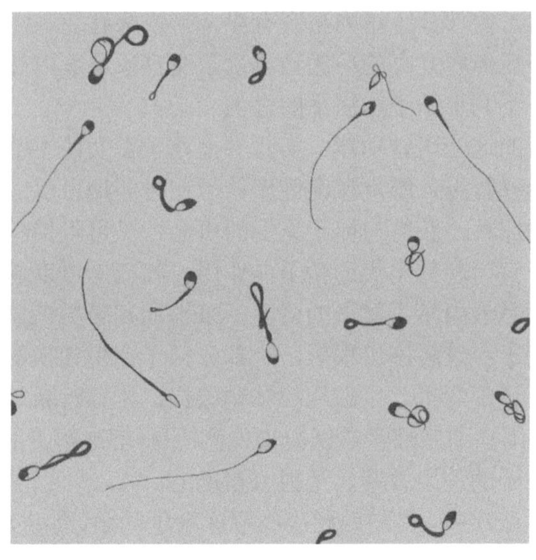

精子尾部发生低渗膨胀

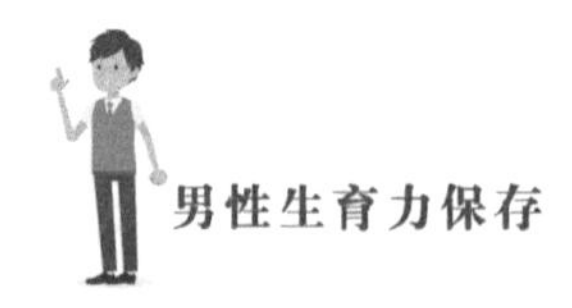

11

冷冻精子需要做宫颈黏液穿透试验吗?

◎刘 芸，朱伟杰

育龄女性宫颈管内充满黏液，黏液的成分和性状受卵巢分泌的雌激素与孕激素调控，随着月经周期而变化。宫颈黏液的功能以防御为主，起到阻止细菌通过阴道进入子宫、输卵管、盆腔的作用，类似瓶口的塞子，在阻挡病菌的同时，精子也不容易进入子宫。只有当卵巢内有卵泡发育，卵泡产生雌激素达到比较高的水平时，宫颈黏液才发生质的变化，由稠厚变为稀薄，到排卵期这种变化达到高峰，黏液呈蛋清样可拉丝，内部分子排列整齐有序，形成筛孔通道，利于健康精子通过，排卵后体内升高的孕激素再次改变宫颈黏液内部结构，形成稠厚黏液栓，不利于精子和病菌的进入。

宫颈黏液的这一巧妙功能，实际上是精子在女性生殖道迁移的第一道生理学选择屏障，既可保证健康精子在排卵期可以穿透黏液游向子宫深部和输卵管，获得与卵子见面的机会，又可阻挡畸形、活力差的精子进入子宫，起到了优选精子的作用。临床上可以通过性交后试验，检测宫颈黏液内精子穿透的情况，来辅助判断男性精液质量。

冷冻的精子经过解冻过程后，一部分精子会受到损伤，如精子质膜破裂、精子颈部弯折、尾部线粒体鞘破损、尾部折断等，导致精子活力减弱。利用宫颈黏液穿透试验来检测冷冻-解冻精子的功能，判断或预测冷冻精子的使用效率，是很有帮助的。

在不育症治疗中，常常用到冷冻解冻精子助孕，如供精人工授精、以男性生育力保存为目的的冷冻精子人工授精等。在实施这些治疗前，是否需要先将精子解冻做宫颈黏液穿透试验判断精子质量呢?

其实，根据精子释放位置将人工授精分为两种技术形式：一种是宫颈内人工授精，另一种是宫腔内人工授精。宫颈内人工授精是将复苏处理好的精液，通过导管送至宫颈管中段处，让形态、活力正常的精子在宫颈黏液内穿过筛孔通道游向子宫，起到了筛选精子的作用。而宫腔内人工授精常常将精子解冻后进行洗涤处理，去除冷冻保护剂，筛选出活力较好的精子，通过导管送至宫腔，精子在宫腔内继续朝向输卵管内的卵子方向游动，到达卵冠丘复合体后，卵子外围的黏液和颗粒细胞层对精子进行最后一轮筛选，一批活力最强的精子穿透黏液到达卵透明带，只有最强和最幸运的一个精子得以与卵子结合，形成新的生命。

因此，冷冻-解冻精子行人工授精，如果冷冻前质量合格，冷冻技术得当，通过女性体内生殖生理机制可以对精子进行自然筛选，达到使女性受孕的要求。

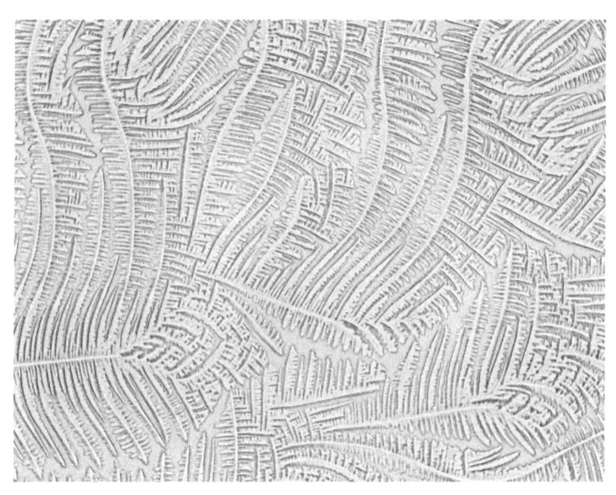

宫颈黏液羊齿状结晶

12

精液常规细菌培养的意义是什么?

◎赵　军，李　焕

我国不育症发病率为 10%～15%，其中男性因素占 40%～50%，男性不育症的发病率呈逐年上升趋势。导致男性不育的因素很多，以生殖系统感染、性功能障碍、精索静脉曲张、免疫功能异常、生殖器官发育异常、输精管阻塞、内分泌功能障碍、遗传代谢疾病及环境因素等较为常见，其中，生殖系统感染占 4%～10%。细菌、支原体、衣原体、淋球菌和病毒等微生物可引起男性生殖系统感染。

精液主要由精囊液、前列腺液、附睾液、尿道球腺液等组成，精液中的细菌主要来源于附属性腺及精液输送管道，精液中的细菌有需氧菌和厌氧菌；根据是否致病，可分为正常菌群、条件致病菌以及致病菌。精液细菌培养是指精液采集后，待精液样本完全液化后进行严格无菌操作，吸取一定量精液样本接种至羊血琼脂培养皿中，置培养箱中培养，计算细菌的菌落数，同时对菌落进行细菌鉴定及药敏试验。目前精液细菌培养结果和菌落计数参考男性尿路感染诊断标准（即细菌培养菌落数＞10^5cfu/mL 应认为有感染，10^4～10^5cfu/mL 为可疑，＜10^4cfu/mL 可能为污染）。如果在同一份样本的同一培养皿内检测到 3 种以上的不同种属的微生物或在非划线接种区发现大批量菌落生长，应考虑杂菌污染。在精液细菌培养时，重点要避免取精过程的污染，清洗双手、外生殖器并进行消毒。

精液常规细菌培养发现的主要致病菌种类为大肠埃希菌、肺炎克雷伯菌、奇异变形杆菌、铜绿假单胞菌、克氏柠檬酸杆菌和金黄色葡萄球菌等。大肠埃希菌是不育男性精液培养中常见的病原体之一，它对精子有直接损害作用，表现为精子数目、精子活力、精子形态及受精能力的变化，其造成损害的程度取决于精子的数量和病原体的浓度。其他致病菌也会对精子质量产生一定影响。

对于接受宫腔内人工授精（IUI）、体外受精-胚胎移植（IVF-ET）等辅助生殖技术治疗的不育夫妇来说，精液中存在的致病菌不仅影响精子质量，也可能导致胚胎污染而出现无可利用的胚胎，从而影响 IUI 及 IVF-ET 等妊娠结局；对于自精保存者来说，如果精液中存在致病菌，精液标本在实验室处理及液氮储存过程中可能会污染其他自精保存者的标本，造成交叉感染。

因此，对于男性不育患者、自精保存者及准备实施辅助生殖助孕的男性患者，应该进行精液常规细菌培养排除致病菌感染，以提高男性不育治疗或辅助生殖助孕的成功率和自精保存时精液的安全性。

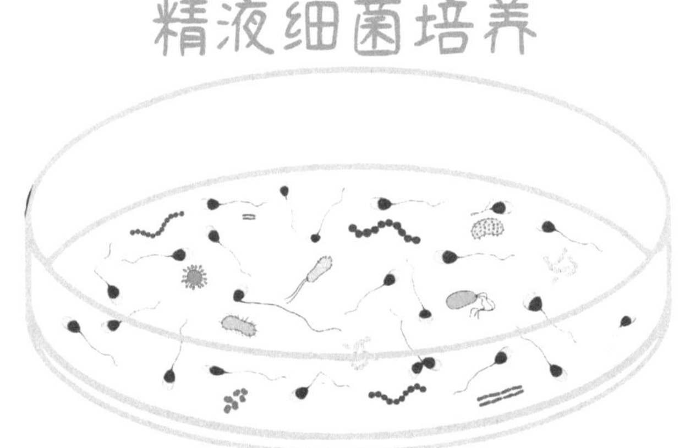

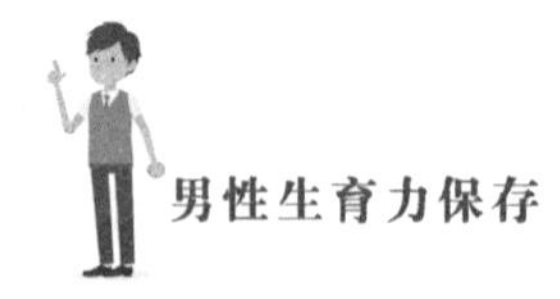

13

精液衣原体检测的意义是什么？

◎赵　军，李　焕

衣原体是一组极小的原核细胞性微生物，比细菌小但比病毒大，有独特发育周期，能通过细菌滤器，通常在动物细胞内寄生生长，又可以广泛传播，其能量由宿主细胞提供。衣原体有两种存在形态，分别称为原体和始体。原体是一种不能运动的球状细胞，具有感染力。始体是一种薄壁的球状细胞，形体较大，是由原体逐渐伸长形成的无感染力个体。衣原体为革兰氏阴性病原体，可分为肺炎衣原体、鹦鹉热衣原体、沙眼衣原体和牛衣原体等 4 种。其中沙眼衣原体是一类人体特别易感的病原体，除眼睛外，人类生殖道是主要的寄生部位。沙眼衣原体是公认的性传播疾病的传染源之一，几乎一半的非淋菌性尿道炎是由沙眼衣原体感染造成的。沙眼衣原体感染容易并发附睾炎，部分患者的抗沙眼衣原体抗体升高，可直接从附睾抽吸液中分离出沙眼衣原体。在精液标本中也可分离出沙眼衣原体。为了确保冷冻保存精液标本的安全，人类精子库技术规范中把精液标本中的衣原体检测列为必检项目，衣原体检测结果阳性的精液标本是不能保存在人类精子库的。

衣原体感染属于一种性传播疾病。沙眼衣原体在人体泌尿生殖道的感染主要经性接触传播、间接传播和围产期的母婴传播，可引起急性或慢性感染。机体感染衣原体后免疫性不强，易造成持续感染和反复感染。目前，衣原体在国内常用的实验室检查方法主要包括衣原体细胞培养法、直接荧光抗体检测法、酶标免疫反应和分子生物学检查如聚合酶链反应（PCR）、连接酶链反应（LCR）等。

男性感染沙眼衣原体后，可引起尿道综合征和性病性淋巴肉芽肿、男性尿道炎、附睾炎等疾病，临床表现为不同部位的不适症状，如排尿疼痛、尿道口灼热感、尿道内瘙痒、附睾部位疼痛、阴囊不适感等症状，但症状因个体差异而表现不一，个别体质较强者可表现为无症状。精液中的衣原体通过对精子的黏附作用可以干扰精子的发育和增加流体阻力，导致精子活动力下降，最终导致不育。而且，男性感染沙眼衣原体后，通过无保护性行为可以传染给性伴侣，从而导致女性的阴道炎、输卵管炎症、前庭大腺炎、宫颈炎、急性尿道综合征、非产褥期子宫内膜炎、急性盆腔炎等并发症，可伴发生育力的下降。新婚夫妇在准备怀孕前应该进行衣原体检测，若存在衣原体感染，应于治愈后再怀孕。

因为衣原体对男性及其性伴侣的严重不良影响，人类精子库在冷冻保存精液标本时，必须要确认精液标本不带有衣原体等传染性病原微生物。因此，人类精子库对捐精志愿者和自精保存者都要常规进行衣原体的检测。

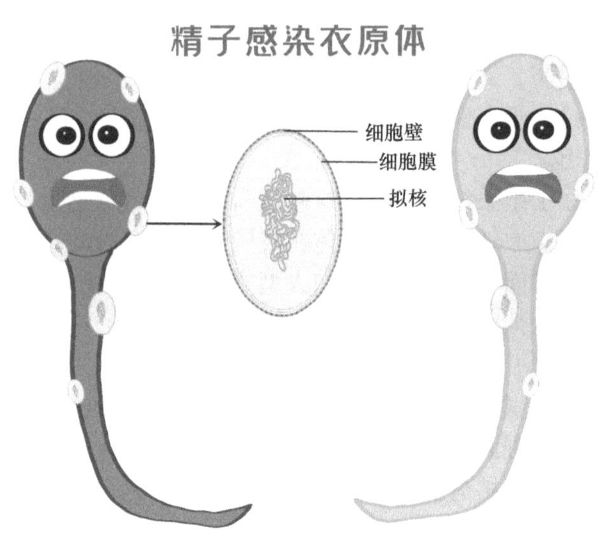

14

精液支原体检测的意义是什么？

◎赵　军，李　焕

支原体是一种特殊的微生物，常寄居于呼吸道和生殖道黏膜，归属于柔膜体纲支原体目支原体科；其下分为支原体属、脲原体属。从人体分离出的支原体共有 16 种，其中 7 种对人体有致病性。常见的与泌尿生殖道感染有关的支原体有解脲支原体、人型支原体、生殖支原体。其中解脲支原体、人型支原体常在生殖道中被发现；而生殖支原体感染率较低。所有支原体均具有如下特点：无细胞壁、在无细胞培养基中可生存、类固醇是生长必需、特异性抗体可抑制其生长、对抑制蛋白质合成的抗微生物制剂敏感、对所有通过抑制细胞壁合成起作用的抗生素耐药。支原体在泌尿生殖道中存在定植现象，普通人群中存在相当数量的没有任何症状和体征的支原体携带者，其中以解脲支原体最为突出。

男性泌尿生殖系统的支原体检测通常采用尿道分泌物、前列腺液或精液。解脲支原体和人型支原体在我国开展检测时间较早，生殖支原体被发现的时间较解脲支原体和人型支原体要晚，受检测条件所限，目前我国只有少数医院有条件可以开展生殖支原体的检测。目前支原体检测的方法主要是培养法，指的是使用液体培养基直接检测并同时进行支原体药敏试验；但是，这种方法有时候会受到细菌或真菌的污染导致假阳性，因此需要固体培养基确认菌落形态才能最后诊断。其他检测方法还包括核酸扩增检测法等，但价格较为昂贵，目前还不能大范围普及。

支原体导致的男性泌尿生殖道感染，潜伏期为 1～3 周，急性期感染症状与其他非淋病性感染非常相似，表现为不同程度的尿急及尿频、尿道口轻度红肿、尿道刺痛、排尿刺痛，分泌物稀薄、量少、浆液性或脓性，多需用力挤压尿道才见分泌物溢出，常于晨起尿道口有少量黏液性分泌物；亚急性期常合并前列腺感染，患者常出现腰酸、会阴部胀痛、双股内侧不适感等前列腺炎症状。

支原体感染会影响男性精液质量，支原体可以吸附在精子表面，阻碍精子运动或产生神经氨酸酶样物质与精子表面相应的受体结合，诱导了抗精子抗体的产生，最终影响受精。在影响女性生育力方面，支原体主要是通过女性生殖系统的慢性炎症从而导致女性不孕；另外，支原体感染与自发性流产、死胎、组织学绒毛膜羊膜炎、羊膜腔内感染、新生儿低体重和早产、女性产后感染、盆腔炎性疾病、不孕不育、细菌性阴道炎等有关。

综上所述，如果男性精液中存在支原体，可以通过性接触传染给女方。因此，不管是从避免影响男性生育力的角度出发，还是保护女性及子代安全性出发，男性在进行不育检查或生育力保存时，精液检测支原体都是必须要做的。

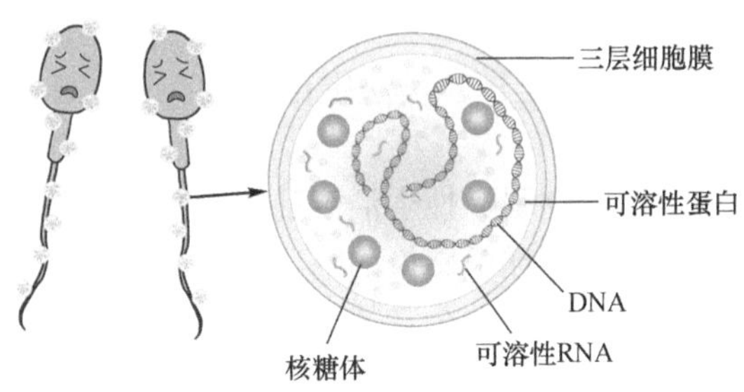

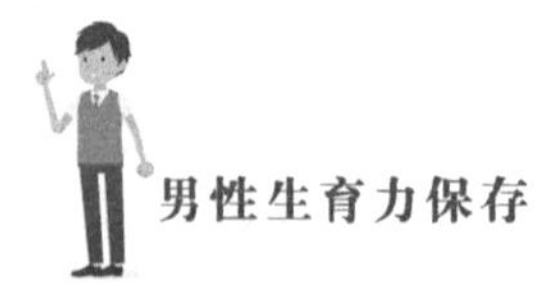

15

精液淋球菌检测的意义是什么？

◎赵 军，李 焕

某公司职员来到某医院男科就诊，主诉 1 天前开始有尿频、尿急、排尿疼痛的症状，4 天前有不洁性生活史，经过实验室检查，最后诊断为急性淋球菌性尿道炎。淋球菌，又称淋病奈瑟球菌，是一种革兰氏阴性双球菌，呈卵圆形或肾形，成对排列，其接触面平坦或稍凹，直径 0.6～0.8μm，常存在于多形核白细胞细胞质内。其最佳生长环境为 pH 7.4，温度 35.5℃，CO_2 浓度 2%～10%。淋病是由淋病奈瑟球菌引起的泌尿生殖系统的化脓性炎性疾病，淋病奈瑟球菌的唯一自然宿主是人类，其感染人类的最常见部位为男性生殖道。

淋球菌是性传播疾病（STD）的主要病原体之一，是淋球菌性尿道炎、睾丸炎、附睾炎以及男女不育的主要原因。2012 年全球范围内 15～49 岁的成人及青少年中，有 7800 多万的淋病奈瑟球菌新发感染病例，其中男性感染率为 24%。我国各省（自治区、直辖市）2010 年淋病患者 17 598 例，居全国乙类法定传染病第 5 位，发病率为 7.91 人/10 万。

成年男性由于流动性强、性生活混乱和性犯罪现象多于女性，因而更容易感染。淋病奈瑟球菌感染的临床表现主要取决于感染部位、持续时间以及感染是局部还是全身播散。在此种情况下，淋病奈瑟球菌等的检测应当首先被考虑。男性患者感染后可引起尿道炎、附睾炎、前列腺炎等疾病，通常表现出尿道口痛痒、肿胀、排尿障碍等症状，与之相关的性功能障碍主要表现为勃起功能障碍、早泄、性欲减退和性交疼痛等，严重者引发少精子症或无精子症等。淋球菌感染会影响精子质量及其受精功能。

淋病奈瑟球菌的实验室诊断方法主要有培养法和非培养法。分离培养法一直是诊断淋病奈瑟球菌感染的金标准。最新的非培养技术有 DNA 实时荧光定量法及 RNA 实时荧光核酸恒温扩增检测，该方法对标本收集和运输要求不高且具有快速出结果等特点。

从临床症状来说，男性感染淋球菌后尿道刺激症状明显，且给日常生活带来明显影响，患者就诊率高。目前临床上对淋球菌感染力求早期发现、及时治疗，以提高治愈率。

综上所述，由于淋球菌对男性生殖健康影响较大，临床上建议具有泌尿生殖系统感染症状、男性不育症的患者进行淋球菌的检测。另外，由于淋球菌感染的精液会影响辅助生殖助孕的结局，同时可能交叉污染精子库或生殖中心实验室其他标本。因此，准备生育力保存的自精保存者及辅助生殖助孕的患者都应该进行淋球菌的检测。

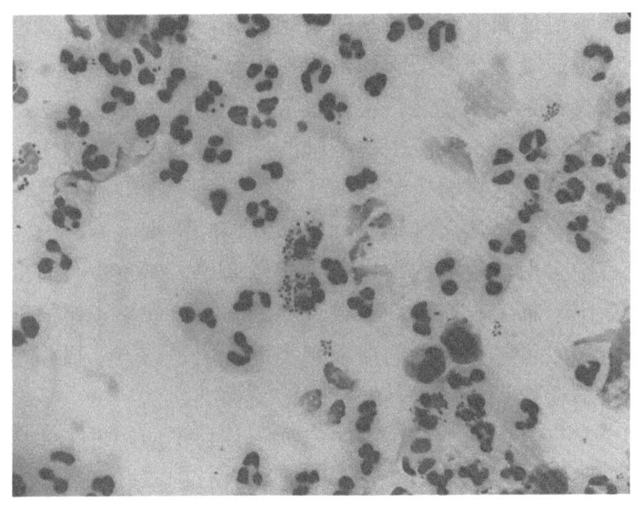

淋球菌感染

16

精液中的白细胞如何检测?

◎陈　清，李　焕

精液中的细胞成分除精子外，还包括一些非精子细胞，如来源于泌尿生殖道的上皮细胞、“圆细胞”（白细胞和不成熟的生精细胞）等。《世界卫生组织人类精液检查与处理实验室手册》（第6版）推荐使用邻甲苯胺染细胞内过氧化物酶法来检测精液中的白细胞。有些实验室经亮视野显微镜直接观察精液涂片，评估圆细胞的数量，由于未成熟生精细胞也是圆形，不易与白细胞区分，故该方法准确性较低，巴氏染色法也很难区分白细胞和未成熟生精细胞。

过氧化物酶染色法是男科实验室常用的白细胞检测方法，含过氧化物酶阳性的白细胞占精液中白细胞的主要成分，可释放出含过氧化氢染液中的游离氧，将邻甲苯胺氧化生成棕色物使细胞着色，过氧化物酶阴性则不着色，从而区别白细胞和其他的圆细胞。此方法能够准确检测精液中多形核白细胞数量，且操作简单，可重复，有助于白细胞初筛，适用于临床。通过针对普通白细胞抗原和精子抗原的免疫细胞化学测定技术可鉴别不同的白细胞类型，但是该方法操作复杂、试剂昂贵，只适合作为研究工具及校正诊断标准。

具有正常生育力的男性精液中白细胞数目不应超过 1×10^6 个/mL，精液中白细胞浓度过高（$>1\times10^6$ 个/mL）为白细胞精子症或脓精子症，也称为“发炎”。对精液中的白细胞进行检测可以初步评估男性附属性腺感染和炎症的情况，精液中白细胞数目过高是影响精子质量的主要因素之一，可能伴有前列腺炎、精囊炎、睾丸炎等。当发现生殖道感染时，精浆弹性蛋白酶、精浆C反应蛋白会升高，炎症控制后逐渐下降。因此，可以联合这两种生化标志物的检测，再根据患者症状以及影像学检查，确定感染部位，通过微生物学检查确定是哪种病原体（细菌、支原体、衣原体、真菌、病毒、滴虫等）感染。

精液中白细胞浓度过高也会影响精子冷冻复苏后的精子质量。白细胞是精液中活性氧的主要来源，白细胞可能通过氧化应激影响精子活力和 DNA 完整性，如果精液中白细胞数目过高，即可产生大量的活性氧，而过量的活性氧和膜磷脂过氧化可导致冻存精子活力降低。在冷冻前加入抗氧化剂或清除白细胞，有助于提高精子的活力及冷冻复苏效果。对于男性生育力保存人群，如果发现其精液中白细胞增多，建议先进行相应检查以确定是什么病原体感染，抗炎治疗一段时间后进行精子冷冻。也可通过密度梯度离心法将精液进行洗涤处理，将精子和其他细胞（白细胞、非精子细胞、退化的生精细胞）及碎片分开，获得高质量精子后再冷冻。

总之，精液白细胞浓度过高会影响精子质量和精子冷冻复苏效果，在男性生育力保存之前，最好进行精液白细胞的检测，以获得更好的冷冻精子质量及辅助生殖助孕结局。

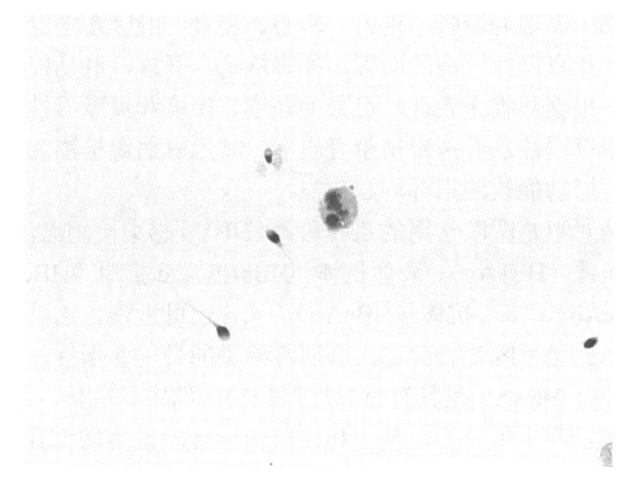

精子与白细胞

17

为什么需要进行乙肝病毒的检测?

◎邓　浩，李　焕

乙肝是乙型病毒性肝炎的简称，为我国发病率较高的病毒性感染疾病。近年来，随着乙肝预防知识以及乙肝疫苗的普及，我国乙肝新发人数呈现逐步下降趋势，人群乙型肝炎表面抗原（HBsAg）阳性率由 1992 年的 9.75%，下降到目前的 5%～6%。4 岁以下儿童 HBsAg 阳性率降至 0.32%，5～15 岁降至 0.94%，16～29 岁降至 4.38%。近年我国乙肝患者新发人数为 100 万左右，乙肝仍然是危害我国人民健康的重要疾病。

由于乙型病毒性肝炎很难治愈，慢性乙型病毒性肝炎在临床上比较常见，临床表现为腹胀、乏力、恶心、畏食、肝区疼痛等症状，病情严重者可伴有慢性肝病的面容，如蜘蛛痣、肝掌，肝功能可异常或持续异常。根据其临床表现，可分为轻度、中度和重度慢性乙肝。另外，人群中以慢性乙肝病毒携带者居多，其乙肝病毒检测为阳性，无相关症状，肝功能检测指标均正常。

乙肝两对半是医院常用的乙肝病毒（HBV）感染检测血清标志物，包括表面抗原（HBsAg）、表面抗体（HBsAb）、e 抗原（HBeAg）和 e 抗体（HBeAb）、核心抗体（HBcAb），又称乙肝五项。乙肝标志物检查中 HBsAg 是反映是否存在乙肝病毒感染的最主要指标，感染者为 HBsAg 阳性。HBsAb 是具有特异性保护功能的中和抗体，HBsAb 阳性表明机体已产生免疫力，是中和性抗体标志，也是是否有抵抗力的主要标志，接种了乙肝疫苗的人群，HBsAb 会呈现阳性。HBV-DNA 检测主要是定性或定量检测乙肝病毒的数量，它是判断乙肝病毒有无复制的金标准，以了解乙肝病毒传染性强弱以及病情的严重程度。

我国乙肝以垂直传播为主，垂直传播是形成人群中慢性 HBV 感染的主要途径之一，HBV 的垂直传播途径不仅有母婴传播，而且存在父婴传播，在乙肝患者的精液中检测到乙肝病毒 DNA。在实验室工作人员进行精液检查及处理时，有可能通过皮肤、黏膜接触或口腔吞咽而感染乙肝病毒，精液操作过程中也将病毒传染给其他精液标本，导致交叉感染。乙肝病毒可在液氮中一直存活，冷冻精液复苏后乙肝病毒仍有活性。

另外，乙肝病毒携带者精液中存在大量乙肝病毒，这些病毒有可能对精子质量产生影响，同时对后续的精卵结合、胚胎发育及着床等也可能有影响。

综上所述，精液中的乙肝病毒有可能影响实验室工作人员的身体健康，以及可能发生乙肝病毒的交叉污染，乙肝病毒也有可能影响生育结局。因此，在男性不育诊疗、辅助生殖技术助孕及自精保存时，应该进行乙肝病毒的检测。

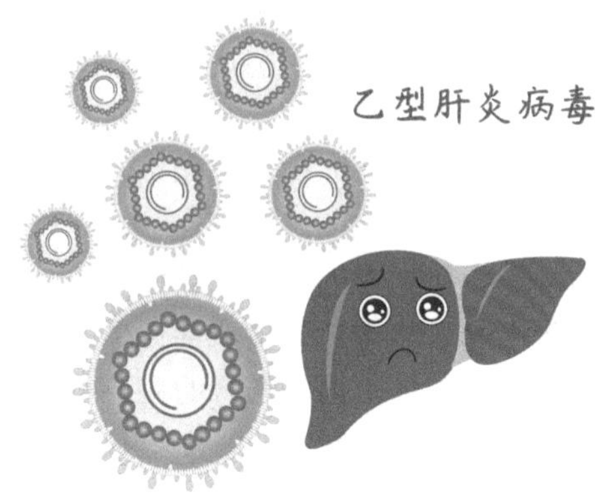

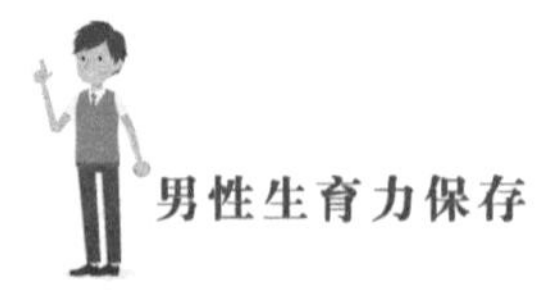

18

为什么需要进行丙肝病毒的检测?

◎邓 浩，李 焕

丙肝是由丙型肝炎病毒（HCV，丙肝病毒）引起的一种传染性疾病。丙肝病毒是继乙肝病毒后引起病毒性肝炎的又一重要病原体，传染性较强。丙肝的传染源包括丙肝患者（急性临床型患者、无症状的亚临床患者和慢性患者）和丙肝病毒携带者。丙肝患者发病前 12 天，其血液即有传染性，丙肝病毒的传播毒性可持续 12 年以上。丙肝病毒除在血液中存在外，也存在于体液中，丙肝男性患者精液里可检测到丙肝病毒。丙肝起病隐匿、慢性化程度高，危害患者健康，危及生命，造成非常严重的公共卫生问题。目前，全球有 1.3 亿～2.1 亿的 HCV 慢性感染者，10%～40%的慢性丙型肝炎患者将发展为肝硬化，其中有 1%～5%将最终发展为肝癌。我国公众对丙肝的认知度较低，自主筛查率低，近年来发病率逐年增长。丙肝作为一种传染性疾病，我国现行的人类辅助生殖技术规范和人类精子库技术规范均要求对服务对象进行丙肝病毒的检测。

丙肝病毒的传播途径包括血液及血制品传播、生活密切接触（如日常生活中共用剃须刀和牙刷等）传播、性传播、母婴传播、昆虫叮咬传播等。输血及血制品传播是丙肝病毒的主要传播途径，但仍有大部分的丙肝感染者是经非血源性暴露途径而传播的，包括微小创伤、性传播及垂直传播。由于丙肝病毒传染性较强的特点，临床检测中如果防护不当，容易造成医源性感染。带有丙肝病毒的精液标本若处理和保存不当，则易造成人员和环境污染。丙肝病毒可以通过被污染的实验器材、器皿等对实验室环境造成污染，实验室含丙肝病毒的气溶胶也会对实验室环境造成污染。人类精子库通常将丙肝等传染性疾病暂时不明确的精液标本在专门的实验区域进行检测分析，以防与传染性疾病检测合格的精液标本造成交叉感染。丙肝病毒会对实验室操作人员产生影响，导致暴露后感染，因此实验室操作人员在操作时需做好生物安全防护。

丙肝病毒的检测方法主要包括两种，即丙肝病毒 RNA 检测和丙肝抗体检测。血液中丙肝病毒的实际存在情况可通过丙肝病毒 RNA 检测得到，在感染两周内即可检测到病毒。丙肝抗体是是否感染丙肝病毒的指标，如果丙肝抗体呈阳性，则说明患者很有可能感染了丙肝病毒。丙肝抗体检测是丙肝的基本检查方法，也是丙肝诊断和高危人群筛查的重要手段。

精液标本中存在的丙肝病毒除影响精液质量本身外，在人类精子库进行冷冻保存时可能造成交叉感染，在今后使用冷冻精液标本进行辅助生殖助孕时需要进行降低病毒载量的特殊处理。因此，丙肝病毒的检测是人类精子库和生殖中心必查的项目。

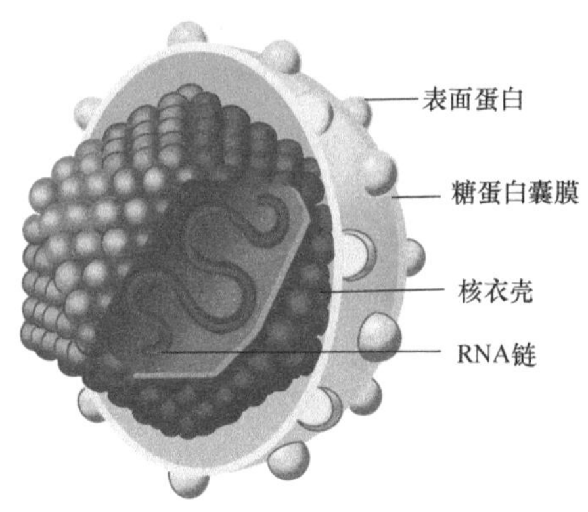

丙型肝炎病毒模式图

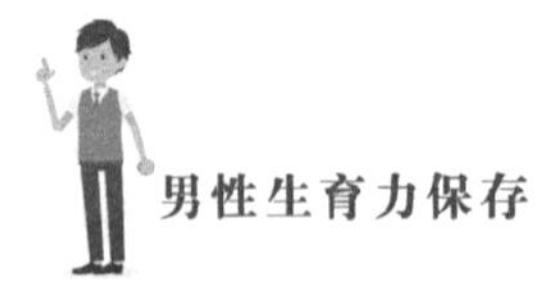

19

为什么需要进行优生四项的检测？

◎马春杰，张欣宗

优生四项的检测是指对可导致先天性宫内感染及围产期感染而引起围产儿畸形的 4 种病原微生物的检测。这 4 种病原微生物合并为一组，简称 TORCH，包括弓形虫（Tox）、风疹病毒（RV）、巨细胞病毒（CMV）和单纯疱疹病毒（HSV）。由上述 4 种病原微生物中的任何一种引发的感染称为 TORCH 感染。TORCH 感染是临床上常见的疾病，发病率较高。孕妇发生 TORCH 感染后，自身的症状常表现轻微甚至无症状，但这些病原微生物可垂直传播给胎儿，造成宫内感染，常可造成胎儿流产、早产、死胎、残疾儿，一些适应能力强而侥幸存活的新生儿也可能遗留中枢神经系统障碍等严重的出生缺陷，如多数新生儿可能出现白内障、先天性心脏病、脑膜脑炎等疾病。孕前优生四项的检测是优生优育必不可少的环节。

弓形虫作为专性细胞内寄生的重要机会性致病原虫，进入宿主机体后，能引起包括生殖系统在内的多脏器损害、性功能和生育力降低等严重后果，直接影响着人类健康和优生优育。风疹病毒（RV）属披膜病毒科，是一种 RNA 病毒，主要引起呼吸道感染性疾病。RV 感染可经胎盘传染胎儿，引起流产和死亡及新生儿先天性风疹综合征。巨细胞病毒（CMV）也称细胞包涵体病毒，其结构为双链 DNA 螺旋结构，属于疱疹病毒类别，其侵害范围广，攻击力强，无论人还是动物种属均可被巨细胞病毒感染，感染率、发病率极高，可攻击生殖系统、呼吸系统、消化系统、中枢神经系统等，引发不同的病灶及并发症，在人群中普遍存在，临床上常呈潜伏状态。单纯疱疹病毒（HSV）属

致病性人类 α 疱疹病毒，是一种嗜神经的 DNA 双链病毒。单纯疱疹病毒（HSV）1 型和 2 型是全球感染率较高的性传播疾病之一，HSV-1 会引起黏膜感染、皮肤感染，HSV-2 会引起生殖器感染，女性孕期感染单纯疱疹病毒后可导致自然流产、早产、死胎、胎儿发育受限等。

人体感染上述病原体后，可能存在于血液、体液中。男性发生 TORCH 感染后，精液中也会携带一定数量的病原微生物。这些病原微生物对男性的精液质量和生育力均有影响，一方面影响生精功能导致精子浓度、精子活力等参数降低，另一方面可导致精子 DNA 断裂从而降低精子的受精能力，与男性不育有着密切的联系。精液中的上述病原微生物可能通过辅助生殖技术的使用造成受精者或胚胎继发 TORCH 感染，导致一系列妊娠期或新生儿期异常。

因此，为促进优生优育，保障辅助生殖技术的安全，人类精子库需要为辅助生殖技术提供安全可靠的冷冻精液标本，优生四项的检测是人类精子库对精液标本进行冷冻保存前的规定检测项目之一。

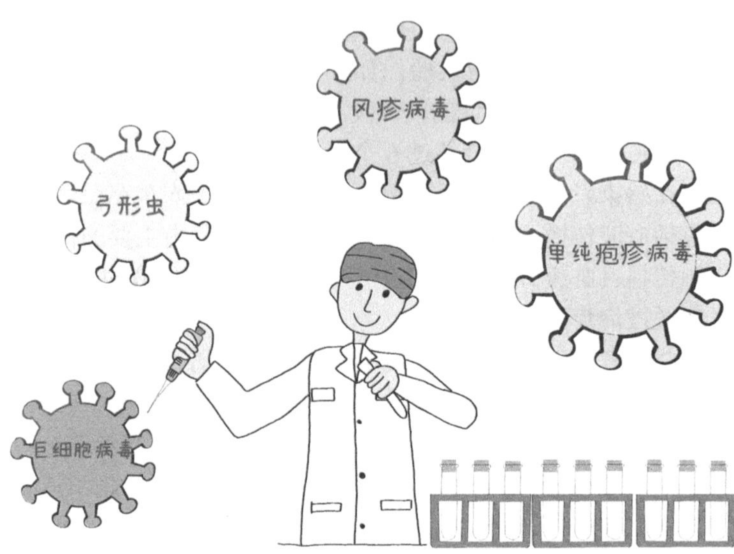

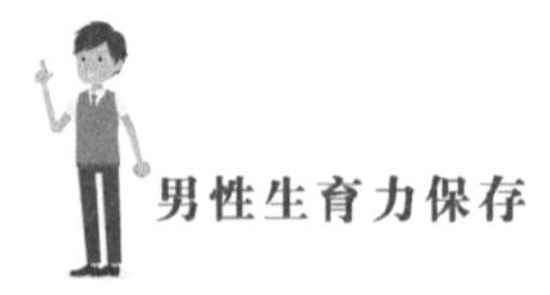

20

为什么需要进行人类免疫缺陷病毒的检测?

◎邓　浩，李　焕

获得性免疫缺陷综合征（AIDS）是一种危害性极大的传染病，由感染人类免疫缺陷病毒（HIV）引起，HIV 是一种能攻击人体免疫系统的病毒。HIV 在人体内的潜伏期长，HIV 感染者可以没有任何症状地生活多年，要经过数年甚至超过 10 年以上的潜伏期后才会发展成艾滋病患者。HIV 使人体丧失免疫功能，出现多种严重感染，发生恶性肿瘤，以至全身衰竭而死亡，严重威胁人类健康。

HIV 抗体检测是临床筛查 HIV 感染的一种检测方法。如果 HIV 抗体是阳性，需要进行确诊实验，如果确诊实验也是阳性，就诊断明确了。如果 HIV 抗体是阴性的，一般不考虑感染 HIV，但需要排除窗口期，HIV 窗口期一般不会超过 6 个月。

HIV 在感染者的血液、精液、分泌液等体液中均有存在，HIV 传播途径包括血液传播、性接触传播、垂直传播，其中主要的传播途径是性接触传播。血液 HIV 水平及免疫状况不能反映精液的 HIV 水平，一些患者通过治疗后，血液中 HIV 水平很低或者无法检测到，但是其中仍有一些患者精液中有较高浓度的 HIV，因此仍有可能通过性接触传播 HIV。男性 HIV 感染者精液中含有较高水平 HIV，HIV 感染可以引起精子功能受损，导致精子浓度、精子活力、精子正常形态率降低。

对于 HIV 感染的男性患者，如果想生育，但又不想将 HIV 传染给女方，通过抗病毒治疗使精液中病毒载量降到较低水平，排卵期无保护性交传染给女方的风险很低，可以尝试自然生育，但也不能确保安全。目前，可以通过对精液进行密度梯度离心法及上游法等洗涤处理降低 HIV 水平，通过卵胞质内单精子注射技术助孕，基本将风险降到最低，但在我国是不可行的。

在精液冷冻保存时，由于男性 HIV 感染者精液含有较高水平的 HIV，当含有 HIV 的精液浸入液氮保存时，会导致液氮受到污染，污染的液氮作为传播媒介，污染其他精液标本。另外，冷冻的精液标本最终需要通过辅助生殖技术助孕，我国有规定对于男性 HIV 携带者仍不能通过辅助生殖技术生育子代。目前，考虑到可能存在污染其他标本的风险以及将来使用的问题，我国各人类精子库不能为 HIV 携带者提供自精保存服务。

因此，在自精保存之前，一定要进行 HIV 抗体的检测，以排除自精保存者感染 HIV。为保证冷冻精液的安全，自精保存者的精液最好使用密封的载体及气态液氮罐进行保存，自精保存者在精液保存 6 个月后再进行 HIV 抗体的检测，以确保之前保存的精液中不含有 HIV。

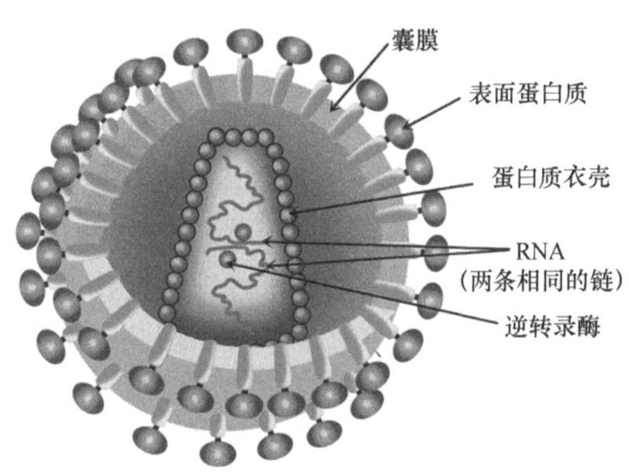

人类免疫缺陷病毒模式图

21

为什么需要进行梅毒的检测?

◎邓　浩，李　焕

梅毒是由梅毒螺旋体（TP）引起的一种慢性传染病，具有传染性强、潜伏期长、临床表现多样等特点。全球每年约有 1200 万新发病例，梅毒在我国同样也流行广泛，近年来，我国梅毒感染人数明显增加，发病率逐年递增，梅毒报告病例数在我国传染病报告中位居前列。梅毒对人体危害性很大，可引起全身多个器官及组织的损害，甚至危及生命，已成为重要的公共卫生和社会问题。

梅毒患者是梅毒的唯一传染源，梅毒螺旋体通常存在于患者破损皮肤处的黏膜、血液、精液、乳汁和唾液等处。性传播、血液传播和母婴传播是梅毒的主要传播途径。根据临床特征不同可以将梅毒分为 5 个时期：一期梅毒、二期梅毒、三期梅毒、潜伏梅毒和先天梅毒（胎传梅毒）。一期梅毒：有高危性接触史或性伴感染史；临床表现为硬下疳皮损，典型特征为单发或多发的圆形浅在性溃疡，界限清楚，边缘隆起，呈软骨样硬度，多无明显疼痛，可出现腹股沟或患处近端淋巴结肿大；实验室检查出现梅毒血清学试验阳性或者在皮损渗出液中发现 TP。二期梅毒：有高危性接触史或性伴感染史；临床表现为多样化皮损，包括斑丘疹、斑疹、丘疹等各种类型，外阴及肛周部位可见湿丘疹或扁平湿疣，可出现口腔部位黏膜白斑，全身浅表淋巴结肿大；实验室检查为梅毒血清学试验阳性或者在皮损渗出液中发现 TP。一、二期梅毒合称为早期梅毒，主要表现为硬下疳和梅毒疹，此时梅毒的传染性较强但是破坏力弱。三期梅毒又被称为晚期梅毒，主要表现为皮肤黏膜的溃疡性损害或内脏器官的肉芽肿样变，此期梅毒的传染性弱但对人体的破坏力极大。潜伏梅毒：有高危性接触史或性伴感染史，无临床症状或体征；实验室检查为梅毒血清学试验阳性，脑脊液检查为阴性。先天梅毒又称为胎传梅毒，是指梅毒螺旋体通过母体胎盘进入胎儿的血液循环后，造成胎儿的全身性感染，最终引起流产或死胎，若胎儿能继续存活则被称为梅毒儿。

梅毒的诊断和疗效判定主要依靠血清学检测，包括梅毒非特异性抗体和梅毒特异性抗体的检测。

性接触是梅毒主要传播途径，95%以上的梅毒患者通过危险的或无保护的性行为传染，感染梅毒的早期传染性最强。血清中存在梅毒螺旋体的男性，精液中同样存在梅毒螺旋体，梅毒螺旋体感染对精子活力及精子正常形态率会产生负面影响。女性梅毒患者行辅助生殖治疗，会影响其成功率，导致妊娠率下降，流产率升高，引起胎儿宫内感染，导致早产、死胎或先天梅毒。另外，梅毒还可以通过医源性传染，医护人员及实验室工作人员均有被感染的风险。

综上所述，梅毒是一种性传播疾病，其对男性生育力、辅助生殖助孕结局及子代健康有严重影响，人类精子库及生殖中心均不能为梅毒患者提供精液保存或辅助生殖技术服务。因此，在自精保存或辅助生殖助孕前，男性进行梅毒检测是非常有必要的。

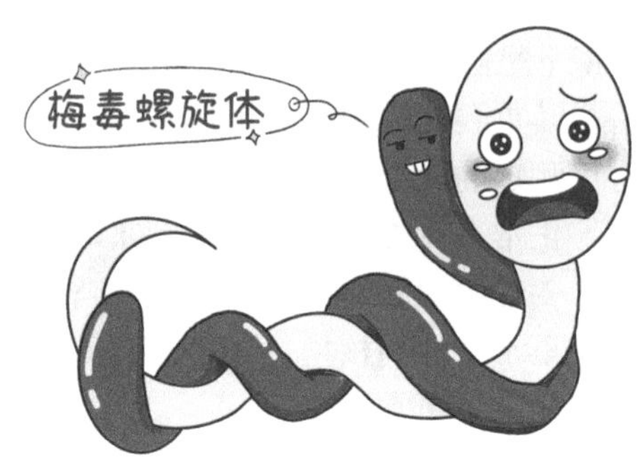

22

重度少精子症患者保存精子前，为什么要检测*AZF*基因等遗传因素？

◎赵　军，李　焕

重度少精子症一般指精子浓度＜5×10^6个/mL。重度少精子症的病因多样化，包括遗传学异常、男性性腺功能低下、精索静脉曲张、男性生殖系统发育不良、各类影响生殖功能的手术、接触辐射及化学药品等。重度少精子症患者生育能力极低，配偶自然妊娠的可能性极小，往往会寻求辅助生殖技术来帮助获得生物学后代。遗传学异常是临床上导致重度少精子症的重要因素，染色体核型检查及无精子症基因（*AZF*）等遗传学检查在寻求生育力保存的重度少精子症患者中的应用非常重要。

染色体是细胞核中载有遗传性信息的物质，经过细胞培养及染色体制片后，在显微镜下呈圆柱状或杆状，主要由DNA和蛋白质组成，在人类繁衍中起着极其重要的作用。染色体核型是指体细胞染色体在光学显微镜下所有可测定的表型特征的总称，一般包括染色体数目、大小、形态及结构。正常人有23对染色体（即46条染色体），其中22对是常染色体，1对是性染色体（X染色体和Y染色体）。正常男性的核型是46,XY；正常女性的核型是46,XX。重度少精子症患者染色体异常出现概率明显高于正常人群。

Y染色体在生物性别选择中发挥着决定性的作用。染色体微缺失检测技术检测到Y染色体长臂远端存在控制精子发生的基因，命名为无精子症基因（*AZF*），分为AZFa、AZFb、AZFc 3个区。*AZF*基因的缺失或突变可能导致精子发生障碍，引起少精子症或无精子症。在重度少精子症患者中，*AZF* 缺失占 5%～10%。其中 AZFa 和 AZFb 区完全缺失患者的睾丸中不会有精子生成，建议考虑供精或领养；AZFc 区缺失是临床上常见的 Y 染色体基因微缺失，约占 Y 染色体基因缺失的 80%，这类患者由于睾丸中可能存在精子，通过睾丸显微取精术有部分患者可以找到数量极少的精子，再结合卵胞质内单精子注射有一定机会可以生育自己的生物学后代。但是 AZFc 区缺失这种父代的遗传学异常，会垂直传播给子代，且只发生于男性子代，并在家族代代相传，理论上男孩子均会发病，但临床表现程度会有不同。目前，Y 染色体微缺失的常用检测方法包括实时荧光定量 PCR 法、多重 PCR-电泳法等。

因此，在重度少精子症患者准备保存精子之前，必须进行染色体核型及 *AZF* 基因等遗传因素的检查，如果发现染色体核型或 *AZF* 基因异常，可以避免不必要的精子冷冻保存及相关药物、手术治疗，同时，对于指导临床治疗，提高辅助生殖技术的疗效和安全性，开展胚胎植入前遗传学检测（PGT），判断子代安全性等各方面具有重要意义。

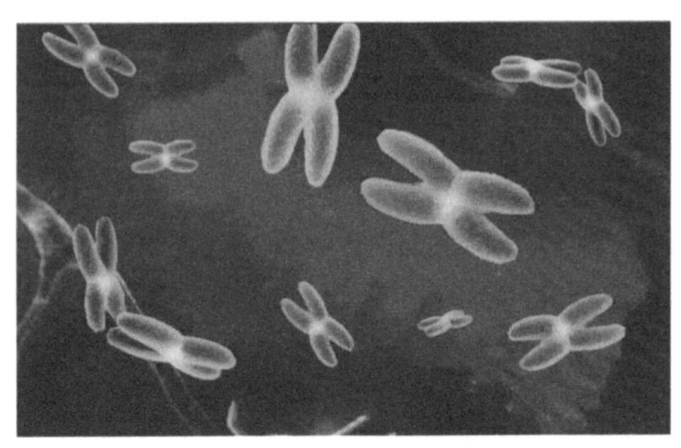

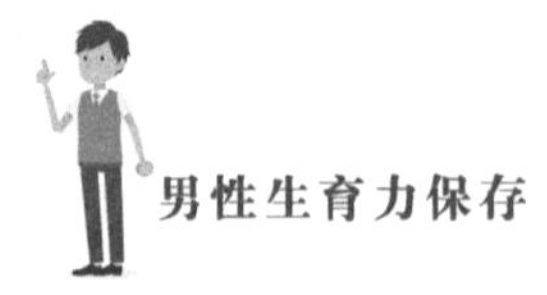

23

精子吖啶橙试验的意义是什么?

◎王奇玲，朱伟杰

精子核含有遗传物质 DNA。在精子发生过程中，精子核要经历两次减数分裂，这期间 DNA 发生一系列的变化，形成高度紧密的核 DNA。精子核 DNA 完整性是与卵子正常受精、形成新生命的基础，正常情况下，精子核 DNA 是双链。但是，精子发生是非常复杂的过程，外源性因素如药物、毒物、高热等，内源性因素如疾病、内分泌改变、免疫系统紊乱等，都可能引起核 DNA 损伤或改变，导致核 DNA 完整性降低，出现 DNA 单链、DNA 碎片化等。精子核 DNA 单链是一种严重的 DNA 损伤类型。

吖啶橙（AO）是一种荧光色素，通常在肿瘤细胞、细菌及精子 DNA 检测中作为染色指示剂使用。在精子吖啶橙试验中，当吖啶橙整合入精子核双链 DNA 之间发出绿色荧光，当吖啶橙与精子核单链 DNA 结合发出红色荧光。因此，当应用精子吖啶橙试验时，检测出精液标本中发出红色荧光的精子核很多，显示精子核 DNA 单链率高，表明了精子核的遗传物质异常增高。《世界卫生组织人类精液检查与处理实验室手册》(第 6 版)新推荐精子吖啶橙试验作为检测精子核 DNA 的一项测试，说明了该试验的重要性和具有临床诊断意义。

精子核 DNA 不仅与精子功能有直接关系，而且还影响受精卵和胚胎发育。精子吖啶橙试验检测出精子核 DNA 单链率高，受精率会降低。如果含有 DNA 单链的精子进入卵内，精子的 DNA 单链与卵子 DNA 链不匹配，使卵子受精失败或胚胎异常发育，导致不良生殖后果。

人类精子库在冷冻保存志愿者捐献的精液标本或自精保存者的精

液标本时，没有进行吖啶橙试验评估精子 DNA 完整性，就有可能冻存了核 DNA 单链率高的精液标本，这些冻存标本在后续应用于辅助生殖治疗时，可能产生受精率低或者流产率高的风险。为确保人类精子库冷冻精液标本的遗传安全性，人类精子库有必要开展精子吖啶橙试验，评估志愿者捐献精液标本中精子 DNA 损伤情况尤其是单链 DNA 的状态。针对核 DNA 单链率高的精液标本，人类精子库还可探索新的精液处理方法，减少精液标本中单链 DNA 精子的比率后再冷冻保存，或者对患者做相应治疗，降低其精子的核 DNA 单链率再施行冷冻保存，从而提高后续辅助生殖使用冷冻精子的生殖安全性。

总之，精液标本中核单链 DNA 精子的比率高，反映了核 DNA 完整性低，会导致不育和流产的风险增加。因此，应用精子吖啶橙试验检测精子核 DNA 单链率，对于精子冷冻前了解精子 DNA 完整性状态，以及预判精子冷冻保存后的使用结局有实际意义。

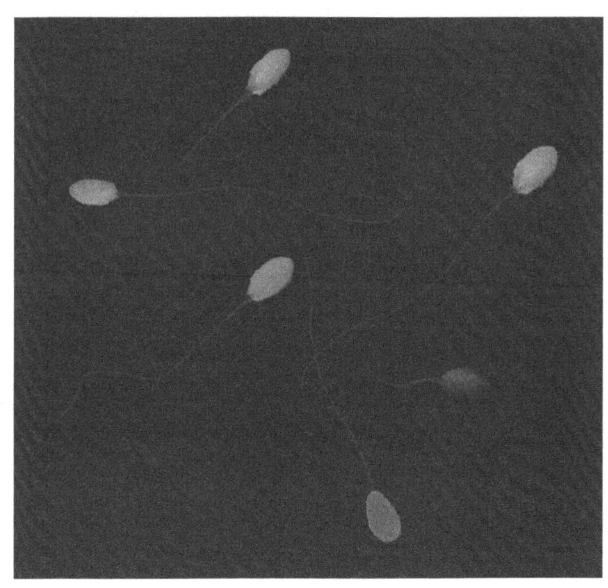

精子吖啶橙试验

橙色：核单链 DNA 精子

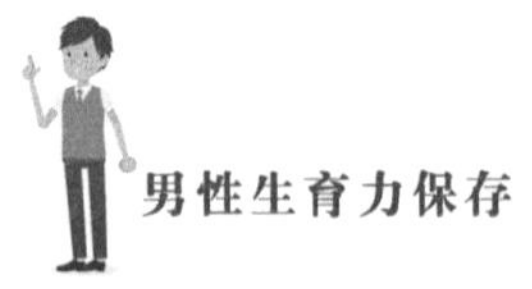

24

精子核空泡试验的意义是什么？

◎王奇玲，朱伟杰

精子头部主要由细胞核和顶体组成。成熟精子的细胞核含有高度致密的染色质，染色质则由 DNA 和核蛋白组成。在睾丸精子发生的精子变态阶段，精子细胞分化为睾丸精子，精子核中的核蛋白成分发生显著变化，导致染色质发生高度浓缩、致密化，形成具有种属特征的卵形精子核。在精子变态阶段中，圆形精子细胞的核蛋白，由原先的组蛋白被鱼精蛋白逐渐替换，最后染色质中鱼精蛋白含量约为85%，组蛋白约为15%。尽管两者都是蛋白质，但鱼精蛋白的结构紧密，而组蛋白的结构较疏松。故此，未被替换的组蛋白由于结构不紧密，容易在核内形成数目不等、大小不一的核空泡。如果精子头部的核空泡数目多，甚至形成大空泡，由此造成了精子核的完整性降低。

精子核空泡是每份精液标本中精子的普遍现象，正常生育力男性和不育男性的精液标本中都会有精子出现核空泡。但是，不育男性的精子核空泡率会比正常生育力男性的高。精子核空泡的数目、大小和位置是评估精子质量的形态学指标之一。《世界卫生组织人类精液检查与处理实验室手册》（第 6 版）对核空泡有相应的评估标准：正常精子头部、精子顶体区没有大空泡，并且不超过 2 个小空泡，空泡大小不超过头部的 20%，顶体后区不含任何空泡。如果精子核空泡数量和大小不符合上述标准，即可评估为畸形精子。因此，通过精子核空泡试验了解精子核空泡状况，对阐明精子质量是重要的。

精子核空泡数量或体积异常可以从多方面降低男性生育力。精子顶体区的核空泡数目多或空泡体积大可改变精子顶体的形态，从而影响精-卵识别，使受精失败，增加男性的不育风险；精子顶体后区如果存在空泡，会严重改变核内染色体的有序分布，从而导致胚胎发育异常，引起不良妊娠结局。另外，精子核空泡数目或体积异常时，精子冷冻复苏率会显著降低，这就影响了冷冻保存的精子在后续辅助生殖技术治疗项目中的使用效果。

精子浓度下降、精子活力变弱和精子畸形率升高等常规精液参数异常时，精子核空泡率通常也出现异常。临床上常见精索静脉曲张不育患者的精子核空泡率升高。高龄男性，不良生活习惯如长期穿紧厚内裤、泡温泉、蒸桑拿、严重吸烟和酗酒等都会导致精子核空泡率升高。

由于精子核空泡与精子核完整性有直接关系，临床全面评估男性生育能力时，测试精子核空泡具有实际意义，有助于评价精子质量和精子冷冻复苏率，以及估计生殖结局。

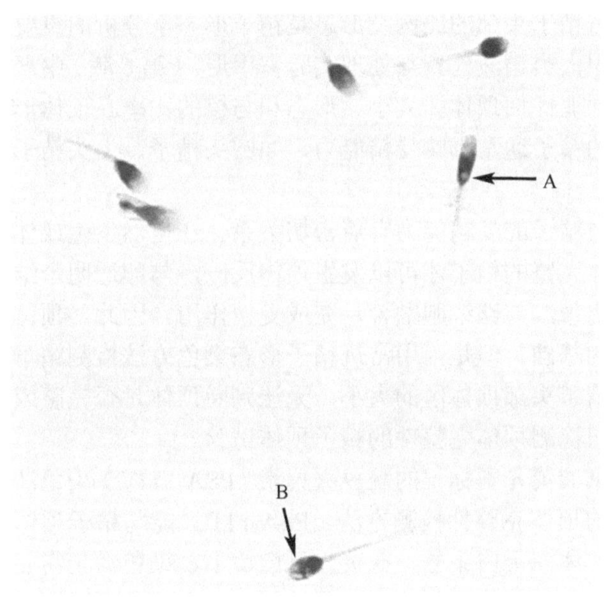

A：顶体后区有空泡；B：顶体区空泡数量多于 2 个

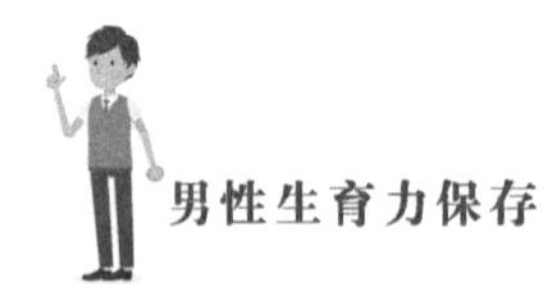

25

精子顶体检测的意义是什么？

◎钟恺欣，朱伟杰

精子顶体是一个覆盖于精子头部前 40%～70%区域的膜相帽状结构，具有两层膜。顶体内含有受精时所需的 20 多种水解酶类，如透明质酸酶、顶体蛋白酶等，这些酶在精-卵结合中起着重要作用。因此，检测精子顶体是有临床诊断意义的。

顶体占精子头部的比例及形态是精子形态学分析的重要指标，《世界卫生组织人类精液检查与处理实验室手册》（第 6 版）中严格形态学分析标准强调评估顶体区大小、形态和与核的比率。顶体形态异常或顶体缺失的精子通常影响受精能力，如圆头精子、尖头精子、不定形头精子等。

顶体与精子的受精能力有着密切关系。在自然生殖或体外受精过程中，顶体完整的精子才可以发生顶体反应，与卵透明带结合，进而穿过卵透明带，与卵细胞融合，完成受精作用。因此，顶体完整性是精子受精的基础。但是，用常规精子形态染色方法检测精子顶体时，只能评估精子头部顶体区的大小，无法判断顶体是否完整或者损伤，要采用专门检测顶体完整性的精子顶体试验。

异硫氰酸荧光素标记的豌豆凝集素（PSA-FITC）染色法是目前应用较广泛的顶体完整性检测方法。PSA-FITC 能与精子顶体内的物质结合，使顶体糖蛋白染色，在荧光显微镜下，染色后正常完整的顶体显示很强的荧光。这项试验可以弥补精子形态学分析无法显示出顶体状态的不足，也是《世界卫生组织人类精液检查与处理实验室手册》（第 6 版）推荐专门检测顶体完整性的试验。

精子顶体完整性在多方面影响精子的功能活动：①顶体完整性低，表明了顶体膜状态差，后续顶体反应可能不会发生，影响了精-卵相互作用；②精子顶体膜表面存在多种精卵识别的受体，若顶体完整性降低，表面受体减少，会导致精子与卵子结合困难；③顶体反应发生会释放顶体内的水解酶，激活精子与卵子结合的功能，顶体完整性降低会导致水解酶的含量和活性降低，从而对受精产生不利影响。这些因素共同决定了完整的顶体是精子与卵子结合的基础。

精子顶体检测具有重要的临床应用价值。对于捐精志愿者，其捐献的精子将用于供精人工授精、供精体外受精-胚胎移植等助孕项目，若在常规精液检查项目的基础上，开展精子顶体的检测，能预估辅助生殖技术的冷冻精子应用效果。对于自精保存者，如果检测出精子顶体完整性低或者顶体缺失，人类精子库工作人员应告知自精保存者，以后使用其精子行辅助生殖技术，存在受精率低甚至不受精的风险。总之，精子顶体检测能为了解捐精志愿者的精子质量，自精保存者认识其保存的精子可能出现的生殖结果，以及后续使用冷冻精子时为临床医生选择辅助生殖技术方式等提供参考依据。

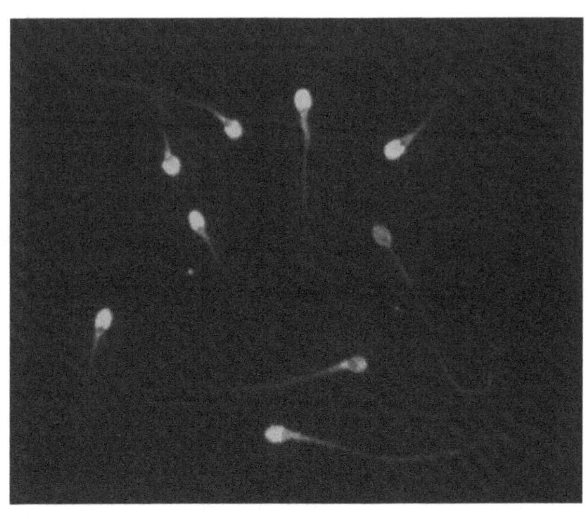

人精子顶体检测

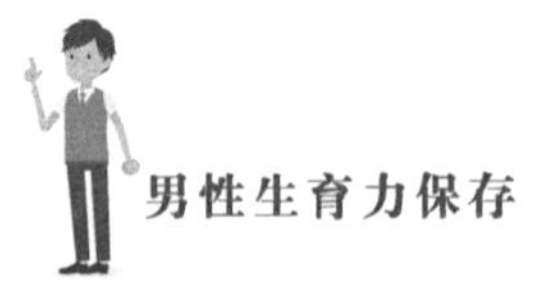

26

精子苯胺蓝试验的意义是什么?

◎唐雨倩，朱伟杰

精子核蛋白是精子核染色质中的成分，对保护核内 DNA 起到了关键作用。在睾丸精子发生过程的精子变态期，圆形精子细胞中的细胞核组蛋白，逐渐被鱼精蛋白取代。一方面，鱼精蛋白是一种富含精氨酸和半胱氨酸的蛋白质，能促使 DNA 与核蛋白的结合更为紧密，使 DNA 受到保护，另一方面，人类精子很特殊，鱼精蛋白只是替换组蛋白约 85%，留下约 15%组蛋白，而组蛋白富含赖氨酸。鱼精蛋白替代组蛋白紊乱，或者组蛋白含量异常，都使精子核染色质结构稳定性差。

睾丸产生的精子进入附睾，精子在附睾经历成熟，时间为 12～18 天，此过程精子结构和生化发生变化。在附睾成熟变化中，精子核鱼精蛋白之间的二硫键形成可使精子核 DNA 稳定，从而导致核染色质结构稳定性增加。人类精子在附睾内停留时间存在个体差异，而且一些病理因素也会损伤精子核。故此，精液中精子核染色质结构稳定性在不同标本中会有差别，而核染色质结构稳定性也体现在核成熟程度的差异。检测精子核成熟度最简便的方法是酸性苯胺蓝染色，不成熟的精子核被染成深蓝色，而成熟的精子核不着色。

精子核染色质结构稳定性对胚胎发育与质量至关重要，关系到父本基因组保护和基因组迅速启动活动。《世界卫生组织人类精液检查与处理实验室手册》（第 6 版）推荐精子苯胺蓝试验检测核染色质结构稳定性。苯胺蓝能特异性地与精子核组蛋白富含的赖氨酸残基结合，使含大量组蛋白的不成熟精子被染成蓝色，精子核着色较深，顶体区较浅，而成熟精子核内组蛋白存留不超过 15%，不显色或显色很弱。精液经涂片染色后，显微镜下计数精子头部着色和非着色的百分率可反映精子核成熟度的状态。头部染蓝色的精子率高则意味着精液标本中精子核成熟度不足，核染色质结构稳定性低，会影响精子正常功能活动，核染色质结构稳定性差的精子进入了卵内，对受精和胚胎发育也会产生不良效应。临床有很多资料证实了核染色质结构稳定性差是胚胎停育和发生早期自然流产的高危因素。

人类精子库应使用精子苯胺蓝试验，检测精子核成熟度或核染色质结构稳定性，有利于深入了解精子质量，也有助于估计冷冻精子后续使用的可能结局。对捐精志愿者的精子检测精子核成熟度，如果精子核成熟度差，即使冷冻前后精子浓度、精子活力、精子形态都达到捐精标准，但该捐精志愿者的精子日后应用也可能导致受精失败或胚胎发育异常。对进行自身精液冷冻保存的男性，提前用苯胺蓝试验测试其核成熟度，如果精子核成熟度差，可预先告知该自精保存者，其冻存精子可能存在受精率低或胚胎发育不良的风险，并且，如果有可能应该先做对症治疗，改善了精子核成熟度再进行自精冷冻保存。故此，开展精子苯胺蓝试验检测精子核成熟度或核染色质结构稳定性具有实际意义。

不成熟的精子核被染成深蓝色

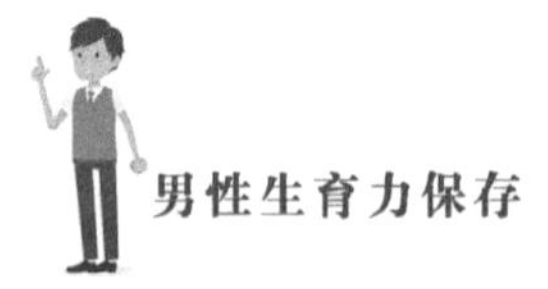

27 检查精液中未成熟生殖细胞有什么意义?

◎钟　键，朱伟杰

精子在睾丸发生，经历精原细胞、初级精母细胞、次级精母细胞和精子细胞等阶段，在正常生理和病理情况下，各级不同发育阶段的未成熟生殖细胞，都会有不同程度的脱落，进入曲细精管的管腔，汇入附睾管，随着射精排出，存在于射出精液。因此，在检查精液时，常见到一些圆形细胞，其中包括未成熟的生精细胞及白细胞。对精液中未成熟生殖细胞进行鉴定和评估，可以了解睾丸精子发生过程的正常性，也有助于分析某些男性不育如低精子浓度或少精子症、无精子症的可能原因。

精液中未成熟生殖细胞和白细胞的细胞形态都是圆形，但是，前者反映睾丸生精过程的生殖细胞脱落程度，后者显示男性生殖系统的炎症或感染状况，两者的病因和临床治疗方案完全不同，需要区分这两类性质不同的“圆细胞”。通常借助于细胞核染色来分辨未成熟生殖细胞与白细胞，例如，采用《世界卫生组织人类精液检查与处理实验室手册》（第 6 版）推荐的巴氏染色法，可以将精液涂片中的精子细胞、精母细胞与白细胞区分开来，鉴别主要基于细胞核的大小和形态，一般地，未成熟生殖细胞的细胞核为圆形，而白细胞的细胞核呈多形性、分叶状或不规则等。

无论是正常生育力男性还是不育男性，每份精液标本中都会有未成熟生殖细胞，但正常精液中的未成熟生殖细胞数量很少，而且很少见到精母细胞。如果精液未成熟生殖细胞浓度异常，其中一种或一种以上的生殖细胞浓度升高，则可能存在生殖细胞发育障碍；如果某种药物（如抗肿瘤药）或食物对睾丸有毒性作用，会造成睾丸生精上皮广泛脱落，各个发育阶段的生殖细胞都会出现在精液中；经常蒸桑拿或长期长时间热水浸浴，精液中也会有大量未成熟生殖细胞。这些情况会造成精子生成量减少，导致射出精液的精子浓度减少。对于无精子症患者，检查其精液中是否有未成熟生殖细胞，可以区分梗阻性无精子症与非梗阻性无精子症，如果精液中没有精子，但观察到未成熟生殖细胞，说明从睾丸至尿道口的管道是通畅的，患者可诊断为非梗阻性无精子症。总之，检查精液中未成熟生殖细胞可以提示多方面的临床意义。

对于前来人类精子库的捐精志愿者，如果他的精液中未成熟生殖细胞异常多，则不合适作为正常精液来捐精。未成熟生殖细胞异常增多会影响精液中精子的正常功能，这类精液有可能降低以后的宫腔人工授精或体外受精的成功率。

对于自精保存者，如果检出精液中未成熟生殖细胞异常增多，可建议其先试对症治疗，改善了精液质量后再做精液冷冻保存；如果找不到病因，甚至病程会发展，或者自精保存者急于冻精储存，可以保存其精液，亦需预先告知自精保存者以后应用冻精授精的可能风险。

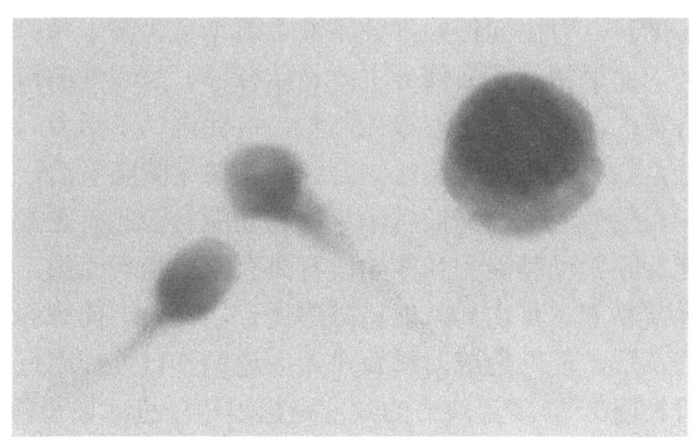

精子和精子细胞

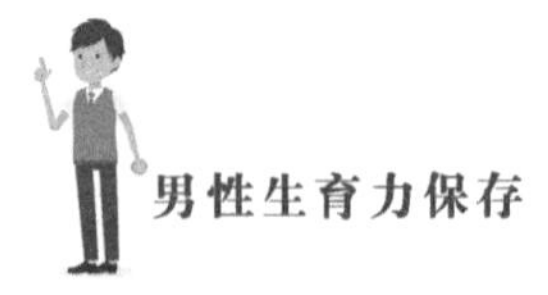

28

检查射精顺序有什么意义？

◎钟　键，朱伟杰

人类精液是储存于附睾的精子与附属性腺（包括前列腺、精囊腺和尿道球腺等）的分泌液混合而成的，但是，射出精液在排出前是不存在的。在性兴奋引起的自主神经刺激达到高潮时，附睾和输精管平滑肌收缩，将双侧附睾内储存的浓缩精子悬液主动转运到尿道，在尿道中首先与前列腺液混合并稀释精子悬液，再与精囊腺液混合，随后精液射出体外。因此，连续射精的不同部分有不同的组成成分。

正常精液中，前列腺液约占精液量的 1/3，精囊腺液约占 2/3，还有少量是尿道球腺液和附睾液，这些不同器官分泌液的成分，分别对精子性状及功能有不同影响。

正常射精时，射出的初始部分精液主要是富含精子和锌、呈酸性的前列腺液，而射精的后面部分主要是结合锌、呈碱性的精囊腺液。精子与富含锌的前列腺分泌液最先接触，可促进精子活力、存活和染色质稳定性，如果精子最先接触结合锌的碱性精囊腺液后，则对精子性状产生相反的效应，会降低精子品质和功能。因此，正常射精顺序对精子功能、正常受精能力和胚胎发育具有重要生理作用。

有些异常精液，是由异常射精顺序所致。例如，前列腺炎性病变或者先天性畸形，能够造成射精管进入尿道的开口处或附近狭窄（或称为射精管梗阻）。射精管狭窄的效应是延迟精子进入尿道，直到精囊腺收缩的压力迫使射精管的内容物进入尿道，这样的后果会导致精子异常暴露于精囊腺液。实验室常规精液检查的结果主要是精子活力差。即使是对全部精液进行生化测定，也无法揭示是否精子异常暴露于精囊腺液。对于这类男性不育患者，有必要通过精液检查诊断是否发生射精管梗阻，可以采用的方法是，单独分段收集精液，并检测各段精液的精子数量、精子活力和生化构成(分别为前列腺和精囊腺分泌液)。如果确诊射精顺序异常，可采用微创外科手术治疗射精管梗阻，治愈后患者的生育力恢复取决于其睾丸精子发生和附睾精子成熟的状况，一般而言，可以获得较好的治疗效果。

人类精子库实验室检查精液时，如果遇到精液标本的精子活力异常，应考虑这种现象是否与射精顺序异常存在联系。如果捐精志愿者检出其射精顺序异常，则不宜冻存其精液。如果自精保存者发生射精顺序异常，明确诊断后，可建议患者先做治疗，治疗后精液质量得到改善，再做自精保存；如果自精保存者急于冻精保存，可以将其全部精液直接射入精子洗涤液中稀释，洗涤精子除去精浆，以减少精囊腺液对精子性状与功能的负效应，然后做精子悬液的冷冻保存，这样冻存精子对日后使用是有裨益的。总之，检查射精顺序对诊断某些男性不育病因和优化自精保存者的精子冻存具有实际意义。

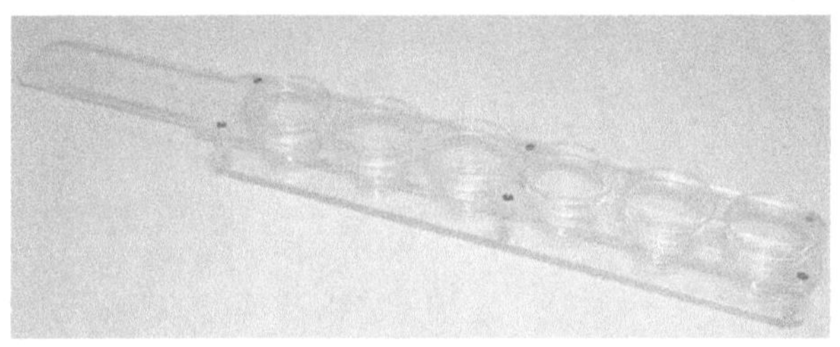

精液分段收集装置

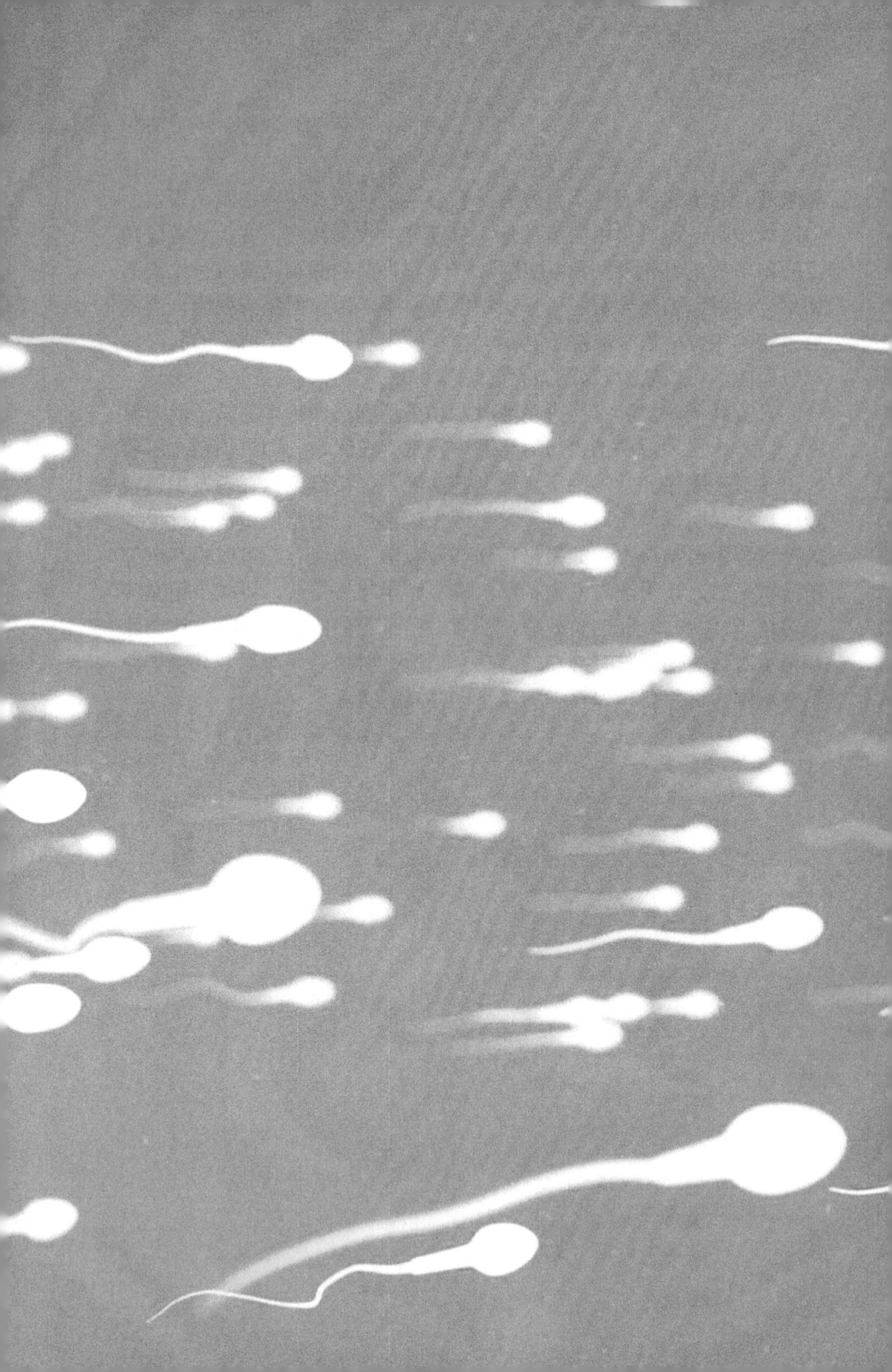

第 5 章

低品质精子冻存及其意义

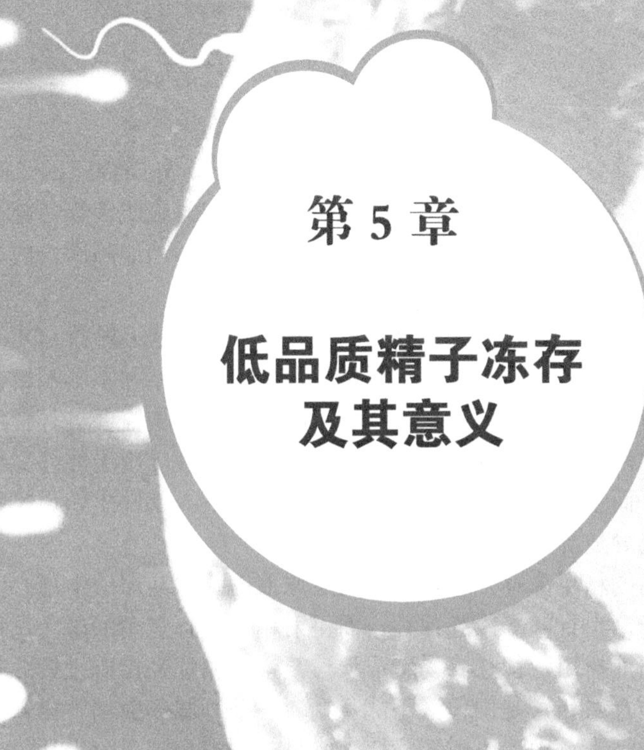

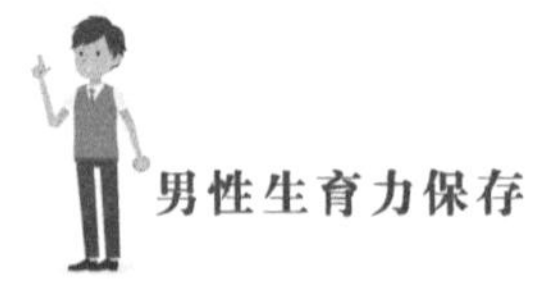

01

射精功能障碍患者如何保存精子?

◎杨 杰，张 洲

射精是非常复杂的神经反射活动，由中枢神经、外周神经、交感/副交感神经、生殖内分泌、内外生殖器、膀胱颈和盆底肌肉等各部分协调进行，其中任何一个环节出现问题都会导致射精功能障碍，成为男性同胞“男”以启齿的秘密。

射精功能障碍一般可分为 4 种类型：早泄（PE）、延迟射精（DE）、逆行射精（RE）和不射精（AE）。通常早泄和延迟射精并不影响精子生成，精液可进入女性生殖道，一般不影响生育。即使需要进行辅助生殖技术助孕治疗，患者也可以通过手淫法留取精液，用于体外受精或冷冻保存。而逆行射精或不射精，没有精子或进入女性生殖道精子数量不足，会导致男性不育。

逆行射精的精子冻存，一般可以通过尿液碱化，从尿液中离心回收到活动精子，再行精子冷冻保存。而不射精与逆行射精的患者在性交时都没有精液排出，往往容易造成误诊，不射精症是指既没有顺行射精也没有逆行射精，是由精液不能从精囊、前列腺和射精管排入尿道引起。在男性不育中，不射精症比较常见，根据病因可分为功能性和器质性两类。在临床上，功能性（精神心理）因素占了绝大多数。不射精症患者首先可以采取性生活方式指导、心理疏导和药物治疗等方法，一部分患者的不射精症状会得到改善。如果治疗效果不佳，可以利用前列腺按摩、震动刺激诱导射精和经直肠电刺激取精等辅助手段获取精子。而对于一些顽固性不射精，上述方案均治疗失败，还可以借助附睾、睾丸穿刺取精、近端输精管吸取精子或远端输精管冲洗取精术等外科手术方法取精，但反复穿刺可能会引发附睾或睾丸的血肿、附睾炎、血清睾酮水平下降等并发症。而远端输精管冲洗取精术可以获取更多的精子，更有利于精子的冷冻保存。

借助震动刺激诱导或电刺激射出的精子，由于在附睾、输精管中停留时间过长，精子微环境较差、精子 DNA 碎片率较高、氧自由基损伤程度较高，往往活动精子很少，冷冻复苏后的效果较差。通过精子制备技术，可以去除精浆中的杂质和有害成分，筛选出活力更好的优质精子，有助于提高精子的冷冻效果。为了增加后期辅助生殖治疗的使用次数，可以将优选后精子分多管进行冷冻保存。另外，在保护剂中增加抗氧化剂成分，也可以显著提高此类精液的冷冻复苏率。

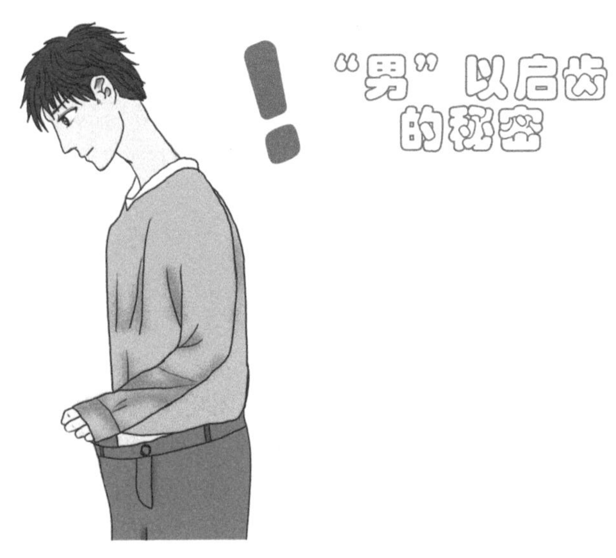

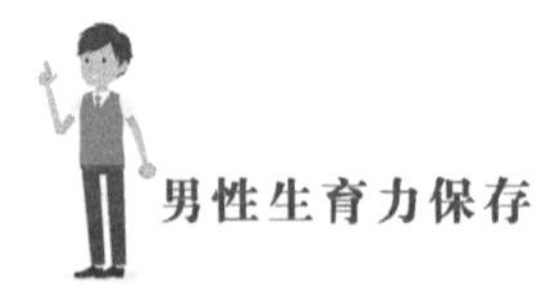

02

逆行射精症患者的精子应做冷冻保存吗？

◎朱伟杰

在男性不育门诊，会遇见就诊男士惆怅地自诉：我的性生活有高潮，但不见有精液射出来。没有精子排放就不会有精卵相遇、受精。这类男性的不育原因，很可能是逆行射精。

逆行射精是指性交或手淫时，男士有射精感觉，但没有精液自尿道口射出。精液是逆行射入了膀胱内。取这类患者性欲高潮及感觉有射精后的尿液做检测，在显微镜下观察，如果看到大量精子，即可明确诊断。不过，有些患者的睾丸生精功能低下，其尿液不容易检出精子，应该补充做尿液的果糖试验，如果显示尿液果糖阳性，亦说明精液射入了膀胱。

男性射精时，如果膀胱颈的解剖结构和神经调控正常，膀胱颈是关闭的，精液从尿道口排放出来。但是，如果膀胱颈的解剖完整性和神经系统受到损伤，则可能使膀胱颈的关闭功能减弱或丧失，导致射精时精液逆流，即逆行射精。常见的逆行射精原因包括前列腺切除术，糖尿病伴神经系统病变，膀胱手术或创伤，尿道狭窄，以及长期服用肾上腺素能阻滞剂等。近年青年型糖尿病患者有增多的趋势，一些患者伴有神经系统受损，可引起糖尿病性膀胱颈共济失调，出现逆行射精。

逆行射精症不育患者没有精子输送到其配偶体内，不会有精卵结合。对逆行射精症不育患者采用药物、手术治疗，大多数的疗效不大，解决这类患者的生育障碍，可行且疗效显著的方案是收集尿液中精子，结合辅助生殖技术来治疗男性不育。

由于逆行射精症不育患者的实际情况是：①精液以往都是射入膀

胱内，尿道口没有精液排放，即没有进行过精液基本检查，也就一直不知道患者的精子参数和精子功能状况；②要了解患者的精子基本情况，必须取得患者尿液中的精子进行检测，涉及一系列体外处理精子的操作；③后续借助辅助生殖技术治疗，只能使用经过体外处理的精子。故此，对逆行射精症不育患者的精子进行冷冻保存，避免了辅助生殖技术治疗当日匆忙处理尿液精子，以及治疗当日有可能获取不到合适精子剂量等不足，为后续借助于辅助生殖技术治疗提供了保障，对实施治疗不育甚有裨益。

逆行射精症不育患者的精子做冷冻保存时，射入膀胱内的精子须尽快排出体外，除去尿液，分离出精子，用培养液洗涤精子，尽量减轻尿液毒性物质对精子的损害，然后采用常规冷冻方法冻存精子。一般地，这类精子解冻后可以很大程度地保持冷冻前的精子功能状态。现在人类精子库针对逆行射精症不育患者精子的冷冻保存，已经有成熟方案和经验，很多此类患者通过这种方式，成功保存了生育力和治疗了不育。

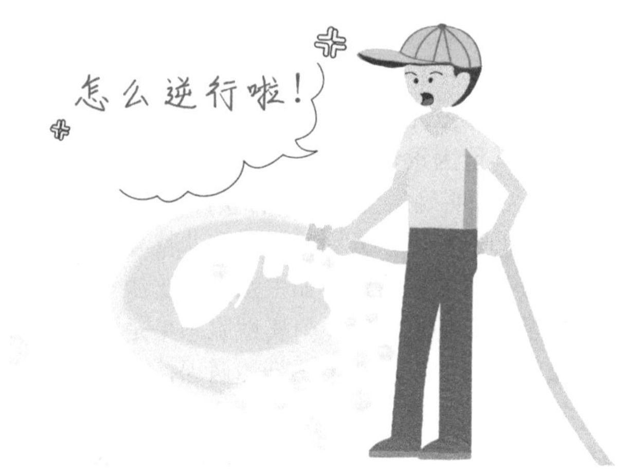

03

弱精子症患者需要保存精子吗?

◎张欣宗

按照《世界卫生组织人类精液检查与处理实验室手册》(第5版),精液中前向运动精子百分率低于32%,定义为弱精子症。弱精子症患者在男性不育人群中很常见,占男性不育的20%~40%,病因比较复杂,而且治疗效果并不确切。单纯的弱精子症主要表现为精子活力降低,精子浓度、精子正常形态率等其他指标没有异常,但实际上,弱精子症患者的精液检查经常显示精子浓度和精子正常形态率也合并低下。

弱精子症的发病机制尚未完全清楚,可能与生殖道感染、精索静脉曲张、男性生殖内分泌异常、射精管不全梗阻、免疫因素、生精相关基因缺失或突变、微量元素缺乏等有关,另外,全身性疾病、生活习惯、环境因素及其他因素也会对精子活力产生不良影响,目前仍有30%~40%的病例无法明确病因,称为特发性弱精子症。

弱精子症患者的治疗可以分为特异性和非特异性的。有明确病因的可以针对病因进行特异性治疗,如生殖内分泌激素治疗、精索静脉曲张手术治疗以及抗感染治疗等。附属性腺感染是弱精子症的主要病因之一,抗感染治疗的效果取决于感染的病因,大多数患者的治疗效果比较明显。非特异性治疗也称为经验性治疗,氧化应激是特发性弱精子症的重要病因之一,抗氧化治疗可以清除男性生殖系统中活性氧自由基对精子的损伤,改善精子活力,降低精子DNA碎片率,从而提高自然怀孕的概率和辅助生殖技术的成功率。另外,积极健康的生活方式也非常重要,如体育锻炼、健康饮食、戒烟戒酒等有助于提高精子活力。

一般的轻度弱精子症患者，不需要过度担心精液质量下降会影响将来生育，通过生活方式的调整，或给予一定的药物治疗，部分患者的精子质量得到显著改善，可以自然怀孕。随着辅助生殖技术的发展，尤其是卵胞质内单精子注射技术的应用，有效地解决了绝大多数弱精子症患者的生育问题。轻度弱精子症患者如果近期准备生育，没有必要进行精子冷冻保存。

但是，一些中重度的弱精子症患者，如果导致弱精子症的病因没有解除，精液质量呈现持续下降趋势，尤其是未婚或暂无生育计划的重度弱精子症患者，建议先将精子进行冷冻保存，以保障日后生育有精子可用。

有一些可能是遗传因素导致的弱精子症患者，如基因突变引起的精子尾部纤维鞘发育不良、精子尾部轴丝超微结构异常等引起的弱精子症。这类患者虽然可以进行冷冻精子，日后借助于辅助生殖技术生育子代，但其子代有可能存在相同的遗传缺陷，在进行精子冷冻保存时，有必要向患者告知可能存在的遗传风险。

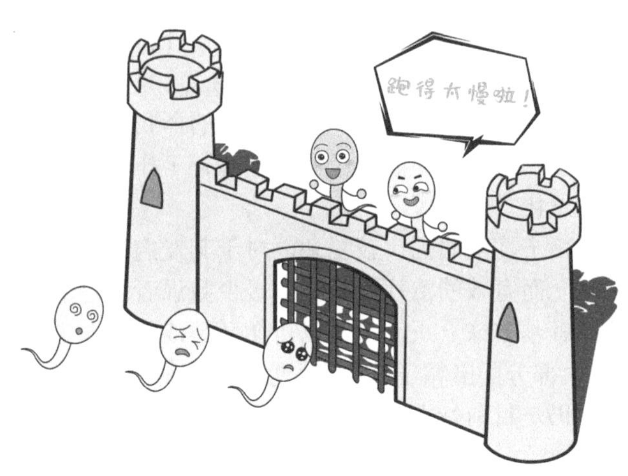

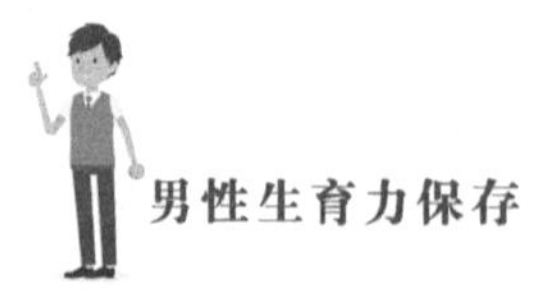

04

隐匿精子症患者的精子需要立即保存吗?

◎杨　杰，张　洲

在门诊检查精液时，有一类患者精液里面的精子好像是在跟你“躲猫猫”，有时在湿片下可以找到精子，有时它又玩起了消失，只有在离心后才能勉强找到少量精子。这种在新鲜精液制备的湿片中没有检出精子，但将精液离心后，可以在离心沉渣中观察到精子的标本，称为隐匿精子症标本。因为精子数量不足，没有足够的精子可以游到输卵管与卵子相遇、受精，从而造成男性不育。

隐匿精子症由多种因素造成睾丸生精功能不良所引起，常见原因有染色体结构/数量异常或基因突变（如克氏综合征、Y 染色体微缺失、某些基因突变等）、生殖系统炎症（如睾丸炎、附睾炎、精囊炎等）、内分泌异常（如低促性腺激素性腺功能减退症）、肿瘤放化疗后、重度精索静脉曲张、隐睾症、服用抑制生精功能的药物、长期不良生活习惯（如长期熬夜、吸烟、酗酒、吸毒）和有害工作环境（如高温、强辐射、接触有毒化学品）等。

由于隐匿精子症的病因比较复杂，对于其发病机制仍缺乏深入的研究，尚无统一而有效的治疗措施。除极少数患者经过治疗后精子数量有所提升或者基本恢复正常，可以自然怀孕或借助人工授精得以生育外，对于绝大部分隐匿精子症患者，通过卵胞质内单精子注射（ICSI）技术进行助孕仍是目前行之有效的治疗方法。所以一旦诊断为隐匿精子症，需要尽快接受辅助生殖技术治疗，及时解决生育问题。但隐匿精子症患者的精液常常出现波动变化，精子时有时无，有时会有湿片下未检见精子，而离心后仍未检见精子的情况出现。这样就可能会导致女方取卵日精液中无精子可用，只能被迫通过手术来获取睾丸精子或者临时冷冻卵子，往往给患者带来很多不必要的痛苦和麻烦。因此，医生通常会建议此类患者在辅助生殖治疗前将精子进行冷冻保存，一旦取卵日新鲜精液内未找到精子时可以使用冷冻精子，避免手术取精给患者带来不必要的创伤。而对于一些暂时未婚或暂无生育愿望的患者，也还是建议尽快对精子进行冷冻保存。因为随着男性年龄增大，精子质量还会进一步下降，甚至有可能最终发展成为非梗阻性无精子症（NOA）。提前进行精子冷冻保存，可以预防将来有生育需求时已无精子可用的情况发生。如果是由低促性腺激素性腺功能减退症或重度精索静脉曲张等引起的隐匿精子症，需要接受药物或手术治疗，在接受治疗前也可以考虑将精子进行冻存，以免治疗失败或改善效果不明显，为自己现有的生育力提前上一份生殖保险。

目前隐匿精子症患者的精液，多采用微量精子冷冻的方法进行冷冻保存，如果离心处理后只有少量甚至极个别活动精子，可以采用单精子冷冻的方法进行冷冻保存。由于精子数量波动较大，有的患者可能需要多次冷冻，才能保证后续辅助生殖治疗所需的精子数。虽然在冷冻和复苏过程中会对精子造成一定损伤，但为隐匿精子症患者提供了帮助，增强了他们进行辅助生殖治疗的信心和希望。对于隐匿精子症患者，在接受 ICSI 治疗时，使用冷冻精子与使用新鲜精子或睾丸精子在受精率、优胚率、临床妊娠率、流产率和活产率等临床结局上无显著差异。所以不必担心精子冷冻后，会对后续的辅助生殖治疗结局造成不良的影响。

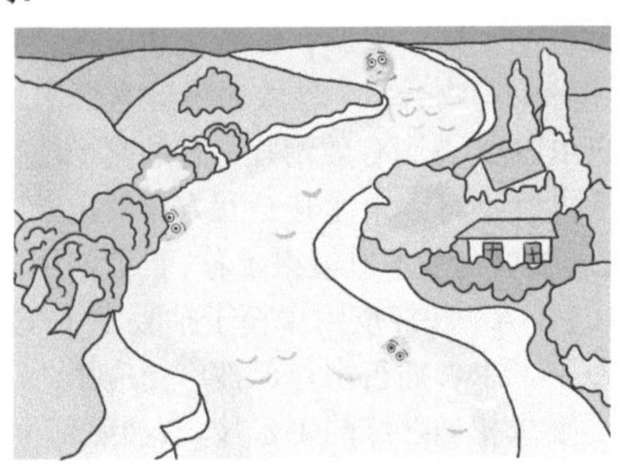

05

梗阻性无精子症患者需要保存精子吗?

◎杨　杰，张　洲

老张在“二胎”的路上迟迟无果，来医院检查后被诊断为梗阻性无精子症（OA）。经过再三考虑，老张想通过显微输精管附睾吻合术（VE）复通后，自己再“努力”一把。可是老张术中的情况并不理想，医生建议他先将睾丸精子冷冻起来，以防手术复通效果不佳，可用于后期辅助生殖治疗。但老张觉得没那个必要，由于梗阻情况复杂，术后梗阻情况并未改善，最后又经过两次睾丸穿刺取精才收获了自己的二宝。回想起当时医生的建议，老张真是后悔不已。

梗阻性无精子症是指在睾丸精子发生正常的情况下，由于先天性发育的异常、后天性的泌尿生殖道感染、外伤或医源性损伤等，睾丸网到射精管的输精管道的任一部位梗阻，精子不能正常排出体外。一般来说，梗阻性无精子症患者睾丸体积和血清卵泡刺激素（FSH）基本正常，超声可显示梗阻征象。通过显微外科手术重建和取精术结合卵胞质内单精子注射（ICSI）技术是目前治疗梗阻性无精子症的主要手段。根据梗阻部位的不同，附睾、输精管和射精管处的梗阻大多数可以通过显微输精管附睾吻合术、显微输精管吻合术（VV）和经尿道射精管切开术（TURED）得到有效治疗，有的甚至还可以实现自然妊娠。而对于合并有女性不育因素尤其是女方年龄因素的夫妇，取精术联合ICSI可能比显微重建手术更值得推荐。目前常用的取精技术包括睾丸精子抽吸术（TESA）和经皮附睾精子抽吸术（PESA），因操作简单、创伤小、恢复快，患者痛苦小，已被广泛应用。

然而梗阻复通要求相当熟练的手术技巧，梗阻部位很难精准确定，存在术后精子量少、复通失败和再发梗阻的可能。因此，在精道显微重建术中还要积极进行精子冻存，特别是对于伴有发育异常或复杂性梗阻，预计成功率较低或者无法进行复通的患者，还是建议患者在术中将附睾或睾丸精子进行冷冻保存。一方面为手术失败或者梗阻复发提供生殖保险，以备后续辅助生殖治疗时可以使用，另一方面也避免患者再次遭受手术创伤，重蹈老张的覆辙。另外，反复穿刺还容易引起睾丸或附睾的炎症、感染，甚至引起睾丸自身免疫性的炎症，反而加重病情，出现睾丸的血肿，可能会导致睾丸萎缩。因此，考虑到穿刺获取的精子相对较少、精子比较珍贵，还是建议患者在诊断性穿刺的同时，应及时将睾丸或附睾精子冻存起来，以便为后续辅助生殖治疗时使用，避免反复侵入性操作对患者身心造成伤害。

睾丸精子数量很少，无论是新鲜穿刺还是冷冻复苏后，都只能选取卵胞质内单精子注射技术辅助授精。因此，在选择辅助生殖技术的方法上，二者没有任何区别。另外，在使用效果上，使用冷冻睾丸精子与使用新鲜睾丸精子在受精率、临床妊娠率、流产率及活产率等关键指标上并无显著差异。目前，全球各地已经有很多使用冷冻睾丸精子出生的健康宝宝，所以安全性问题可不必担心。

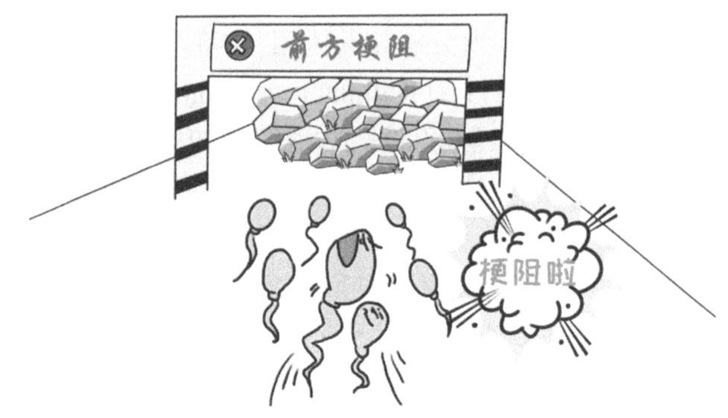

06

非梗阻性无精子症患者显微取精取到的精子需要立即保存吗?

◎杨　杰，张　洲

非梗阻性无精子症（NOA）指各种下丘脑-垂体疾病或功能抑制等因素引起的继发性生精功能改变，以及不同病因所致的原发性生精功能衰竭所引起的无精子症。这类患者的睾丸不能产生精子或只产生极少量精子，导致精液中找不到精子。NOA 致病因素通常可分为先天性因素和获得性因素两类，先天性因素主要包括：①染色体数目或结构异常[如克氏综合征（Klinefelter syndrome）和 Y 染色体微缺失等]；②睾丸分化、精子发生、生精细胞和凋亡相关的基因突变及遗传多态性（如 X-连锁 *TEX11* 基因和 *SOX5* 基因多态性等）；③表观遗传学改变（如精子 DNA 甲基化和组蛋白乙酰化等）；④发育相关因素（如先天性无睾症和隐睾等）；⑤内分泌相关因素[如特发性低促性腺激素性腺功能减退症和卡尔曼综合征（Kallmann syndrome）等]。而获得性因素主要包括：①严重的精索静脉曲张；②感染（如睾丸炎）；③肿瘤（如睾丸肿瘤和垂体肿瘤等）；④睾丸扭转、外伤或其他医源性损伤；⑤长期接触有毒有害物质（如烷基化药物、射线和高温工作环境等）。

对于 NOA 患者，除少数低促性腺激素性腺功能减退症患者可以采取激素治疗外，对其他病因的 NOA 患者，并没有行之有效的治疗方案。睾丸显微取精术结合卵胞质内单精子注射（ICSI）技术，已经成为目前绝大多数 NOA 患者的治疗方案，使更多 NOA 患者获得了生育亲生子代的希望。

根据睾丸显微取精术时机的不同可分为同周期和非同周期睾丸显微取精术，两者的主要区别在于男方的睾丸显微取精术与女方的取卵手术是否同步。非同周期睾丸显微取精，即男方先行睾丸显微取精术，术中找到精子后立即进行冷冻保存，女方择期行促排卵并取卵，在女方取卵时同期解冻男方精子并行 ICSI 助孕；而同周期睾丸显微取精是在女方取卵的当日或前一日男方进行睾丸显微取精术，如果术中找到精子，则同期使用患者本人的精子行 ICSI 助孕，如此则避免了非同步手术过程中精子冷冻复苏导致的损伤。但这种方法也一直存在争议，因为目前睾丸显微取精的精子获得率（SRR）通常维持在 43%～63%，同周期睾丸显微取精的应用使原本可以进行供精人工授精（AID）治疗的患者改为供精-体外受精或冻卵，不仅增加了促排卵药物的使用，也增加了患者心理和经济上的负担。另外，随着精子冷冻技术的发展，尤其是近年来新的玻璃化冷冻技术和单精子冷冻技术的推广与应用，有效提高了睾丸精子冷冻后的回收率和复苏率，已被证明是一种安全、经济、有效的睾丸精子冷冻保存方法。将冷冻复苏后的睾丸精子用于 ICSI 治疗也可以获得与新鲜睾丸精子相似的受精率、临床妊娠率和活产率，并没有增加不良妊娠结局出现的风险。

其实对于 NOA 患者，获取到睾丸精子只是迈向成功的第一步，女方卵子的情况、是否可以正常受精、胚胎发育等级、移植后能否正常妊娠和顺利分娩等，都还有重重关卡需要去闯。即使是首次手术取精成功后的 NOA 患者，再次取精仍然会有约 30%失败的可能。因此，无论是同周期睾丸显微取精术中找到的睾丸精子，还是非同周期睾丸显微取精术后 ICSI 使用剩余的睾丸精子，及时进行冷冻保存非常有必要。这样不仅可以防止一次助孕治疗失败后无剩余精子可用的情况发生，也可以避免再次手术的痛苦和风险。

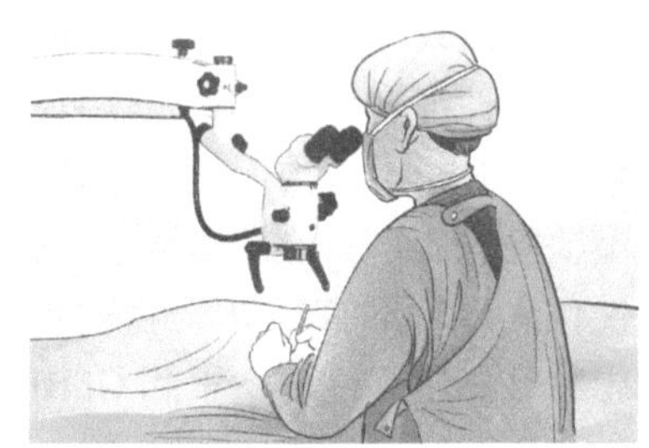

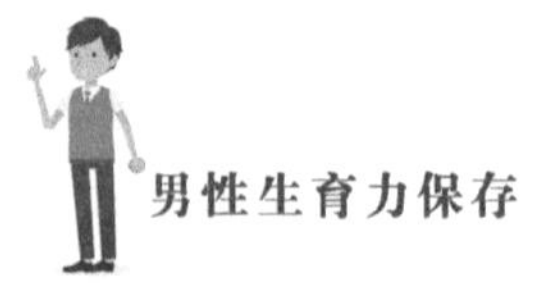

07

促性腺激素低下患者经过治疗后发现精子需要立即保存吗?

◎杨　杰，张　洲

特发性低促性腺激素性腺功能减退症（IHH），是下丘脑促性腺激素释放激素（GnRH）合成、分泌或作用障碍，导致垂体分泌促性腺激素减少，进而引起性腺功能不足的一种疾病。总体发病率为（1～10）/100 000，男女比例约为5∶1。青春期前发病的患儿表现为青春期延迟或缺失，成年发病的患者则表现为性腺功能减退和/或不育。成年男性IHH患者通常以第二性征不发育和精子生成障碍为主要临床表现，如童声、小喉结、小阴茎、无胡须、小睾丸或隐睾、乳腺增生、无精子生成等。

对于男性IHH的治疗，早期诊断是关键，应尽早给予激素替代治疗，可使患者恢复性腺功能甚至恢复生育力。目前常用的治疗方案主要包括睾酮替代治疗、促性腺激素治疗和GnRH脉冲治疗，这三种方案可根据患者下丘脑-垂体-睾丸轴的功能状态以及患者的年龄、生活状态和需求进行选择，并可互相切换。IHH的治疗目的首先是促使男性第二性征发育，其次是恢复患者的性功能甚至生育力。当患者无生育要求时，可单独用雄激素替代治疗。另外对于部分下丘脑与睾丸双重缺陷患者，只能用雄激素替代治疗，但单纯补充雄激素只能改善男性化表现，不能帮助睾丸恢复生精功能。而对于育龄期有生育需求的患者常采用促性腺激素和GnRH脉冲治疗，刺激睾丸间质细胞分泌睾酮和生精细胞产生精子。

对于继发性（源于外伤、感染、手术等因素）IHH 患者，通过一定时间的内分泌治疗，大部分患者精液质量改善效果显著，可以恢复正常水平甚至实现自然妊娠，而原发性 IHH 患者，所需的内分泌治疗时间可能更长，产生精子后仍需要继续用药来维持治疗效果。总体来说，绝大多数 IHH 患者接受促性腺激素治疗的预后良好，患者的睾丸可以逐渐增大，并可以恢复产生精子的能力。70%～90%的患者治疗后可产生精子，诱导精子产生的时间通常在 6～10 个月。

因此，如果是一些年轻的 IHH 患者，距离生育的时间仍较长或暂无生育愿望，不能维持长期激素治疗，还是建议患者治疗后有大量精子产生时，立即将精子进行冷冻保存，巩固现有治疗成果，保存现有生育力，以备将来有生育需求时使用。精子冷冻成功后，考虑到口服睾酮相较于注射睾酮的依从性更好，可以改用口服睾酮制剂继续治疗。如果长期治疗后仍仅有少量精子生成或精液质量波动较大、精子时有时无，且长时间妻子不能自然妊娠者，还是需要借助辅助生殖技术提高妊娠机会，在辅助生殖治疗前，还是建议将现有精子及时进行冷冻保存，以免取卵日男方精液无精子可用的情况出现。

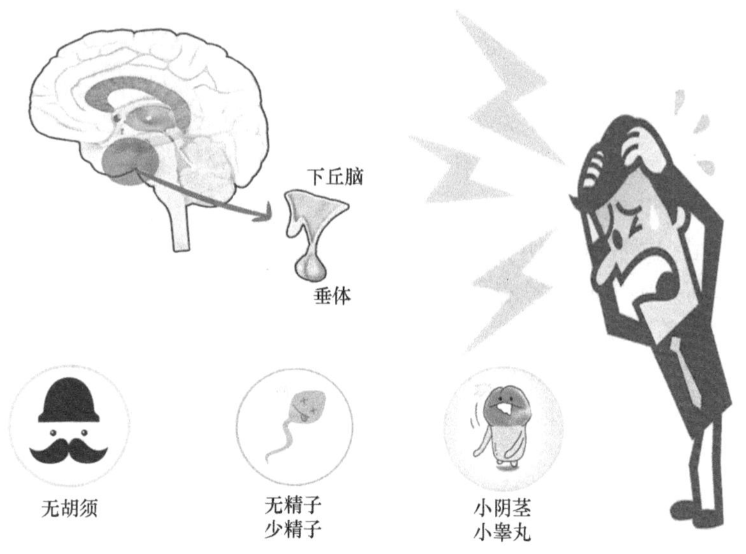

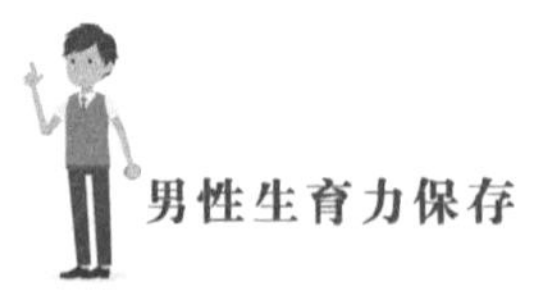

08

未婚的隐睾症患者需要提前保存精子吗?

◎杨　杰，张　洲

隐睾顾名思义为隐藏着的睾丸，通常是指一侧或双侧睾丸停止于下降途中，而未进入同侧阴囊内，是男性生殖系统先天性异常引起的常见疾病之一。根据睾丸的位置主要分为真性睾丸未降、睾丸下降不全、睾丸缺如及睾丸移位。该病主要高发于足月的男性新生儿（4%～5%），尤其是早产男婴（9%～30%）。通常在出生后 6 个月以内，大多数隐睾可以自然下降，1 岁以后隐睾的患病率显著下降（0.8%～1.1%），但同时睾丸自发下降的概率也会明显减少。

单侧隐睾不育的发生率为 10%～20%，而双侧隐睾不育的发生率为 40%～80%，隐睾对男性生育能力的影响主要表现在精子浓度减少、精子活力降低和精子畸形率增高，严重的甚至发展成无精子症。其原因主要是滞留在腹股沟管内或腹腔内的睾丸温度升高，破坏精子发生的微环境，生精细胞多呈成熟阻滞，不能形成成熟精子，导致生育力低下，甚至失去生育能力。通常隐睾位置越高，停留于非阴囊的时间越长，组织学损害越明显，生育能力越低。

目前，国内隐睾症患者人群仍然以婴幼儿为主，少量为青春期后患者。隐睾诊断一旦确定，手术时机的正确选择会直接影响生育能力的恢复。我国最新的诊断治疗指南推荐 6~12 个月是隐睾患儿行睾丸下降固定术的最佳时间，而且早期手术的效果相对于晚期手术要好。在青春期前进行手术，约有三分之一的患者可以恢复正常生育能力，而青春期后接受手术治疗的患者恢复率不及前者的一半。但是由于各种原因，不少隐睾患儿手术年龄都超过了国际治疗指南要求的上限，甚至部分患者在成年前并没有察觉隐睾或未引起重视，直至婚后不育来医院就诊时才发现。错过最佳的手术时机不利于改善睾丸的生精功能，成年后精液参数也显著低于正常人群水平。即使睾丸下降固定术成功者，仍有 9%～15%的单侧隐睾和 46%左右的双侧隐睾可能会进一步发展为无精子症。

因此，未婚的隐睾患者是否需要提前冷冻保存精子，也是需要根据患者隐睾的情况来区别对待的。对于单侧隐睾患者，通常对精液质量影响并不大，是可以不用冷冻精子的，但是如果是单侧隐睾且伴随对侧睾丸功能不全，还是建议患者尽快将精子进行冷冻保存，以免后续有生育需求时却发现精子没了；而对于双侧隐睾患者，如果尚未接受过手术治疗或正准备手术治疗，考虑到睾丸的受损时间较长、受损情况可能比较严重，术后的改善效果可能并不理想，建议在术前将精子进行冷冻保存；如果已行睾丸下降固定术，术后对精液质量和激素水平等定期监测也很重要。一旦显示精液质量持续下降，促卵泡激素（FSH）和促黄体生成素（LH）明显升高，甚至睾丸萎缩，建议尽快对现有的精子及时进行冷冻保存，以防情况进一步恶化，最终可能发展成为无精子症。同时在保存未来生育力方面，在隐睾的手术治疗时保留睾丸的睾丸固定术相对于睾丸切除术更为适宜，即使部分隐睾患者倾向于选择睾丸切除术，在行睾丸切除术的同时，对其可能存在的睾丸精子进行冷冻保存，也可以最大限度地保存现有生育力。

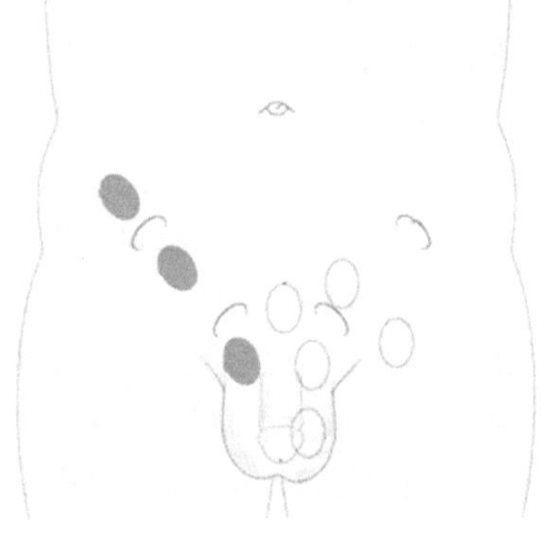

隐睾位置模式图

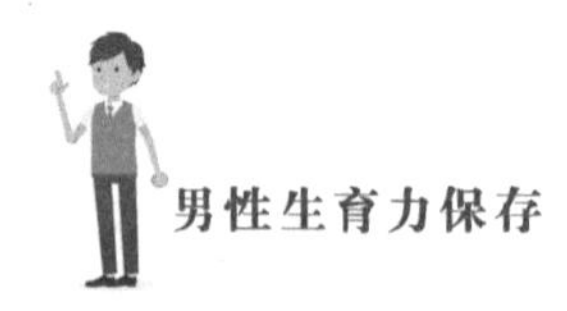

09

睾丸扭转手术时需要同时保存睾丸精子吗？

◎杨　杰，张　洲

“蛋疼”作为如今的网络流行语，经常被人们用来自我调侃。可有的时候“蛋疼”就不仅仅是一句玩笑话，很可能是一种病——睾丸扭转。

睾丸扭转又称精索扭转，是指睾丸和精索沿纵轴发生的异常旋转，使睾丸血液供应受阻，造成患侧睾丸及其他阴囊结构的急性缺血甚至坏死的病理过程，是一种常见的阴囊急症。如果把睾丸比作西瓜，那么精索就是西瓜上的藤，藤打结了，西瓜生长所需的营养和水分就不能正常供应，时间一长，西瓜就蔫了坏了。睾丸扭转可以发生于任何年龄，一般好发于幼儿期和青壮年时期，可能与先天发育异常、剧烈运动、睾丸外伤、温度变化和迷走神经兴奋等因素有关。

睾丸扭转是否会影响男性的生育力并引起不育，目前尚存在很多争议，但可以明确的是，睾丸扭转的预后与扭转的程度和持续的时间有密切联系。一般情况下，睾丸扭转能在起病 6 小时内解除梗阻，对睾丸的内分泌及生育功能并无明显影响。但拖延时间越长，治疗效果越差，如果超过 12 小时，患侧睾丸保留率只有 50%左右，而 24 小时后保留率则不足 10%。一旦血睾屏障被破坏，对侧睾丸也可能受到影响。

睾丸扭转手术时，是否需要同时保存睾丸精子并不是一个“一刀切”的问题，要根据患者的就诊治疗时间、睾丸的扭转受损程度和对侧睾丸的功能来综合判断。由于睾丸扭转将单侧睾丸切除后，精液质量虽然会受到一定程度的影响，但对侧睾丸经历了一个损伤、修复的过程，最终能代偿其生精功能。无论是行睾丸固定术还是睾丸切除术的隐睾患者，其配偶的自然受孕率仍处于可接受的正常范围，但如果双侧睾丸均受损严重，或对侧睾丸功能水平低下，不足以代偿其生精功能，术后很可能达不到理想的治疗效果，甚至造成不可逆的生育力损伤。对于此类患者，在手术治疗的同时，将睾丸精子进行冷冻保存，保存现有的生育力，就显得尤为必要。尤其对于还尚未婚育的青年患者，保存手术中的睾丸精子，就是为其保留了一份生育的希望。

随着新型冷冻技术和冷冻载体的出现，尤其是精子玻璃化冷冻技术的推广应用，睾丸精子和睾丸组织冷冻后都有很好的复苏效果。由于睾丸内的精子尚未完全发育成熟，冷冻后多为不活动状态，但这并不影响睾丸精子的正常功能。目前，睾丸精子经冷冻复苏后行卵胞质内单精子注射（ICSI）技术治疗能取得与新鲜睾丸精子一样的临床效果。即使同一患者不同 ICSI 周期分别使用新鲜和冷冻睾丸精子在受精率、临床妊娠率、活产率和流产率上也是没有显著差异的。

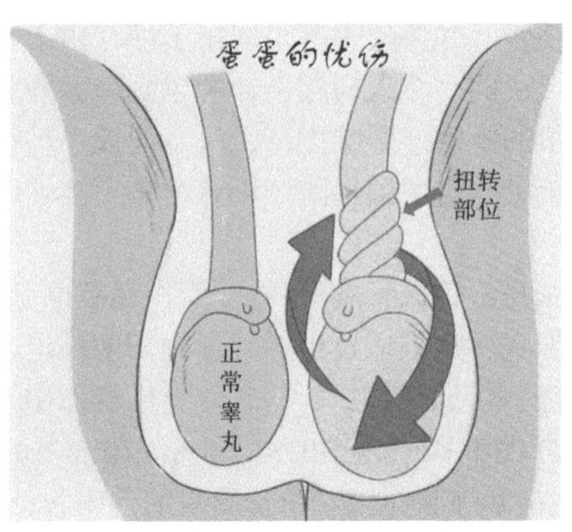

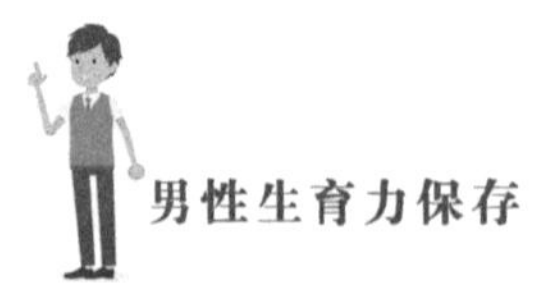

10 未婚的精索静脉曲张患者需要提前保存精子吗？

◎杨　杰，张　洲

经常会看到有些人腿上的青筋像弯弯曲曲的蚯蚓一样冒出来，影响美观不说，严重的还会对日常生活造成影响。这种俗称的“蚯蚓腿”在医学上称为下肢静脉曲张，但当这种“小蚯蚓”出现在阴囊处时，当心它可能会“吃掉”你的“小蝌蚪”。

小马同学是一名创业青年，因阴囊部坠胀和隐痛去医院就诊，被诊断为精索静脉曲张，并伴随中度少弱精子症。由于小马一直忙于事业，还没有顾及自己的“个人问题”，考虑到精索静脉曲张可能会进一步加剧精液质量的下降，影响生育，医生建议小马提前将精子进行冷冻保存，给自己上一份生殖保险，以备将来需要辅助生殖助孕治疗时使用。

精索静脉曲张是一种血管病变，指精索内蔓状静脉丛的异常扩张、伸长和迂曲，可导致疼痛不适及进行性睾丸功能减退，常见于青壮年男性，是男性不育的常见原因之一。在普通男性群体中发病率为10%～15%，在原发性男性不育中为 30%～40%，在继发性男性不育中为69%～81%。通常精索静脉曲张对精子质量的危害包括精子活力下降、精子浓度降低和精子畸形率升高。精索静脉曲张还会导致精子顶体酶活性下降、精子 DNA 碎片率升高以及精子线粒体 DNA 损伤加重。这些精子参数的改变都会导致男性生育力的降低。目前，精索静脉曲张引起不育，可能与睾丸局部温度升高、睾丸组织缺氧、氧化应激、代谢废物蓄积等机制导致精子质量下降和睾酮分泌减少等存在联系。并且精索静脉曲张持续的时间越久，对精液质量影响越大。

手术是治疗精索静脉曲张唯一确切有效的方法，可以消除疾病带来的局部坠胀和疼痛不适，并改善精液质量。值得注意的是，并不是所有精索静脉曲张患者均有精液质量异常，也不是所有精液异常患者都需要进行手术治疗，更不是所有患者外科干预后精液质量均能得到提高。精索静脉曲张所致的睾丸生精功能异常是一个错综复杂的病理过程，很可能是多种因素共同作用的结果。

未婚的精索静脉曲张患者是否需要提前冷冻保存精子，对诸多情况应逐一分析、综合考虑并区别对待。如果只是轻度或中度的精索静脉曲张，也没有影响精液质量，在没有特殊情况下，是不需要提前冻存精子的。只要定期复查精液和激素水平，有利于发现潜在不育的患者，以尽早发现并及时采取干预措施。如果定期动态监测精液质量呈现进行性下降趋势，尤其是同时合并睾丸发育不良（体积变小、质地变软）、曲张程度进行性加重等情况，还是建议患者尽早进行手术治疗。为避免术后改善效果不佳或复发等情况，患者可以考虑提前将精子进行冷冻保存。而对于病情较为严重者，如睾丸明显萎缩且质地变软、精子数量极少（甚至偶见精子）者，手术治疗未必有利，应建议此类患者尽快将现有精子进行冷冻保存，以免精索静脉曲张加剧导致无精子症的发生。

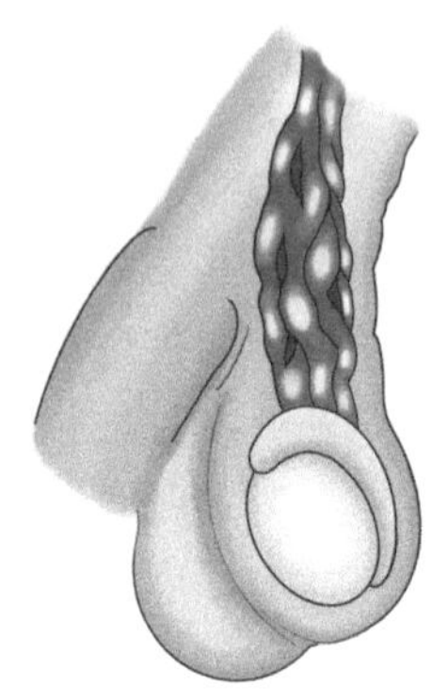

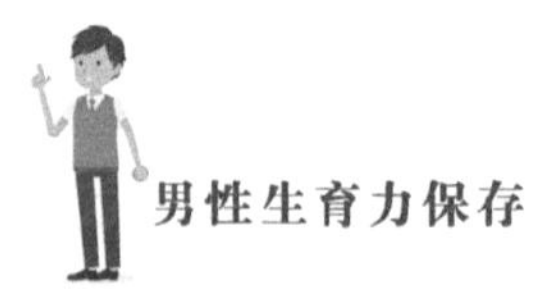

11

有腮腺炎病史患者需要保存精子吗?

◎杨 杰，张 洲

提起腮腺炎，想必不少人或多或少都有所了解，儿时感染过的人还会回想起脸颊红肿导致颜值暴跌甚至被迫贴“仙人掌”、“隔离”在家的痛苦回忆。

流行性腮腺炎是由腮腺炎病毒引起的一种常见的急性呼吸道传染病，易发于儿童和青少年，主要表现为唾液腺的化脓性、炎性肿大。病毒也容易侵犯睾丸组织，睾丸炎是青春期、成年男性流行性腮腺炎常见的并发症，并发率为20%～30%，其中10%～30%的患者为双侧病变。腮腺炎病毒感染睾丸的主要危害是可导致睾丸曲细精管生精细胞和间质细胞受到不可修复的损伤，严重时可引发睾丸萎缩，导致生精功能下降，是造成男性精液参数异常和不育的原因，严重的甚至会发展成为无精子症。腮腺炎病毒感染史与精子质量异常有明显的相关性，感染的男性在精子总数、精子浓度、前向运动精子率、精子正常形态率等方面明显降低，而精子DNA碎片化指数显著升高。

一般认为，青春期前腮腺炎合并睾丸炎较少见，所以造成睾丸永久性损伤的机会较少，即使受影响通常也可以完全康复。但青春期以后患腮腺炎的男性容易并发睾丸炎，且症状较重，其机制可能与腮腺炎病毒所致二次病毒血症和睾丸成熟度有关。所以青春期前腮腺炎男性患者并不必过度担心会对生育力造成影响。即使是青春期后流行性腮腺炎合并睾丸炎的患者，只要能早期诊断并及时治疗也可以有效改善患者症状，通常治愈后对生育力的影响很小。但是由于腮腺炎性睾丸炎具有一定的自限性，成年男性往往容易忽视，缺少提前干预措施，腮腺炎病毒会对睾丸细胞造成不可恢复的损害，一般预后不佳。对于此类患者要格外关注睾丸的慢性损害对远期生育力的影响，需要定期对精液质量、激素水平和睾丸发育情况进行复查与监测。

如果是暂时未婚或暂无生育愿望的男性患者，及时将精子进行冷冻保存就显得尤为重要，可以保存现有生育力，减少后顾之忧。如果是在定期复查和监测中显示精液质量有进行性下降趋势，尤其是同时合并促卵泡生成素上升和睾丸萎缩等情况，还是建议尽快将现有精子进行冷冻保存，以免进一步恶化导致无精子症的发生。腮腺炎性睾丸炎引起的非梗阻性无精子症，其睾丸内残留有正常生精灶的概率极高，通过睾丸显微取精术还有较大机会获得睾丸内精子以用于辅助生殖治疗，但是通过手术取精还是会给患者带来一定的创伤和风险，同时精子的获取率、精子的质量以及辅助生殖治疗的成功率，都会随着年龄的增长而降低。所以提前对现有精子进行冷冻保存，为自己提前上一份生育保险，防患于未然，才是一种更为明智、安全和稳妥的方法。

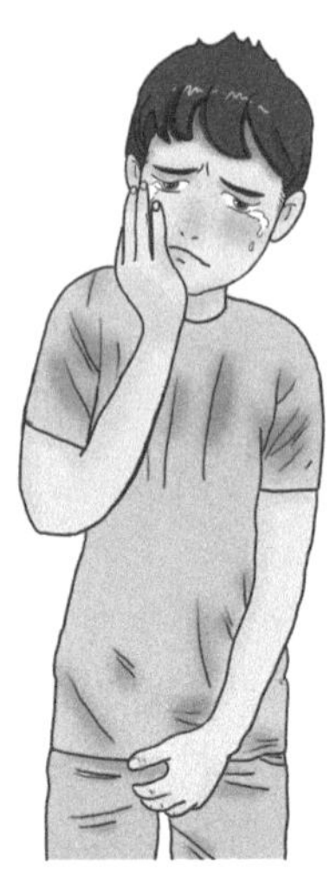

腮腺炎
合并
睾丸炎

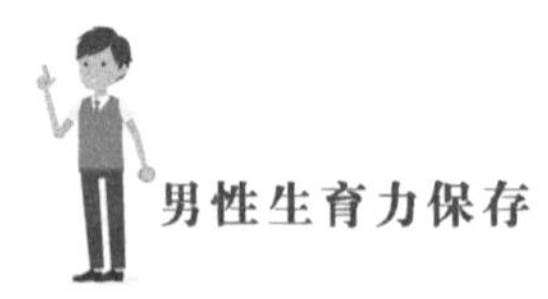

12

血精症患者可以冷冻保存精子吗?

◎朱伟杰

在精液化验室，时常遇见这种情况：有些男士取出的精液外观不是正常时的灰白色或乳白色，而呈深棕色或棕红色，甚至鲜红色。这种现象是射出精液中存在新鲜或血色改变的血液，显微镜下会观察到血红细胞。这类以混有血红细胞为特征的病理性精液，称为血精。

血精症男士看到自己的精液颜色变为棕色、红色时，难免心里紧张，忧心忡忡。不禁问道：这是怎么回事？会影响生育吗？

血精症的病因分为器质性、功能性和突发性等三类，包括精囊炎、前列腺炎、前列腺结石、附睾结核、过度手淫或性交次数过频、阴部外伤、精囊肿瘤、前列腺癌等。故此，精液中混进了血液，不仅是一种病理性精液现象，有时还是一些严重疾病的信号。

血精症为泌尿外科、男性科的常见疾患。除肿瘤、结核等需要特殊治疗外，多数血精是一种良性和自限性的病症，无严重危害，进行必要的抗炎治疗和适当使用止血剂，结合充分休息和控制性生活，一般病因的血精症不难治愈。但是，血精症与精液品质改变、生育力降低是有联系的。

轻度血精通常未引起精液品质明显改变，痊愈后可正常生育。重度、反复的或长期的血精，有可能影响男性生育力，主要表现在这些方面：①混入精液的血液影响了精液的理化性质。精液中的精浆部分是由精囊腺、前列腺、尿道球腺等附属性腺所分泌的。附属性腺感染性如精囊炎血精可导致精浆异常。②大量血红细胞存在于精液可妨碍精子运动，血液中一些物质如凝血因子、白细胞分泌的介素可干扰精子功能。③血精常使患者精神惊慌不安，若久治未愈会加重其焦虑，部分患者进而引起性功能障碍。④由肿瘤、结核等引起的血精，有些治疗（如手术）可能会影响精子通道，或者使用的药物破坏了睾丸生精上皮，导致损害生育力。因此，对血精症与男性生育力的关系需予以重视。

临床上可遇到反复性或持续发作的血精症患者，有的患者病程较长，甚至难以治愈，对这些患者，常碰到如下情况：①久治未愈或知道一旦治愈则会影响生育力的患者，心理上对性生活多有顾虑和恐惧，容易引起勃起功能障碍；②患者配偶多不愿接纳带血的精液，对血性精液感到精神紧张，但渴求生育的愿望强烈，反而压抑了卵泡发育或排卵；③一些患者本人或配偶年龄偏大，担心长久治疗下去错过了其合适生育时期；④肿瘤、结核等病因的血精症未生育患者，忧心治疗损伤了生育力。故此，对血精症患者的精子进行冷冻保存，可以免除其后顾之忧，在临床实际中有着特殊的应用价值。

血精症患者精子的冷冻保存可以有两种类型：第一，分离出活动精子再做冷冻保存。通过体外活动精子分离，筛选出活力强的精子群体，同时获得较纯净的精子外环境，精子悬液没有血色，不再有血红细胞和白细胞，保障了生殖安全，也有利于后续人工授精等治疗应用，但这种方法会丢失一部分精子，精子浓度低的标本不适用。第二，血精标本直接做冷冻保存。这种方法不丢失活动精子，可以完整保存原先的精子数目。但是，血精标本由于混有血液，精液黏稠度变大，影响了冷冻保护剂与精子相互作用，而且精液中的少量血红细胞因冻结而发生溶血，会影响精液外观颜色和精子功能。故此，这两类方法都可以应用于血精症标本的冷冻保存，但各有利弊，需视标本的具体情况而做选择。

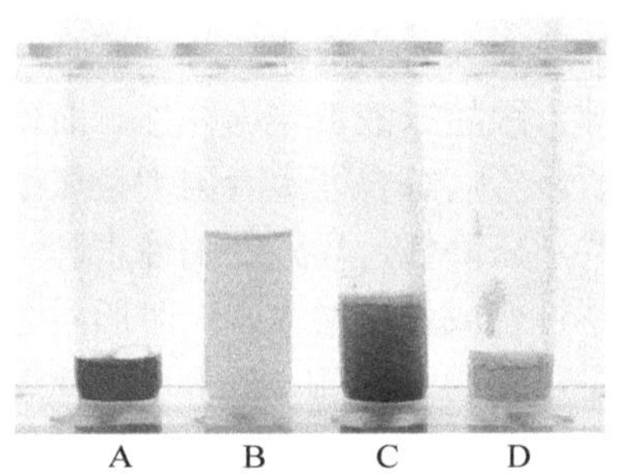

人类精液标本的不同外观颜色

A 和 C 是血精症标本

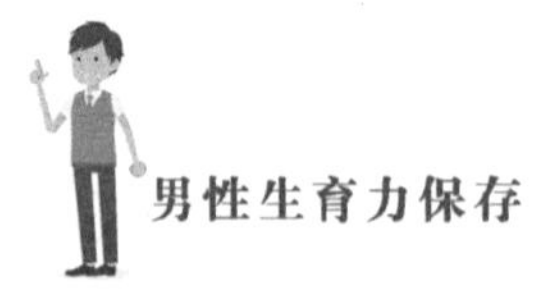

13

男性肾病综合征患者需要进行生育力保存吗?

◎梁明洁，王奇玲

肾病综合征是肾脏疾病中较为常见的一个类型。发病原因目前尚不明确，主要与患者自身免疫因素有关联，主要表现为单纯大量尿蛋白。这种疾病好发于青少年儿童，大部分患者接受免疫抑制治疗，能缓解病情，但复发率高，病症甚至可能会伴随患者终身。虽然疾病本身很少累及患者的生殖系统功能，但疾病治疗过程中涉及的某些药物可能会对生殖系统功能造成损害，且一般用药疗程较长。因此，有生育要求的男性肾病综合征患者，应尽早进行生殖系统功能的相关评估，及时到人类精子库进行生育力保存。

正常情况下，血液流经肾脏进入肾小球时，肾小球相当于一个筛子，血液中的中大分子物质如清蛋白等，并不会透过肾小球被排走。而肾病综合征患者由于自身免疫因素，肾小球发生病变，相当于筛子的孔变大。血液流经肾小球时，其中的清蛋白就可以穿过病变的肾小球，跟随尿液被排出体外。而蛋白质对于人体而言，是非常重要的物质。肾病综合征患者因大量尿蛋白，继而发生低蛋白血症，血浆胶体渗透压降低，导致凹陷性水肿；血浆清蛋白降低会刺激肝脏，使其代偿性合成蛋白增多，同时脂质合成也增多，导致患者高脂血症，也就是俗称的“三高一低”，因此患者必须及时接受治疗，避免病情进一步恶化。肾病综合征患者需接受免疫抑制治疗，以糖皮质激素为主。当治疗效果欠佳或停药后反复复发的，会配合使用环磷酰胺、甲氨蝶呤、环孢素等进行治疗，而且用药治疗周期通常较长。

糖皮质激素是肾上腺皮质分泌的甾体类激素，维持机体的内稳态，参与机体的代谢、免疫以及生长发育的调控。糖皮质激素作用广泛，几乎对机体的每一个器官都有作用。基础水平的糖皮质激素可调节睾丸发育和功能，维持精子生成及成熟。糖皮质激素作为免疫抑制剂进行治疗时，它对睾丸也有直接抑制作用。环磷酰胺、甲氨蝶呤等属于细胞毒类药物，能干扰细胞 DNA、RNA 的合成，可经血液进入睾丸，影响间质细胞分泌功能，导致患者雄激素水平下降，破坏下丘脑-垂体-睾丸轴，引起生精功能障碍。同样这类药物也能进入曲细精管，降低支持细胞的分泌功能，使支持细胞与各级生精细胞之间的物质交换减少，直接造成各级生精细胞分裂、分化、成熟障碍，导致精液中精子数量减少、精子质量下降。环孢素属于钙调磷酸酶抑制剂，大剂量使用时也会对生殖系统产生毒性作用。

由于上述药物对男性患者生殖系统都具有一定影响，男性肾病综合征患者在接受药物治疗时很可能会损伤生殖功能，出现少弱精子症，甚至无精子症，青春期使用甚至可能影响第二性征发育。通常，在停止药物治疗后 3～6 个月，大部分患者的各项精液指标能逐渐恢复正常，但仍不排除药物对患者生殖功能产生不可逆影响。因此，对于有生育需求的男性肾病综合征患者，治疗前有必要进行生育力保存。

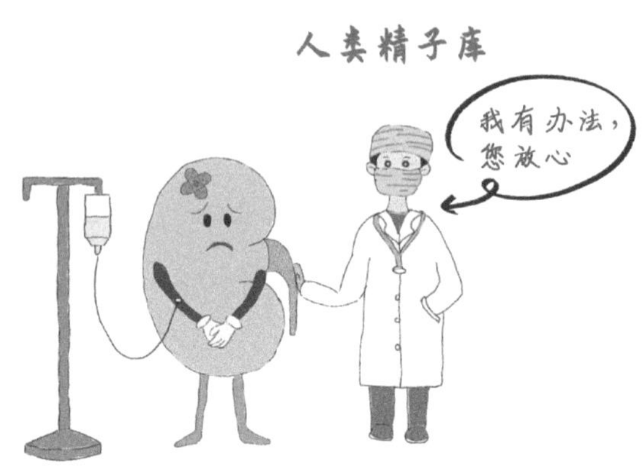

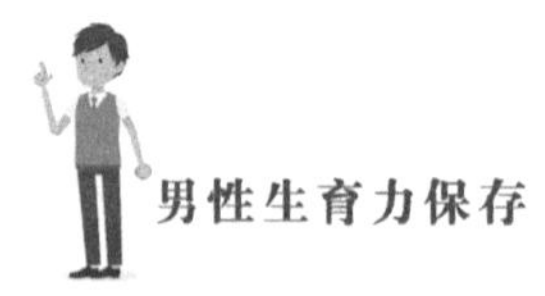

14

截瘫患者有必要保存精子吗?

◎朱伟杰

脊髓是中枢神经的一部分，位于脊椎骨组成的椎管内，是连接脑与外周神经的通路，具有传导、反射、运动、调节等功能。

脊髓损伤为外科常见疾病，是指因脊髓组织受到直接或间接暴力后，导致损伤平面以下的运动和感觉功能不同程度的缺失，甚至运动和感觉功能完全丧失出现截瘫。根据世界卫生组织的数据，全球每年有 25 万到 50 万人受到脊髓损伤的影响，其中大部分是由交通事故、高空坠落、运动损伤、跌倒或暴力等外伤造成的，且发病率逐年呈持续增长，发病年龄也呈低龄化发展，相当一部分患者是处于生育年龄的男性。

脊髓损伤后，如何使截瘫患者恢复神经功能，尚是难以攻克的医学难题，目前脊髓损伤尚无有效的临床治疗措施。脊髓损伤患者不仅身体受到严重伤害，而且也累及男性生殖健康，大部分男性的生殖功能受损。通常由以下三个方面造成男性不育：①脊髓损伤导致勃起功能障碍。男性生殖的起始，是阴茎勃起。阴茎勃起受大脑和脊髓神经中枢的协同控制，有赖于健全的神经反射通路，是大脑与脊髓神经共同调节的结果。勃起功能与脊髓损伤的部位和程度有关，如果脊髓损伤后可造成传入或传出脊髓神经的结构和功能严重受损，则引起阴茎勃起功能障碍，导致阳痿。②脊髓损伤导致射精功能障碍。男性能够射出精液，才可能有精子进入女方体内，发生后续的精卵相遇、结合。射精功能障碍是脊髓损伤患者的并发症之一，这是由于会阴部肌肉收缩和膀胱颈关闭等的神经控制失调，因此精液不能射出。③脊髓损伤导致精子参数异常。脊髓损伤患者的精子参数多处于异常范围，表现为精子数目减少，精子活力下降，精子畸形增多，精子 DNA 碎片率高，精液中白细胞浓度高等，这与脊髓损伤引起的多种因素有关。例如，脊髓损伤后发生截瘫，患者日常处于久坐状态，而久坐会使阴囊局部温度升高，且阴囊局部散热不良，如此的热效应使睾丸精子发生和附睾精子成熟受损。脊髓损伤患者常用的一些药物如抗前列腺素可能会对精子质量产生不利影响。此外，脊髓损伤患者容易反复发生尿路感染、附睾炎等泌尿系感染，而且患者通常排出精液频次少，使得构成精液的精浆部分（主要由精囊腺和前列腺分泌）容易积有白细胞，精液中存在一定数目的白细胞，则对精子功能有负效应。

脊髓损伤患者由于勃起和射精功能障碍，需要采用辅助方法取得精液，如直肠电刺激射精。获得患者的精液后，可以按照常规精液冷冻方法进行精子冷冻保存，以后再应用辅助生殖技术治疗不育。如果患者不能采用电刺激法排出精液，则需要进行睾丸取精或附睾取精，获得精子后做微量精子冷冻保存。须注意的是，有部分患者会引发逆行射精，如果是这种情况，可尝试从尿液中获取精子，再做精子冷冻保存。

很多脊髓损伤患者希望建立家庭，并渴望有自己的孩子。虽然脊髓损伤患者不能自主完成自然生殖活动，但是，借助于精子冷冻保存和辅助生殖技术，这类患者仍然可以圆梦生育，成为父亲。

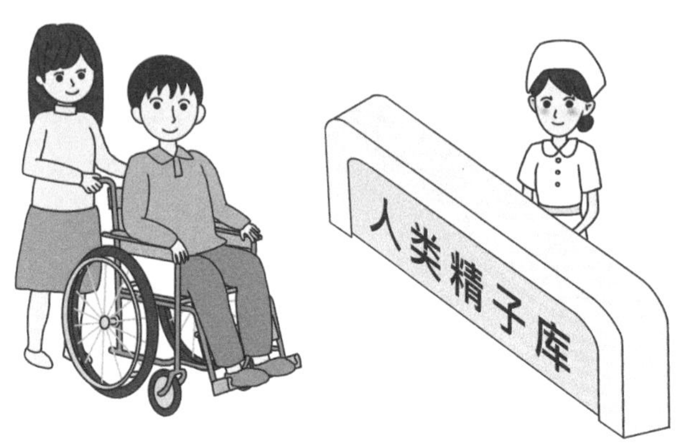

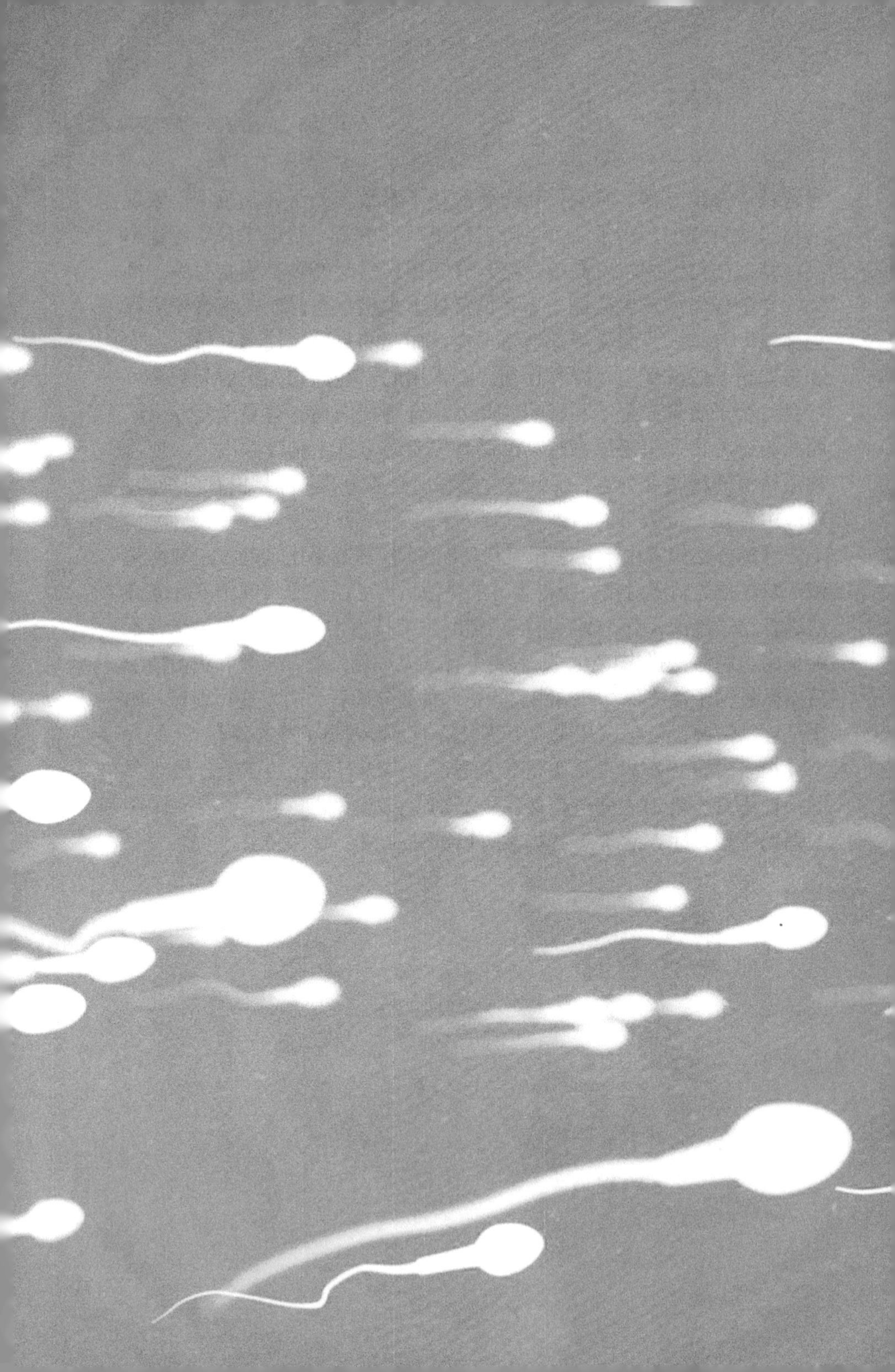

第 6 章

睾丸精子与睾丸组织冻存

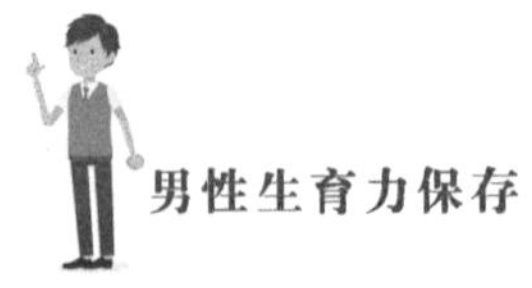

01

睾丸精子是如何冷冻的？

◎李友筑，林典梁

精子是在睾丸曲细精管生成的，睾丸中的精子生理上没有完全成熟，因为它几乎不会动，也没有活动能力及精卵识别和精卵结合能力，不能像小蝌蚪一样游动。但它的形态结构和遗传物质已经基本发育成熟，通过卵胞质内单精子注射（ICSI）技术，将精子直接注射到卵子内，同样可以实现助孕成功的梦想。

对于无精子症患者来说，想要生育自己的孩子，就需要从其睾丸中获取精子。男科医生通过睾丸细针抽吸和睾丸显微取精术，获取患者的睾丸精子，再通过 ICSI，患者可得到自己的后代。还有严重少弱精子症和射精困难的患者，也需要穿刺睾丸精子来进行 ICSI。但实施辅助生殖技术并非一次就能确保成功，在这种情况下，将睾丸穿刺的精子通过冷冻技术保存起来，就能避免反复穿刺对睾丸造成的伤害，减轻患者精神、肉体和经济上的负担，也可预防取卵日取精失败带来的不便。另外，男科医生在进行诊断性睾丸穿刺时获得的精子也可以冷冻保存，待实施辅助生殖技术时使用。

随着低温生物学的发展，睾丸精子冷冻技术已经有了很大的发展。因为睾丸手术中获取的睾丸精子数量非常少，如果采用常规精液冷冻的方法冷冻睾丸精子，容易造成精子的丢失，精子的回收率低，所以需采用微量精子冷冻的方法进行冷冻。目前微量精子冷冻睾丸精子需要采用特殊的生物载体，以保护睾丸精子在冷冻过程中不会丢失或受到损伤。常用的载体有空卵透明带、麦管、显微注射针、薄片、藻酸盐微囊和球形团藻等。目前多采用玻璃化冷冻法冷冻睾丸精子：将睾丸精子与冷冻保护剂混匀后，放置在这些特殊的冷冻载体上，在 –196℃的液氮上方熏蒸后，投入液氮罐中保存。玻璃化冷冻法以非常快的速度降温，从液相直接固化为完全的玻璃态，这个过程中没有冰晶的形成，避免了冰晶对精子的损伤。

很多人比较关心，睾丸精子的冷冻复苏会损伤精子功能吗？与新鲜的睾丸精子相比，行辅助生殖技术助孕的成功率一样吗？冷冻并不会使睾丸精子的功能受到影响，冷冻只是使睾丸精子进入了休眠状态。冷冻的睾丸精子经解冻复苏后，经过体外培养，可以使部分精子从不动状态变成活动状态，以应用于 ICSI 使卵子受精。使用冷冻复苏的睾丸精子与新鲜的睾丸精子没有明显差别，两者可以获得相似的受精率和临床妊娠率，也就是获得相似的辅助生殖助孕成功率。

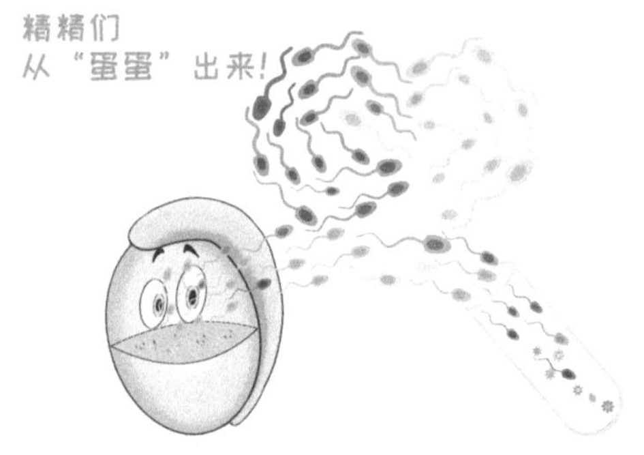

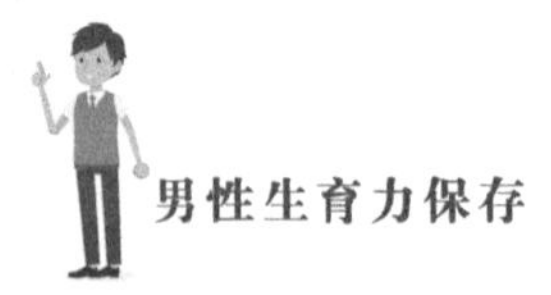

02

青春期前的白血病患者在化疗前可以保存睾丸组织吗?

◎陈祖阵，林典梁

青春期前的男孩，睾丸还没有发育，不能产生成熟的精子，如果在青春期前得了白血病，后续的化疗或骨髓移植可能会影响其将来的生育功能，那么青春期前的白血病患者在化疗前可以保存睾丸组织吗？

白血病是干细胞损伤引起造血系统不能正常工作的一种恶性疾病，其发生遵循“二次打击”过程。例如，费城染色体的本质就是 9 号染色体的 q34（该位点为 *ABL* 基因）和 22 号染色体的 q11（该位点基因为 *BCR*）发生互相易位而形成 BCR/ABL 融合基因，从而引发白血病。2016 年世界卫生组织对白血病进行了重新分类并命名，其中青春期前比较常见的类型有急性淋巴细胞白血病（ALL）、慢性粒细胞白血病（CML）。

青春期前的白血病有什么特征及其治愈前景如何？青春期前的白血病在三岁以下儿童发病比较多，男孩比女孩发病更多一些。白血病的凶险性较高，进展也较快，但 MICM[细胞形态学（cell morphology）、免疫学（immunology）、细胞遗传学（cytogenetics）和分子生物学（molecular biology）]的综合诊断能力的快速发展及酪氨酸激酶抑制剂（TKI）的应用极大地改变了白血病的治疗。近年来，随着诊疗技术的进步，这类患儿约 80%可以长期存活。

青春期前的白血病患者治愈前景比较乐观，患者生育力保存需求很高。治疗白血病的化疗药物具有诱发性腺衰竭的风险，从而导致患者成年后无精子症。因此，对还不能产生精子的青春期前男孩来说，采集并冻存睾丸精原干细胞以备未来自体移植或进行体外成熟，是可行的生育力保存方法。

睾丸组织冷冻是生殖领域新崛起的技术。睾丸组织的获取和冷冻保存在国内外均获得成功。非人类灵长类动物中自体移植青春期前睾丸组织恢复生育力。目前获取青春期前睾丸组织的方法有睾丸活检术、睾丸细针抽吸术和睾丸显微取精术。这些技术应用的难点在于其保存的是睾丸组织而不是成熟的精子。青春期前睾丸组织只有原始生殖细胞（PGC），PGC 在胚胎期进入睾丸后长期静止，直至青春期才开始分化为精原细胞并减数分裂产生精子。所以复苏冷冻的青春期前的睾丸组织主要保护 PGC，避免其受损而导致移植后无生精功能。

严重的白血病会危及人的生命，尤其是髓系白血病中 M3 的异常早幼粒细胞可以释放嗜天青颗粒，具有抗凝血酶活性，由于放化疗，这些死亡细胞会释放大量的类似于肝素的抗凝血物质，导致凝血障碍进而造成弥散性血管内凝血。因此在治疗前，最好由生殖领域或人类精子库及儿科学、血液病学专业人士等进行联合会诊，坚持早诊断、早预防、早治疗等原则对青春期前白血病患儿行睾丸组织冷冻。

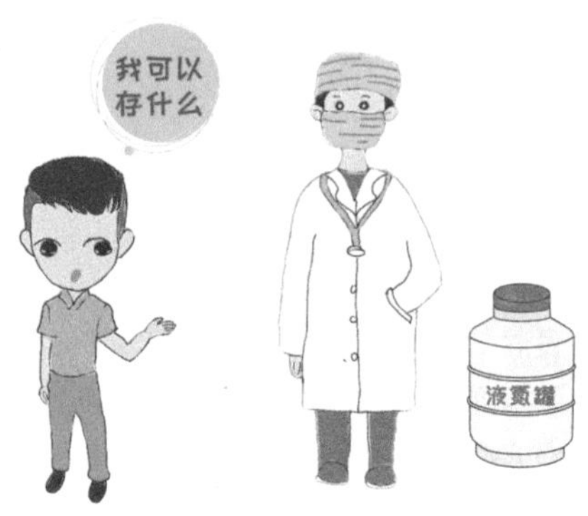

03

青春期前的睾丸肿瘤患者在化疗前可以保存睾丸组织吗?

◎陈祖阵，林典梁

儿童的健康成长不仅仅是父母的期盼，也关系着国家的未来。当青春期前儿童患睾丸肿瘤时，“先保命，后考虑生育需求”的传统观念仍深深影响着父母和医生的抉择。随着辅助生殖技术以及生育力保存技术的不断发展，该观念发生了转折性的变化。

青春期前睾丸肿瘤患者在化疗之前，科学理性地选择保存未受肿瘤影响的睾丸组织，可使患者保留未来成为父亲的权利。只有对睾丸肿瘤的概念、病因、发病机制等有了充分了解，才能及早预防肿瘤的发生。即便在肿瘤化疗之前，也要更懂得如何保存孩子的生育力。

儿童睾丸肿瘤发病率不高，最易发生在 2 岁到青春期前后。青春期前儿童睾丸肿瘤占实体肿瘤的 1%～2%，且大多数属于良性肿瘤。睾丸肿瘤的形成与隐睾有密切关系，还与种族、遗传、化学致癌物质、感染、内分泌等有一定关联。

青春期前患者的睾丸肿瘤分为生殖细胞肿瘤、间质细胞肿瘤，其中青春期前畸胎瘤为良性，约占睾丸内肿瘤的 40%；卵黄囊肿瘤是主要的青春期前恶性生殖细胞肿瘤，约占男孩青春期前肿瘤的 15%，虽然 80%～85%肿瘤具有局限性，但肿瘤常通过血液转移至肺部。青春期睾丸畸胎瘤患儿年龄越小，组织分化越成熟，治愈后恢复越好。

对于青春期前的睾丸肿瘤患者来说，全身化疗及睾丸局部放疗对他们生殖腺造成的损害非常大，很可能导致成年后无法生育，患有睾丸肿瘤的儿童和青少年在肿瘤治疗后发生永久性不育的风险较高。化疗时少量的药物剂量也可能影响精子的生成，不仅损害分裂的肿瘤细胞，也损害精原干细胞；睾丸局部放疗可以直接破坏生殖细胞、支持精子生成的支持细胞和产生雄激素的间质细胞，从而损害精子生成。正在分化的精原干细胞对极低剂量的辐射敏感，可导致精子生成停止，稍大剂量的辐射会影响精原干细胞并导致无精子症，更大剂量的辐射会耗尽精原干细胞并导致永久性不育。

当青春期前的男孩确诊了睾丸肿瘤时，应该尽快安排手术，医生尽可能考虑睾丸保留手术。青春期前的患者在接受治疗前，应定期接受儿科医生、男科医生对其生殖功能的评估。生殖功能的评估应该包括青春期发育分期、睾丸体积测量以及相关的血清促性腺激素检测，对于那些有较高风险丧失生育力却又无法产生成熟精子的青春期前患者而言，睾丸组织冻存可以保全其生育力。

每个群体都是不能忽视的弱势群体，尤其是青春期前的患儿对生育力概念和认识远不如成年人。为此，青春期前的睾丸肿瘤患者在化疗前保存睾丸组织是目前生育力保存可选择的一种策略。

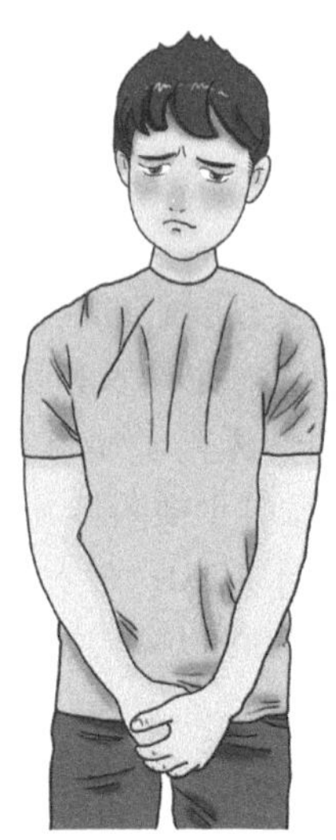

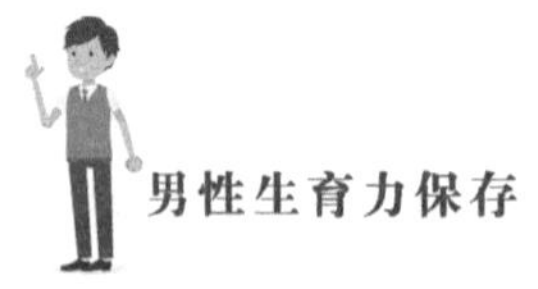

04

睾丸精子是如何获取的？

◎李友筑，林典梁

在人类精子库进行生育力保存，或在生殖中心接受辅助生殖治疗时，有些男性朋友因为情绪紧张取不出精液，或功能性不射精患者取不出精液，或逆行射精患者女方取卵当日未获得精子，还有一些无精子症患者的精液中没有精子，出现这些情况，都可以通过睾丸取精方式获取精子，进行辅助生殖助孕或冷冻保存。

无精子症是指射出的精液中没有精子，分为梗阻性无精子症和非梗阻性无精子症。梗阻性无精子症是指睾丸的生精功能正常，由于输精管梗阻、缺如或其他因素导致精子无法排出，也就是精子排出的道路被堵住了，这样精液中就见不到精子。而非梗阻性无精子症患者的生精功能受到损伤，睾丸萎缩，不能产生精子或只能产生极少量的精子，精液检查中找不到精子。对于无精子症患者来说，想要生育自己的后代，就需要将睾丸中的精子取出来，进行冷冻保存或者直接尝试卵胞质内单精子注射（ICSI）技术，从而实现自己的生育梦想。

将睾丸中精子取出的方法分为睾丸穿刺抽吸术和睾丸显微取精术，一般来说，睾丸穿刺抽吸适用于梗阻性无精子症患者，而睾丸显微取精术更适用于非梗阻性无精子症患者。对于梗阻性无精子症患者，一般通过睾丸穿刺抽吸就可以获取精子用于 ICSI；对于非梗阻性无精子症患者，应该先进行评估，根据评估结果可以先尝试通过睾丸穿刺抽吸，如果能获取精子，就进行睾丸精子的冷冻保存，如果未能获取精子，仍可以进行睾丸显微取精术来获取精子，获得的精子可以通过 ICSI 助孕。

睾丸穿刺抽吸的手术方式是将患者局部麻醉后，固定一侧睾丸，用注射器经皮穿刺睾丸抽吸，在抽吸出的睾丸组织中寻找活动的精子。如果能找到活动精子，就可以进行 ICSI。这种方法创伤小、手术时间短，并发症少，一般休息即可恢复，在门诊操作即可，无需住院。但睾丸穿刺抽吸获得的是局部组织，针对性不强，精子获取率不高，可能存在找不到精子的情况，这种情况下需要多点穿刺来获取精子。

对于睾丸显微取精术的患者，多采用全身麻醉的方法，手术医生将睾丸牵出阴囊并充分暴露，切开肉膜及以下组织，直到显露白膜，白膜切开，在显微镜下检查并寻找白色或黄色的曲细精管（这类曲细精管往往比较大和充盈，含有精子，薄且萎陷的曲细精管内则不含精子），挑取这种可能存在精子的曲细精管，在其中寻找精子，这个过程被比喻成在沙漠中寻找绿树的过程。如果能找到精子，就可以进行 ICSI。睾丸显微取精术通常需要全身麻醉，住院观察，手术时间较长，手术费用较高，但获取精子的精准性更高，是近年来发展迅速的非梗阻性无精子症患者的睾丸取精技术。

因此，睾丸精子根据睾丸的生精功能状况，可以选择睾丸穿刺抽吸术或睾丸显微取精术获取，得到的精子可以冷冻保存，也可以直接用于 ICSI 助孕。

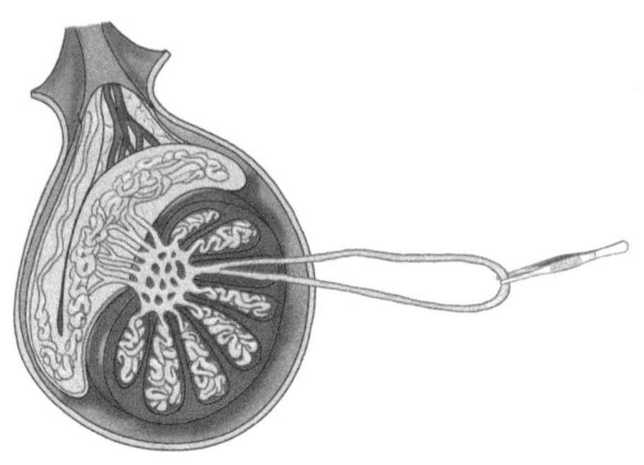

05

睾丸组织是如何冷冻的?

◎李友筑，林典梁

随着诊疗技术的进步，近年来，约 80%的儿童肿瘤患者可以继续存活，但在治疗过程中，放疗和化疗都会损伤睾丸生殖细胞，对生育力造成不可逆损伤。因此，可以在进行治疗之前，将儿童肿瘤患者的睾丸组织取出并进行冻存，为他们将来能生育自己的孩子留下希望。

对于儿童肿瘤患者来说，睾丸还没有产生精子，无法获取精液，不能像成年患者一样通过留取精液保存生育力。但睾丸组织中有一种重要的细胞——精原干细胞，这是产生精子的“母”细胞。冷冻睾丸组织，主要是冷冻保存精原干细胞，这是保存儿童肿瘤患者生育力的唯一途径。但睾丸组织的获取需通过手术的方式得到，存在手术相关风险。未来实现生育还需要依靠精原干细胞体外诱导分化为成熟精子和自体睾丸组织移植等技术的不断成熟与完善。目前人类精原干细胞体外培养等技术仍在探索研究阶段，还不能用于临床。

不同于睾丸精子的冷冻，睾丸组织冷冻技术起步较晚，技术难度大。睾丸组织包含大量的水分，在冷冻过程中，大量水分结冰造成机械损伤、渗透压急剧上升，导致细胞死亡和组织损伤。同时睾丸组织由精原细胞、间质细胞和支持细胞等多种细胞组成，每种细胞对低温的耐受能力不一样，对冷冻的敏感度各不相同。为了减少对细胞的损伤和冰晶的形成，可以加入冷冻保护剂。但是睾丸组织块致密度高，冷冻保护剂难以快速渗透进入，这也是睾丸组织冷冻技术中的难题。

睾丸组织冷冻多采用组织块状冷冻或悬液冷冻的方式。将儿童肿瘤患者一侧的睾丸切除，切成 0.5～1.0mm^3 大小的睾丸组织，加入冷冻保护剂，采用慢速程序冷冻法或玻璃化冷冻法进行冷冻。慢速程序冷冻法是将组织块放入冷冻保护液中预处理，再放入已设定程序的冷冻仪中逐步降温，达到预设温度后再置于-196℃液氮中保存。玻璃化冷冻法是将高浓度的冷冻保护剂与睾丸组织以快速的冷却速度相结合，由液态直接冻结为玻璃状态，防止溶液中晶体的形成，然后将样品直接放入-196℃液氮中。在液氮中细胞酶活力几乎完全受到抑制，细胞进程处于停滞状态而实现冷冻保存，组织中的各种细胞进入休眠状态。

2019 年，有一只幼年猕猴的睾丸组织被切除并进行冷冻，等猕猴进入青春期后，将冷冻的睾丸组织移植到猕猴体内，睾丸组织生长发育成熟，产生了精子，成功生育了一只猕猴。这意味着，冷冻睾丸组织，待儿童肿瘤患者成年之后，再进行睾丸组织移植在未来有可能应用于人类辅助生殖。

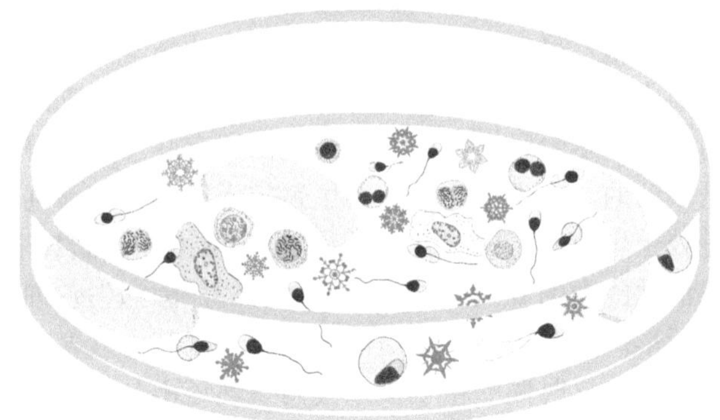

06

从睾丸中获得不活动的精子还有可能生育吗?

◎李友筑，林典梁

精液质量是反映男性生育力的重要指标，精液质量关系到人口素质、生殖健康水平和种族的延续。不良的生活习惯及工作环境、遗传性疾病等因素都会导致男性精子质量下降，出现少弱畸形精子症，甚至无精子症，导致男性不育。对于无精子症患者，只能通过睾丸穿刺取精术或者睾丸显微取精术获得睾丸精子来实现生育。

从睾丸中获得的精子大多数是不活动的。这些不活动精子可以通过辅助生殖技术助孕生育子代吗？精子是在睾丸曲细精管中产生的，从精原细胞分裂为初级精母细胞、次级精母细胞，再减数分裂成单倍体的圆形精子细胞，最后通过变形成为蝌蚪样的精子，再随着睾丸液流到附睾经历成熟，并获得运动能力，所以睾丸曲细精管内的睾丸精子，未经历附睾成熟阶段，未获得运动能力。有些患者觉得睾丸获得的精子都是不动的，就不能实施辅助生殖技术了，其实睾丸里面的精子本来就是处于生成状态中，所以大多数精子活力比较低甚至不活动。但是未获得活动能力的睾丸精子是可以生育的，因为生殖细胞通过 2 次减数分裂后形成的细胞，已经是单倍体配子，其内只含有正常体细胞一半的染色体，这时候的精子在睾丸内虽然还不具有自然受精的潜能，但是在遗传物质上与精液内的精子无任何差别，可以跟卵子结合形成受精卵。只要通过显微镜下挑选形态正常的精子直接注射到卵子内受精，也是可以解决生育问题的。

因为睾丸精子没有经历附睾的成熟阶段，用睾丸不活动精子进行辅助生殖出生的小孩是否会不健康？其实这个担忧是没有必要的。辅助生殖出生的孩子在生长发育、心理健康等多方面与自然出生的孩子没有明显差异。因为这个孩子是夫妻双方的精子和卵子结合发育而成的，睾丸内不活动精子的精子核已经成熟，从基因、染色体数目方面和精液里面的精子是一样的，睾丸内不活动精子和卵子在体外受精形成的胚胎同样是在母体宫腔内着床发育，其孕期流产率、后期发育畸形的风险也和自然受孕相同。

使用睾丸不活动精子通过辅助生殖技术是可以生育的，与自然妊娠相比较，同样可以获得较好的活产率和相似的妊娠结局，并且未明显增加婴儿出生性别比及子代出生缺陷，同样未明显增加流产率。

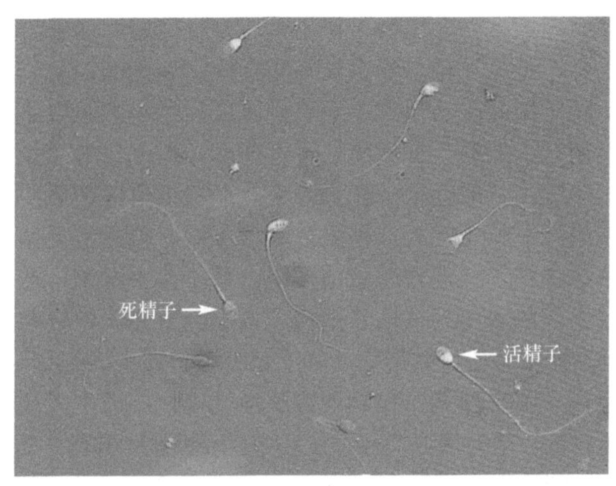

伊红-苯胺黑精子活体染色

07

使用睾丸精子行辅助生殖技术可行吗？

◎李友筑，林典梁

男性不育是一个全球性的人口健康问题，世界卫生组织数据显示，不育症已经成为继肿瘤和心血管疾病后威胁人类健康的第三大类疾病。随着环境因素、社会压力、作息不规律等问题的加重，男性精子质量逐年下降，甚至无精子症也是临床上经常遇到的。

无精子症是指射出的精液经过离心沉淀后经显微镜观察，连续 3 次均未发现精子。无精子症占男性不育症的 10%～20%，是目前男性不育的诊治难题。一般临床上在排除逆行射精或不射精后，可将无精子症分为梗阻性无精子症和非梗阻性无精子症。梗阻性无精子症是指睾丸能正常产生精子，但输精管道梗阻，精子排不出来，这种情况约占所有无精子症的 40%；造成管道梗阻的原因有先天性输精管发育不良、附睾炎、附睾结核、射精管囊肿、腹股沟斜疝手术损伤输精管等。非梗阻性无精子症是睾丸生精功能减退或衰竭，不能生成精子，而输精管道是通畅的，这种情况往往存在小睾丸、性激素异常，睾丸活检可表现为生精功能低下、生精阻滞、唯支持细胞综合征及曲细精管萎缩纤维化等，约占所有无精子症的 60%。可能的病因包括遗传性因素，如染色体异常、Y 染色体微缺失等，隐睾，睾丸炎，睾丸创伤和手术，睾丸扭转，精索静脉曲张，以及接触射线、毒物和有生殖毒性的药物等。

当男方是无精子症患者，可以采用睾丸穿刺取精术或者睾丸显微取精术，获得睾丸内的精子来进行辅助生殖助孕，完成生育。正常情况下，人类的一个卵细胞需要有一定数目且活力良好的精子围绕才能完成受精，而睾丸取精获得的精子数量少、精子活力差，无法提供优越的受精条件，只能通过卵胞质内单精子注射使精子与卵子结合形成胚胎，再移植到母体宫腔内着床受孕。对于无精子症患者，可以采用睾丸精子行辅助生殖技术解决生育问题。

采用睾丸精子行辅助生殖技术安全吗？事实上，生精细胞分裂成初级精母细胞和次级精母细胞，再分裂成单倍体的精子细胞，其内只含有正常体细胞一半的染色体。这些精子细胞还要通过一系列的形态改变，变成蝌蚪样的精子，这个过程其染色体数目并没有改变，这时候的精子在睾丸内虽然不具有自然受精的能力，但在遗传物质上与精液内的精子无任何差异。通过睾丸穿刺或者显微取精使用睾丸精子进行辅助生殖的时候，往往选择形态正常的精子，容易受精成功，对子代的影响与自然受孕结局是一样的。

因此，对于一些取不出精液或精液中没有精子的患者，使用睾丸精子行辅助生殖技术是可行的。

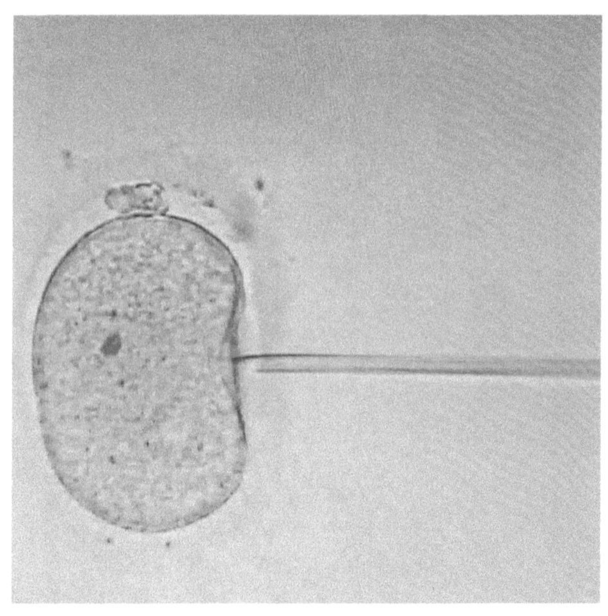

显微注射针刚接触卵膜

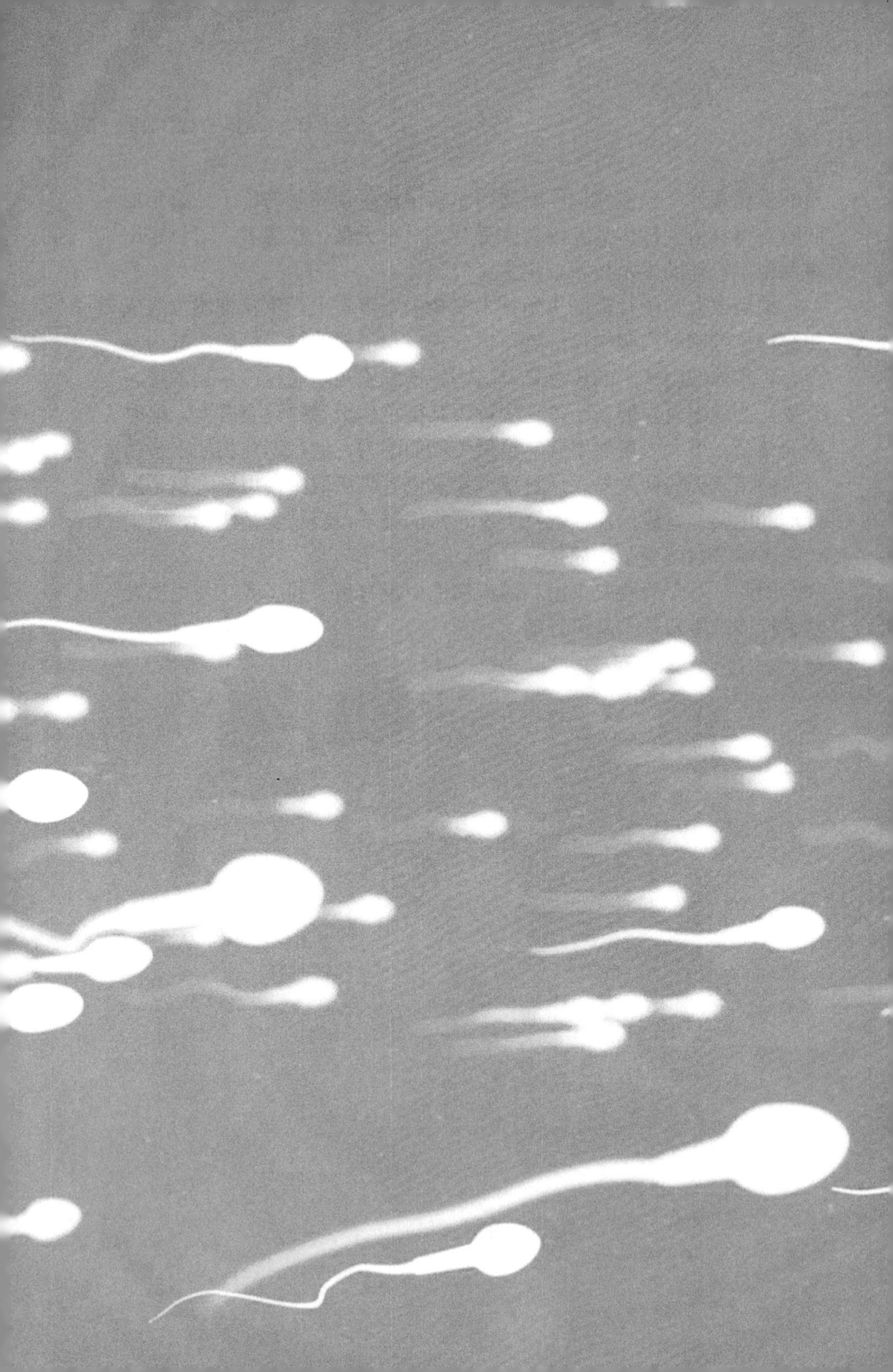

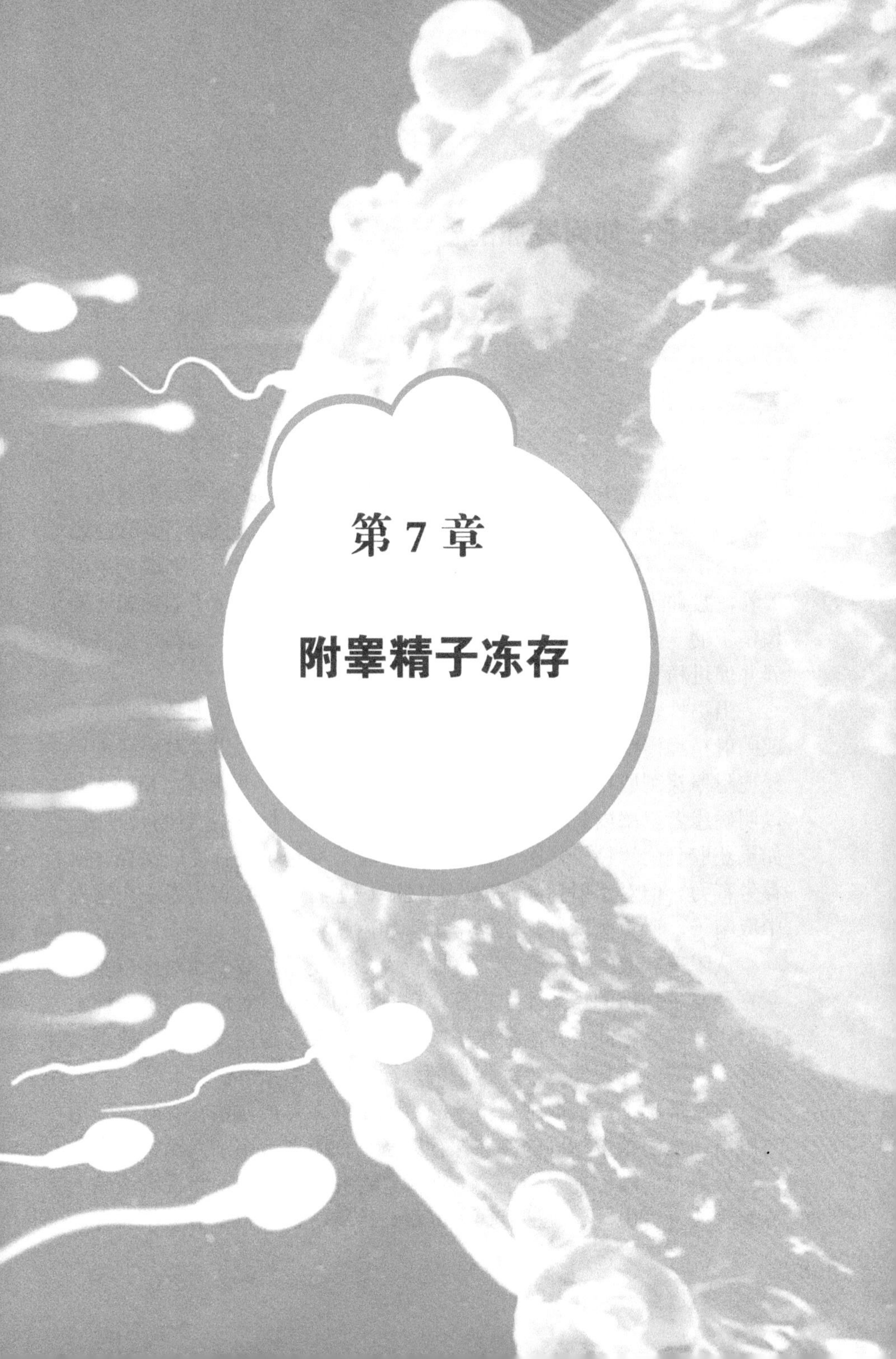

第 7 章

附睾精子冻存

01

附睾精子是如何冷冻的?

◎江素华，张正绵

附睾紧贴睾丸的上端和后缘，呈新月状。上端膨大部为附睾头，中部为附睾体，下端为附睾尾，附睾尾弯向内上移行与输精管相连接。附睾头由睾丸输出小管弯曲盘绕而成，输出小管末端汇合形成一条附睾管，盘曲于附睾体和附睾尾中。附睾具有暂时贮存精子的功能，就像精子的一个“临时仓库”，此外它还能分泌附睾液，为精子提供营养并促进精子进一步成熟。

当男性输精管阻塞或者输精管发育异常罹患梗阻性无精子症时，或因射精障碍或性功能障碍无法手淫取精时，男科医生会对患者进行经皮附睾穿刺取精术（PESA）和显微外科附睾穿刺取精术（MESA），以明确患者附睾内是否有精子。或者行睾丸探查术、输精管吻合术时，如果获取到附睾精子，医生会建议患者将附睾精子进行冷冻保存，保存生育力。但对于射精障碍或性功能障碍患者，一般首先考虑在睾丸中取精子，避免医源性损伤输出小管和附睾管。

从附睾获取的精子通常浓度比较高，但是精子质量相对比较差，凋亡及发生损伤的精子比率较高，精子活力偏低，对低温的抗冻性也相对比较弱。因此，在附睾精子冷冻时，需要考虑附睾精子的特点，选择不同的冷冻载体、冷冻保护剂及冷冻降温方法等。

通常情况下，获取附睾精子的数量足够多且质量比较好时，采用与射出精液的精子相同的冷冻保存方法，在附睾液中加入精子洗涤液后充分混匀，缓慢加入精子冷冻保护剂，并充分混匀，将混合液装入冻存管或麦管中，置于液氮面上降温、冷冻，然后投入液氮中保存。

这种数量多质量好的附睾精子冷冻保存的效果与射出精子的相似，复苏率大于 40%，根据复苏后处理回收率的情况用于卵胞质内单精子注射技术助孕，效果与射出精子的相似。如果获得的精子很少，则要采用稀少精子冷冻或单精子冷冻的方法进行保存。

目前，为了寻求更好的微量精子冷冻方法，不同的微型载体、微量精子冷冻保护剂等技术与方法在不断改进，精子冷冻复苏率也有所提高，但使用这些冷冻方法保存的精子体外受精的结局还不理想，还不能在临床常规应用。

总之，附睾精子冷冻保存在临床上是非常重要的，根据附睾精子的数量及质量选择不同的冷冻载体和冷冻方法，以确保进行辅助生殖治疗时有足够的活动精子可以使用，避免再次附睾取精导致手术损伤。

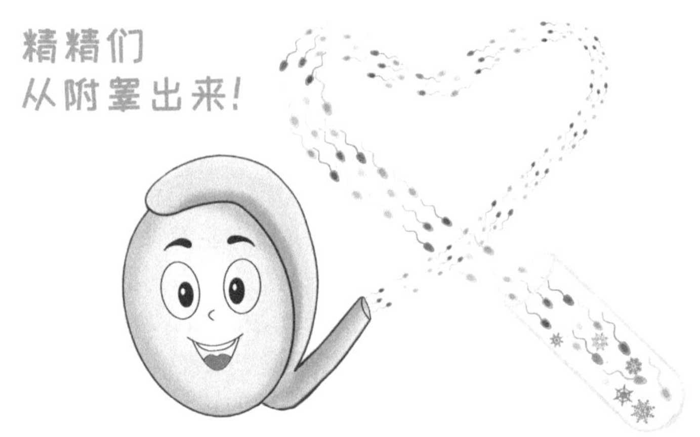

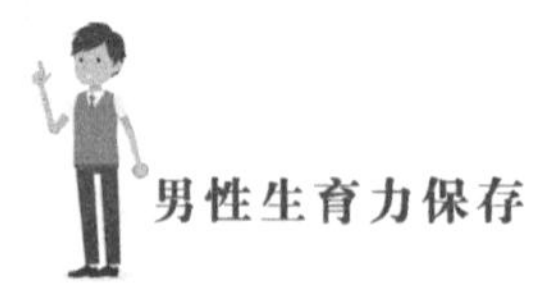

02

附睾头部与附睾尾部的精子质量有差别吗?

◎江素华，张正绵

自古以来，帅哥配美女，质量好的精子才有机会得到卵子妹妹的青睐。睾丸作为精子的“生母”，生成的精子相对娇嫩，使得睾丸精子的前向运动较弱，且无精卵结合能力，只能躺在睾丸产生的睾丸液中随波逐流，来到“养母”附睾的怀抱，经过附睾两周左右的精心培育，帮助精子逐渐成熟起来，使精子运动能力和精卵结合能力完全成熟。附睾可分为头、体、尾三部分，那么，附睾头部与附睾尾部的精子质量有差别吗?

在正常生理条件下，精子从睾丸输出小管依次进入附睾头部、体部和尾部，在通过这些部位时，精子需要接受重重考验，只有经过“培训”且“考核合格”的精子，才能到达并储存在附睾尾部。在这样一个高度程序化成熟的过程中，精子进一步发生一系列形态结构、生化代谢和生理功能的深刻变化，最终获得运动能力、受精能力和精卵识别能力，而没有通过考验的精子逐渐被吞噬、吸收或降解，自然淘汰。

从附睾头部到尾部，随着精子在附睾内的转运，部分有缺陷的精子被淘汰、清除，不成熟精子的比例降低，精子的运动能力和受精功能随着头部到尾部的转运过程而增强。附睾头部的精子多数不运动或仅有尾部的微弱震颤，然而随着向尾部的转运，具有成熟活动特性的精子数量相应增加，高频率、低幅度的摆动使精子产生前向运动，到附睾尾部多数精子形态学和功能指标与正常排出体外的精子相同。

但是，在病理情况下，如先天性双侧输精管缺如患者，有时就需要取附睾精子，而在精子输出管道阻塞或缺如时，精子在附睾中成熟的部位会提前，此时具有受精能力的精子会储存在附睾头部或输出小管中，而附睾尾部的精子却不好，因为精子在附睾尾部停留的时间过长，活动力下降，甚至老化死亡，导致积聚在盲端的精子发生降解，精子发生 DNA 损伤的比例比较高。

在正常生理条件下，附睾头部的精子没有经历附睾的阶段，精子 DNA 损伤的比例会较低；而附睾尾部的精子相对更加成熟，附睾尾部的精子具有成熟的运动能力和精卵结合能力，精子形态学和各项功能指标与射出精子的类似。对于准备行附睾-输精管吻合的梗阻性无精子症患者，附睾尾部吻合比附睾头部吻合具有更高的自然妊娠率。附睾尾部的精子易发生老化死亡或降解，所以在附睾头部取精可获得质量较好的精子，对于行卵胞质内单精子注射（ICSI）技术或附睾精子冷冻保存来说，获取附睾头部的精子具有更好的 ICSI 妊娠结局或取得较佳冷冻保存效果。

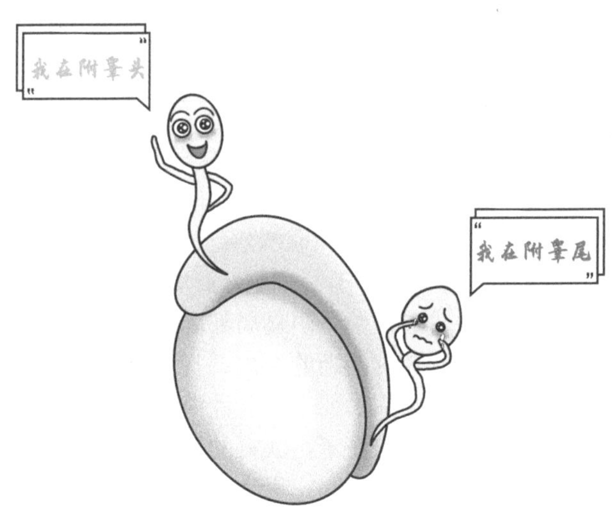

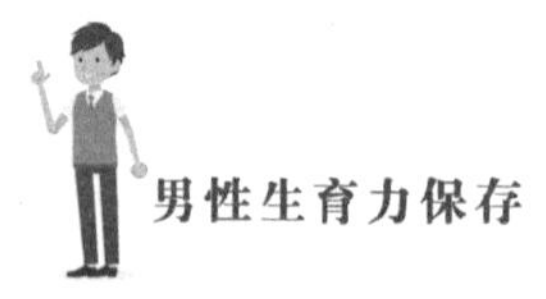

03

附睾精子是如何获取的？

◎林典梁，张正绵

附睾紧贴睾丸的上端和后缘，呈新月状，分为头、体、尾三个部分。附睾具有促进精子进一步成熟和贮存精子的功能。当男性输精管阻塞或者输精管发育异常，导致梗阻性无精子症，需要在附睾取精子保存生育力或者用于辅助生殖技术助孕。临床上通常采用经皮附睾穿刺取精术（PESA）和显微外科附睾穿刺取精术（MESA）从附睾采集精子。

PESA 是在精索阻滞麻醉后，固定附睾头体两侧，将含有精子培养液的注射器从附睾缓慢刺入，通过回抽保持负压吸出附睾液体，吸出液体为乳白色稍稠、乳白色带有血性或深褐色时，可能为附睾液，将吸出的附睾液注入井状培养皿，在倒置显微镜下观察是否有活动精子。该方法具有简便易行的优点，是目前广泛应用的附睾取精方法，取精成功率及取精效果与男科医生的手术技巧和经验有关，有一定的失败率，常因穿刺出血，使获得的附睾液体中有红细胞，影响精子观察。

MESA 需要借助手术显微镜，阴囊局部麻醉后，将睾丸从阴囊切口挤出，在显微镜下找到较为清晰的充盈着附睾液的乳白色附睾管，充分分离暴露，切开一个小口后使用注射针筒抽吸溢出的附睾液。该方法可以精确定位在附睾管取精子，获得的精子质量较好，但技术和设备要求比较高，手术价格也较高，患者负担大，目前尚未广泛应用于日常附睾取精。

然而，有些患者是不适合通过附睾获取精子进行冷冻或辅助生殖技术的，建议尽可能行睾丸穿刺获取精子。例如，因射精障碍或无法手淫取精的患者，由于附睾管是一条极度盘曲的管道，附睾管的穿刺或切开会引起附睾梗阻，导致人为的梗阻性无精子症；将来有意愿行输精管端吻合或附睾睾丸吻合术的患者，因附睾穿刺可能导致附睾小管、附睾尾部和输精管的二次堵塞；有明显附睾炎症的梗阻性无精子症患者，因为附睾炎症导致内环境不好，所以行附睾穿刺抽吸出来的精子活力差，甚至没活精子可用，并可见较多白细胞和脓细胞。

当患者选择附睾穿刺取精时，无论是 PESA 还是 MESA，当一侧附睾抽吸出的精子数量不够理想或镜检发现无活动精子时，可再次穿刺另一侧的附睾。为了保证附睾精子的冷冻质量，当附睾吸出液为清稀薄液体或血性液时，表明液体中精子细胞含量少或血细胞含量过多，不利于常规附睾精子的冷冻保存，此时应调整穿刺位置，吸出乳白色稍稠的附睾液用于冷冻，或改行稀少精子冷冻或单精子冷冻方法保存附睾精子，从而最大限度地保存男性生育力。

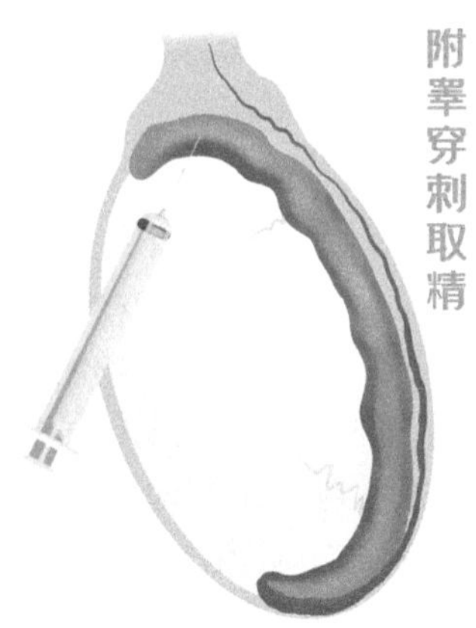

04

梗阻性无精子症患者使用附睾精子还是睾丸精子行卵胞质内单精子注射治疗?

◎林典梁，张正绵

精子由睾丸产生，睾丸是精子的出生地，是生产精子的“大工厂”。最初产生的“精子”是圆圆的没有尾巴的精子细胞，随后在睾丸中发育成蝌蚪状，具备了初步的运动能力。之后，精子流动到附睾中进行进一步发育，成为拥有精卵结合能力和运动能力的成熟精子。同时，附睾也是精子的贮存场所，这里的精子浓度非常高，也足够成熟，因此附睾是比较常用获取精子的部位。用通俗的话来讲，睾丸里的精子就像出生没多久的婴儿，稚嫩柔弱，不具备识别卵子能力和受精能力，只有微弱的运动能力；而附睾的精子已是进一步发育成熟的青少年，此时的精子更加强壮，也具备了较为成熟的运动能力、识别卵子能力和受精能力。随后，发育成熟的精子依次通过输精管、射精管、尿道等排出体外，如果这其中的哪个场所发生阻塞，都可导致排不出精子，这就是通常所说的“梗阻性无精子症”。

梗阻性无精子症的治疗，除手术复通外，常用辅助生殖技术治疗，即通过附睾或睾丸取精进行卵胞质内单精子注射（ICSI）技术。对于梗阻性无精子症患者，应该使用附睾精子还是睾丸精子行 ICSI 治疗，这是临床上经常遇到的问题。

选择睾丸精子还是附睾精子行 ICSI 治疗，主要从取精方法及不同部位获取的精子特点来考虑，附睾取精的手术比较简单，获得的精子数量比较多，成熟度高，但是精子 DNA 碎片化发生的比率相对比较高。因此，如先天性输精管缺如、输精管结扎等一般首选附睾精子进行 ICSI 治疗，这些精子通过在附睾中的进一步发育，无论是运动能力还是精卵结合能力都大大提升；若是附睾穿刺无法获取精子或因附睾炎症导致内部的精子死亡或降解，这时只能获取睾丸精子进行 ICSI 治疗，虽然睾丸精子的运动能力微弱，且无精卵结合能力，但其 DNA 损伤程度也相对较低。假如精子 DNA 碎片化指数高，就算其运动能力再强，最终也会影响胚胎的发育潜能，而使用睾丸精子进行 ICSI 治疗，是通过直接将精子注射进卵子内，使精卵结合受精，不会太过依赖精子的运动能力和识别卵子能力，再加上睾丸精子受到氧化反应和外在不良因素的影响较小，睾丸精子 DNA 碎片化指数比附睾精子的低，所以使用睾丸精子进行 ICSI 治疗是没有问题的。另外，对于使用附睾精子行 ICSI 治疗反复失败的患者，可以考虑从睾丸获取精子行 ICSI 治疗，这样可以提高 ICSI 的优质胚胎率及妊娠率。

总之，对于常见的梗阻性无精子症，虽然睾丸精子和附睾精子都可以进行 ICSI 治疗，但需考虑手术方式的选择以及精子的数量和质量。在治疗过程中，无论是附睾精子还是睾丸精子，对于患者而言都是珍贵的，如果进行 ICSI 治疗后有剩余精子，应该进行冷冻保存，避免再次手术取精。

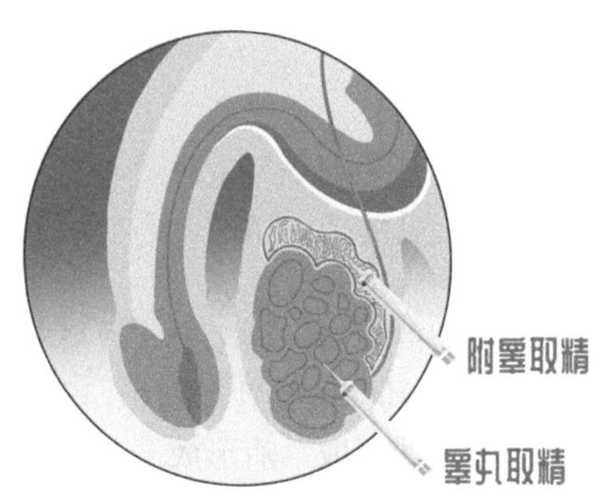

05

射精功能障碍患者使用附睾精子还是睾丸精子行卵胞质内单精子注射治疗？

◎林典梁，张正绵

某公司职员小明，32 岁，结婚多年一直未育，有糖尿病史 10 余年，结婚后一直不能勃起，无法完成性生活，最近来医院生殖中心就诊，想通过辅助生殖技术助孕生育一个小孩。这类患者阴茎无法勃起，不能通过手淫或性生活的方式取出精液，进行辅助生殖助孕时该如何获取精子呢？

性功能障碍是指不能进行正常的性生活，或者在正常的性生活中不能射精或射精过快，不能获得满足。性功能障碍多数没有器质性病变，由心理因素引起。性功能障碍通常可分为勃起功能障碍和射精功能障碍。勃起功能障碍、早泄、不射精、逆行射精等在临床上比较常见，在男性不育患者中性功能障碍的发生率明显偏高。

早泄一般不会影响怀孕，除非阴茎在插入女方阴道之前就射精。需要通过辅助生殖助孕的男性性功能障碍，主要有勃起功能障碍、不射精或逆行射精的患者，这些患者一般先通过心理、行为、药物和性物理康复治疗，仍不能完成勃起或射精的，需要从睾丸或附睾取出精子进行卵胞质内单精子注射（ICSI）助孕。

对于这类射精功能障碍的患者，临床上获取睾丸精子还是附睾精子进行 ICSI 助孕，应该根据具体情况进行选择。附睾分为头部、体部和尾部，头部由输出小管盘曲而成，后形成一条附睾管最后与输精管相连，如果进行附睾穿刺取精，会引起医源性的附睾梗阻，以后就很难自然怀孕了。因此，对于性功能障碍患者，一般情况下不进行附睾穿刺取精。精子在睾丸产生后输送到附睾储存，并进一步发育成熟获得受精能力。因此，与睾丸精子相比，附睾精子更成熟，并具有活动力。附睾疾病等的影响会造成附睾精子的 DNA 发生碎片化，其线粒体 DNA 和细胞核 DNA 损伤的概率高于睾丸精子。使用附睾精子和睾丸精子进行 ICSI 治疗梗阻性无精子症的妊娠结局无显著差异，睾丸取精还是附睾取精在 ICSI 技术上均可行。

对于射精障碍或手淫取精失败的患者，临床上首选睾丸精子助孕，手术简便易行，减少附睾穿刺获取精子失败的风险，减少患者多次穿刺附睾的痛苦；射精障碍如果合并睾丸输出小管梗阻或发育异常精子无法输送到附睾，只能取睾丸精子行 ICSI；如果合并睾丸生精功能低下，需要通过显微外科取精获得局部正常生精组织，从中分离出睾丸精子行 ICSI；如果合并附睾炎、附睾囊肿，脓肿可能影响附睾精子质量，或者附睾发育差，或者阴囊有手术史、组织粘连、附睾不易触及和固定，也需要取睾丸精子行 ICSI；如果射精障碍合并输精管堵塞，也可以尝试从附睾取精子，能获得更成熟的活动精子，方便 ICSI 时选择精子，同时也有利于冷冻保存精子。

因此，勃起功能障碍、不射精或逆行射精患者，通过心理、行为、药物和性物理康复治疗，仍不能完成勃起或射精的，可以从睾丸或附睾取出精子进行 ICSI 助孕，剩余的精子进行冷冻保存，以备将来再生育时使用，减少再次手术取精的痛苦。

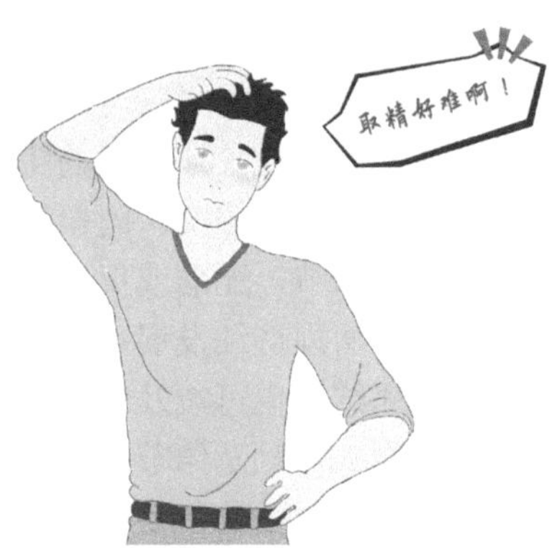

06

附睾结核患者需要保存精子吗?

◎唐雨倩，王奇玲

男性生殖系统的睾丸、附睾、输精管、精囊、前列腺都有感染结核杆菌的风险。临床上男性生殖系统结核以附睾结核最多见，好发于20～40岁青壮年，通常由肺、肠道、淋巴、扁桃体、肾和骨骼等部位的结核原发病灶，经血行播散或下行感染传播到附睾而引起的继发感染。发生附睾结核时，精子成熟与储存的内环境受到破坏，又因为结核结节、溃疡，使得附睾管的结构被破坏、堵塞，输精管也被堵塞，精子无法排出，从而引起男性不育。由于附睾是促进精子成熟的重要器官，睾丸生成的精子进入附睾后获得运动能力和受精能力，并暂时在此储存。因此，附睾的正常生理状况对精子是影响很大的，附睾结核患者一方面须重视治疗，另一方面有生育计划的患者也应尽早去人类精子库保存精子，保存生育力。

在临床上，附睾结核病程一般发展缓慢，表现为附睾逐渐肿大、阴囊坠胀等症状，无明显疼痛感。病变常从附睾尾部开始，随着病程发展逐渐蔓延至附睾体和头部，肿大的附睾可与阴囊粘连形成脓肿，若脓肿继发感染，甚至破溃，会形成长期不愈的窦道。有部分患者起病急骤，出现高热、局部明显红肿的情况。附睾尾部出现表面凹凸不平、大小不等、质硬、较大的结节，无痛或仅为轻度疼痛。附睾结核早期通常只侵袭单侧睾丸，若病程持续发展超过1年，大多会累及双侧睾丸，导致男性不育。附睾结核也可波及输精管，使输精管增粗，呈串珠样改变。前列腺与精囊也可触及结节。

目前，附睾结核的治疗主要包括药物治疗和手术治疗。常用的抗结核药物有异烟肼、吡嗪酰胺、链霉素、乙胺丁醇、利福平，一般为联合用药，需长期足量不间断地用药。有部分患者在用药过程中，结核分枝杆菌产生耐药性，会出现药物治疗结果不理想的情况。经抗结核治疗效果不佳时，或附睾结核结节较大，病变范围较广，出现脓肿、溃疡、窦道，附睾功能已经丧失，此时应考虑手术切除附睾，否则可能对身体造成不利的影响。若睾丸未受波及，应保留睾丸；若睾丸也被波及，则波及部分应一并切除。

有生育需求的男性附睾结核患者，在疾病发生的早期到人类精子库保存精子是非常有必要的。在疾病开始的阶段，附睾尚未出现结核结节、脓肿、溃疡症状时，附睾管、输精管还未阻塞，仍能正常排出精子，及时前往精子库进行精液检查，保存尚且正常的精子，以防病程发展严重造成不育。如果附睾结核患者精液检查时发现已经是无精子症，可考虑通过睾丸或附睾穿刺获取精子，然后冷冻保存在人类精子库。

由于附睾结核的病程发展和抗结核治疗，会对患者的生殖功能产生不良的影响，附睾结核患者有必要尽早到人类精子库保存精子，以备将来生育时使用。

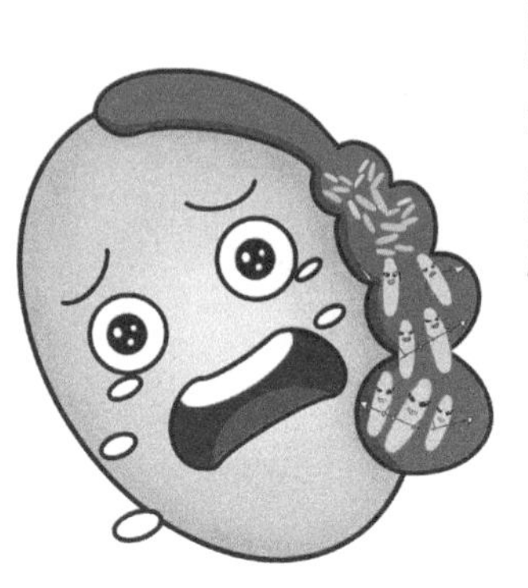

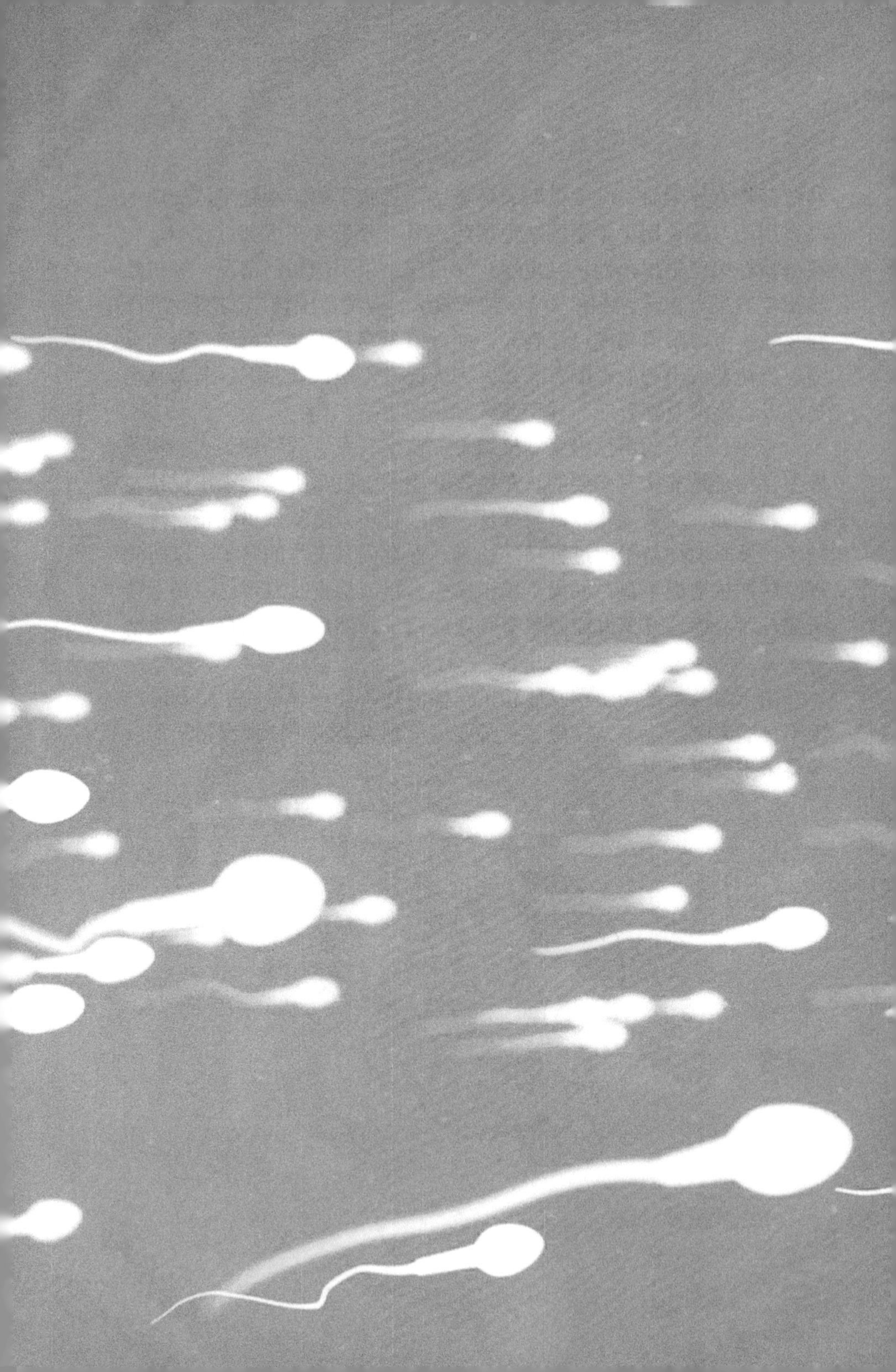

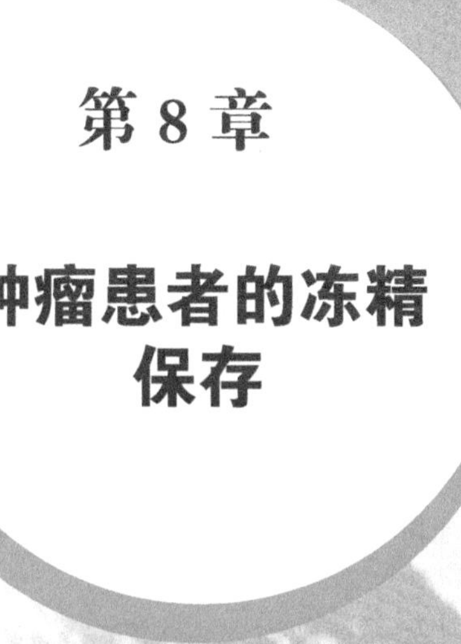

第 8 章

肿瘤患者的冻精保存

01

肿瘤本身会影响男性生育力吗?

◎柳莎莎，李福平

我国男性肿瘤患者每年新增超过200万，其中处于育龄期的中青年患者有显著增长趋势。年轻的男性易患白血病、淋巴瘤、生殖细胞和性腺肿瘤、上皮肿瘤等。由于许多年轻肿瘤患者还没有结婚，绝大多数都有生育需求，这些人比较关注生育力保存。那么男性肿瘤患者的生育力如何呢?

肿瘤在不同的阶段，对男性生育力影响不一样，尤其在肿瘤的晚期或全身转移出现全身的症状、免疫力低下、恶病质等情况，这个时候基本上都会影响生育力。部分肿瘤本身就是不育症的危险因素，甚至在开始手术、放疗和/或化疗之前也是如此。尤其是患有睾丸肿瘤的男性精子浓度显著降低，白血病和淋巴瘤也有一定比例的患者会出现无精子症。

肿瘤可分为生殖系统肿瘤和非生殖系统肿瘤，不同类型的肿瘤对男性生育力的影响是不一样的。

对于男性生殖系统肿瘤，如原发性睾丸肿瘤，分为恶性和良性，并且肿瘤的大小不一样，是否会影响生育与肿瘤良、恶性以及大小有关。如果是恶性睾丸肿瘤，并且肿瘤还侵犯泌尿生殖道部位，则可能会影响精子质量，还有可能会出现血尿、疼痛、肿胀等症状。如果是良性睾丸肿瘤，肿瘤可导致睾丸组织的局部破坏，较大的肿瘤和位于睾丸上方的肿瘤，理论上可以阻塞或取代睾丸网和输出小管，从而可能导致精子向附睾传输的睾丸内阻塞。睾丸肿瘤细胞可以分泌β-人绒毛膜促性腺激素和α-胎蛋白，从而干扰精子发生。附睾、输精管和射精管都可能受到肿瘤侵占或浸润的影响，导致男性精子输出管道的破坏和生育力的损害，可导致无精子症。肿瘤累及腹腔神经节还会影响射精过程，可导致逆行射精。

对于非生殖系统肿瘤，男性生殖生理取决于正常的下丘脑-垂体-睾丸轴，肿瘤可直接或间接影响生殖激素的分泌和调控，肿瘤中常见的全身炎症会对正常的下丘脑产生不利影响，下丘脑炎症与低睾酮水平有关。诊断为肿瘤的男性可能因为睾酮缺乏导致精液参数异常。除了影响精子发生，低睾酮水平还会导致性欲下降和勃起功能障碍，从而干扰性功能和生育力。

总之，在肿瘤初期，非生殖系统肿瘤一般不会影响男性生育力，但是有些急性白血病被诊断时已经比较严重了，可能也会影响男性生育力，需要及时考虑进行精子冷冻保存。生殖系统肿瘤对生育力的影响可能较大，对于这些肿瘤应该早发现、早进行精子冷冻保存。

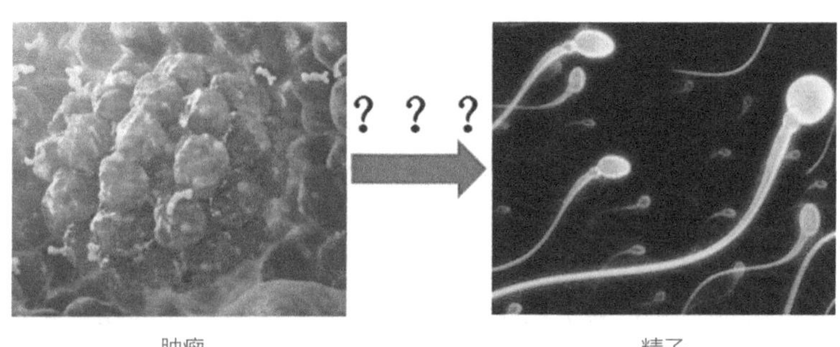

肿瘤　　　　精子

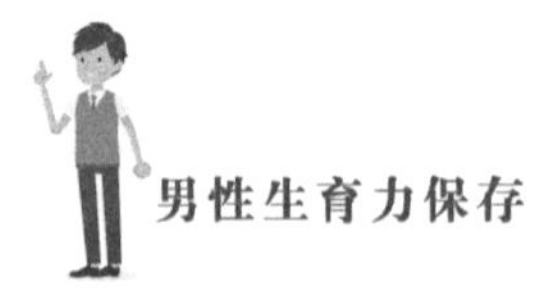

02

肿瘤治疗会影响男性生育力吗?

◎刘　晓，李福平

随着肿瘤发病的年轻化及生存率的不断提高，越来越多的年轻患者不仅仅关心自己的疾病进程，同时关注生育的问题。得了肿瘤经过治疗还有生育力吗？很多年轻肿瘤患者心存疑惑。

肿瘤的治疗方式包括外科手术、化疗和放疗等，不同的治疗方法对男性生育力的影响是不同的。

恶性肿瘤的手术治疗是生育力受损的一个潜在原因。睾丸切除术是目前原发性睾丸肿瘤诊断和初始治疗的标准方案。睾丸肿瘤患者如果两侧睾丸都有肿瘤侵入，需进行双侧睾丸切除术，永久性丧失精子产生能力。单侧睾丸切除术会直接导致生殖细胞数目减少，降低产生精子的数量。手术还可损伤精子输送管道或者神经，可能导致精子输送管道系统损伤，使男性无法从阴茎射出精液造成逆行射精或者不射精等性功能障碍。

化疗药物对男性生育力有不同程度的损伤。治疗方案对男性生育力的影响差异较大，其中化疗药物的种类、剂量、使用周期是影响生育力的主要因素。含有烷化剂的治疗方案对男性生育力有较大的损伤，烷化剂导致精子发生损伤具有剂量依赖性。抗代谢药物、抗生素类药物及铂类药物等也具有性腺毒性，但这些药物通常导致短暂的少精子症。此外，不断有新靶向治疗或免疫治疗肿瘤，目前生物治疗对肿瘤患者生育力影响的研究相对较少。

放疗时睾丸受到直接照射或者其他膈下器官放疗时睾丸接受了放射线后，其生精能力都会明显下降。分段放疗的剂量和放射的范围决定了放疗对男性生育力的影响。睾丸是体内对放射线最为敏感的器官之一，放射线剂量低至 0.1Gy 时都可以导致精子发生障碍，导致精子数量减少，0.7～2Gy 的剂量通常就会导致短暂的无精子症，而剂量超过 2Gy 可以导致不可逆的无精子症。放疗损伤与患者年龄有相关性，对于青春期前的男性患者，睾丸 6Gy 剂量可导致永久性无精子症。此外，患者行颅脑放疗会引起下丘脑、垂体损伤，诱发促性腺激素等缺乏，从而影响患者生育力。

此外，某些良性肿瘤如垂体瘤的治疗虽然没有经过放化疗，但是其发病部位位于垂体，脑垂体是人体重要的内分泌腺，控制多种重要激素的分泌。脑垂体出现问题后可使男性表现为性欲减退、勃起功能障碍、乳腺增生甚至出现生殖器官萎缩、精子数目减少等不育问题。因此，垂体瘤本身或者经过药物治疗、手术治疗后影响垂体功能，进而影响男性生育力。

近年来，甲状腺癌的发病迅速增加，大部分甲状腺癌患者术后需要做碘 131 治疗，碘 131 的辐射虽然不大，但是对于出生子代还是有影响的。因此，建议停止治疗一年后再生育。此外，男性甲状腺癌术后需要长期服用甲状腺素，只要检查甲状腺功能正常，则不会影响生育。

总的来说，睾丸切除术、腹膜后淋巴结清扫术、膀胱切除术、盆腔清扫术、直肠癌切除术等手术可能会影响生育力，化疗药物及腹部放疗会影响生精细胞导致生育能力下降甚至出现无精子症。因此，在肿瘤治疗前应该询问医生，接受的治疗是否可能导致不育。在开始治疗前，还应该询问医生如何保留或保存生育力。对于男性来说，常见的保存生育力的方法是在肿瘤治疗前，到人类精子库保存精子。

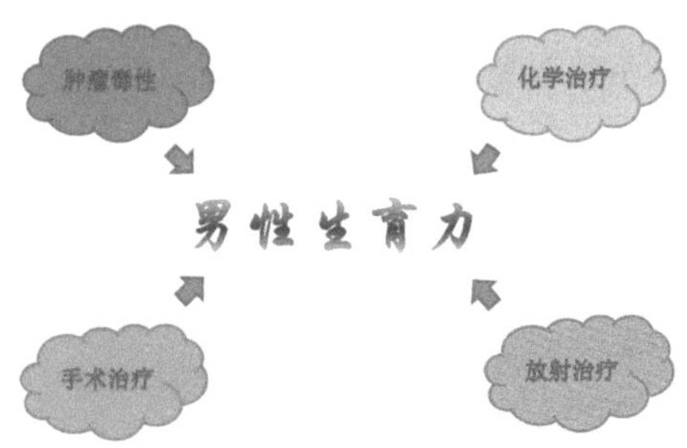

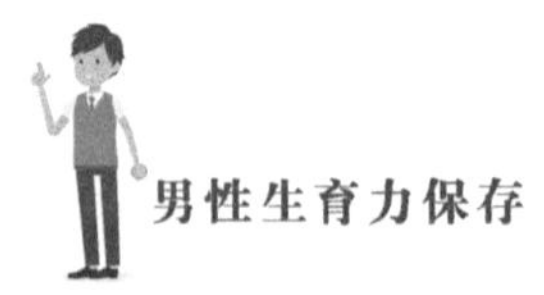

03

哪些类型的肿瘤及疾病患者需要保存精液?

◎刘　晓，李福平

提及男性生育力保存这个概念，相信很多人有一定的了解。有个经典案例：默多克先生，他是国外著名的传媒大亨。他在 53 岁的时候，被诊断患有前列腺癌。在启动整个治疗和放化疗之前，他当时冻存了自己的精子，后续利用冷冻保存的精子进行辅助生殖助孕，成功拥有自己的孩子。患有哪些肿瘤或疾病的患者需要冻存精子呢？

目前，人类精子库的自精保存者以肿瘤患者居多，尤其是睾丸肿瘤和血液肿瘤。睾丸肿瘤是 15～35 岁年轻男性常见的泌尿生殖系统恶性肿瘤，五年生存率超过 95%，睾丸肿瘤本身严重影响男性生育力，这些特点决定了医生强烈推荐睾丸肿瘤患者在治疗前先把精子冷冻；血液肿瘤（包括白血病、淋巴瘤或者需要进行移植的其他血液疾病）患者前来进行生育力保存较多。80%霍奇金淋巴瘤患者的年龄为 30～40 岁，具有生育需求，而且随着治疗技术的不断提高，淋巴瘤患者的五年生存率可达到 80%。另外，还有结直肠癌、鼻咽癌、脑瘤、肉瘤等都是保存生育力较多的肿瘤类型。

不仅肿瘤及其治疗对男性生育力有影响，其他疾病如非肿瘤血液疾病、肾病、糖尿病及自身免疫疾病，同样不同程度地会破坏男性生育力。

非肿瘤血液疾病如再生障碍性贫血，造血干细胞移植仍然是获得性重型再生障碍性贫血患者的唯一治愈方法。造血干细胞移植预处理需要大剂量的化疗药物甚至全身照射等。这些治疗方案严重损害了患者的生精功能，患者在接受移植后 5～10 年仍是少精子症，甚至无精子症。慢性肾病导致性激素紊乱，引起促黄体生成素、泌乳素升高，睾酮降低，从而降低精液质量、降低性欲等影响男性生育力；糖尿病会导致精子质量下降，糖尿病中的葡萄糖代谢障碍和胰岛素抵抗，导致勃起功能障碍和逆行射精，严重影响糖尿病患者的生育力，少精子症和无精子症被认为是其中一种糖尿病患者的严重的继发性并发症。自身免疫疾病，如类风湿性关节炎、系统性红斑狼疮、强直性脊柱炎，对男性生育力的影响较少，但是这类疾病同样会导致男性性功能降低、性激素紊乱，精液质量不同程度降低。因此，上述这些疾病需要关注患者生育问题，一般建议患者在治疗前咨询人类精子库，及时进行生育力保存。

对于一些未生育的肿瘤人群，如垂体瘤、脑瘤、睾丸肿瘤、血液肿瘤及其他肿瘤应尽早发现，在考虑治疗疾病的同时尽快到人类精子库保存精子。对于慢性肾病和自身免疫疾病患者需要关注生育问题，如有生育需求需要咨询相关医生。对于糖尿病男性患者建议在精子质量相对较好的情况下进行生育力保存，以避免后期出现逆行射精或者无精子症。

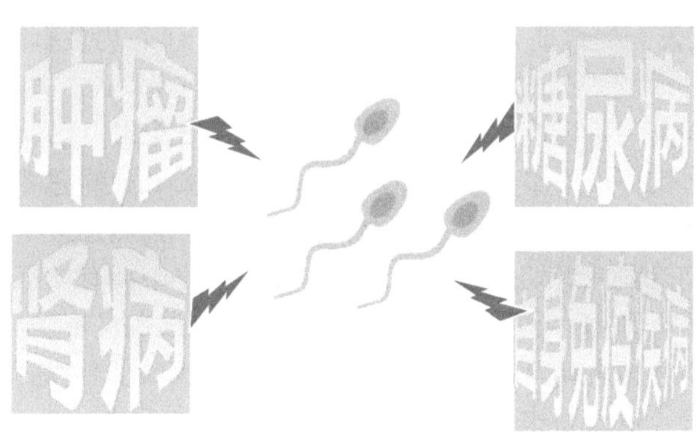

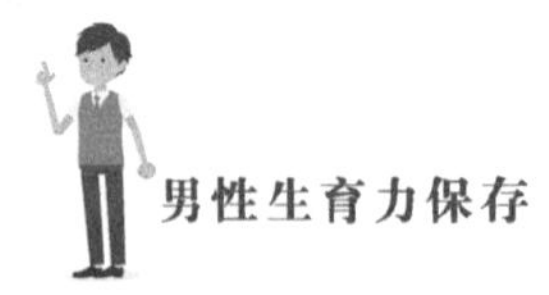

04

睾丸肿瘤患者还有可能生育吗?

◎刘　晓，李福平

睾丸肿瘤是男性生殖系统的常见肿瘤，约占男性恶性肿瘤的 2%。睾丸肿瘤好发于 20～40 岁男性青壮年，作为年轻男性高发的癌症之一，睾丸肿瘤的发病原因并不为人们所知晓。睾丸肿瘤五年生存率超过 95%，睾丸肿瘤患者治疗后生活质量提升，同时对生育需求越来越强烈。对于睾丸肿瘤患者来说，怎样才能保存自己的生育力呢？

临床上治疗睾丸肿瘤患者，通常采用根治性睾丸切除手术、腹膜后淋巴结清扫术、放疗和化疗等方法。

根治性睾丸切除手术就是要把肿瘤的一侧睾丸完全根治性切除。睾丸肿瘤患者普遍会担心：我得了睾丸肿瘤，医生要把我的“蛋蛋”切除，我就没有生育能力，不能拥有自己的孩子了？男性有两个睾丸，一般睾丸肿瘤发生在一侧，双侧睾丸肿瘤的发生率约占 1%，没有肿瘤的那侧睾丸还可以产生精子。然而，切除了一个睾丸后精液质量肯定比正常人的精液质量差。此外，超过 60%的睾丸肿瘤患者在第一次肿瘤发生后的 5 年内会发生第二次肿瘤。故此，强烈建议睾丸肿瘤患者在手术切除前或者切除后进行生育力保存，将来拥有自己的孩子。对于双侧睾丸肿瘤，或者一侧睾丸肿瘤而另一侧睾丸又不能产生精子，这种情况下将睾丸切开，在远离肿瘤的部位寻找精子，找到精子后进行冷冻保存，以备将来使用。

睾丸肿瘤腹膜后淋巴结清扫术适用于非精原细胞的睾丸肿瘤，如胚胎癌、畸胎癌及畸胎瘤等，行睾丸切除术的同时或术后第 2 期施行。腹膜后淋巴结清扫术可能损伤控制射精的交感神经节而影响生育，经典的腹膜后淋巴结清扫术要求清扫双侧所有腹膜后淋巴结，导致患者术后发生射精功能障碍。因此，在腹膜后淋巴结清扫术之前建议保存精子，保存生育力。

对于睾丸肿瘤临床上多采用以铂类化疗药物为基础的治疗方案，博来霉素、依托泊苷和顺铂（BEP）是目前经典的化疗方案，其中顺铂的累积剂量若不超过 400mg/m^2，对精子发生和睾丸内分泌功能的损伤是暂时的，但超过 800mg/m^2 则会造成永久性的无精子症。小于或等于 3 个周期的 BEP 治疗两年后，80%患者可恢复精子发生，但是 5～6 个周期的 BEP 治疗两年后，所有患者都不能恢复生精功能。因此，睾丸肿瘤患者在化疗前应该进行生育力保存。

放疗也是睾丸肿瘤的主要治疗方法之一。放疗对生育能力的损害取决于性腺接受的射线量和放疗方法。睾丸是体内对放射线最为敏感的器官之一，睾丸照射射线量达到 0.1～0.2Gy 时就会影响睾丸的生精能力，0.7～2Gy 的剂量通常就会导致短暂的无精子症，而剂量超过 2Gy 可以导致不可逆的无精子症。精子数量通常在放疗结束后 4～6 个月达到最低值。此外，放疗还会明显增加精子的 DNA 损伤，并可持续至治疗后 1～2 年。因此，睾丸肿瘤患者放疗前在人类精子库保存精子是非常有必要的。

患睾丸肿瘤后，患者应尽快到生殖专科门诊进行生育力评估，如有精子尽早到人类精子库冷冻保存精子，最好在治疗前保存精子，这样就不担心以后的治疗会影响生精功能。

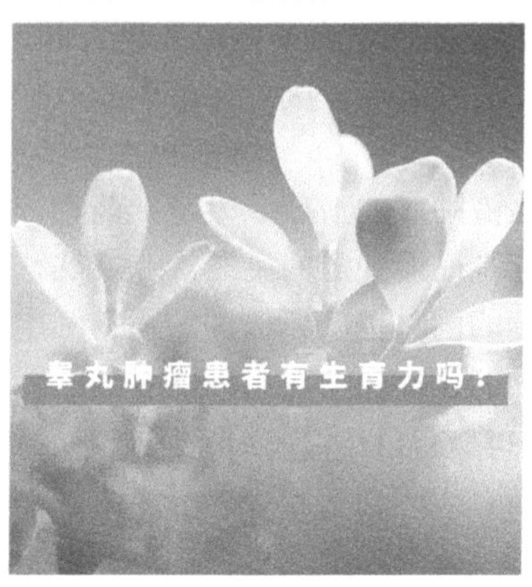

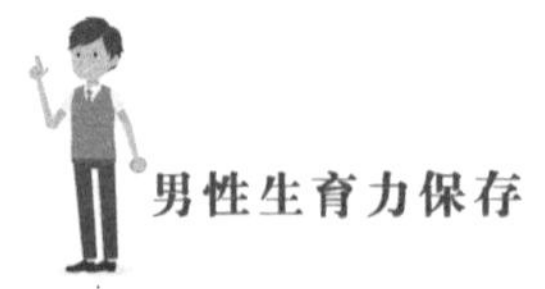

05

血液肿瘤患者在骨髓移植前需要先保存精子吗?

◎刘　晓，李福平

“16 岁确诊霍奇金淋巴瘤，化疗前冷冻精子，现在是 4 个孩子的父亲了”，这不是杜撰的故事，而是真实发生的案例。由此可见，患者患有淋巴瘤等血液肿瘤在治疗前保存精子有多么重要。

血液肿瘤是指发生在血液系统的恶性肿瘤，临床上常见的血液肿瘤有白血病、淋巴瘤等。

白血病发病率在儿童及 35 岁以下成人居第一位，随着治疗水平的提高，五年生存率较高，0～14 岁急性淋巴细胞白血病五年生存率达到 90%，15～19 岁五年生存率达到 74%，急性髓系白血病五年生存率达到 60%。同时，淋巴瘤是我国常见的恶性肿瘤之一，发病率占儿童肿瘤的 10%，占青少年肿瘤的 14%，占 20～39 岁人群的 5%。淋巴瘤分为霍奇金淋巴瘤和非霍奇金淋巴瘤，80%霍奇金淋巴瘤患者的年龄为 30～40 岁，非霍奇金淋巴瘤主要为中老年人群。通过治疗，淋巴瘤患者的五年生存率可达到 80%。因此，很多血液肿瘤患者在肿瘤治疗后具有生育需求。

目前条件下，血液肿瘤的治疗手段包括药物控制、放疗、化疗和骨髓移植。其中化疗是血液肿瘤的主要治疗方法，化疗药物的副作用大，在杀伤肿瘤细胞的同时也破坏机体的正常细胞，不可避免地对生殖功能有影响，不同的化疗药物对男性生育力的影响不同。含有烷化剂的治疗方案，对生育力有较大的损伤，而治疗霍奇金淋巴瘤的不含烷化剂的方案，对生育力的损伤较小。对于采用不含烷化剂方案的患者来说，不含烷化剂方案对精液的影响是短暂的，2 年后 80%患者生育力可恢复，但是对采用烷化剂治疗方案的患者，精子恢复时间可能需要长达 5～10 年甚至永久。故此，血液肿瘤患者应在化疗前进行精子保存。

一部分高危或者化疗效果差的血液肿瘤患者，需要接受造血干细胞移植。造血干细胞移植在血液病治疗中应用广泛，移植前需要预处理，预处理过程采用的高剂量化疗或者全身照射，对睾丸功能损伤严重。因此，医生意识到移植对生殖造成较严重的影响甚至出现永久性损伤，如果患者有生育需求，医生会建议其在骨髓移植前到精子库进行生育力保存。骨髓移植前保存精子的意识是正确的，但是时机是不正确的。对血液肿瘤尤其是急性白血病而言，由于发病紧急，医生为了患者病情考虑先进行了化疗，之后再建议患者在骨髓移植前来精子库进行冷冻保存精子，但是很多时候这类患者已经是无精子症了，没有精子可以保存。因此，血液肿瘤患者生育力保存的时机很重要，强烈建议血液肿瘤患者在任何放化疗前保存精子。

总之，在不影响治疗的情况下，建议血液肿瘤患者在任何放疗、化疗前进行精子保存，而不是在移植前进行尝试保存，这种情况下很多患者已经没有精子可以保存了。但是对于病情非常紧急的患者，可能要根据临床指征进行紧急治疗，但需告知患者治疗方式可能会对生育造成影响，让患者知情。此外，非肿瘤血液疾病如再生障碍性贫血、阵发性睡眠性血红蛋白尿、严重性地中海贫血等需要造血干细胞移植的血液疾病患者，需要在任何放化疗前及时保存自己的生育力。

06

急性白血病患者如何在化疗前实现精子冷冻保存?

◎柳莎莎，李福平

急性白血病是造血干细胞的恶性克隆性疾病，特点是发病速度快，对患者身体造成的伤害特别大，一般情况下会出现不同程度的发热、贫血或者出血等症状，严重者还会出现头痛、恶心、呕吐、意识丧失等情况，需及时治疗。很多患者及其父母最关心的是如何尽快进行治疗以挽救生命，而忽略了将来生育的问题。

随着包括鞘内化疗在内的强化用药、诱导和巩固方案的发展，急性白血病五年生存率已提高到 90%，但是癌症化疗会严重影响男性的生殖功能。患者生育力下降已成为一个现实问题，绝大部分急性白血病患者在化疗后，精子质量较差甚至已是无精子症。

如何才能让这些急性白血病患者在治疗前及时保存生育力？这也是人类精子库和患者同样面临的问题，需要在以下几个方面加强应对措施。

（1）加强宣传力度，让医生和患者充分了解急性白血病化疗后对生育力的影响，以及在人类精子库进行生育力保存的意义。可以在各类学会下成立生育力保存分会，以加强精子库、男科和血液肿瘤科之间的多学科合作，为医生和护士制定与开展生育力保存培训计划；加强学术及科普宣传，使相关医护人员、患者及其父母了解生育力保存相关知识，血液科医生在治疗前应该同患者进行沟通交流，强调生育力保存的重要性；建立多科室之间的就诊流程，方便并缩短患者的就诊时间，最终促进患者进行生育力保存。

（2）人类精子库应该建立应急的精子冷冻保存流程，针对不同患者情况建立应对方案。考虑到疾病治疗的紧急性，精子库工作人员应该为这部分患者建立最快的生育力保存流程，保障患者在化疗前完成精子的冷冻保存和睾丸组织的冷冻保存，同时精子库也要有应急的保存程序（如先保存精子，再等传染病检查结果等），既不耽误疾病治疗也成功完成了生育力保存；针对特殊情况的患者，无法前往精子库进行生育力保存，精子库工作人员也可以考虑到血液肿瘤科采集精液标本然后送回精子库进行精子冷冻保存。

（3）人类精子库可以考虑与各地区生殖中心建立合作机制，为急性白血病患者生育力保存提供快捷方案。目前，大多数省只设立一家人类精子库，而且以后每个省最多只有一家，人类精子库均设置在各省的省会城市，对于急性白血病这类发病比较急的患者，如果能在本地的生殖中心保存精子，再由生殖中心与人类精子库交接长期保存，就可以解决这些患者的生育力保存问题。

总之，急性白血病发病速度快，必须立即治疗，而常用的化疗方案对男性生育力影响非常大，精子冷冻是最佳的生育力保存方案。因此，人类精子库应该加大宣传，制定应急的精子冷冻保存方案和便利的流程，尽可能让每一名有需要的急性白血病患者在化疗前实现精子冷冻保存。

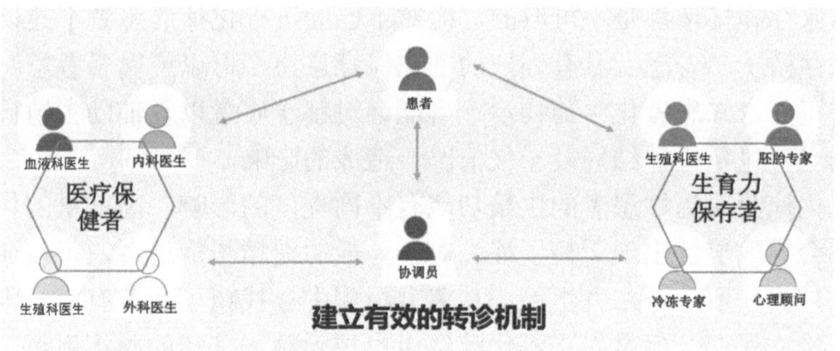

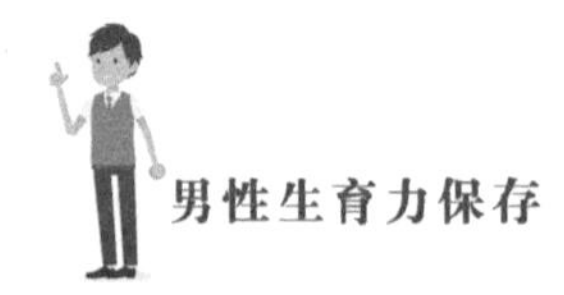

07

经过化疗后的患者还可以保存精子吗?

◎刘　晓，李福平

人类精子库的工作人员经常会遇到这样的肿瘤患者，他们由于各种原因，如患者不清楚、医生没有交代、路途不方便、发病急等，在治疗前没有保存精子，而是在化疗期间或者化疗后才来人类精子库保存精子。此时，患者经常会有顾虑，化疗期间或化疗后的精子还可以保存用于辅助生殖助孕吗？

化疗药物对身体造成的影响不仅体现在脱发、恶心、呕吐、免疫力下降等，经过几次化疗或者化疗结束后会出现精液质量下降的情况，如少精子症甚至无精子症。化疗期间的细胞损伤和细胞死亡，会使这些精子面临 DNA 结构损伤和染色体异常的风险。故此，若在化疗期间患者还有精子，在任何癌症化疗阶段，无论是早期还是其他阶段，冷冻保存和怀孕都是不可取的，即对于已经进行化疗的患者不建议冷冻保存精子。若患者具有强烈的冷冻保存意愿，可以遵循患者意愿，但需充分告知患者化学药物治疗可能会对精子质量以及辅助生殖技术的结局（包括妊娠结局及子代情况）造成的影响。

化疗会对男性患者的生精功能有不同程度的影响，高剂量的化疗方案会导致男性出现无精子症。对于一般的无精子症患者，可以通过手术方式获取部分睾丸组织，从睾丸组织中寻找精子，若有精子则可进行冷冻保存。但是对于刚化疗结束出现无精子症状的肿瘤患者，生殖和生育力保存专家不建议患者立即通过手术方式获取睾丸精子，因为化疗可能会诱导发育中的睾丸生殖细胞发生突变。对于这部分肿瘤患者，若有生育意愿可以等化疗结束后 2 年再进行精液检查，若有精子可以选择自然受孕。因化疗或者疾病身心疲惫造成心理压力进而影响性功能的患者，可以选择冷冻精子进行辅助生殖助孕。若化疗结束 2 年后持续为无精子症的患者，可以考虑睾丸显微取精。

对于有生育需求的肿瘤患者，在开始治疗之前，临床医生应与患者讨论用于治疗癌症和其他疾病的放疗与化疗，通常会导致男性患者暂时或长期的睾丸损伤，鼓励患者在治疗之前进行精子冷冻保存，并且尽可能多冻存精子。如果在肿瘤治疗期间没有保存精子，应该在治疗结束 2 年后进行精液检测，来评估生精功能的恢复。若精液质量恢复，经过生殖专家评估后可以自然受孕或者保存精子。

因此，在肿瘤治疗期间的患者不建议精子冷冻保存。如果患者具有强烈的冷冻意愿，可以考虑遵循患者意愿，但需充分告知患者放疗、化学药物治疗可能会对精子质量造成的影响，以及辅助生殖技术的不良结局、子代出生缺陷的风险，再进行精子冷冻保存。

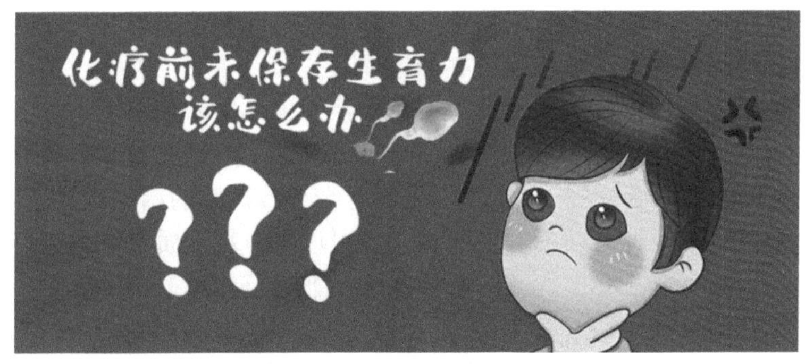

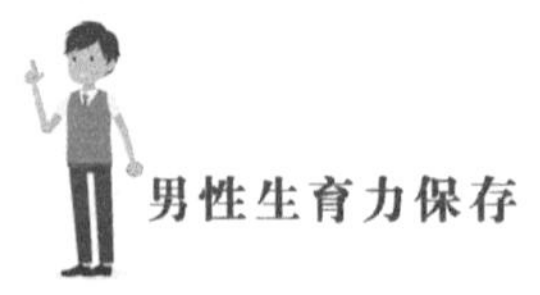

08

肿瘤患者化疗结束多久以后才能生育?

◎刘　晓，李福平

随着医学手段的不断提高，癌症患者的生存率也在提升，很多年轻的癌症患者在康复后面临很多生育困扰。有些患者在癌症治疗前没有及时保存精子，但是自己恢复了生精功能，可以产生精子，这种情况下是否可以自然受孕？还有一些患者在癌症治疗前及时保存精子，如果化疗后自己恢复了生精功能，这种情况下应该选择冷冻精子还是新鲜精子怀孕比较好？这些都是许多人关心的问题。

肿瘤化疗一般会影响男性生育力，但也有部分肿瘤患者化疗后生育力会得到恢复，这与化疗方案的选择有关。

对性腺毒性低风险的治疗方案，如治疗睾丸肿瘤使用不超过 3 个周期的 BEP 方案，治疗霍奇金淋巴瘤采用阿霉素、博来霉素、长春新碱、氮烯咪胺联合使用（ABVD）方案等会导致短暂的精子质量下降，这些低风险的治疗方案一般 2 年内患者可以恢复精液质量。另外，在放化疗结束 6 个月内精子 DNA 碎片率及非整倍体率最高，这种损伤可持续至治疗后 1～2 年。因此，对于接受低风险治疗方案的肿瘤患者，结束治疗后，可以 2 年后检查精子数量、精子活力、精子 DNA 碎片率及非整倍体率等，若都没有问题则可尝试备孕。

对性腺毒性中高风险的治疗方案，如患者使用了高剂量的环磷酰胺、做过骨髓移植前的预处理清髓方案等，这种情况下患者精液质量严重下降，一般 5～10 年或者更久情况才可以恢复，甚至出现永久性无精子症，建议备孕前详细检查精液各个参数和咨询生殖医学专家。应该注意的是，有的患者可能需要持续使用维持病情的药物，这些药物有可能会对生育力有影响，在备孕期间还需要咨询医生需不需要停药，或者改变药物类型或剂量等。

应该用癌症治疗前冷冻精子还是治疗恢复后的新鲜精子怀孕，这个问题需要根据不同的情况进行选择。如果肿瘤患者在治疗前保存了精子，在生育时最好选择使用冷冻精子，通过辅助生殖技术助孕的方式受孕，这种情况会避免因为接受放化疗后精子损伤而影响后代健康。另外，有的患者可能需要长期服用药物维持治疗后的病情，这些药物有可能会对生育力有影响，这种情况下可以选择使用冷冻精子，通过辅助生殖技术助孕的方式受孕。

然而，在患者生精功能恢复需要 5～10 年的情况下，还要考虑女方的年龄，毕竟女方年龄大了也会影响生育，此时可以选择使用冷冻精子，通过辅助生殖助孕的方式受孕。肿瘤患者选择使用治疗前保存的精子，拥有自己的健康后代例子很多。若选择治疗后生精功能恢复再自然受孕的话，需要根据自身条件综合评估精子参数后在生殖专家的指导下备孕。

总的来说，对于肿瘤治疗前的患者，强烈建议在精子库提前保存精子，条件许可的情况下，尽量使用保存的精子。没有保存精子的，综合评估精子参数后在生殖专家的指导下备孕。

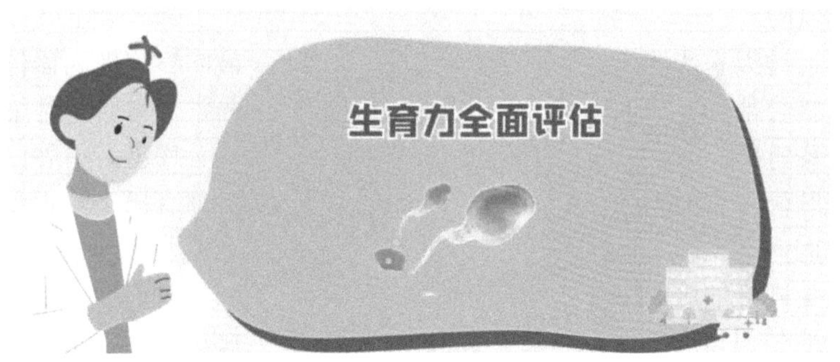

09

肿瘤患者保存的精子会将肿瘤遗传给后代吗?

◎柳莎莎，李福平

随着恶性肿瘤的治疗效果越来越好，患者的平均生存期和生存质量得到较大提升。很多医生遇到年轻患者时，都会兼顾治疗和患者生育力保护与保存。在进行生育毒害性的放化疗之前，提醒患者冷冻精子。但是很多肿瘤患者在保存精子的时候会有这样的顾虑，担心现在保存的精子将来辅助生育时，会将肿瘤基因遗传给他的后代。那么，保存精子是否有意义?

只有遗传性的肿瘤才会遗传给后代，非遗传性肿瘤不会通过冷冻精子遗传给后代。目前已知的绝大多数（90%以上）的肿瘤是不遗传的，只有部分肿瘤（如乳腺癌、大肠癌、肾癌等）存在家族遗传的倾向，这些肿瘤患者冷冻保存的精子通过辅助生殖技术助孕有遗传给后代的风险。

遗传因素作用于肿瘤而发生的一系列疾病，最明显表现为遗传性肿瘤综合征。由遗传性原因导致的染色体和基因异常，特别是常染色体及染色体上的基因，使后代患某些肿瘤的机会大大增加。另外，家族性肿瘤与遗传性肿瘤是不一样的，每个人身体里都有原癌基因和抑癌基因，发生肿瘤只不过是相同的生活方式、相同的刺激因素，会影响发生同样的肿瘤，这只能说明是家族易感性、家族聚集性，不能说明肿瘤是遗传病，所以肿瘤不会遗传，即使有亲属患肿瘤，子女及其后代容易患肿瘤的概率均较高，但与健康人群相比也没有显著差异。另外，患有肿瘤还与其他因素，如药物、饮食习惯、自身抵抗力、内分泌紊乱、辐射等有关，只有少部分的肿瘤与遗传有关。

绝大多数肿瘤化疗、放疗前冷冻的精子是安全的，但是如果肿瘤患者已经进行了放疗、化疗，这些治疗可能导致精子染色体异常，会对生育的后代造成不良的影响。一般情况下，不建议冷冻保存已经进行了放疗、化疗的精子。虽然在治疗初期对生育力产生了影响，但这个阶段仍可能存在精子，将来通过辅助生殖技术助孕时，这些有限的活动精子仍可能使女方受孕，但是这些精子可能存在较高的遗传损伤风险。因此，强烈建议在开始治疗之前保存精子，如果肿瘤患者已经进行了放疗、化疗，需要遗传咨询后再考虑冷冻保存。

总之，大多数肿瘤是不会遗传的，在肿瘤的放疗、化疗前可以放心进行冷冻保存并生育后代。但对于具有遗传性倾向的肿瘤，或者已经经过了化疗或放疗，应该先进行遗传咨询，充分了解肿瘤的遗传特点以及可能引发后代肿瘤的遗传风险程度；熟知经过肿瘤化疗、放疗后精子的损伤程度及辅助生殖技术助孕的不良结局、子代出生缺陷的风险，再进行精子冷冻保存。

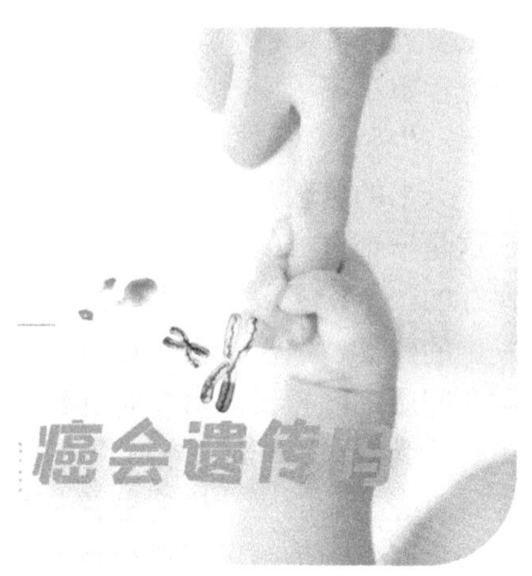

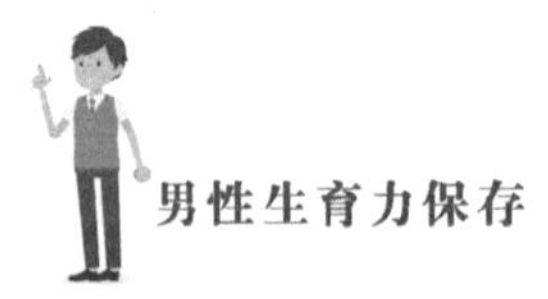

10

青春期前的男孩应该怎么保存生育力?

◎柳莎莎，李福平

青春期前睾丸的曲细精管被间质组织中未成熟的肾小管周围肌样细胞和睾丸间质细胞所包围，睾丸支持细胞之间的紧密连接和血睾屏障未形成。精原细胞或精原干细胞是青春期前直至青春期精子发生之前唯一存在的生殖细胞群。青春期前的睾丸似乎比成人的睾丸对肿瘤的治疗更为敏感，因为睾丸的环境不是静止的，而是支持细胞一直在成熟或生殖细胞一直在增殖，长期接受化学疗法和（或）放射线治疗可能会严重影响其生育力。由于个体化的现代癌症治疗方法，儿童期和青少年期癌症的死亡率正在下降，儿童癌症患者中有80%以上可以实现大于五年生存率。生殖健康已成为年轻肿瘤患者成年幸存时的首要问题，据估计几乎一半的男性儿童癌症幸存者，在成年期间会遇到难以生育的问题，这是一个重要的生活质量问题。未来生育的希望已成为接受生育力保存的一个积极决定因素。

青春期精子发生的建立，取决于直接对精原干细胞的损伤程度或间接通过支持细胞和间质细胞损伤的治疗而引起的损伤程度。精原干细胞的完全耗竭可转化为永久性无精子症。男性保存生育力的一线策略是冷冻保存精子。青春期后的男性癌症患者在睾丸毒性治疗开始之前收集精子进行冷冻保存，因为精子质量和精子 DNA 完整性可能会因治疗而受到损害。青春期前的男孩还不能产生精子，针对这些男孩保存生育力的策略是冷冻保存睾丸组织，然后自体移植精原干细胞、组织移植或体外成熟。大部分青春期男孩睾丸组织是未成熟的，科学家在 2002 年冷冻保存了第一份未成熟睾丸组织标本，在过去几年中有

700 多名患者选择睾丸组织冷冻保存以备将来恢复生育力。包括非人类灵长类动物在内的大量动物实验表明，在应用生育力恢复技术后，精子发生成功。但是，到目前为止，尚无任何提议的实验方法导致人未成熟睾丸组织产生精子。另外，在青春期前患者中，由于下丘脑-垂体-睾丸轴的不活跃，一些药物刺激精子发生不起作用。因此，青春期前男性肿瘤患者的生育力保存仍属于试验阶段，存在很多伦理问题，建议通过生殖医学伦理委员会讨论，并充分知情告知。

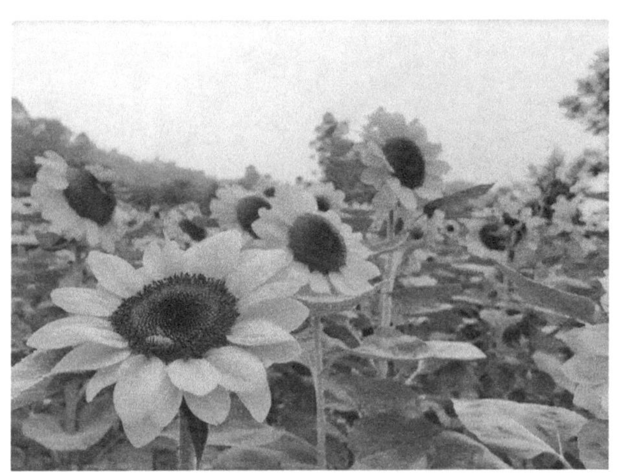

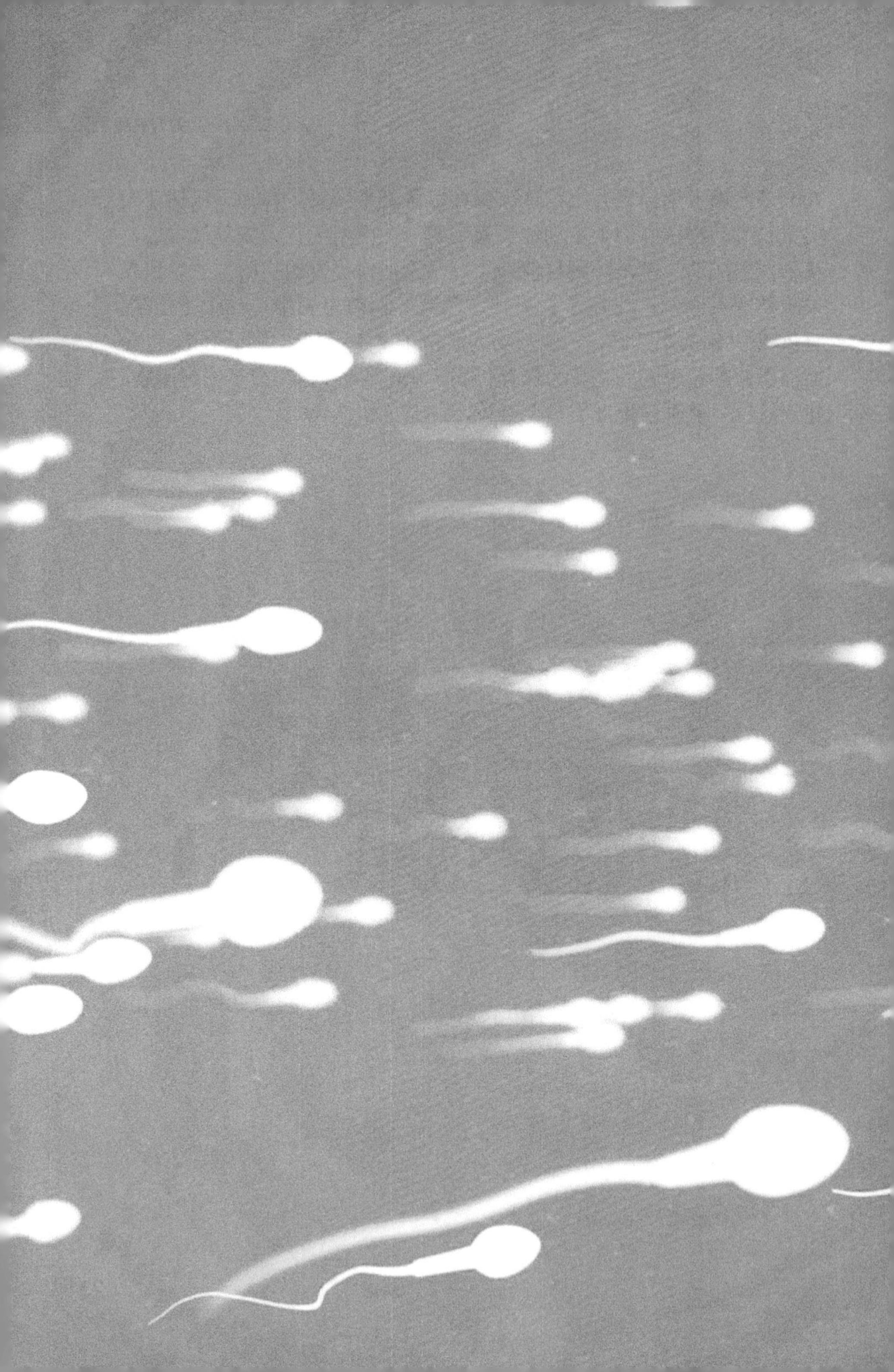

第 9 章

遗传因素患者的冻精保存

01

圆头精子症患者有必要保存精子吗?

◎沈群山，贺小进

汪先生结婚 2 年了，没有避孕，却一直没有孩子，妻子检查多次都没有发现异常问题。汪先生后来去医院做检查，被诊断是圆头精子症，他心里发慌了。经过医生的耐心解释后，汪先生准备采用辅助生殖技术助孕。汪先生的困扰主要有两个方面：一是什么是圆头精子症？二是短期不要孩子，有没有办法能保存精子？

圆头精子症是一种罕见而严重的畸形精子症，在男性不育症患者中的发病率小于 1‰，其主要临床特征是精子头部呈圆形，顶体缺失。依据圆头精子占总精子的比例分为 I 型（100%的精子顶体缺失）和 II 型（少量精子有顶体存在）。

圆头精子症具有较高的遗传度，*DPY19L2* 基因变异是导致圆头精子症的主要原因，该基因变异占总病例的 60%以上，在少数圆头精子症患者中还检测到与圆头精子症相关的 *SPATA16*、*PICK1* 和 *ZPBP1* 等基因变异。

圆头精子症患者通常表现为不育，与正常人群相比，无其他特征性临床表现。圆头精子症患者的精子活力比生育力正常男性明显下降。但也有研究认为圆头精子症患者的精子活力与正常人群无明显差异。

人类圆头精子症遗传模式均为常染色体隐性遗传，对圆头精子症患者的遗传学诊断建议先进行 *DPY19L2* 基因缺失或/和点突变的筛查，如果没有检测到 *DPY19L2* 基因致病变异，则建议行男性不育基因 *Panel* 或全外显子组测序。

卵胞质内单精子注射（ICSI）是治疗圆头精子症的主要方法。I 型圆头精子症患者为顶体缺失的精子，精子缺乏激活卵母细胞的磷脂酶，因此直接进行 ICSI 后易完全受精失败或低受精，ICSI 联合人工辅助卵母细胞激活是Ⅰ型圆头精子症患者的有效治疗方案，但依然有完全受精失败的情况发生。为避免遗传风险和反复 ICSI 失败，圆头精子症患者也可选择供精治疗。有些Ⅰ型完全型圆头精子症患者精液中可观察到占很小比例的具有不同形式的异常顶体结构（萎缩顶体、异位顶体和小顶体囊泡）精子，通过精子形态选择卵胞质内注射这种小顶体囊泡的精子，无须辅助卵子激活就可以受精并生出子代，尽管在圆头精子症精液标本中寻找不同形式的异常顶体结构（萎缩顶体、异位顶体和小顶体囊泡）精子的工作费时费力，但有助于为圆头精子症患者提供一种无须卵子激活而更加安全有效的治疗方案。

由于Ⅱ型圆头精子症患者存在少量正常形态的精子，可以通过挑选含有顶体的精子进行 ICSI 治疗。但对这类精液标本需检测非圆头精子的核染色质，并同时检查这些精子的顶体是否发育，如果存在顶体且核染色质正常，宜尽早实施治疗，这类精子有受精成功的可能。

针对Ⅰ型圆头精子症患者中可能会存在具有不同形式的异常顶体结构的精子，建议提前到人类精子库多次冻存精液，以备将来生育之需。对于Ⅱ型圆头精子症患者，建议根据患者自身的需求及 ICSI 助孕的需要，决定是否冻存精液。若短期没有生育需求的患者，建议患者及时多次冻存精液，以备以后生育之需。

对圆头精子症患者进行遗传诊断和遗传咨询非常重要。患者若选择辅助生殖助孕，需明确告知其子代有遗传该疾病的可能。圆头精子症患者需要进行相关基因突变检测，建议其配偶也行相关基因检测。如果配偶也检测到携带相关基因突变，建议行胚胎植入前遗传学检测，避免生育圆头精子症后代。若无可用的胚胎，可考虑供精治疗。此外，圆头精子症干扰精子染色质的稳定性和完整性，易导致减数分裂异常进而引起精子的染色体数目或者结构异常。

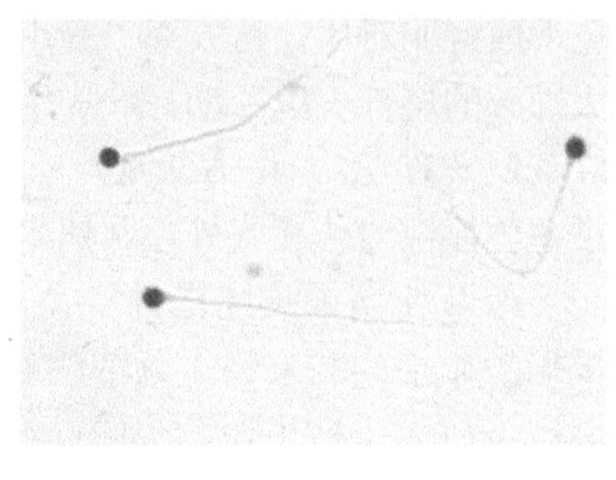

圆头精子

02

大头针状精子还有保存价值吗？

◎沈群山，贺小进

邱先生今年23岁，看到一家人类精子库的捐精宣传后，来到人类精子库准备捐精，而且捐精之前还可以检查身体各项指标。邱先生在检查完精液后，医生告知其患有无头精子症（ASS），邱先生很担心，不知道以后还能不能生育，而且目前还没有谈恋爱，短期没有结婚和生育的打算。

大头针状精子，亦称为无头精子症，指精液中大部分精子表现为无头的大头针状精子尾或无尾的精子头，部分患者精液中存在少量头尾连接松散的精子。ASS是一种非常罕见的严重畸形精子症。

无头精子症是由精子颈部异常所导致的畸形精子症，具有较高的遗传性。对无头精子症可以通过光学显微镜进行精子形态学初步诊断。精液中的精子30%～100%为头部缺失、头部与尾部断开或连接松散。鞭毛前端有一“极小头”，看起来像不透明的小点，形似大头针。精子行改良巴氏染色后，“极小头”呈淡粉色，与正常精子细胞核呈现的深紫色形成鲜明对比，这表明“极小头”中无细胞核，缺乏精子头部特征。大部分的尾部可以活动，但只有极少数可以前向运动。致病基因主要有*SUN5*、*PMFBP1*和*HOOK1*等，无头精子症致病基因除*HOOK1*为常染色体显性遗传模式外，其他均呈常染色体隐性遗传模式。

ASS在精子头尾耦合装置（HTCA）中具有典型的超微结构异常。根据超微结构观察精子颈部的断裂位点，可分为Ⅰ、Ⅱ和Ⅲ共3种亚型：Ⅰ型无头精子在两个中心粒之间断开，其缺陷的遗传机制和病因尚不明确；Ⅱ型无头精子的断裂点在细胞核与近端中心粒之间；Ⅲ型无头精子的断裂点在远端中心粒和精子鞭毛中段之间。一些断裂的头部后端凸起，缺少植入窝和基板。

ASS 患者无法自然生育，卵胞质内单精子注射（ICSI）是该类患者获得生物学后代的唯一方法，可通过将头尾连接异常的精子或无尾的头部和断头的尾部一起注射到卵胞质内，无头精子症患者行 ICSI 能获得良好妊娠结局。但具体到携带不同基因突变的患者，其 ICSI 结局可能会有差异。对于Ⅰ型 ASS，由于缺乏远端中心粒致 ICSI 结局不佳；*SUN5*、*PMFBP1* 和 *HOOK1* 基因导致的Ⅱ型 ASS 比其他亚型获得更好的 ICSI 结局，已有怀孕和活产婴儿出生；对于 *TSGA10* 及 *BRDT* 基因突变导致的Ⅲ型 ASS，常常因父系中心粒的缺陷导致胚胎发育停滞进而引起临床妊娠的失败。目前已有 *SUN5* 和 *PMFBP1* 基因变异无头精子症患者通过这种 ICSI 获得成功妊娠和活产。

鉴于大多数 ASS 患者有较多数量的精子，可直接行 ICSI 辅助生育；若合并严重精子数量减少的患者，可先行精子冻存，既能保存生育力，同时也增加了获得更多可用于 ICSI 的精子的机会，从而提高助孕成功率。目前，虽无大头针状精子症患者的精子冷冻情况数据，但若短期没有生育需求的患者，也建议其及时多次冻存精液，以备以后生育之需。

对大头针状精子症患者进行遗传诊断和遗传咨询需非常慎重。患者若选择辅助生殖助孕，需明确告知其子代有遗传该疾病的可能。患者需要进行相关基因突变检测，建议其配偶也行相关基因检测。如果配偶也检测到携带相关基因突变，建议行胚胎植入前遗传学检测。若无可用的胚胎，可考虑供精治疗。

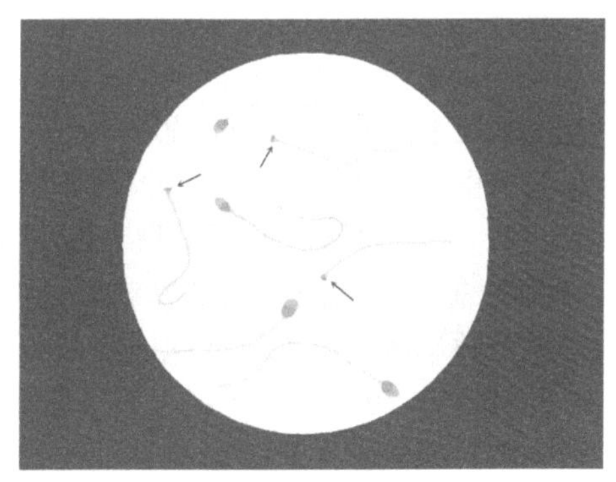

大头针状精子（箭头）

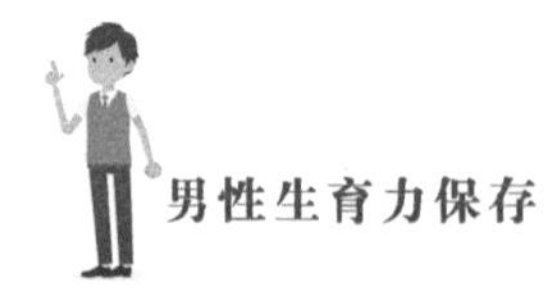

03

精子鞭毛多发形态异常患者有必要保存精子吗?

◎沈群山，贺小进

门诊碰到一对夫妻，结婚5年未育，男方自诉其精子基本不动，精子的鞭毛有很多弯曲和变短，女方检查未有明显异常，辗转多地辅助生殖助孕均未能妊娠。综合病史问询和相关检查后，考虑患者可能患有精子鞭毛多发形态异常（MMAF），建议男方行全外显子组测序，发现男方携带 *CFAP58* 基因纯合突变。后行辅助生殖助孕，已成功妊娠并正常分娩健康婴儿。

该男性不育患者诊断为精子鞭毛多发形态异常，其属于畸形精子症范畴。畸形精子症是导致男性不育的主要原因之一，其中精子鞭毛多发形态异常是一种特殊类型的弱、畸形精子症，表现为精子鞭毛的多种形态异常，如鞭毛缺失、折尾、卷尾、短尾或不规则等。目前，MMAF 发病率还不清楚，MMAF 患者的精液常规参数多表现为精子浓度正常或低于正常参考值，前向运动精子率＜32%（实际中通常＜10%或接近于 0），突出的特征为精子鞭毛出现高比例的卷尾、短尾等改变。因 MMAF 患者的精液常规参数常表现为少、弱、畸形精子或三者并存，绝大多数患者需要通过卵胞质内单精子注射（ICSI）技术助孕。

MMAF 患者的精子鞭毛轴突常表现出“9+2”排列有关的超微结构异常，如缺乏中央微管对、轴丝紊乱、纤维鞘和线粒体鞘异常等，进而影响精子的运动能力，导致男性不育。MMAF 主要由遗传致病基因突变所致，如 *CFAP47*、*CFAP58*、*CFAP206*、*DNAH1*、*DZIP1* 等基因是 MMAF 已明确的致病基因。大部分的 MMAF 为常染色体隐性遗传模式，但 *CFAP47* 以 X-连锁伴性遗传模式导致 MMAF。

目前确诊 MMAF 遗传病因的基因诊断方法是男性不育基因 *Panel* 或全外显子组测序。MMAF 患者药物治疗不佳，ICSI 是 MMAF 患者生育的可行方法，已有较多的基因突变所导致的 MMAF 患者通过 ICSI 成功妊娠并生出健康后代。但具体到携带不同基因突变的患者，其 ICSI 结局可能会有差异。

多数 MMAF 患者有较多数量的精子，可直接行 ICSI 辅助生育；若合并严重精子数量减少的患者，可先到人类精子库冻存精液，既能保存生育力，同时也增加了获得更多可用于 ICSI 的精子的机会，避免取卵日无足够精子可用，从而提高助孕成功率。对于短期没有生育需求的患者，若患者精子质量较差或者波动较大，建议患者在精液质量尚可时，及时冻存精液，以备今后生育之需。

遗传咨询对于 MMAF 患者是必要的。如果 MMAF 患者通过基因诊断找到致病基因，应建议患者配偶也进行相应的基因检测。如果配偶亦被发现在相同的基因上携带 MMAF 相关突变，医师应建议行胚胎植入前遗传学检测，以避免 MMAF 相关基因传递给子代。

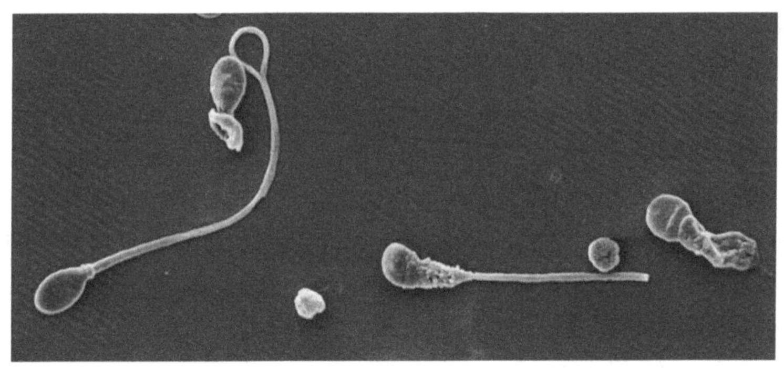

MMAF：精子尾部呈现卷尾、短尾、无尾等表型

04

精子 DNA 碎片率高的患者有必要保存精子吗?

◎沈群山，贺小进

李先生婚后一直避孕未生育。2 年前查出患有淋巴瘤。考虑肿瘤治疗可能会影响生精功能，他接受医生建议，前来人类精子库冻存精液。冻存前精液检查显示李先生的精液常规参数均在正常范围，但精子 DNA 碎片化指数（DNA 碎片率）为 42.5%。考虑到患者急需治疗肿瘤，人类精子库为其紧急冻存精液。李先生病情平稳后，检查其精液，未能找到形态正常精子，故使用冻精行辅助生殖助孕，使用辅助生殖技术助孕 2 次，第 1 次妊娠 2 月后流产；第 2 次妊娠后成功分娩 1 孩。

精子 DNA 碎片化是指在各种内、外不利因素的作用下，精子核 DNA 或线粒体 DNA 发生单链或双链断裂，导致父源性基因完整性受损的情况。

精子的产生是一个多因素参与协调的漫长过程，任何过程受到干扰或者损伤都有可能使精子 DNA 染色体结构异常。精子 DNA 碎片化产生的具体机制并不明确，目前主要有精子成熟过程中核染色质组装异常、精子凋亡异常和氧化应激等。常采用精子 DNA 碎片化指数（DFI）反映精子染色体的完整性，指发生 DNA 链断裂的精子占全部精子的百分比，是一项评价精子质量和预测生育力的指标。目前临床上多认为 DFI＜15%为高生育力，16%～29%为中等生育力，≥30%为低生育力。

精子 DNA 碎片化指数与反复流产、胚胎发育结局有关系。在自然受孕的过程中，若高 DFI 的患者精子受孕成功的受精卵，超过了卵母细胞的修复能力或者胚胎自身的修复能力，可能导致该胚胎的遗传物质异常，子代出现遗传缺陷或疾病；在辅助生殖过程中形成的胚胎，进行体外受精-胚胎移植时，高 DFI 会影响精卵的正常结合，且影响胚胎后期发育，移植成功率明显低于 DFI 低的精子，早期流产的风险也增加。使用卵胞质内单精子注射（ICSI）技术助孕过程中，因直接跨过了精子的自然选择过程，同时也增加了用异常精子行 ICSI 的风险，因而可能会导致人类异常胚胎的形成。

由于冷冻保存与 DNA 损伤的关系一直存在争议，因此，评估冷冻保存对精子染色体的作用显得极其重要。目前认为精子冷冻前 DFI 水平对于精子冷冻后参数变化和复苏率没有影响，高 DFI 并不能作为精子冷冻的禁忌证。当然仍需要进一步结合氧化应激等指标，采用不同的 DNA 完整性检测方式以及多中心、更大样本的临床数据来验证。

对于检测出 DFI≥30%的患者应给予治疗。若非因肿瘤等相关疾病治疗需要，可待 DFI 降低到正常水平，再进行冷冻。降低 DFI 的治疗原则包括以下几点：①消除原发病因。有精索静脉曲张的患者行精索静脉结扎术；有生殖道感染的患者应进行抗感染治疗；如果是抗癌药物引起的 DFI 增高，应更换其他对精子影响小的抗癌药物或减少原来的抗癌药用量。当然，改变生活习惯是基本要求，例如戒烟戒酒。②抗氧化治疗。口服抗氧化剂可降低精子 DNA 碎片化程度。③中医中药治疗。④改进处理精子方法。与密度梯度离心法相比，上游法优化处理精液后能显著降低 DNA 碎片化精子的比例。

因此，对于 DFI 高的患者，有明确的病因，可予以积极去除诱因及予以对症处理，待 DFI 达到正常水平，再根据患者自身需求，决定是否行精子冷冻。由于临床上 DFI 显著增高，患者的治疗相对困难，且停止治疗后易复发，在治疗后精子的 DFI 在正常水平时，应积极考虑冷冻保存最佳状态的精子。若因肿瘤等相关疾病治疗需要，可及时冻存精子，但需告知其高 DFI 可能会影响辅助生殖助孕结局；对于短期没有生育需求的患者，建议患者在精液质量尚可时，及时冻存精液，以备将来生育之需。

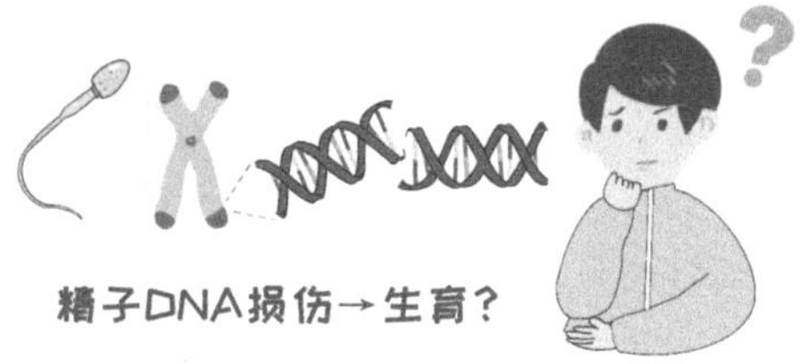

05

克氏综合征患者可以保存精子吗？

◎沙艳伟，贺小进

一对年轻夫妇，婚后多年未孕，性生活基本正常，男方体检发现睾丸小，双侧大小各约 2mL，3 次精液检查提示精液中未见精子，进一步检查染色体核型提示 47,XXY，临床诊断：克氏综合征，要求生育咨询。

克氏综合征，又称先天性曲细精管发育不全综合征或者克兰费尔特综合征（Klinefelter 综合征），是指男性外周血液中存在多余的 X 染色体所导致，也是男性中常见的性染色体性疾病，一般分为非嵌合型和嵌合型，非嵌合型染色体核型一般表现为 47,XXY，约占总病例的 80%；在一些特殊的病例中可能存在不止 1 条多余的 X 染色体，如 48,XXXY 和 49,XXXXY，其发生是非常罕见的；嵌合型克氏综合征是一个个体内存在 2 种或 2 种以上核型细胞系，比较常见的核型为 46,XY/47,XXY；46,XX/47,XXY，占总病例的 10%～15%。

克氏综合征在新生儿中的发生率约为 0.15%，男性不育患者中约为 0.3%，无精子症患者中为 10%～13%。临床上表现为高身材、性腺功能减退、男性乳房肥大、不育、代谢异常等。嵌合型克氏综合征患者的临床表现较为复杂，可以表现为典型的男性性腺功能减退到正常生育能力的男性，因人而异，因此容易漏诊，成人中只有不到 25%患者得到明确诊断，在青春期前很少被确诊。

克氏综合征患者面临的主要问题是男性不育，多数患者表现为精液中无精子，少数男性表现为严重的少精子症。虽然精液中无精子的克氏综合征患者睾丸内绝大部分的曲细精管不能产生精子，但不排除睾丸内有极个别曲细精管发育相对良好，能产生精子的现象，这种情况称为“局灶性生精”。然而，常规的睾丸穿刺和睾丸活检很难获取“局灶性生精”的曲细精管，只有通过睾丸显微取精术来寻找睾丸内残存的极少量的有精子形成的“生精灶”。通过睾丸显微取精术获得精子的概率大约 50%；年龄也是取精成功的关键因素，16～30 岁男性是睾丸取精的合适阶段，年龄＜15 岁和＞36 岁可能影响取精成功率，且青春期（10～19 岁）并没有比年轻的成年人（20～30 岁）显示有更强的取精优势。

通过将睾丸显微取精术获得的睾丸精子进行冷冻保存，可避免反复手术给男性带来的身体伤害和经济压力，已成为无精子症患者生育力保存的主要办法。

使用冻融的睾丸精子体外行卵胞质内单精子注射后生育健康子代，证明了睾丸精子冷冻的安全性和有效性。同样对于克氏综合征患者，虽然存在染色体异常，其精子冷冻效果与常规精液冷冻相似，精液中存在的稀少精子或者通过睾丸显微取精获得的精子，采用微量精子冷冻技术，进行生育力保存是可行的。通过卵胞质内单精子注射技术，可不必采用胚胎植入前遗传学筛查基本可以生育健康后代，因为在精卵结合过程中正常精子比异常精子更有优势使卵子受孕，即使是克氏综合征男性中染色体核型异常，后代中绝大多数也都是正常染色体核型，不必过多顾虑后代存在染色体异常风险。对于不愿意睾丸显微取精或未获取精子的克氏综合征患者，采用捐精志愿者捐献的精子助孕也是可行的。

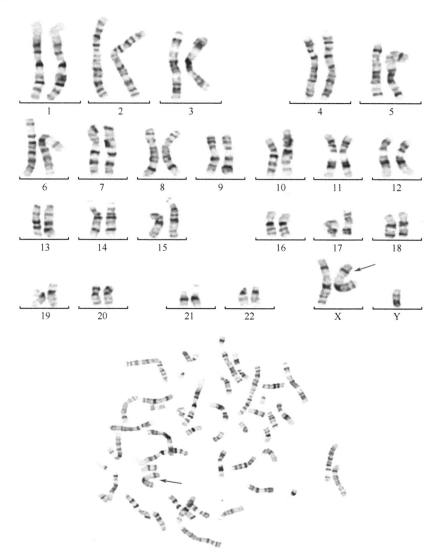

非嵌合型 47,XXY 染色体核型图

箭头所示为多一条 X 染色体

06

AZF 缺失患者可以保存精子吗？

◎江小华，贺小进

一名年仅 25 岁的男性，育前检查仅有少量的精子，医生建议其进一步检查 Y 染色体微缺失（AZF 缺失），检查结果为 AZFc 区缺失，这名男性特别担心，将来这么少的精子还能够生育自己的孩子吗？可以进行精子冷冻保存吗？

AZF 缺失是指人类 Y 染色体长臂上的无精子症因子（AZF）区域的一段基因组缺失。Y 染色体长臂上包含三个紧密且不重叠的亚区 AZFa、AZFb 和 AZFc，这 3 个区域对应着不同种微缺失模式：AZFa 区缺失、AZFb 区缺失、AZFc 区缺失、AZFa+b 区缺失、AZFb+c 区缺失和 AZFa+b+c 区缺失。AZF 缺失在非梗阻性无精子症患者中发生率为 3%～15%，在严重少精子症患者中为 6%～8%。

不同模式的 AZF 缺失对精子发生有不同程度的影响。其中，AZFa 区域的基因在精子发生过程中起着关键作用，特别是对早期生殖细胞的发育。因此，AZFa 区缺失多数导致唯支持细胞综合征的无精子症，也有个别 AZFa 区部分性缺失患者精液中仍存在精子。AZFb 区完全缺失患者主要表现为精母细胞阻滞的无精子症，也有 AZFb 区部分性缺失患者精液中仍存在精子。AZFc 区缺失是最常见的缺失类型，患者的表型多样，从中度少精子症到无精子症不等，50%以上患者精液中存在精子，但精子数量和质量明显下降。值得注意的是，AZFc 区缺失的少精子症患者精子数量和质量随着年龄的增长而不断下降。

随着辅助生殖技术的不断进步，睾丸显微取精术（Micro-TESE）和卵胞质内单精子注射（ICSI）技术，已经为患有 AZF 微缺失的非梗

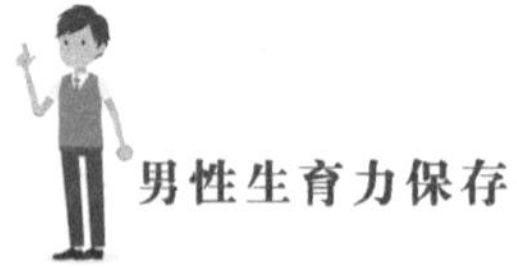

阻性无精子症和严重少精子症男性提供了成功受精与生育的机会。

Micro-TESE 被认为是非梗阻性无精子症取精的最有效手段。患有 AZF 缺失男性获取精子的概率取决于 AZF 缺失的区域。AZFc 区缺失患者的精子获取率为 50%～80%，是 AZF 缺失患者中精子获取率最高的类型，而 AZFa、AZFb、AZFa+b+c 或 AZFb+c 区缺失的患者 Micro-TESE 获取精子的概率极低，一般不推荐进行 Micro-TESE。因此，检测 AZF 缺失范围，对辅助生殖助孕策略的选择具有重要指导意义。

由于 ICSI 直接将精子注射进入卵母细胞，因此 ICSI 可能会将 AZF 缺失由父亲传递给儿子，而且有出现扩大的 AZF 缺失的现象。值得注意的是，Y 染色体微缺失的男性患者进行 ICSI 治疗生育的子代躯体没有明显变化。

早期诊断 Y 染色体微缺失有助于辅助生殖治疗，特别是对于 AZFc 区缺失的年轻患者。AZFc 区缺失的少精子症患者，其精子数目有进行性下降的趋势，甚至有发展为无精子症的风险。因此，对此类患者建议及早生育或冷冻保存精子，显微取精获得的精子更需冷冻保存。对于 AZFa、AZFb 区不完全缺失患者存在的精子，也需及时冻存精子，保存生育力。

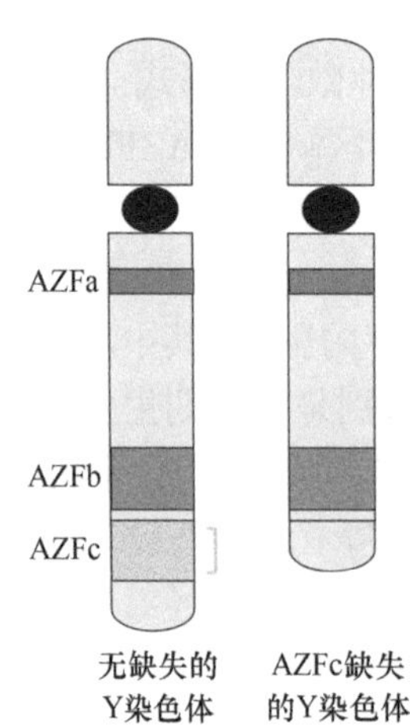

Y 染色体的 AZFc 缺失模式图

需要注意的是，AZF 缺失患者的男性后代都将继承他们父亲带有微缺失的 Y 染色体，这些男性后代的不育程度将和他们的父亲一样，甚至更严重。因此，对于拟行辅助生殖技术助孕的 AZFc 区缺失患者，建议进行遗传筛查和咨询，可直接行 ICSI 助孕生育。若为了阻断后代发生同样的 AZF 缺失，可选择胚胎植入前遗传学检测选择女性胚胎移植或考虑供精助孕。

07

超雄综合征患者保存的精子还能实现生育吗？

◎沙艳伟，贺小进

一对夫妇因男方严重少精子来医院就诊，述其男方染色体异常，而且其他生殖医学中心不给予卵胞质内单精子注射助孕。通过询问病史及查阅既往检查报告，男方精子浓度为 $0.3\times10^6\sim1\times10^6$ 个/mL，染色体核型 47,XYY，临床诊断：超雄综合征，要求生育咨询。另一例男性患者行孕前体检，精液检查指标正常，男方检查染色体提示 47,XYY，临床诊断：超雄综合征，咨询是否可提前冷冻精子备用？是否可以正常生育？可以不进行胚胎植入前遗传学筛查吗？

超雄综合征，又称 47,XYY 综合征，是一种较常见的男性性染色体非整倍体，发病率约为 1/1000。此种染色体核型的形成大部分为新发生的变异，即其父亲染色体核型正常，但精子细胞在进行第二次减数分裂时受到某种因素影响而导致 Y 染色体不分离而形成 YY 精子，YY 精子与正常含 X 染色体的卵子结合后形成染色体核型为 47,XYY 的患者，也有很少一部分患者是由其父亲染色体核型 47,XYY 遗传而来的。

身材高大是本病的典型特征，智力正常或有轻度低下，可有言语发育迟缓，上学时学习成绩较差，性格孤僻，脾气暴躁，易激惹，易发生攻击性行为，有犯罪倾向，偶见不对称脸、长耳、轻度翼状肩、漏斗胸等，偶见尿道下裂、隐睾、睾丸发育不全，并有生精过程障碍和生育力下降。本病与克氏综合征的区别在于男性性征和外生殖器基本正常，本病无特殊治疗。

即使是染色体核型正常的男性，其生育力也存在差别，大部分 XYY 男性有生育力，部分患者可出现睾丸发育不良、少精子症，甚至无精子症。根据不同男性个体，精液中性染色体数量异常的精子的全球频率为 0.578%～13.91%，而在分析了 47,XYY 男性的 26 675 个精子的性染色体，共有5.78%的精子细胞核表现出性染色体超过单倍体，说明在精子发生过程中多余的Y染色体在一定程度上被消除了，超雄综合征患者精子大部分为正常单倍体精子。15例超雄综合征患者中7例生育，其中6例随访后代染色体核型均正常，1例失访。因此，超雄综合征多数尚能正常生育，染色体异常后代的发生较少，通常为1%或更低。

超雄综合征患者的冷冻精子是安全有效的，冷冻后不会增加精子染色体异常风险，其辅助生殖技术结局与新鲜精子比较具有相似的受精率及临床妊娠率，也不会增加子代染色体异常风险。对于超雄综合征无精子患者，行供精助孕也是可行的。

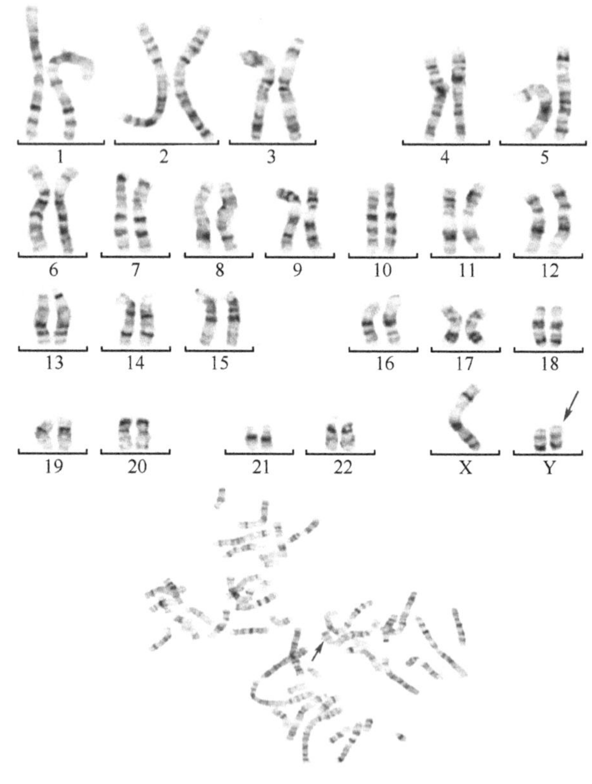

47,XYY 染色体核型图

箭头所示为多一条Y染色体

08

染色体平衡易位患者还有必要保存精子吗?

◎沙艳伟，贺小进

有一对夫妇反复自然流产 5 次，精液检查提示精液参数正常，进一步检查染色体核型提示 45,XY,rob(13,14)(q10,q10)，临床诊断：罗伯逊易位，要求生育咨询。

平衡易位是两条染色体发生断裂后相互交换一部分片段再重新连接起来而形成的两条新演变出来的染色体。而罗伯逊易位是常见的人类染色体结构异常，是相互易位的一种特殊形式，约占染色体平衡易位的 21%，罗伯逊易位发生在 D 组（13 号、14 号、15 号）和 G 组（21 号、22 号）染色体之间，其发生率约为 0.1%。虽然染色体结构上有变化，但没有遗传物质的丢失，因此染色体异常的男性外观和智力正常。

全世界已发现 1600 多种染色体异常，几乎涉及每一条染色体，其来源分为两种：一种是配子形成过程中或者在受精卵卵裂时受到外界环境的影响而新发生的染色体平衡易位，而另一种是由父母遗传而来的。平衡易位是临床上比较常见的一种染色体结构异常，也是引起男性不育的重要原因之一。在普通群体中染色体平衡易位的发生率约为 1/500，不育男性染色体异常的发生率增加，染色体因素的发生率估计约为 8%，而超过 1%无精子症患者携带染色体平衡易位。当染色体平衡易位后，导致睾丸内生殖细胞发育停滞，精子生成障碍，最终难以形成精子，临床表现为少精子症或无精子症。染色体平衡易位携带者的精液中的精子细胞染色体异常的比例有很大的差异性，相互易位患者精子中染色体异常发生率为 7%～79%。

根据经典的遗传规律，理论上平衡易位至少可形成 18 种类型的精

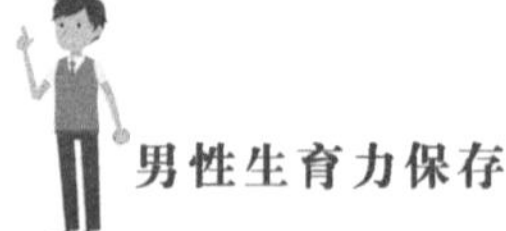

子，如果分别与一个正常卵子结合，则至少可形成 18 种受精卵，而其中仅一种受精卵为正常，一种为表型正常的平衡易位型携带者，16/18 为单体或者三体。罗伯逊易位携带者与正常人婚配，可形成 6 种不同的受精卵，1/6 正常，1/6 为罗伯逊易位携带者，4/6 异常受精卵大多数在孕早期发生胚胎停止发育，少数三体患者可出生。

染色体平衡易位患者的精子受到冷冻后不容易改变精子染色体结构，冷冻后的精子遗传特性也保持稳定，不会增加染色体异常风险，也不会改变性别比例。一般情况下，不建议这类患者进行冷冻精子，如果患者有意向进行精子冷冻保存，要充分告知自精保存者，即使冻存精子将来行辅助生殖技术时也有很高的不育及流产风险。如果夫妇有条件行卵胞质内单精子注射和胚胎植入前遗传学检测，筛选正常胚胎移植，可降低流产和胎儿异常风险。

染色体平衡易位患者常规不建议行睾丸显微取精术的同时行稀少精子冷冻后再行辅助生殖技术助孕，其临床抱婴率低。对于平衡易位无精子症患者，或者经过辅助生殖技术助孕反复失败的不适合夫精辅助生殖助孕的夫妇，可考虑行供精助孕治疗。

总之，对于染色体平衡易位患者，冷冻精子技术本身是安全有效的，但是否冷冻精子，由医生根据病情结合不孕夫妇意愿充分知情同意后决定。

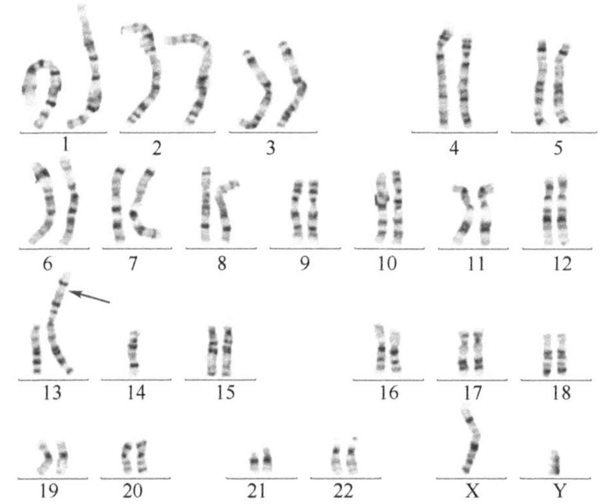

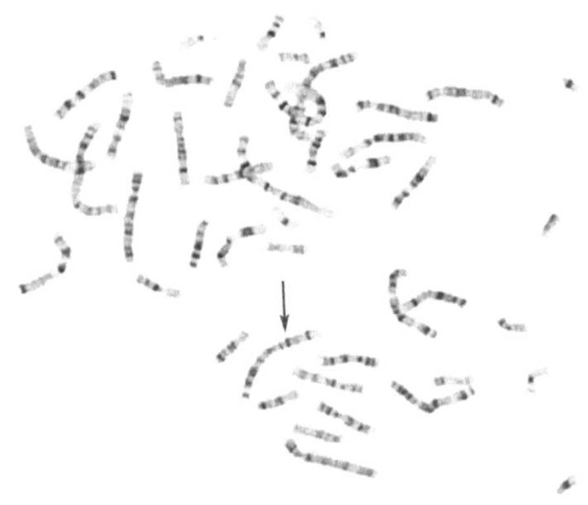

45,XY,rob(13,14)(q10,q10)染色体核型图

箭头所示为 13 号、14 号染色体易位

09

染色体多态性改变，还有必要保存精子吗?

◎沙艳伟，贺小进

临床上，在优生优育检查中，男性检查染色体时经常会发现 Y 染色体臂间倒位、小 Y、染色体次缢痕增长及 9 号染色体倒位等染色体微小的结构异常，很多患者存在很多疑虑及困惑，染色体异常是否会导致流产？精子是否会越来越少而影响生育？如存在精子异常是否冷冻保存精子以备未来之需？

在正常普通人群中广泛存在染色体的多种微小变异，主要存在染色体结构及其自身条带强度上的差异，这种微小变异被称为染色体多态性。染色体多态性在人群中的出现频率约 2.6%，多态性是可以遗传的，并且存在家族人员聚集发病情况。

染色体多态性主要包括 1 号、9 号、16 号染色体次缢痕区域加长或缺如，表现为染色体的次缢痕部位脱氧核糖核酸（DNA）松散，是形成核仁组织区，其数量、位置和大小是特定染色体的重要形态特征。目前知道的臂间倒位有 24 种，其中 9 号染色体臂间倒位是人群中较多见的染色体异常，在人群中的发生率高达 1%。因此，一般认为 9 号染色体的臂间倒位是一种多态现象。13 号、14 号、15 号、21 号、22 号染色体短臂及 Y 染色体长臂长度的变异也是多态现象，13 号、14 号、15 号染色体和 21 号、22 号染色体是近端着丝粒染色体，短臂高度可变，且以延长多见，包括次缢痕增长、随体增大或双随体，在染色体核型分析 G 显带和 C 显带中标本都表现为均匀的染色区域。对于 Y 染色体，存在大 Y、小 Y、Y 染色体臂间倒位等，也被认为是一种结构多态性。染色体多态性一般没有转录活性，所以一般不会对人体细胞及个体造成较严重影响。一般认为染色体多态性不会直接影响男性精液质量，一般也不会造成流产及死胎，染色体多态性也不会对辅助生殖技术的临床结局产生负面影响。

对于染色体多态性伴有少精子症患者可行稀少精子冷冻，染色体多态性伴有无精子症患者建议行睾丸显微取精术，获取精子可行微量精子冷冻技术，对于高危职业、手术、放化疗前期男性等需要生殖保险者均是可行的，染色体多态性改变不会导致精子内部结构异常，因为加入冷冻保护剂的精子一旦冷冻保存起来，精子的细胞活性就已经停止了，这意味着精子内部结构不会发生变化。

因此，染色体多态性男性的精液冷冻不会导致精子异常，冷冻后的精子解冻后也不会导致胚胎发育异常而影响临床妊娠结局。

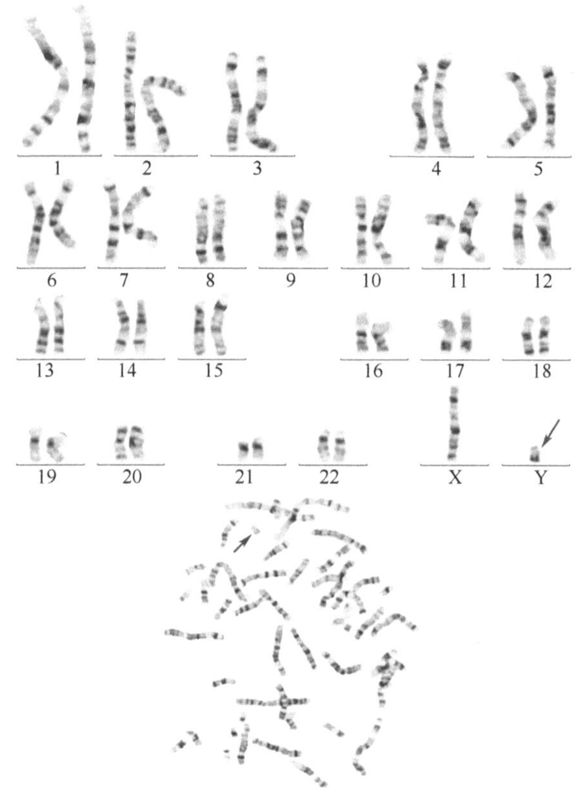

46,XY,小 Y 染色体核型图

10

地中海贫血患者有必要进行生育力保存吗?

◎梁明洁，王奇玲

地中海贫血是一种常染色体隐性遗传疾病，高发于我国广东、广西、贵州、四川、福建、云南和海南等地区。患者主要表现为慢性溶血性贫血，根据基因型和表现型以及临床症状的轻重，分为轻型、中间型和重型。地中海贫血轻型患者与常人无异，个别有轻度贫血。而中间型、重型患者则需要通过定期的输血治疗来维持生命，甚至需进行骨髓移植。在患者进行骨髓移植等治疗前，临床医师通常建议患者先来人类精子库保存精子以备将来生育用。

中间型、重型地中海贫血的患者通常有以下三种临床表现：①由于自身体内不能生产正常的红细胞，血红蛋白含量低于正常，表现为贫血；②生产出来的红细胞有效期缩短，容易被破坏，质量差的红细胞短时间内大量损坏，表现为溶血；③铁元素，作为血红蛋白的一种原料，因为红细胞的破坏过多而残留在体内，机体贫血状态又会刺激胃肠道，增加对铁的吸收，导致更大量的铁贮存在人体组织中，引起铁元素代谢紊乱，表现为铁过载，多余的铁会沉积在患者各个器官，尤其是血运丰富的器官，如心脏、肝脏和腺体组织，引起相关的器官损害。地中海贫血患者由于铁质沉积于脑垂体，致其分泌功能异常，继而下丘脑-垂体-睾丸轴受到损害，导致生长不良、第二性征不发育等。

在 20 世纪，我国重型地中海贫血患者依然有很高的死亡率，甚至在 80 年代到 90 年代，医疗系统已经相对完善，仍有大量重型地中海贫血患者会于 5 岁前夭折。近年随着医疗水平的日渐提高，治疗方案的逐步完善，地中海贫血的患病率和死亡率均有所下降。患者可以通过定期输血、配合排铁治疗等，极大地改善机体缺氧以及铁沉积等情况，生长发育情况已和普通人相近，大部分患者第二性征发育和功能也与普通人无异。顺利进入青春期的男性患者能生成精子，这对于患者而言仍是弥足珍贵。但随着患者年龄的增长，输血和排铁治疗对患者身体仍存在一定损害，随着输血次数和铁沉积时间的延长，机体状况也在不断改变，无法预测患者身体机能的变化，更无法估计生殖系统功能的变化。长期的输血治疗，也大大增加了患者感染经血液传播的传染性疾病的风险。

中间型、重型男性地中海贫血患者确有必要进行生育力保存。患者在青春期后需要及早到正规医院进行生殖系统的检查及生育力的系统评估。如果精液检查结果显示有活动精子，则需及时进行生育力保存，以保证日后通过辅助生殖技术生育健康子代。随着人类精子库冷冻技术的发展和群众对于生育力保存的意识增加，生育力保存已成为有需求的患者及家庭预防生殖损伤、保存生育力的重要选择。

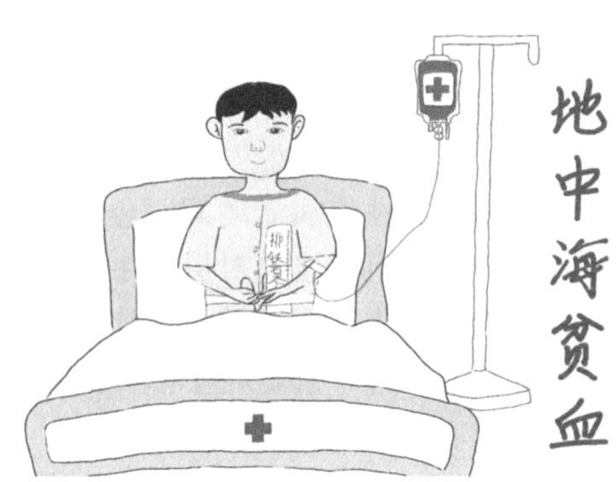

11

风湿免疫性疾病患者需要保存精子吗?

◎唐雨倩，王奇玲

某日，人类精子库工作人员接待了一名未婚的青年男子。这名男士自诉被确诊为强直性脊柱炎，他非常担心疾病及后续治疗会影响以后生育孩子，于是他来到人类精子库咨询：怎样保存他的生育力。

强直性脊柱炎是一种以脊柱为主要病变部位的慢性病，可累及骶髂关节，引起脊柱强直和纤维化。它是一种自身免疫性疾病，大多数患者体内有类风湿因子，属于风湿免疫性疾病。风湿免疫性疾病是一系列疾病的总称，还包括类风湿性关节炎、反应性骨关节炎、系统性红斑狼疮、风湿热、痛风等，主要侵犯骨关节、肌肉、骨骼及关节周围的软组织，引起疼痛、肿胀和僵硬，并且可以导致全身多系统损害，活动期表现为发热、关节和肌肉疼痛、面部蝶形红斑、雷诺氏征等症状。

男性风湿免疫性疾病患者在疾病活动期，会伴有程度不等的性欲减退和勃起功能障碍，持续的机体发热对男性生殖功能也会影响，免疫功能的紊乱使得部分患者体内出现抗精子抗体，药物治疗导致性腺功能障碍，引起患者的精子质量下降，精子浓度降低，甚至导致无精子症。因此，这些男性患者通常表现为生育力下降。为了生殖安全，有生育需求的男性患者，建议尽早前往人类精子库保存精子，然后再进行药物治疗。

风湿免疫性疾病治疗的主要目标是控制炎症，减轻或缓解症状，维持骨关节和骨骼等的正常姿势及最佳功能，防止患者出现畸形。其治疗常用药物包括环磷酰胺、甲氨蝶呤、来氟米特、柳氮磺吡啶等免疫抑制剂。环磷酰胺作为一种免疫抑制剂，可影响精子 DNA 结构和功能，其所含的烷基能与细胞 DNA 形成交叉联结或引起脱嘌呤，使精子 DNA 链断裂。同时，环磷酰胺也是一种抗肿瘤药物，常用于睾丸肿瘤的治疗。患者使用环磷酰胺时也会损害睾丸生精组织和杀伤精子。甲氨蝶呤是一种影响核酸生物合成的抗代谢药，通过特异性干扰核酸的代谢，抑制细胞的分裂与增殖，最终导致细胞死亡。使用甲氨蝶呤治疗时会造成精子突变，导致精子异常。来氟米特是一种具有抗增殖活性的药物，通过抑制嘧啶的生物合成，抑制淋巴细胞和 B 细胞的增殖。服用来氟米特可能会导致胎儿畸形，服用此药的患者在治疗期间和之后 3 个月需采取避孕措施。柳氮磺吡啶服用后在肠壁中分解释放出有效成分，抑制肠道中炎症介质与抗原性物质的合成，起到抗菌、抗风湿、免疫抑制的作用。使用柳氮磺吡啶治疗时会引起精子浓度与活力降低，精子畸形率增高，从而导致生育力下降。雷公藤多苷从雷公藤中提取制成，是一种具有抗炎免疫调节功能的中草药，使用该药可导致精子浓度降低，活力下降，畸形精子增多。一般来说，这些药物对男性生育力的影响在停药后逐渐减弱，3 个月后精子质量通常可以恢复至用药前状态。

然而，由于风湿免疫性疾病通常难能治愈，治疗风湿免疫性疾病的多数药物会影响男性生殖系统功能。因此，为了避免可能需要长期用药损害男性生殖系统，导致不育，患有此病且有生育需求的男性患者，在用药治疗前到人类精子库保存精子是非常必要的。

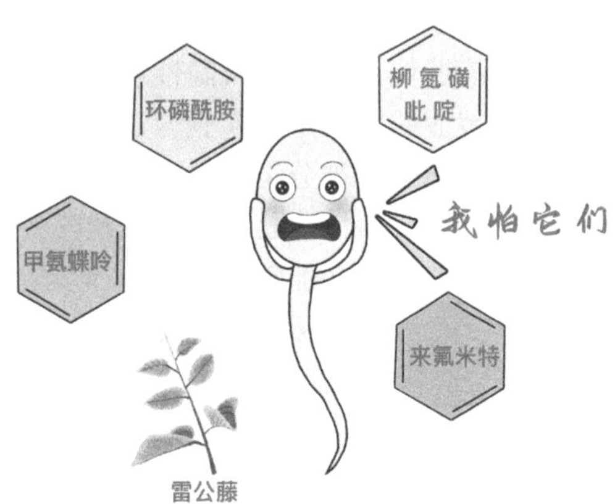

12

精神分裂症患者用药治疗前有必要保存精子吗?

◎沈群山，贺小进

王先生今年 30 岁，大学期间，他参与了人类精子库的公益捐精筛选，但未达到捐精要求。工作后因情感问题，患有精神分裂症，经过系统药物治疗后，现病情稳定。因为之前的情感经历，他暂时不愿再去恋爱。看到人类精子库的自精保存宣传后，他知道年龄越大，精子质量越差，就想来人类精子库保存自己的精子，以备今后生育所需。他来人类精子库咨询：之前的患病经历和药物治疗，是否会影响精子质量，还能不能保存精子？

精神分裂症是一种多因素的慢性、重型、易复发的精神疾病，发病率约为 0.6%，男性发病率约为 1.0%，患者需进行长期的抗精神病药物治疗。

精神分裂症属于典型的复杂性疾病，目前该病的病因尚未阐明，遗传因素在其发生中具有重要影响，近 80%的患者是由遗传因素导致患病的。但精神分裂症的遗传，无显性或隐性遗传特征。除遗传因素外，环境因素在精神分裂症的发病中也起到一定作用。

口服抗精神病药物是治疗精神分裂症主要手段之一。经典的抗精神病药物，对精神分裂症患者阴性症状和阳性症状疗效明显，但伴随使用剂量增加，男性患者伴发性功能障碍的概率逐步增加。经典抗精神病药物使用 8 周后，男性性功能障碍的发生率可达 30%～36%。

抗精神病药物导致男性性功能障碍主要通过对多巴胺受体和 5-羟色胺受体阻断、催乳素反馈升高、外周睾酮降低 3 个层面实现。其中，多巴胺是维持性欲的主要神经递质，经典的抗精神病药物（如氨磺必利和利培酮）主要通过对体内多巴胺受体和 5-羟色胺受体的拮抗作用而发挥治疗作用。

虽然现有的精神科药理学不断进步，非典型抗精神病药物已成为抗精神病治疗的首选，与传统药物相比具有较好的疗效，但此类药物作用于中枢神经系统对男性生殖功能有负面效应，如非典型抗精神病药物奥氮平可通过影响下丘脑-垂体-睾丸轴，导致患者催乳素水平升高，睾酮水平下降；同时，奥氮平可能直接或间接影响睾丸精子发生，导致精子质量下降、精子 DNA 碎片率升高，继而引起生育力下降。

现有的部分口服抗精神病药物可对精子质量产生一定的影响，其对男性生殖功能的确切影响及其机制研究仍然较少，长期服用精神类药物对生精功能及精子的负面作用尚不清楚，也尚无关于精神分裂症患者精子冻存对子代影响的相关报道。但考虑到药物对精子的可能影响，以及精神分裂症患者需要长期口服治疗，治疗周期长，婚育年龄相对较大，且男性的生育年龄是预测其子代患精神分裂症风险的一个重要因素。高龄男性 45 岁之后所生育的孩子患有精神分裂症的风险就会增加，与生育年龄在 20～24 岁的男性所生后代相比，精神分裂症的患病率增高了 2.8 倍。

因此，在精神分裂症患者口服药物治疗之前，建议完善相关检查后，可冻存精液，以保存男性生育力。但其遗传风险也需要慎重考虑，建议在使用精子之前，前往专业的遗传门诊咨询。同时，解决精神分裂症患者的生育问题，也利于患者配合进一步治疗。

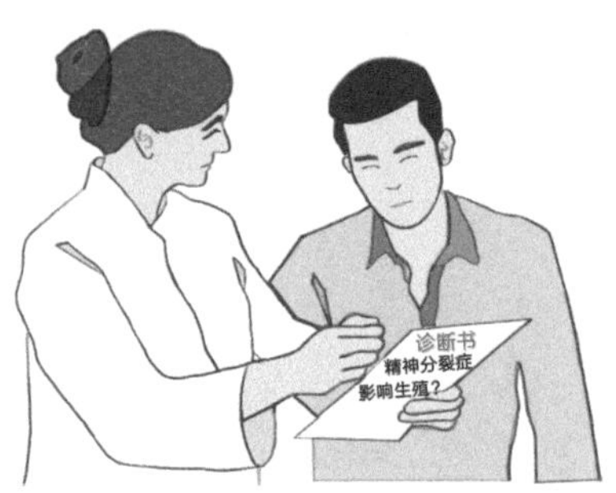

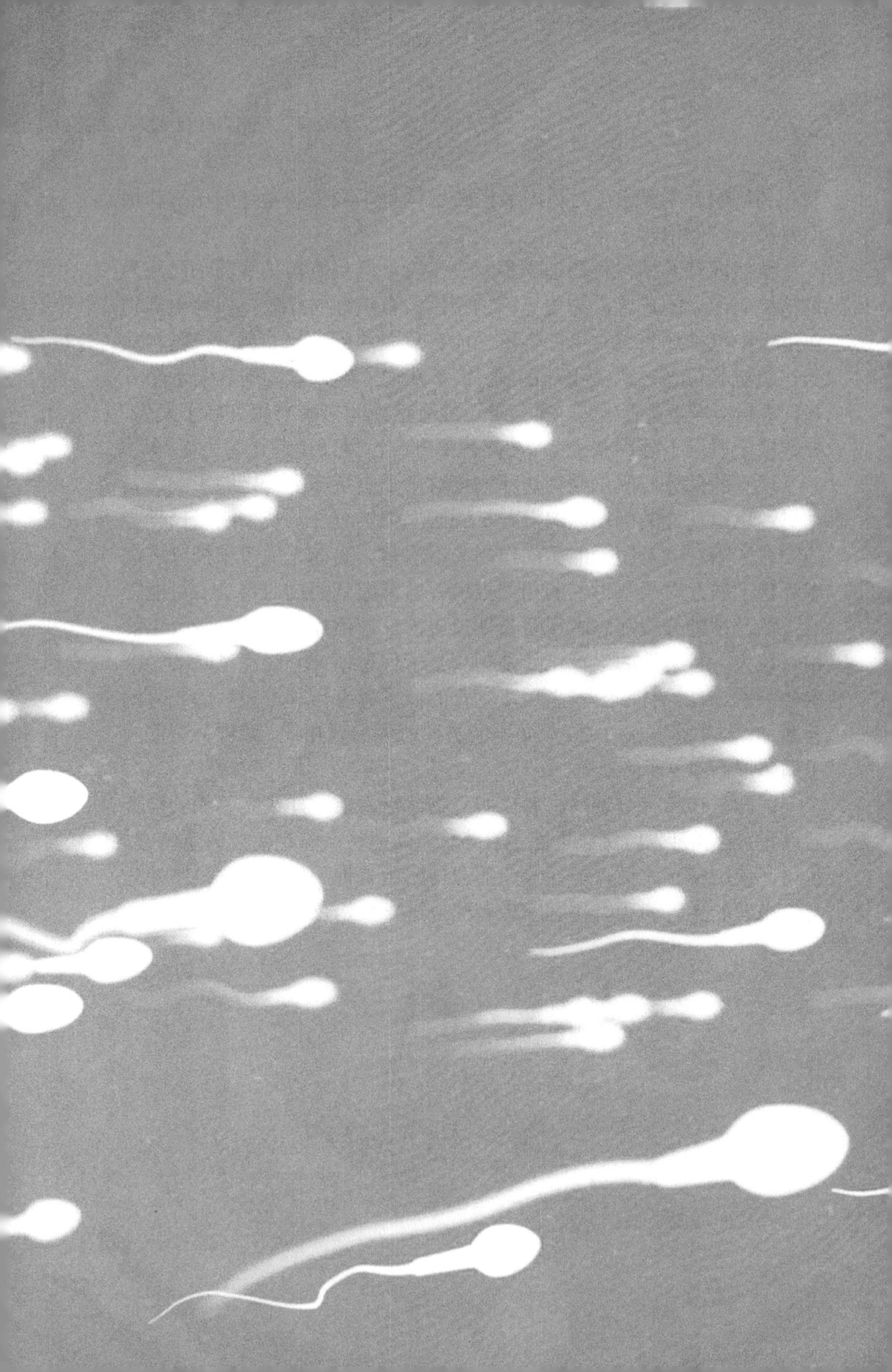

第 10 章

生殖道感染与冻精保存

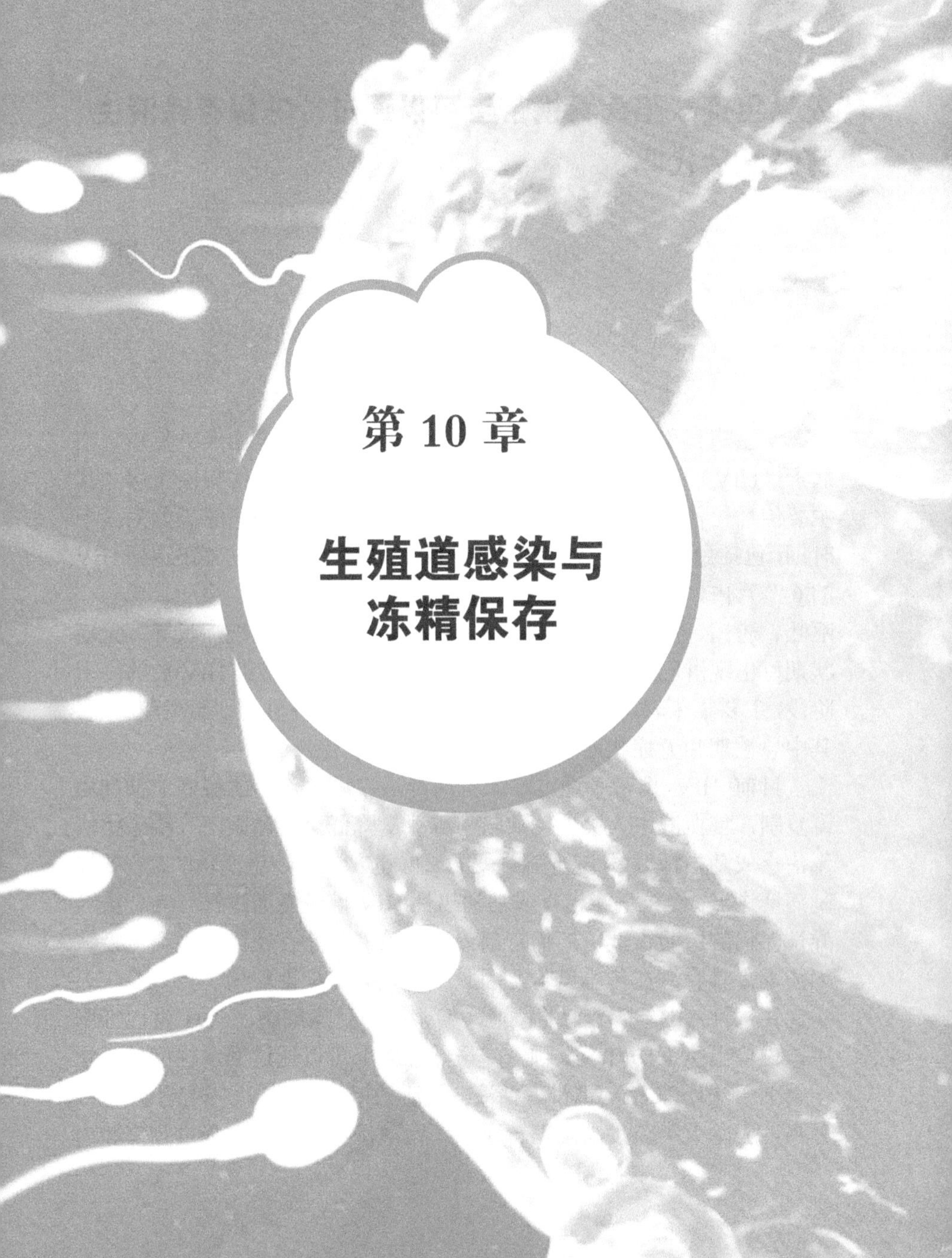

01

人类免疫缺陷病毒携带者可以通过冷冻保存精液生育健康后代吗?

◎万 凌，杨继高

艾滋病又称获得性免疫缺陷综合征（AIDS），是由人类免疫缺陷病毒（HIV）感染所引起的一种严重威胁人类健康的传染性疾病，其主要传播途径为性传播、血液传播和母婴传播。艾滋病感染分为三个时期，包括急性期、无症状期和艾滋病期，急性期通常发生在感染 HIV 的 6 个月内，临床表现以发热最为常见，可伴有咽痛、盗汗、恶心、呕吐、腹泻、皮疹、关节疼痛、淋巴结肿大及神经系统症状等；无症状期可出现淋巴结肿大等症状或体征；艾滋病期为感染 HIV 后的终末阶段，主要临床表现为 HIV 相关症状、体征及各种机会性感染和肿瘤。其中急性期和无症状期患者被称为 HIV 携带者。

目前 HIV 携带者通过临床抗病毒治疗后大部分能很好地抑制病毒复制，使血液中人类免疫缺陷病毒载量降低至检测限下（临床抗病毒治疗成功指标），并减少病毒变异，重建或者改善免疫功能，有效控制病情进展。经抗病毒治疗成功的男性 HIV 携带者通过性行为传染给异性伴侣的风险很低，但仍有部分患者精液可能存在微量人类免疫缺陷病毒，具有潜在传染风险。因此不建议无保护性行为。

在男性 HIV 携带者的精液、精浆中的巨噬细胞、$CD4^{+}$淋巴细胞中，均检出了 HIV RNA 颗粒。虽然临床上可以通过密度梯度离心法结合上游法处理 HIV 携带者精液，使活动精子与精浆、非精子细胞等分离，去除人类免疫缺陷病毒颗粒。精液洗涤后可以选择进行宫腔内人工授精、体外受精或卵胞质内单精子注射治疗以降低 HIV 传播风险，但实际上即使经过密度梯度离心法结合上游法处理过的精液，也仍有 5%的标本检出 HIV-RNA 阳性。因此，HIV 阴性配偶经辅助生殖技术获得妊娠后，仍有被感染的风险。另外，在辅助生殖技术实施过程中将不可避免地增加患者之间、标本之间 HIV 交叉感染的风险，同时也会给处理标本的工作人员带来 HIV 感染的风险。

从人类精子库精液冷冻保存技术及管理来说，大多数人类精子库使用密封载体、利用专门液氮罐，在专门实验室进行标本处理，在严格防范 HIV 污染的情况下，可以做到单独冷冻保存而不影响其他的精液标本，而且男性 HIV 携带者经抗病毒治疗，病毒得到有效控制，病毒载量已经非常低，发生精液标本之间污染的可能性极低。但是由于 HIV 感染后仍无治愈的方法，病死率高，对人体健康危害大，通常情况下，人类精子库都不予保存 HIV 携带者的精液标本。

目前，我国男性 HIV 携带者仍不能通过辅助生殖技术生育子代，冷冻精液标本最终需要通过辅助生殖技术助孕，也就是说，即使人类精子库保存了 HIV 携带者的精液标本，将来也不能进行辅助生殖技术助孕。因此，不建议 HIV 携带者保存精子，同时人类精子库也不会保存 HIV 携带者的精子。

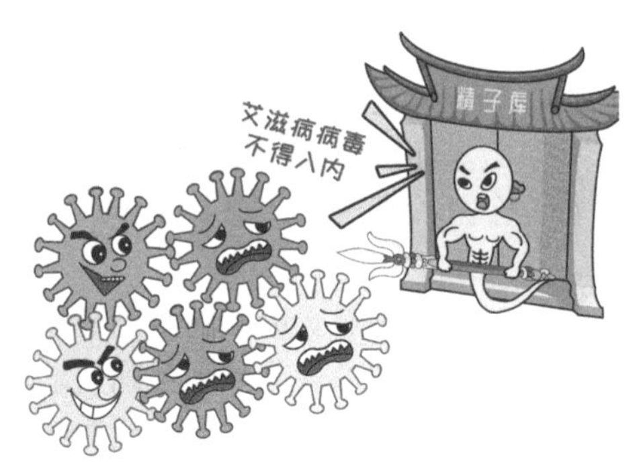

02

梅毒患者可以冷冻保存精液和生育健康后代吗?

◎万 凌，杨继高

梅毒是由苍白密螺旋体（TP）苍白亚种（又被称为梅毒螺旋体）感染人体引起的一种慢性、系统性的性传播疾病，早期主要侵犯皮肤及黏膜，晚期侵犯全身各系统脏器，严重者可危及生命。

男性梅毒患者的精液中存在梅毒螺旋体，极易在夫妻和性伴侣中造成传播，孕妇一旦感染上梅毒可引起胎儿宫内感染，造成流产、死胎、早产或分娩先天梅毒儿，约有 2/3 未经治疗的梅毒孕妇可将感染传播给胎儿，孕期感染可采取药物阻断方式来防止胎传梅毒发生。

对于梅毒患者，强调早期诊断、早期治疗，治疗要规范，药物剂量要足够，性伴侣应该同查同治。早期梅毒可以在临床上治愈并消除传染性；晚期梅毒治疗可消除组织中的炎症，但受损组织难以修复。青霉素，如青霉素水溶液、普鲁卡因青霉素、苄星青霉素等，是梅毒不同阶段的首选药物，对青霉素过敏的人可选择四环素或红霉素。治疗后定期进行临床和实验室随访，在梅毒治疗后的第一年每 3 个月检查一次血清，之后每 6 个月检查一次，总共 3 年。神经梅毒和心血管梅毒应该终身随访。

梅毒感染不仅会降低男性精液质量，同时也是导致女性不育的原因之一。我国《人类辅助生殖技术规范》中明确要求，实施辅助生殖技术（ART）的夫妻双方均需进行梅毒检测，检测结果阳性的不育患者不能实施辅助生殖技术。由于梅毒螺旋体具有较强的传染性，在实施 ART 的过程中，可能会增加不同患者精液标本或胚胎之间发生交叉污染的风险，同时有可能对处理标本的工作人员造成感染。因此，梅毒患者必须经过规范的治疗，体内病原体被完全清除或始终处于低水平状态（临床治愈）时，才能进行 ART。

梅毒螺旋体可以在超低温液氮中存活，有可能造成冷冻精液标本间的交叉污染，对其他正常精液标本造成不可挽回的损失；同时在精液处理及冷冻保存过程中，有可能对实验室工作人员造成感染。《人类精子库基本标准和技术规范》明确要求，捐精志愿者梅毒检查必须是阴性，自精保存检查参考捐精志愿者执行，不建议保存梅毒患者的精液。

综上所述，鉴于梅毒患者精液中存在梅毒螺旋体，可以在超低温液氮中存活，可能导致其他精液标本的交叉污染及工作人员感染，冷冻复苏后的精子也不能进行 ART 助孕治疗。因此，梅毒患者的精液不能在人类精子库进行保存。对于梅毒患者，应先进行规范治疗，体内病原体被完全清除后再进行自精保存或者辅助生殖助孕治疗，最大限度地保障配偶及子代健康。

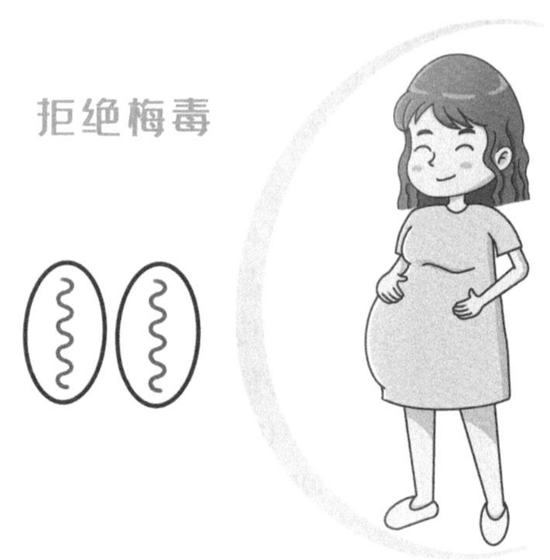

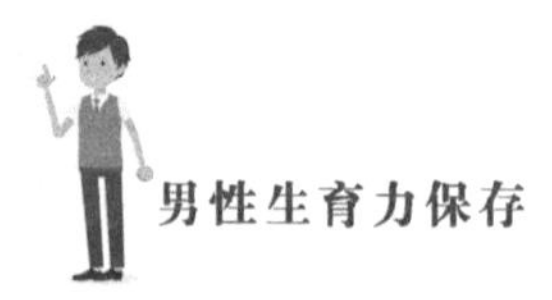

03

乙肝病毒携带者可以冷冻保存精液和生育健康后代吗?

◎王　红，杨继高

小李是一名睾丸肿瘤患者，手术切除一侧睾丸后需要再进行化疗，来人类精子库进行自精保存时，主动说明自己在医院术前检查时检出携带乙肝病毒。这类乙肝病毒携带者在人类精子库可以保存精液吗？

乙肝全称是乙型病毒性肝炎，是由乙型肝炎病毒（HBV）引起的以肝脏病变为主的一种传染性疾病。临床上常表现为食欲减退、恶心，上腹部不适、肝区疼痛、乏力、黄疸、发热等炎症和肝功能损害，部分慢性乙肝患者可进展为肝硬化甚至肝癌。

乙肝是血源传播疾病，主要经血（不安全注射等）、母婴及性接触传播，也可在除血液以外的其他体液中检出 HBV，如唾液、乳液、阴道分泌物和精液。男性感染 HBV 后，通过精液水平或垂直传播 HBV；HBV 可能破坏生殖细胞、支持细胞、间质细胞导致不育，也可能通过破坏血睾屏障导致抗精子抗体产生引起免疫性不育；病毒的基因通过整合进入生殖细胞基因中，将 HBV 传染给子代，也可能导致流产或胎儿畸形的风险增加。因此，为了降低甚至避免 HBV 在子代中的感染风险，男性 HBV 携带者血液中 HBV-DNA 载量较高时，应先进行抗病毒治疗，待血清及精液 HBV-DNA 载量降低至安全水平或转阴后，再孕育下一代。

辅助生殖技术可以有效降低男性 HBV 感染者将病毒传播给配偶和子代的风险，对于精液中病毒滴度水平较高的患者，必须先给予抗病毒治疗再考虑借助辅助生殖技术处理，并在实施过程中加强安全管理，采取有效的精子洗涤技术和卵胞质内单精子注射技术。有效的精子洗涤方法可降低或去除精液中的病毒颗粒，降低或阻断胚胎被感染的风险，从而避免病毒垂直传播。

未经抗病毒治疗的男性 HBV 携带者通过性行为传染给女方的风险很高，因此不建议无保护性行为。对有乙肝密切接触史的妊娠妇女，可先注射乙肝免疫球蛋白（HBIG），并筛查 HBsAg、HBsAb、HBcAb 三项均阴性的妊娠妇女肌肉注射（肌注）乙肝疫苗；乙肝妊娠妇女在妊娠第 7、8 和 9 个月各肌注 1 次 HBIG。对刚出生的新生儿采用乙肝疫苗和乙肝免疫球蛋白的联合应用，可有效地阻断母婴垂直传播，即在新生儿出生后 24h 内肌注 HBIG 和乙肝疫苗各一次，第 1 个月和第 6 个月再分别注射乙肝疫苗一次，在主动免疫建立之前，先获得被动免疫，有效保护率达 94%。若孕前已感染 HBV，可以在分娩后立即对新生儿联合使用乙肝疫苗和乙肝免疫球蛋白，从而有效建立新生儿对 HBV 的免疫力。

总之，对于乙肝病毒携带者，在精液冷冻保存前，应该尽量降低精液 HBV-DNA 水平后再进行保存，同时人类精子库应采用密封载体和专门液氮罐进行保存，以防止交叉污染。对于急于进行精液保存的人群，人类精子库在具有较安全的精液标本交叉污染防范措施的基础上，予以冷冻保存，但需告知自精保存者相关风险。另外，由于我国乙肝病毒携带者人数较多，建议人类精子库设置一些专门的液氮储存罐，用于乙肝病毒携带者的精液保存。

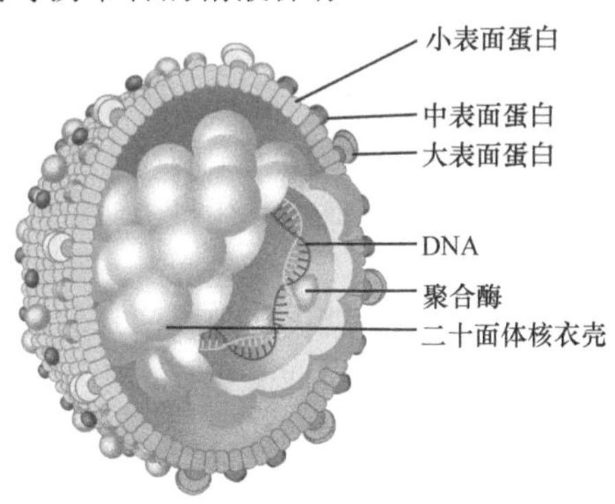

乙肝病毒模式图

04

丙肝病毒感染者可以冷冻保存精液和生育健康后代吗?

◎王 红，杨继高

丙型病毒性肝炎（以下简称丙肝），是一种由丙型肝炎病毒（HCV）感染引起的传染性疾病。丙肝的主要传播途径包括血液传播、母婴垂直传播和性传播，其中经输血或其他血液制品传播、经破损的皮肤或黏膜传播等均归类为血液传播。丙肝可以分为 4 个阶段：急性感染期、慢性感染期、肝硬化和肝癌。丙肝病毒感染初期为急性期，感染者可无明显症状，只有少数人自身可清除病毒而痊愈。50%～85%的患者会进入慢性感染阶段，发展为慢性丙型肝炎。丙肝是一种严重危害人类健康的重要传染病，被称为“隐匿的杀手”，诊断率低，全球只有不到 5%的丙肝患者明确自身的病情，目前尚无有效的丙肝疫苗可供预防。

携带丙肝病毒的男性可通过精液将丙肝病毒传染给配偶，造成母婴传播，增加子代丙肝病毒垂直传播的风险。我国是全世界 HCV 感染者人数最多的国家，部分尚未生育的 HCV 感染者有精液保存的需求。由于人类辅助生殖技术的发展，在使用辅助生殖技术助孕时，已有特殊的精液处理技术可降低精液标本中的病毒载量。丙肝病毒感染者可以在人类精子库冷冻保存精液，并在将来通过辅助生殖技术助孕生育健康后代。

病毒载量高的男性丙肝病毒感染者想要孕育健康后代时，为了降低或避免配偶感染丙肝病毒的风险，避免垂直传播，男性感染者首先进行抗病毒治疗，待抗病毒治疗成功后，再进行精液冷冻保存，后期通过辅助生殖技术助孕生育健康后代。丙肝病毒也会影响男性精液质量，导致精液量下降、精子活力降低、精子正常形态率下降、精子 DNA

碎裂和染色体畸变等。辅助生殖实验室通常采用精子洗涤技术来处理携带有丙肝病毒的精液标本，精子洗涤常用的方法主要有三种：简单的洗涤法、直接上游法、非连续密度梯度离心法。该技术目前已成为辅助生殖精液处理实验室中经常使用的技术之一，洗涤的作用主要是去除精液中可能影响体外受精的物质如白细胞、病毒、细菌、碎片及抗精子抗体，改善精液液化不良和精子体外获能等，使洗涤后的精子能有效地与卵子受精。该技术不仅能提高卵子的受精成功率，在一定程度上还实现优生优育。

精液处理可以明显降低精液中丙肝病毒载量，有效预防丙肝病毒的传播。曾经有学者对 86 对男方携带丙肝病毒阳性、女方正常的不孕不育夫妇精液处理后子代丙肝病毒的感染情况进行了 4 年的随访，精子洗涤后没有检出丙肝病毒，成功分娩的 28 名新生儿无一例感染丙肝病毒。

因此，在做好防止交叉污染的前提下，人类精子库可以为有需要的丙肝病毒感染者冷冻保存精液。为防止受精者感染丙肝病毒和（或）垂直传播，在今后使用时，这些带有丙肝病毒的精液需要经过洗涤等技术处理后，才可用于辅助生殖技术助孕。

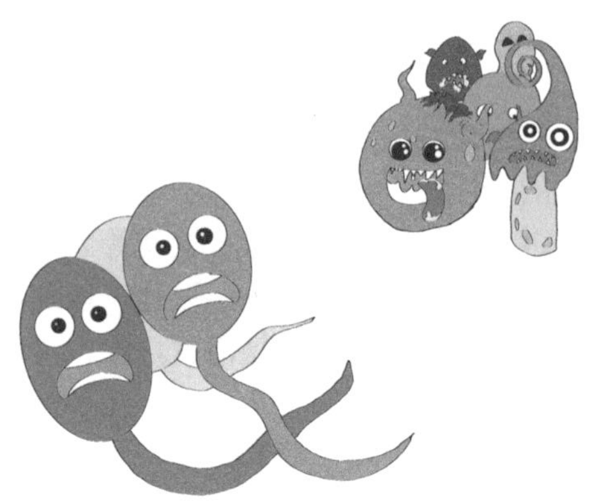

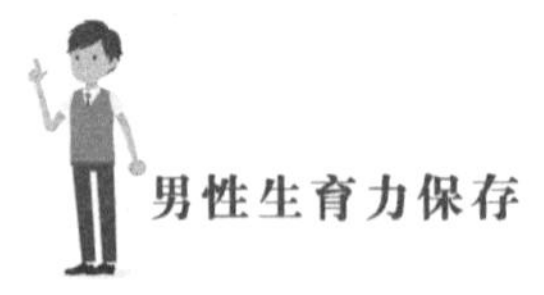

05

衣原体阳性患者可以进行自精保存吗?

◎万　凌，杨继高

衣原体是一类在真核细胞内专性寄生的微生物。与病毒不同的是，衣原体具有 DNA 及 RNA 两种核酸、核糖体和一个近似细胞壁的膜，并以二分裂方式进行增殖，能被抗生素抑制。衣原体能引起人与动物的多种疾病。已知与人类疾病有关的衣原体有三种，分别是鹦鹉热衣原体、沙眼衣原体和肺炎衣原体。生殖道沙眼衣原体通常被认为是通过性接触所传播的一种疾病，主要引起泌尿生殖系统炎症，被列为非淋球菌性传播疾病之一。男性感染沙眼衣原体后，不能进行自精保存，应积极治疗，待治愈后再进行自精保存。

沙眼衣原体主要通过性接触传播，进入生殖道后，喜欢进入黏膜细胞内生长繁殖。男性感染沙眼衣原体后可引起尿道炎、附睾炎、直肠炎等炎症。沙眼衣原体主要附着于泌尿生殖道上皮细胞内，引起泌尿生殖道上皮细胞的变性和炎症性渗出，不及时治疗容易造成炎症迁延而变成慢性感染，以致生殖道梗阻或者损伤等。临床表现为男性泌尿生殖道炎症相关症状，如尿频、尿急、尿痛，以及尿道不适、尿道口黏液性分泌物等。沙眼衣原体感染精液后，不仅可以吸附在精子表面，影响精子活力，而且可穿入精子头、体、尾各部，在精子内部形成始体并大量繁殖，直接破坏精子膜和顶体，致使精子畸形率增高。沙眼衣原体感染可刺激睾丸生精细胞、巨噬细胞产生肿瘤坏死因子 α，肿瘤坏死因子 α 升高后使活性氧化物质增高，过量的活性氧化物质可使精子线粒体内、外膜上的不饱和脂肪酸发生脂质过氧化反应，使膜的脂质排列松散，内膜嵴减少，使 ATP 合成降低，通过诱发白细胞增加而影响精子形态。沙眼衣原体感染还可使精液黏稠度增加、液化时间延长。沙眼衣原体感染可影响精液各项参数指标，会导致精液参数下降，沙眼衣原体感染后最先发生异常的是前向运动精子率。

沙眼衣原体主要在人类之间以呼吸道飞沫、母婴接触和性接触等方式传播。衣原体感染后能诱导产生体液免疫，但保护性不强，为时短暂，因此衣原体感染常表现为持续感染、反复感染或隐性感染。在辅助生殖技术助孕时，如果精液中的沙眼衣原体感染受精妇女，沙眼衣原体可由宫颈上行至输卵管及子宫；孕妇在孕期感染沙眼衣原体可造成胎膜早破、早产、低出生体重、新生儿黄疸、眼结膜炎、新生儿肺炎、感染等不良妊娠结局，对围产儿及孕妇健康构成威胁。

因此，人类精子库不建议男性沙眼衣原体感染患者保存精子。这些患者可以在用药治疗待沙眼衣原体检测结果转为正常后，再来人类精子库保存精子。

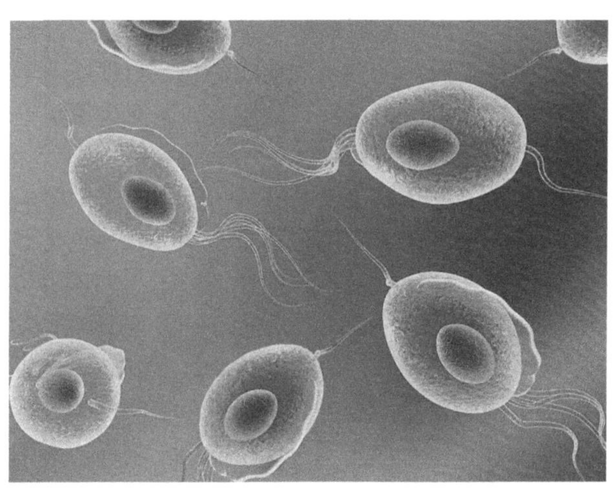

06

支原体阳性患者可以进行自精保存吗?

◎王　红，杨继高

生殖系统支原体感染是临床关注的热点问题，支原体感染造成的生殖细胞、生殖器官病理性改变以及对胎儿的影响，是不育的原因。支原体感染具有久治不愈、并发症多等特点。支原体是泌尿系统感染的常见致病微生物，非淋菌性尿道炎中，20%～40%与支原体有关。常见的与泌尿生殖道感染有关的支原体有解脲支原体（UU）、人型支原体（Mh）、生殖支原体。支原体属于条件致病菌，不耐低温，当免疫力低下或不洁性接触时可能会引发疾病，导致男性尿道炎。支原体若上行感染，在临床上可引起男性前列腺炎、附睾炎等男性泌尿生殖道的多种疾病，导致男性不育。

男性泌尿生殖道支原体感染对精液质量有潜在负面影响，解脲支原体和人型支原体与男性泌尿生殖道感染密切关联，也是导致男性不育的因素之一。支原体感染引起不育的原因：①支原体可与精子的头尾相吸附，使包括顶体膜在内的精子膜受到损伤，畸形精子大量增加，精子活力下降；②感染支原体后，精子运动速度和轨迹发生改变，精子顶体损伤，精子核染色质完整性受到损害，影响受精过程；③支原体中所含的脲酶可分解尿素产生氨，使精液 pH 增高，影响精子的生理功能；④支原体膜上的类脂可溶入精子的细胞膜结构，机体所产生的针对支原体的特异性抗体也同样可与精子相结合，导致精子凋亡；⑤支原体在输精管、精囊及睾丸中生长，损伤上皮细胞、增加局部体液分泌，使精液中精浆增加，而精子量相对降低；⑥支原体也具有黏附精子的作用，干扰精子和卵子的结合，且与人类精子膜有共同的抗原，造成精子损伤。因此，支原体感染会导致精子浓度、精子活力、精子正常形态率及精子冷冻复苏率降低，对精子活力的影响尤其明显。另外，支原体阳性患者精液标本通过辅助生殖技术可以使母体受孕，但感染母体的概率极大，导致流产、畸胎风险增加。

支原体感染的男性患者，为防止传染给女方，性生活时需要采取安全措施，内裤要及时消毒。合理选择抗生素是治疗支原体感染的关键，近年来由于抗生素的不规范使用，支原体感染的耐药菌株逐年增长，耐药类型呈复杂多样化。通常情况下，强力霉素、美满霉素等药物对支原体的敏感率在 90%以上，是治疗支原体感染的主要抗生素。为了避免不规范用药，可以结合药敏试验来选择用药，以达到满意的效果。

支原体感染在男性精液中检出率比较高，捐精志愿者精液支原体的检出率可达到 20%左右。对于支原体检测阳性的捐精志愿者，必须治疗转阴后才能捐精；如果自精保存者感染支原体，最好先进行药物治疗，待治愈后再进行自精保存。

对于支原体阳性又急于冷冻保存精液的自精保存者，人类精子库做好交叉污染的防范措施的同时，应告知自精保存者，支原体阳性的冷冻精液将来进行辅助生殖助孕时可能存在的风险。

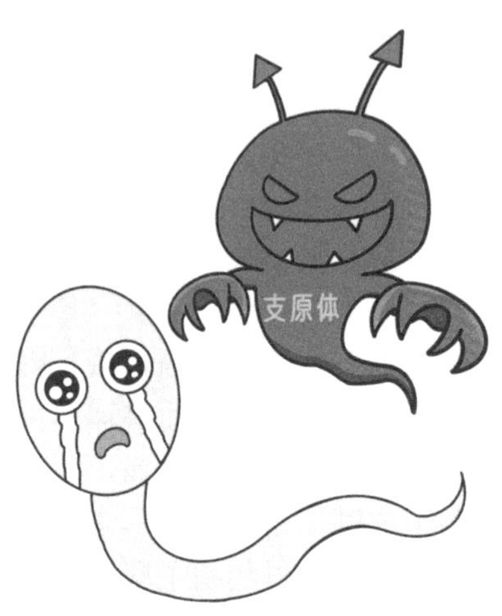

07

淋病患者可以进行自精保存吗?

◎王　红，杨继高

淋病是指由淋病奈瑟球菌（NG，简称淋球菌）引起的泌尿生殖系统的化脓性感染，主要通过性行为传播，是常见的性传播疾病之一，俗称淋病。淋球菌为严格的人体寄生菌，常存在于急性尿道炎与阴道炎的脓性分泌物的白细胞中。

男性淋病患者通常表现出尿道口痛痒、肿胀、排尿障碍等症状，且易合并前列腺炎、精囊炎、尿道狭窄等并发症；与之相关的性功能障碍主要表现为勃起功能障碍、早泄、性欲减退和性交疼痛等。相较于有症状的淋病患者，无症状带菌者传播危害更大，临床上有 5%～20%的男性患者无明显症状，往往使其成为潜在的传染源，这可能是目前淋病发病率持续上升的原因之一。女性淋球菌感染后可导致输卵管炎、盆腔炎，严重者可导致不育和异位妊娠；孕妇淋球菌感染可致绒毛膜羊膜炎、胎膜早破、宫腔感染及产褥感染，还可发生流产、早产、死胎、低体重儿及畸形儿等；新生儿通过已有感染的母亲产道引发新生儿淋球菌感染，可累及眼、关节、阴道等，致新生儿失明、新生儿败血症等。

淋球菌感染会导致男性不育。淋球菌直接黏附于精子质膜，严重破坏膜结构的完整性，导致膜损伤，进而淋球菌侵入精子内部，损伤破坏精子细胞结构，损伤精子颈部尤其明显，还可导致尾部缺损，严重时精子死亡；引起精子浓度、精子正常形态率下降；影响精子的运动能力，导致精子活力低；还会引起精子凝集，主要表现为中段对中段、尾对尾的凝集；未成熟精子细胞及凋亡精子细胞增多；治愈后期，精子发生停止于精子细胞阶段增多，可见凋亡精子细胞。

临床上淋病的治愈率较高，足量、及时、规范应用抗生素是主要治疗方法，目前多选用第三代头孢菌素，对于合并衣原体感染的患者，可以同时应用治疗衣原体感染的药物。虽然淋病为可治愈的性病，但人体对淋球菌感染无有效的特异性免疫，易重复感染。如果性伴侣未进行治疗会导致淋病复发。因此，对确诊为淋球菌感染的全部患者应进行性伴追踪。对接受正规治疗、期间没有不洁性生活史、临床症状和体征全部消失而达到临床痊愈的患者，不必进行常规病原学检查可以判愈。如果不能确定，应进行病原学检查，检查宜在停药 1 周后进行。

我国《人类辅助生殖技术规范》要求实施辅助生殖技术前，夫妇双方应进行淋球菌检查，检测结果必须是阴性。另外，淋球菌感染的精液会影响辅助生殖技术助孕的结局，同时可能交叉污染精子库或生殖中心实验室其他精液标本。

因此，淋病患者不适合进行自精保存。建议其积极规范治疗，然后重新进行淋球菌检查，检测结果阴性后才能进行自精保存。

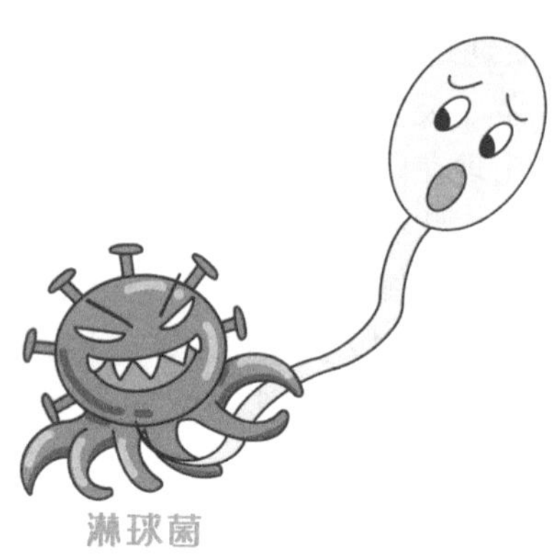

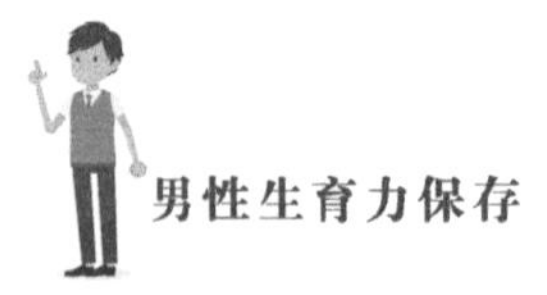

08

人乳头瘤病毒携带者可以进行自精保存吗?

◎万　凌，杨继高

人乳头瘤病毒（HPV）属于乳头多瘤空泡病毒科的一种 DNA 病毒，能引起人体皮肤黏膜的鳞状上皮增殖，表现为寻常疣、生殖器疣等症状，尖锐湿疣就是其中之一。女性容易出现在外阴、尿道口、阴道、宫颈口以及肛周等，男性常发生在阴茎、尿道、肛周。性生活是 HPV 感染的主要传播途径。

HPV 感染是常见的性传播疾病之一，与生殖健康密切关联。男性生殖器表面干燥，病毒不容易生长繁殖，多数情况下，男性感染 HPV 并不容易被发现，需要通过特殊的分子生物学方式，用试剂检测出来。而那些包皮过长、包茎、反复感染的男性，临床表现相对明显，一些乳头状的肿物可能会出现在阴茎皮肤或者黏膜上。由于大多数的 HPV 感染为无症状或亚临床症状感染，HPV 携带者已成为主要的传染源。临床上，根据 HPV 病毒的致病能力分为高危型和低危型，其中高危型 HPV 包含 HPV18、31、16、51、59 和 73 等，主要与阴道癌、肛门癌、宫颈癌和外阴癌等密切关联；低危型 HPV 包含 HPV6、40、43、44、70 和 81 等，主要与外生殖器疣的发生关联。

做好 HPV 感染危害的宣教工作，定期进行 HPV 检测，做到早发现、早诊断、早治疗，以降低 HPV 感染率，提高生殖健康水平。HPV 疫苗可在一定程度上降低宫颈癌、阴茎癌或生殖器疣的发病率。男性包皮环切术有助于降低男性生殖系统 HPV 感染，这也给降低阴茎癌的发病率和多种相关的性传播疾病带来益处，又被称为“外科疫苗”。

在男性群体中，HPV 感染大多可引起良性的生殖器疣，恶性肿瘤发生率较小。HPV-DNA 可存在于肛周、外生殖器龟头、阴囊以及包皮，甚至可以存在于输精管、睾丸、尿道和附睾。HPV 感染也会影响男性生育力，HPV 阳性患者精子正常形态率和精子前向运动率均明显下降；HPV-DNA 存在于精子中，其基因整合到精子的 DNA 基因序列，从而对精子 DNA 完整性产生一定的影响，导致精子 DNA 碎片率增高、精子冷冻复苏率降低等。

精子与卵子受精时，精子可将外源性 HPV-DNA 带入卵子，并将病毒基因植入囊胚，精子在 HPV 传染性伴侣的过程中起载体作用，并可将 HPV 通过受精卵传入胎儿从而引起不良妊娠结局（流产等），进而可能影响受精和胚胎质量。HPV 感染平均为 6～9 个月，HPV 感染后，2 年内的自然清除率较高。因此，HPV 感染患者及时到医院进行规范化诊疗是非常有必要的。

自精保存是将男性自己的精液，冷冻保存于人类精子库中，以便将来需要生育时使用。人类精子库既要保存自精保存者的精液，也要保存捐精志愿者捐赠的精液，如果自精保存者携带 HPV，在精液分装、冷冻及保存过程中，应该避免与其他精液之间发生交叉污染。另外，HPV 感染的冷冻精液在辅助生殖助孕时，可能影响胚胎质量，引起不良妊娠结局。

因此，男性感染 HPV 后，一般不建议进行自精保存，应积极治疗，待治愈后再进行自精保存。对于一些急于保存精子的男性，应充分告知将来使用 HPV 感染的冷冻精子时，可能存在引发辅助生殖不良妊娠结局的风险。

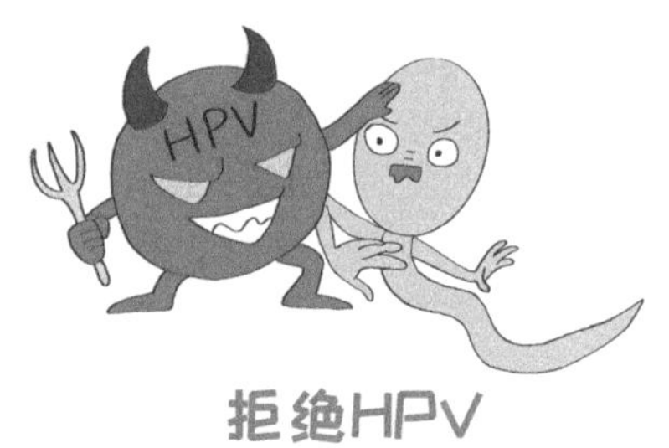

拒绝HPV

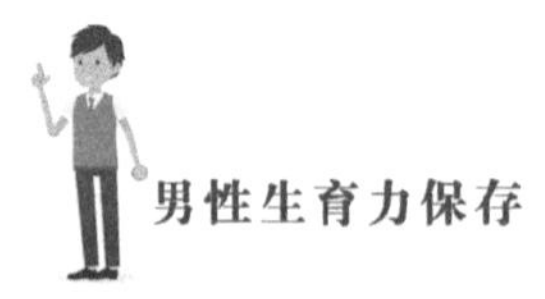

09 优生四项检测阳性者可进行自精保存吗？

◎万　凌，杨继高

优生四项检测包括弓形虫、风疹病毒、巨细胞病毒和单纯疱疹病毒等 4 种病原微生物的检测。优生四项的检测及其他相关的优生筛选，可以预防胎儿因感染上述病原体导致的宫内感染、流产、死胎、畸形及一些先天性疾病，实现优生优育。随着社会发展的进步与生活水平的提高，人们对于优生优育的重视度越来越高，相应技术手段也得到了快速发展。优生优育的主要目的是孕育智商高、能力强、身体棒的宝宝，避免出生缺陷和疾患儿出生。

男性感染弓形虫后，弓形虫可直接吸附于精子表面，使得精子运动受限，或者弓形虫黏附的精子相互连接形成折角或转曲，使得精子尾部摆动减慢，从而影响精子运动能力；导致生殖细胞的凋亡紊乱，睾丸生殖细胞的凋亡系统一旦紊乱则可干扰精子发生；导致生殖激素分泌异常、一氧化氮分泌异常和抗精子抗体的产生。精液质量表现为精子浓度、前向运动精子率、精子存活率、精子正常形态率及精子冷冻复苏率降低，精子 DNA 碎片率（DFI）增高。

感染风疹病毒后可以导致继发细菌感染，男性感染者会影响精子活力下降，DNA 碎片率显著增高，冻后复苏率降低。

男性感染巨细胞病毒后，可感染包括生殖细胞在内的人体多种类型的细胞，导致精子大量凋亡状态：多核、核固缩、浓染、破碎、边聚、分化不良，细胞核内产生空泡；精液质量表现为精子活力、精子存活率、精子正常形态率及精子冷冻复苏率降低，精浆成分改变、精子凋亡、精子 DFI 增高。

感染单纯疱疹病毒后，病毒侵入男性生殖器细胞或间接引起局部炎症或免疫反应损害男性生育力。病毒颗粒也可黏附在精子膜上，生精细胞细胞核染色质固缩、出现空泡、核膜破损、细胞核崩溃、出现凋亡小体等。

由于病原微生物的感染会降低男性的精液质量，为了这些患者能保存生育力，人类精子库应在确保冷冻保存的精液标本不发生交叉感染的前提下，为他们保存精液标本。由于这些标本携带有病原微生物，冷冻复苏率可能低于正常人群，以后辅助生殖技术助孕使用时可能造成配偶感染，人类精子库在保存这些精液标本时需要做好充分的知情告知，让自精保存者知道精液标本中携带病原微生物以及这些病原微生物对受精者及子代可能产生的不良影响等。

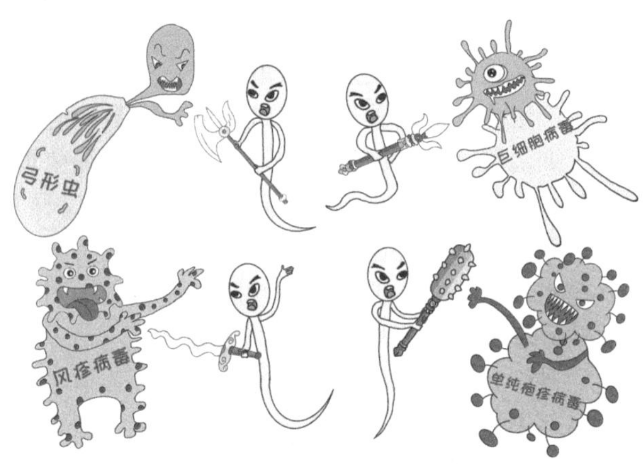

10

精液细菌培养阳性患者能保存精子吗?

◎万　凌，杨继高

小胡因肿瘤需要立即化疗要求保存精液，人类精子库按照紧急流程为小胡进行了精液冷冻保存，3 天后精液细菌培养结果为大肠埃希菌且菌落数＞10^5cfu/mL，此时小胡已经开始进入化疗周期。小胡的冷冻精液是否还有必要继续保存？

精液细菌培养是指精液采集后，吸取少量精液样本接种至羊血琼脂培养皿中，置于培养箱中培养后计算细菌的菌落数，对有可能是致病菌的菌落进行细菌鉴定及药敏试验。通过常规精液细菌培养发现的常见致病菌种类主要包括大肠埃希菌、肺炎克雷伯菌、奇异变形杆菌、铜绿假单胞菌、克氏柠檬酸杆菌和金黄色葡萄球菌等，其中大肠埃希菌最为常见。在精液采集时，要特别注意防止精液标本的污染，建议通过手淫法取精。取精时，先排尽尿液，用肥皂清洗双手和阴茎，减少来自皮肤共栖微生物所致的标本污染的风险，冲洗掉肥皂沫，使用一次性新的无菌毛巾擦干双手和阴茎，将精液射入无菌容器中，并向取精者讲解必要的无菌知识，最大可能地实现无菌留样，避免污染菌对实验结果的影响。

精液中的致病菌会引起精子凝集，抑制精子运动，从而降低精子活力。同时，精液中的细菌会对辅助生殖技术助孕结局产生不良影响，可能会导致精卵受精失败、胚胎污染而无法形成优质胚胎或囊胚培养不成功。

如果常规精液细菌培养检出了致病菌，应该做进一步的细菌药敏试验，根据药敏试验结果选择相应的抗生素治疗。规范的抗生素治疗，对绝大多数患者都是有效的。

精液中的致病菌会对男性精子质量及辅助生殖助孕结局产生不良影响。另外，精液标本里的细菌在储存过程中可能会污染其他自精保存者的标本，造成交叉感染。人类精子库在进行男性生育力保存时，需要在保存精液的同时进行常规细菌培养，以排除精液有致病菌的感染。常规精液细菌培养阳性的患者，不建议进行精液冷冻保存，应根据细菌学检查和药敏试验选择合适的抗菌药物规范治疗，复查结果为阴性后，再到人类精子库进行自精保存。

然而，像小胡这样急于化疗的患者，没有时间进行规范的抗生素治疗，是否应该继续进行精液冷冻保存，必须权衡利弊。如果其精液选择继续冷冻保存，首先人类精子库必须具有防止标本交叉污染的措施，确保不对其他精液标本产生不利影响；其次自精保存者需要明白精液中的致病菌，经过长时间的冷冻保存并不会死亡，精液复苏后致病菌仍有其活性，使用这类冷冻保存的精液，可能会导致不良的辅助生殖助孕结局。

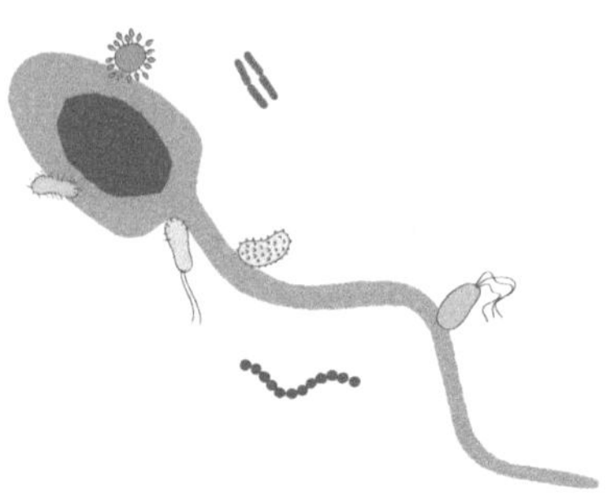

11

精液中有阴道毛滴虫可以保存精液吗？

◎万　凌，杨继高

李先生最近总是感觉尿道内刺痒，小便时这种感觉更明显，他想可能是患了前列腺炎，于是到医院做检查，结果被诊断为阴道毛滴虫感染。李先生感到不解：这不是女人才得的病吗？男人怎么也会患上这种病？

近年来，阴道毛滴虫病的发病率呈逐年攀升之势，全世界每年大约有 1 亿人患此病。阴道毛滴虫形态呈梨形或椭圆形，无色透明，长 15μm，有 4 根前鞭毛和 1 根后鞭毛，只有滋养体而无包囊。在镜下可见虫体呈无色透明，有折光性，虫体活动力强，可呈圆形或椭圆形，借助鞭毛摆动旋转前进，偶见虫体聚集成团。阴道毛滴虫是人体泌尿生殖系统感染的常见病原体，是一种厌氧性寄生虫。

阴道毛滴虫是一种对环境适应力很强的寄生虫，喜欢潮湿、不通风的环境，脱离人体后，在自然环境下照样可以生存一段时间。阴道毛滴虫病并不是女性的“专利”，常由性行为直接接触传染；如果公共浴池的座椅、公厕、坐便器等被患者的分泌物污染，后来者又直接坐上去，就有可能被间接传染；和患者同在消毒不严的游泳池游泳，共用浴盆、浴巾等，会增加感染的风险，需要大家提高警惕，加强自身防病意识。

女性感染阴道毛滴虫主要表现为外阴瘙痒、灼热感、泡沫状白带，而男性感染后主要表现为尿道炎或无症状带虫状态。虽然男性滴虫感染率较低，但却是导致其配偶滴虫性阴道炎反复发作的重要原因。此外，在男性中滴虫可寄生在尿道、前列腺、睾丸、附睾或包皮下组织内进行繁殖，导致非淋菌性尿道炎、膀胱炎、前列腺炎和附睾炎等。阴道毛滴虫感染易与沙眼衣原体感染、淋病奈瑟球菌感染并存，增加人类免疫缺陷病毒感染易感性，可导致女性盆腔炎性疾病、不孕、早产、胎膜早破和低出生体重儿等。男性感染阴道毛滴虫后，滴虫会对精液中的精子进行吞噬，降低精子运动能力或改变精子的运动方向，阴道毛滴虫分泌物也会损伤精子膜，从而导致男性不育。因此，女方一旦查出有滴虫病，男方也应及时检查治疗，而且双方要彻底治愈。治疗滴虫病比较常用的药物有甲硝唑、替硝唑、奥硝唑，需在医生指导下规范用药，同时要注意外阴清洁，对内裤等高温消毒，治疗期间要禁止饮酒和同房，多喝水、多排尿，也能起到冲洗尿道、排除分泌物的作用。

对于阴道毛滴虫感染的男性患者，要确保在自精保存时不会污染其他冷冻精液标本，冷冻保存时要严格规范操作，有条件的人类精子库在冷冻保存时防止精液标本之间的潜在交叉污染，使用高效安全封闭管保存精液标本和设置保存同一类病原体标本的专用液氮罐等一系列措施，有效阻断交叉污染。另外，也要考虑冷冻精子在将来进行辅助生殖技术助孕时，是否会导致妻子感染以及对辅助生殖结局产生不良影响。阴道毛滴虫传播途径主要是性传播，阴道毛滴虫患者冷冻保存精液标本后，以后使用会造成配偶感染，引发早产、胎膜早破和低出生体重儿。

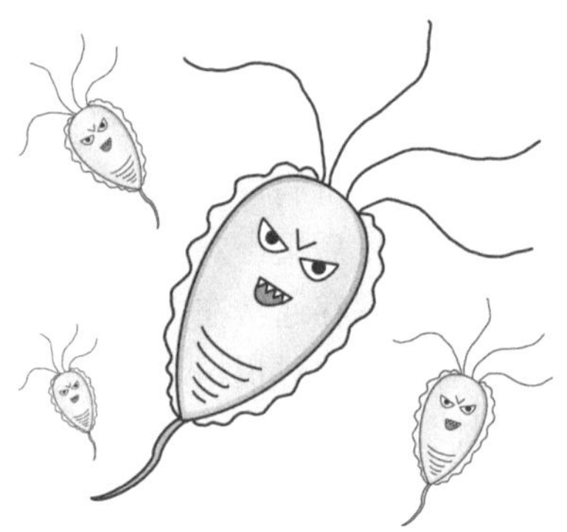

对于不急于自精保存的阴道毛滴虫感染患者，建议积极治疗，待治愈后再进行自精保存；对于急于自精保存的，人类精子库要做好防范交叉污染的措施，并告知阴道毛滴虫感染可能导致的风险。

12

生殖器疱疹患者可以进行自精保存吗?

◎王　红，杨继高

生殖器疱疹（GH）是由单纯疱疹病毒（HSV）引起的泌尿、生殖道、肛周皮肤黏膜等病理改变的性传播疾病。单纯疱疹病毒属致病性人类 α 疱疹病毒，是一种嗜神经的 DNA 双链病毒，HSV 根据其抗原性可分为 1 型与 2 型，HSV-1 主要引起生殖器以外的皮肤、黏膜（口腔黏膜）、器官（脑）感染；HSV-2 主要引起生殖器部位皮肤黏膜感染；发病率为性传播疾病的 30%左右，GH 感染中，85%以上为 HSV-2 型感染。

男性感染单纯疱疹病毒后，病毒颗粒也可黏附在精子膜表面，以及损伤生殖细胞。HSV-1 感染可导致精子数量减少、精子冷冻复苏率降低，但与精子活力和精子形态无关；HSV-2 感染可引起精子浓度、精子活力、精子正常形态率、精子冷冻复苏率降低。故此，HSV 感染对男性患者影响严重，可导致患者精液质量降低、细胞免疫功能减弱，而且可能会将病毒传染给妻子，导致女性发生子宫内感染，造成流产、死产等不良后果，对下一代的身体健康造成影响。

自精保存通常在人类精子库进行，我国《人类精子库基本标准和技术规范》中对捐精志愿者的筛查标准要求，单纯疱疹病毒检查必须是阴性，才能作为一名合格的捐精志愿者。目前，各家人类精子库对自精保存者的检查，基本上参考捐精志愿者的筛查标准执行，自精保存者的检查及相关指标合格标准，目前仍缺乏一致的专家共识。

生殖器疱疹患者是否可以进行自精保存，关键考虑两个方面的因素：一方面是在精液冷冻保存技术方面，是否可以完全避免冷冻精液之间的交叉污染；另一方面是这类患者保存的精液将来是否还具有使用价值。目前大多数人类精子库使用密封载体、利用专门液氮罐，在专门实验室进行标本处理，在严格防范交叉污染的情况下，可以做到单独冷冻保存而不影响其他的精液标本，基本上可以杜绝精液标本之间的污染。另外，自精保存者自身保存的精液用途与捐精志愿者捐赠的精液不同，捐赠的精液主要用于其他不育患者，需要保证绝对安全，而自精保存者的精液将来给自己的妻子使用，不会影响其他人的生育安全。冷冻保存精子时，在充分知情同意的前提下，患者仍然要求自精保存，从有利于患者的角度来说，应该是可行的。

鉴于生殖器疱疹对男性生育力及辅助生殖技术结局的影响，对于不急于自精保存的生殖器疱疹患者，建议积极治疗，待治愈后再进行自精保存；对于急于自精保存的，如肿瘤治疗前的患者或急于出国的人群，应充分告知患者携带生殖器疱疹病毒的精液可能导致将来辅助生殖技术助孕结局的不良影响，由患者决定是否进行精液冷冻保存，人类精子库要做好防范交叉污染的措施。

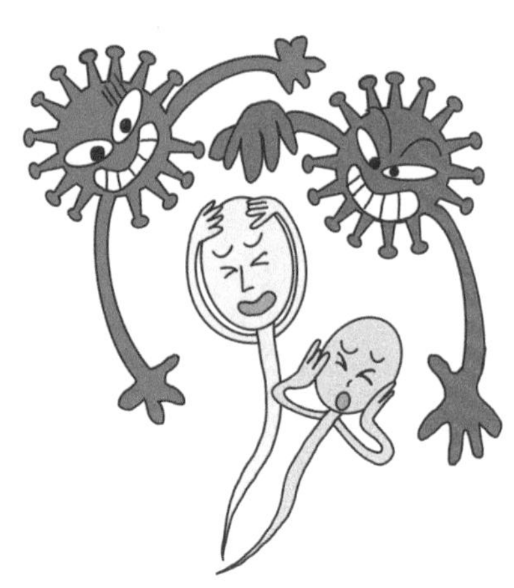

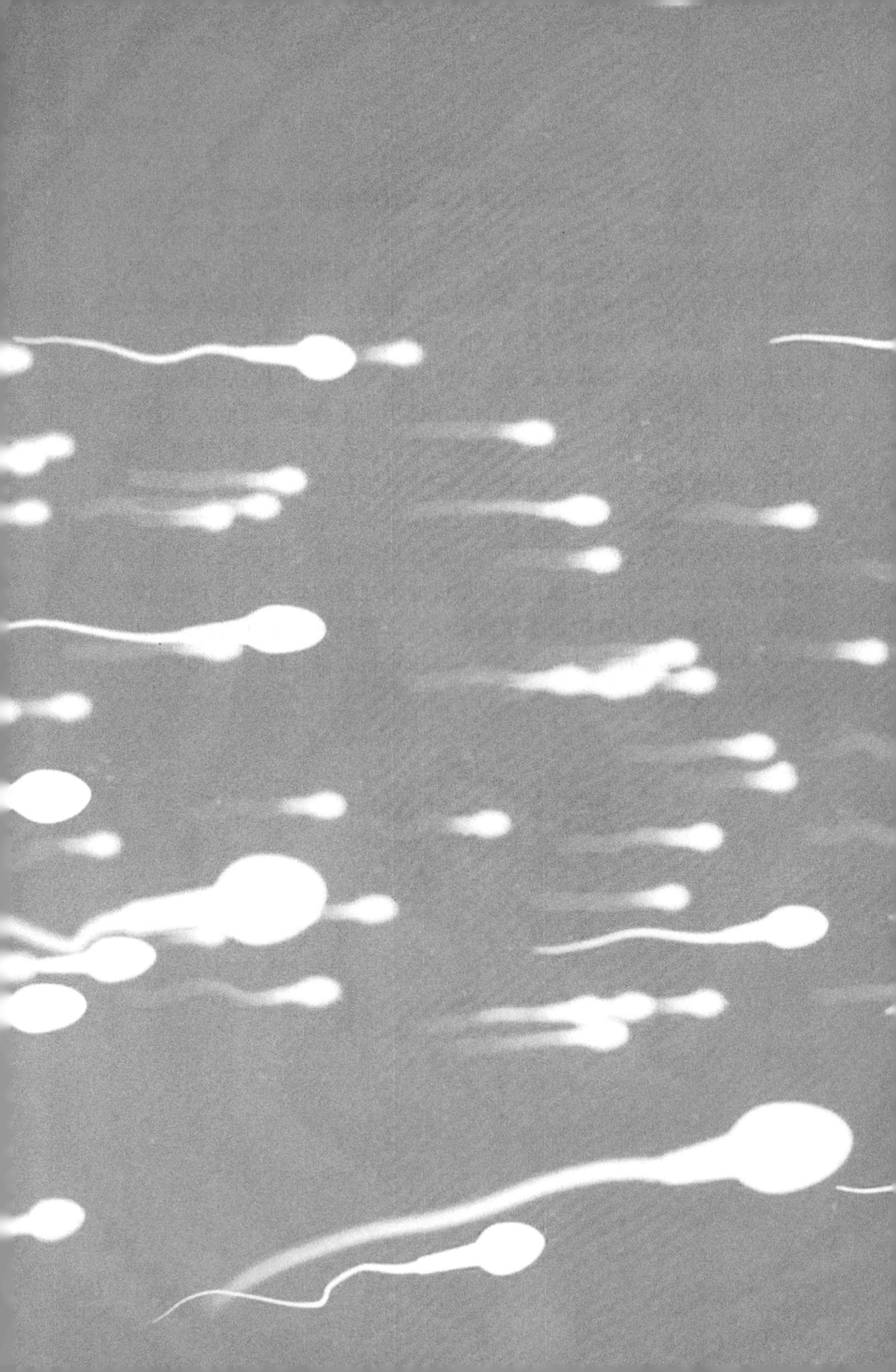

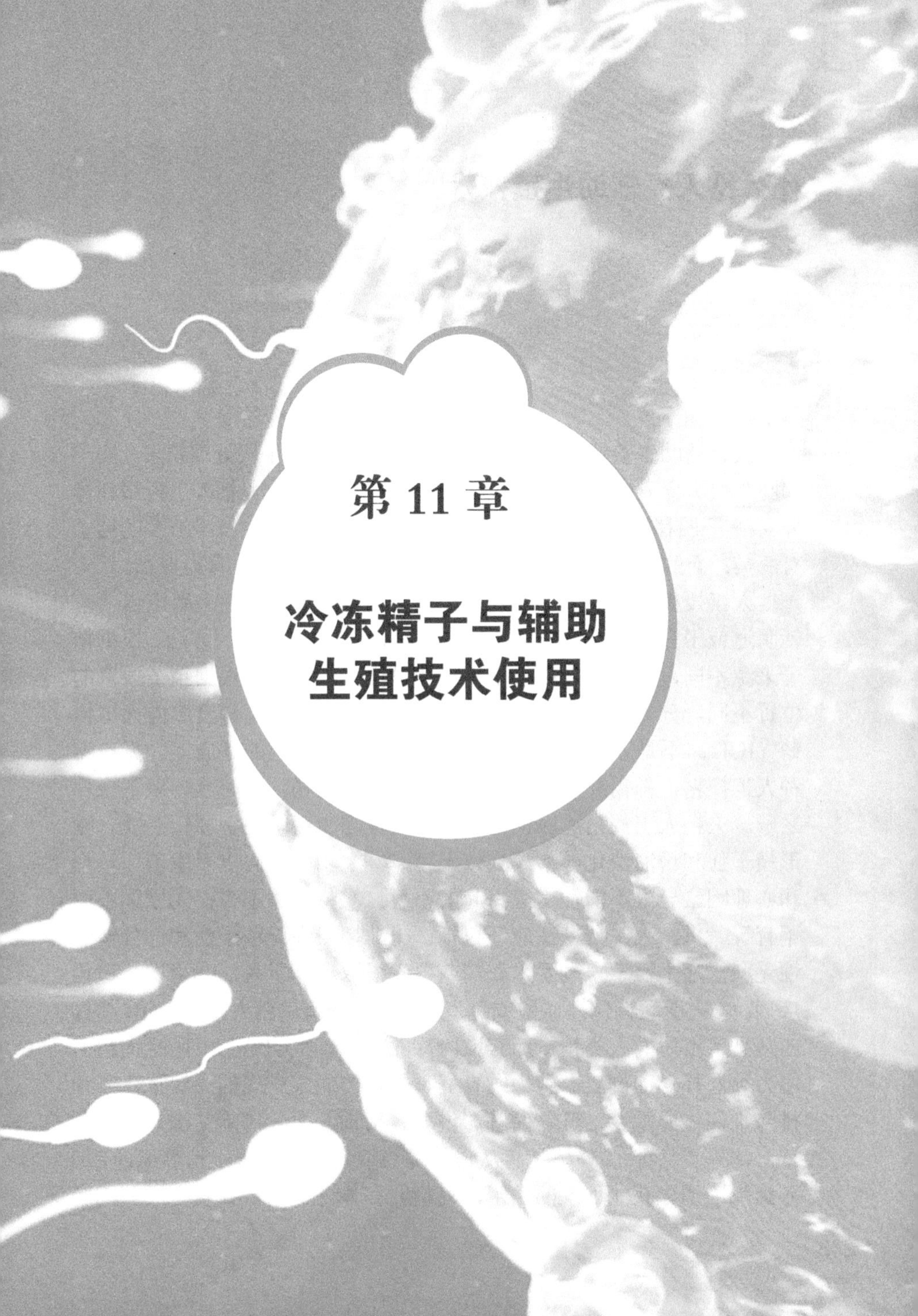

第 11 章

冷冻精子与辅助生殖技术使用

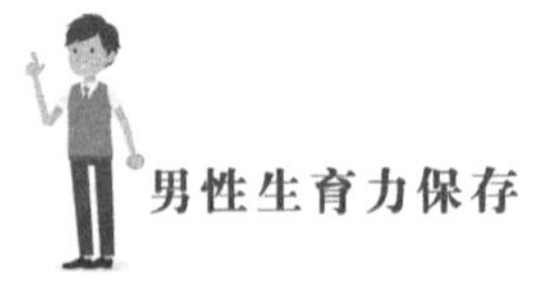

01

什么是人类辅助生殖技术?

◎汪李虎

人类辅助生殖技术（ART）是指采用医疗辅助手段处理精子、卵子和胚胎使不育夫妇妊娠的一系列临床和实验室技术，包括人工授精和体外受精-胚胎移植（IVF-ET）及其衍生技术两大类。该技术涉及的精子有两类：新鲜精子和冷冻精子，后者就需要做好男性生育力保存。

人工授精是以非性交方式将处理后的精子置入女性生殖道内（包括阴道或子宫内），使精子与卵子自然结合，实现受孕的方法。根据精子来源不同，可分为夫精人工授精和供精人工授精；根据精子放置的位置不同，分为阴道内人工授精、宫颈管内人工授精和宫腔内人工授精（IUI）。不是人人都适合做人工授精，它有相应的适应证。无论哪种人工授精，都需要配偶一侧或双侧输卵管通畅，同时具备以下条件之一。夫精人工授精适应证包括：①男性因少精子症、弱精子症、畸形精子症和精液液化异常等导致不育；②性功能障碍以及生殖道畸形和心理因素导致不能性交等引起的不育；③免疫性不育；④原因不明不育等。供精人工授精适应证包括：①非梗阻性无精子症和部分梗阻性无精子症不愿意睾丸手术取精或手术没取到精子者；②男方有遗传疾病；③夫妻间特殊性血型或免疫不相容。实施供精人工授精治疗时，应从具备资质的人类精子库获取冷冻 6 个月以上的精子。同时捐精志愿者须选择身体健康、智力发育好、无遗传病家族史的青壮年，还须排除染色体异常、乙肝、丙肝、淋病、梅毒，尤其排除艾滋病。

体外受精-胚胎移植是将从母体卵巢取出的卵子置于培养皿内，加入经优选诱导获能处理的精子，使精卵在体外受精，并发育成前期胚胎后移植回母体子宫内，经妊娠后分娩婴儿。由于胚胎最初 2～6 天在试管内发育，所以又称试管婴儿技术。体外受精-胚胎移植及其衍生技术主要包括体外受精-胚胎移植、配子/合子输卵管内移植或宫腔内移植、卵胞质内单精子注射技术、胚胎植入前遗传学检测、卵子赠送、胚胎赠送等。体外受精-胚胎移植适应证包括：①女方因输卵管因素造成精子与卵子相遇、结合困难；②排卵障碍；③子宫内膜异位症；④男方少、弱、畸形精子症；⑤不明原因不育；⑥女性免疫性不孕。

卵胞质内单精子注射技术是在显微操作系统的帮助下，在体外直接将单个形态正常的活动精子注入卵母细胞细胞质内使其受精，然后进行胚胎移植的技术。卵胞质内单精子注射适应证包括：①严重的少、弱、畸形精子症；②梗阻性无精子症或非梗阻性无精子症；③生精功能障碍；④体外受精-胚胎移植受精失败；⑤精子无顶体或顶体功能异常。

胚胎植入前遗传学检测是指在体外对胚胎进行遗传学诊断，避免遗传病患儿出生的技术。其适应证：凡是能够被诊断的遗传性疾病都可以适用，主要用于 X 连锁遗传病、单基因病、染色体病及可能生育以上患儿的高风险人群等。

无论哪种辅助生殖技术，都需要女方配合，且以女方为主导。

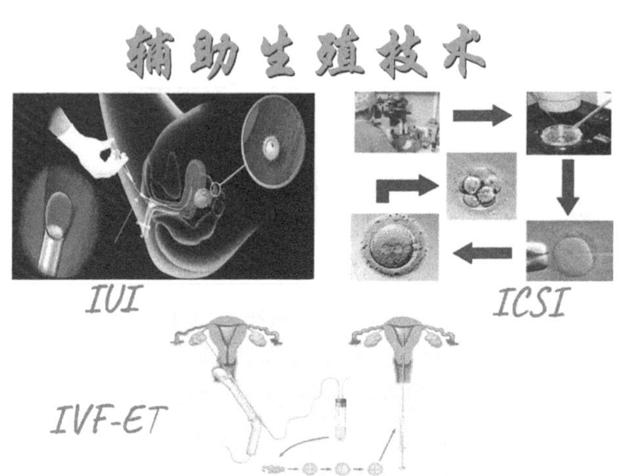

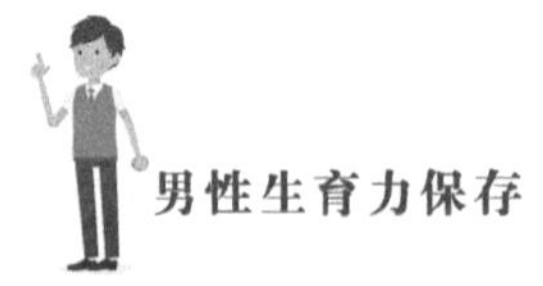

02

人类辅助生殖技术的整个流程是怎样的?

◎汪李虎

人类辅助生殖技术包括人工授精、体外受精-胚胎移植、卵胞质内单精子注射和胚胎植入前遗传学诊断等，无论哪种技术都是以女方为主导、男方配合女方来完成的。

人工授精的操作流程包括：①选择适应证并排除禁忌证。②人工授精可以在自然周期或药物促排卵周期下进行，但禁止以多胎妊娠为目的应用促排卵药物。③通过 B 超或有关激素水平监测卵泡的生长发育。④在自然月经周期或药物促排卵周期掌握排卵时间，适时人工授精。在卵泡直径达 18～20mm、尿 LH 阳性者可行人工授精，次日继续 B 超监测排卵，如未排卵可以考虑第二次人工授精。⑤人工授精可行阴道内人工授精、宫颈内人工授精、宫腔内人工授精，宫腔内人工授精精子必须经过洗涤处理后方可注入宫腔内。丈夫精液人工授精可使用新鲜精液，也可以使用冷冻精液；供精人工授精则必须采用冷冻精液。无论冷冻的是丈夫精液还是捐赠精液，均需解冻复苏，多采用 37℃水浴 10min；然后采用上游法和密度梯度离心法处理复苏的精液，方可注入子宫内。实施供精人工授精技术应及时向精子库反馈妊娠及子代情况，严格控制每名捐精志愿者的冷冻精液最多只能使 5 名妇女受孕。⑥人工授精后可用药物支持黄体功能。⑦人工授精后 14～16 天测定尿或血 HCG 确立生化妊娠，35 天左右 B 超确认临床妊娠。黄体支持至妊娠 8～10 周。

体外受精-胚胎移植的操作流程包括：①选择已排除禁忌证并符合体外受精的夫妇做好相关检查，并签署相应的知情同意书。男方需进行精液常规分析、精子形态评估、精子顶体功能检测等；女方做好超声检查、性激素测定、肝肾功能检查以及有无导致胎儿畸形的病毒感染等。②评估卵巢储备功能，制定促排卵方案，可以在自然周期或药物超促排卵周期下进行。根据女方年龄、身高体重指数、基础生殖内分泌结果、阴道 B 超检查并计数卵巢窦卵泡数，制定控制性卵巢刺激方案。③促排卵的方案有多种，常见的有长方案、短方案、微刺激方案等。长方案主要针对年轻、卵巢储备功能较好的女性，在黄体期的前一周才开始打促排卵针；短方案和微刺激方案主要针对年龄大、卵泡数少且质量不佳的女性，在月经第二天开始打促排卵针。④超声引导下取卵。将细长的穿刺针固定 B 超探头上，经阴道进入卵巢，由近至远穿刺成熟卵泡，卵泡液顺着取卵针流入相连接的试管，送胚胎实验室回收卵母细胞；同一天上午男方手淫取精或睾丸手术取精，视精子的质量决定采用上游法、密度梯度离心法或直接离心法优化处理筛选出活动的优质精子备用。⑤胚胎培养和移植。把已取出体外的卵子和优化处理后的精子置入体外培养系统中培养 3～5 天，再把形成的卵裂期胚胎或囊胚 1～2 个装载入移植管，经宫颈口移植进宫腔预定的深度，留置片刻。⑥体外受精-胚胎移植与人工授精一样，需用药物支持黄体功能。⑦胚胎移植后 14 天测定尿或血 HCG 确认生化妊娠，35 天左右 B 超确认临床妊娠。黄体支持至妊娠 8～10 周。

体外受精-胚胎移植的衍生技术包括卵胞质内单精子注射技术和胚胎植入前遗传学检测，其受精方式是在显微操作系统的帮助下，在体外由胚胎学专家直接将单个精子注入卵母细胞细胞质内使精卵受精，而不是自然受精。胚胎植入前遗传学检测是对形成的囊胚活检 8～10 个细胞进行细胞或分子遗传学检查，筛选出未携带遗传病的胚胎，再移入女方子宫，避免遗传病患儿的妊娠和出生。

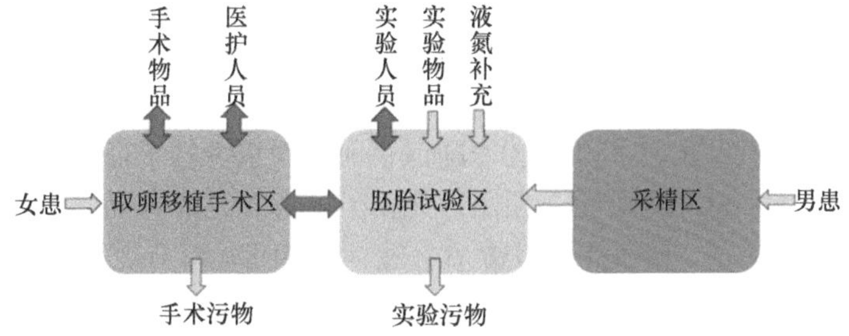

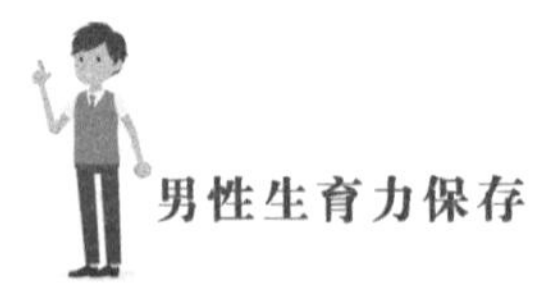

03

冷冻保存的精子应该选择哪种辅助生殖技术生育?

◎汪李虎

精子冷冻保存除捐精志愿者的精液用于男方无精子症及严重遗传病治疗外，另一个目的是将严重少弱精子症和无精子症患者获取的极其有限精子，或男方取精困难避免取卵日无法取到精子，或患肿瘤放化疗前来保存的有生育力的精子冷冻保存用于未来辅助生殖技术（ART）而获得后代。

精子冷冻的类别包括精液冷冻、微量精子冷冻、单精子冷冻以及睾丸组织冷冻，还有处于研究探索阶段的精子冷冻干燥保存。

冷冻精子可用于以下辅助生殖技术，包括夫精人工授精（AIH）、供精人工授精（AID）、体外受精（IVF）、卵胞质内单精子注射（ICSI）以及胚胎植入前遗传学检测（PGT）。

不同的冷冻保存精子选择不同的辅助生殖技术生育，主要取决于冻存精子的数量：①精子库捐精志愿者捐赠的冷冻精子，复苏后精子生育力一般正常，前向运动精子总数超过 12×10^6 个，如配偶排卵正常和一侧输卵管通畅，可行 AID 助孕；如配偶双侧输卵管阻塞或排卵障碍，可考虑行 IVF 助孕。②男性癌症患者放化疗前和睾丸肿瘤切除术前保存的冷冻精子，视冷冻前精子数量和复苏后精子质量决定 ART 方案。如复苏后精子质量正常，则行 AIH 助孕；如精子浓度低或活力差，则行 IVF 或 ICSI 助孕。③冷冻保存前为严重少精子症或隐匿精子症者，则行 ICSI 助孕。④非梗阻性无精子症者经过睾丸显微取精术获取的极少量精子，精子冷冻复苏后只能行 ICSI 助孕。⑤进行辅助生殖技术前，因男方取精极其困难，提前冻精备用者；或者阴茎勃起功能障碍及顽固性不射精，手淫可射精者，为防止取卵日取不出精液提前冻精者，根据冷冻保存的精子质量确定 ART 方案。如精子质量正常，可行宫颈内人工授精（ICI）助孕，不必行宫腔内人工授精（IUI）。

冷冻精子行各种辅助生殖技术与新鲜精液相比，到底哪个成功率高呢？这是人们普遍关心的问题。精子冷冻复苏率为 50%～60%，部分精子在冷冻和复苏过程中有所损伤，所以，能使用新鲜精子的情况下尽量使用新鲜精子，但特殊情况下必须采用冷冻精子，如来自精子库的捐赠精液必须冷冻半年，才能使用。目前，精子冷冻技术已经很成熟，精卵能否结合不在于精子是否冷冻以及冷冻时间的长短，而在于解冻复苏后的精子质量。两种不同来源的精子行辅助生殖技术助孕的临床妊娠率、正常受精率、卵裂率、优胚率、子代安全性、流产率和出生缺陷等方面并无明显差别，不必担心冷冻精子质量，可以放心使用冻精助孕。

冷冻精子通过辅助生殖技术是否成功取决于多种因素，除与解冻复苏后的精子质量密切相关外，还包括双方尤其是女方年龄、卵子质量、子宫环境，以及生殖科医生取卵和移植的技术水平、胚胎实验室的环境和胚胎技师的操作等。总体来说，使用冻精进行不同的辅助生殖技术，其临床妊娠率有所不同。冻存的夫方精子行人工授精妊娠率为 10%～15%；精子库的捐赠精子行人工授精则有 20%～30%；冻存精子无论是夫精还是捐精行辅助生殖技术都有比较高的临床妊娠率，一般为 40%～60%，多数生殖中心能达到 50%～60%。

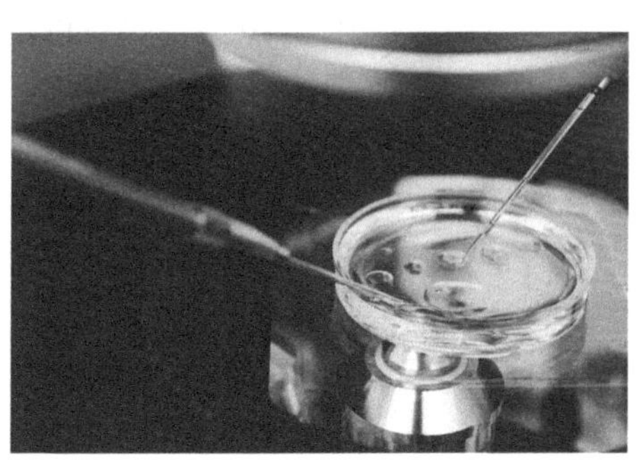

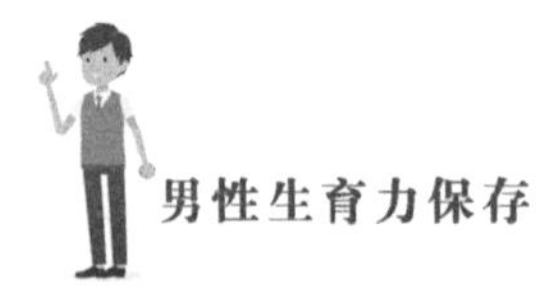

04

使用冷冻精子行辅助生殖时，女方需要什么条件?

◎周　雨，张欣宗

冷冻精子通常来源于两种人群，一种是捐精志愿者，另一种是自精保存者。捐精志愿者的冷冻精子主要用于因男方无精子症或严重的遗传性疾病的不育夫妇；自精保存者冷冻精子主要为自己将来生育时使用。

不管是何种来源的冷冻精子，将来都必须进行辅助生殖技术助孕，这就需要女方的配合，具体来说，女方需要具备什么条件才能进行辅助生殖呢？

人类辅助生殖技术（ART）是指运用医学技术和方法对人的卵子、精子、受精卵或胚胎进行人工操作，以达到受孕的目的，通常包括宫腔内人工授精（IUI）和体外受精-胚胎移植（IVF-ET）以及各种衍生技术。

宫腔内人工授精（IUI）是通过特殊方式将精液注入女性生殖道内，使不育夫妇受孕。使用冻精进行 IUI，女方需具备以下条件。

（1）女性身体健康，无传染病、遗传性疾病或智力障碍等问题。

（2）输卵管畅通无阻。由于女性输卵管具有拾取卵子、输卵管中卵子和精子相遇结合成为受精卵及输送受精卵再运送到子宫腔的重要功能，因此，输卵管一定要畅通无阻。可通过输卵管通液、输卵管碘油造影等检查，了解输卵管是否通畅。

（3）宫腔内环境良好。宫腔内环境对于受精卵种植和发育有重要意义，如果患有子宫器质性疾病或子宫内膜功能异常等，都能阻碍妊娠。

（4）女性生殖道健康。要保证无慢性生殖道炎症，以及生殖器官发育健康、无任何影响受孕的疾病。

（5）女性月经正常。月经周期要规则并能每月按期排出健康而又成熟的卵子。

体外受精-胚胎移植（IVF-ET）技术，是将从女方体内取出的卵子与男方的精子在体外完成受精过程，待受精卵发育成早期胚胎后，再将早期胚胎移植回女方的子宫内，使早期胚胎在体内最终发育成胎儿的全过程。使用冷冻精子时，以下情况的女性建议选择 IVF 或 ICSI 助孕。

（1）各种因素导致的配子运输障碍（输卵管梗阻、盆腔粘连等）。

（2）部分排卵障碍。

（3）子宫内膜异位症。

（4）不明原因的不育。

（5）免疫性不育。

男方冻存精液的管数也需要考虑，若男方精液质量能够达到《世界卫生组织人类精液检查与处理实验室手册》（第 6 版）参考值的标准，储存的精液有 3 管以上，在女方输卵管通畅的情况下，可以选择人工授精助孕；若男方冷冻精液的数量不足 3 管，或精液质量达不到人工授精的标准，可以不考虑女方输卵管情况，直接行 IVF 或 ICSI 助孕。

另外，女方需要具备法律允许生育的基本条件。例如，女方的年龄要达到法定结婚年龄，并具有合法的结婚证和身份证件。

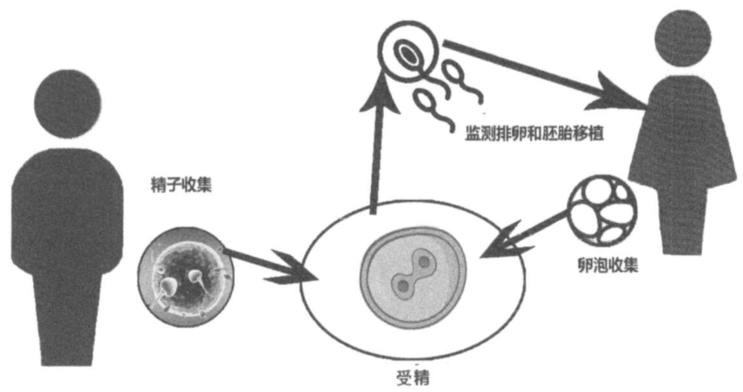

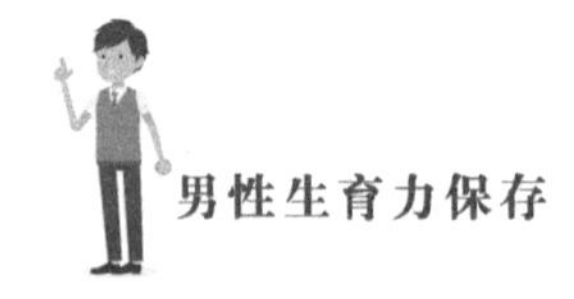

05

什么是上游法筛选冷冻精子？

◎李冬水

精子冷冻是男性生育力保存的重要方法，冷冻的精子需要储存在卫生行政部门批准成立的人类精子库中。自 20 世纪 60 年代美国首次建立精子库后，许多国家相继建立人类精子库。1963～1973 年，全世界大约出生了 1000 例通过冷冻精液人工授精的婴儿，这些冷冻精液多数冷冻期在 3 年以内，少数几例贮存 10 年以上，因此，冷冻精子的临床应用是安全的。从此以后，越来越多的冷冻精子应用于临床，解决了许多不育家庭生育问题。1981 年卢光琇教授等首次在我国建立人类精子库。为了更好地建立和发展人类精子库，规范精子冷冻和解冻相关技术，2001 年、2003 年卫生部相继颁布了《人类精子库管理办法》《人类精子库基本标准和技术规范》和《人类辅助生殖技术和人类精子库伦理原则》，为后期我国人类精子库的建设，提供了伦理原则和法律依据。随着冷冻和解冻精子技术的进步，以及满足临床的需求，至 2022 年 10 月全国共批准建立了 29 家人类精子库。

尽管冷冻精液应用于临床是安全的，但真正需要冷冻精子时，依然担心解冻后的精子是否对子代产生不良影响，这是许多人关心的问题。冷冻精子处理后方可用于辅助生殖技术助孕，而每个行精子冷冻的个体有着相同或者不同的原因，冷冻时的精液质量同样也会出现差异化。如何寻找到一种对冷冻精子处理过程影响小且回收率较好的精子处理方法非常重要，筛选冷冻精子的优选技术中较为成熟的方法以上游法及密度梯度离心法为主。

何为上游法？它主要利用活动精子的游动能力，即能游过液体界面进入不同的培养液，从而与死精子、活动力低的精子、凝集精子、畸形精子、红细胞、白细胞及其他有害成分及杂质自行分离，由于纯物理作用而使精子重新分布，故理论上不影响精子的生物学特性。在上游前精液不需要稀释也不需要离心，因为稀释和离心产生的过氧化作用会损害精子细胞膜，影响受精过程。上游法有两种操作方法，在液化的精液上加培养液或把液化的精液放在培养液的下层，活动精子会游进培养液中。利用上游法获得的精子量比直接洗涤法少，但也可以满足体外授精-胚胎移植或卵胞质内单精子注射技术的精子数量需求了，这种根据精子活力选择精子的方法是非常有用的。

综上所述，上游法是辅助生殖技术精液处理时常用的方法，其操作方法简单，缺点是精子的回收率低，精子浓度和活动力低的标本不适用。优点是回收后的精子活力较高，特别适合精液质量较好的标本。对于自精保存的冷冻精液标本，如果精液质量不是特别好，一般不建议使用上游法进行冷冻精液处理。

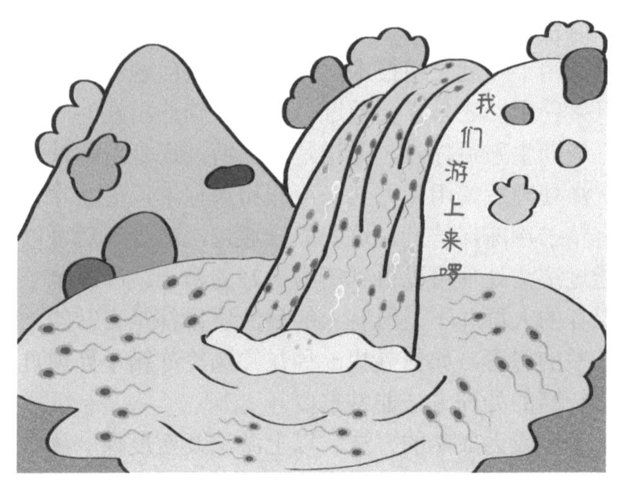

06

什么是密度梯度离心法筛选冷冻精子？

◎李冬水

精子冷冻作为一项应用技术进行深入的研究，始于 20 世纪 50 年代，尤其是液氮与甘油在精子冷冻贮存方面的应用，大大促进了精子库技术的发展。冷冻精液应用于人工授精是否对子代产生不良影响，这是许多人关心的问题。冷冻精液用于人工授精妊娠中，自然流产率为 18.4%，对比正常人群 15%的自然流产率，无明显差异。用冷冻 22 年的精液行卵胞质内单精子注射（ICSI）后出生一名正常男婴，由此可以说明冷冻精子贮存的安全性。

冷冻精液用于辅助生殖技术，比较关心的问题是：冷冻精液标本是否可以直接使用，还是需要通过一些方法筛选出好的冷冻精子后使用呢？进行辅助生殖治疗时，无论是冷冻精液还是新鲜精液标本，一般会通过洗涤处理后使用，尤其是冷冻精液标本，里面除含有精浆成分外，还有精子冷冻保护剂，这些成分通过洗涤处理后可以大部分去除，同时通过洗涤处理可以得到活力更好的精子。冷冻精子的人群，尤其自精保存的人群并不是所有人的精液质量都是正常的，对于一些精液质量较差的患者，如何寻找一种在筛选冷冻精子处理过程中影响小且回收率较高的处理方法非常重要。

筛选技术中较为成熟的方法，以上游法及密度梯度离心法为主。其中密度梯度离心法比较适合对少、弱或者畸形精子症的优化处理，主要根据精液中不同成分之间的密度差异对优质精子进行分离，洗涤效果比较好，不但能够去除精液中的白细胞和上皮细胞，而且能够有效减少畸形精子的比例，精子的回收率非常高。

密度梯度离心法的原理是正常精子与畸形精子、不活动精子及精液中的其他细胞成分在运动能力、运动轨迹和浮力密度等方面出现差异，在密度梯度溶液柱中运行的能力也有差异，离心后，精液中的各种成分在密度梯度溶液柱中达到平衡,停留在各自的等浮力密度点上，从而达到分类正常精子。不连续密度梯度离心法是目前较常用的方法，即在离心前将不同密度的溶液分层制成不连续密度梯度溶液柱。不连续密度梯度离心可回收高质量的精子，经典方法采用 40%密度介质的放在上层，80%的放在底层。浮力密度在一定程度上能保护精子免受离心力的损伤。此外，活动精子能够穿过密度材料游到试管底。与上游法比较，密度梯度离心法能回收更多的形态正常的精子，并明显增加精子活力和体外生存能力。尤其是对于精液严重异常者（少、弱、畸形精子症等），更能体现其较高回收率的优越性。

因此，密度梯度离心法是进行辅助生殖技术时常用的精液洗涤方法，特别适用于冷冻精液质量较差的标本，如少精子症、弱精子症或者畸形精子症。该方法较上游法可获得更高的精子回收率，但回收后的精子活力要明显低于上游法。需要特别注意的是，该方法需要经过离心处理，筛选精子过程中可能对精子有一定的损伤。

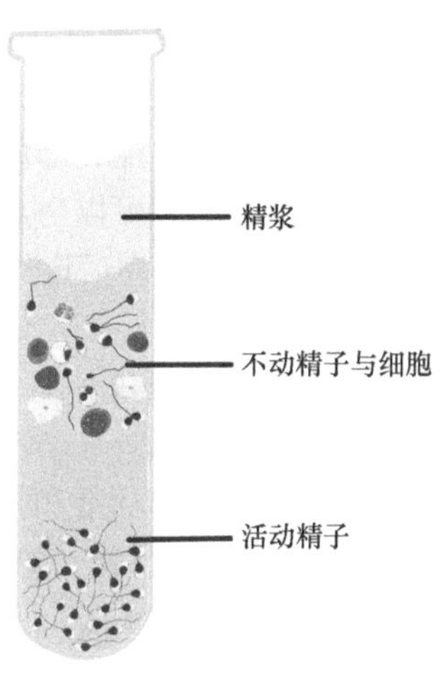

07

冷冻精子具备哪些条件时可以进行宫腔内人工授精?

◎杜　鹏，汪李虎

人工授精是指将男性精液通过非性交的人工方法注入女性生殖道内，使卵子和精子自然受精达到妊娠目的。宫腔内人工授精（IUI）是人工授精的一种方式，目前临床应用较为广泛，它是在女方的排卵日，将洗涤处理过的精子悬液通过导管直接注入宫腔内，注入体积为0.5mL 左右，让女方怀孕的一种辅助生殖技术。这种技术主要适用于男性不育、女性宫颈因素不育、免疫性不育以及不明原因不育的患者。

冷冻精子在什么情况下进行 IUI 助孕？除女方基本检查正常，满足 IUI 的基本条件以外，冷冻精子复苏后前向运动精子总数还必须达到 IUI 助孕的要求。我国人类辅助生殖技术规范要求 IUI 助孕时，前向运动精子总数不得低于 10×10^6 个，但是目前普遍认为该标准过高，一般前向运动精子总数大于 5×10^6 个时，不会影响 IUI 的临床妊娠率。因此，轻中度少精子症、轻中度弱精子症、非严重畸形精子症只要洗涤处理后能达到 IUI 的精液质量要求，可以考虑实施 IUI 助孕；严重的少、弱、畸形精子症则不适合冷冻保存后进行 IUI 助孕。另外，IUI 相对于体外受精（IVF）临床妊娠率低得多，如果冷冻精子保存的份数不足以尝试 1～3 次 IUI，则建议直接进行 IVF 助孕。

冷冻精子的来源主要包括捐精志愿者和自精保存者。捐精志愿者的精液质量必须达到《人类精子库基本标准和技术规范》的要求，冷冻复苏前向运动精子总数不低于 12×10^6 个，这仅仅是最低要求，通常情况下前向运动精子总数大多数超过 20×10^6 个，从前向运动精子数量上可以满足 IUI 的要求。自精保存者的精液质量存在很大的个体差异，主要包括这些人群：①男性接受化疗、放疗或致畸剂量的射线、药品、有毒物质、绝育手术、从事高风险职业之前；②接受辅助生殖技术时，有合理的医疗要求，如取精困难和少、弱精子症者；③需保存精子以备将来应用辅助生殖技术者；④夫妻长期两地分居，须保存精子为妻子实施辅助生殖技术者。通常情况下，以生殖保险为目的的自精保存，如接受药物治疗前、绝育手术前或目前夫妻长期分居的，这些自精保存者精子质量大多数比较好，适合进行 IUI 助孕。

另外，有些情况下精子质量较差，但冻存的精液份数比较多，一份精液复苏后达不到 IUI 的要求，可以根据解冻后精子浓度及前向运动精子率来决定精子优化方案，优化后若一管解冻后的前向运动精子总数达不到人工授精要求，可再解冻一管，甚至多管，然后将优化后的精子行宫腔内人工授精。这样采取多次冷冻、一次复苏的方法，较好地解决了取精如与排卵日不同步、一次取精前向运动精子数量较少等诸多问题。

因此，冷冻精子是否适合通过 IUI 助孕，女方必须满足 IUI 的基本条件，再根据冷冻精子复苏后前向运动精子总数和冻存的份数来判断，有些精子质量虽然非常好，但由于冻存份数不足以尝试 IUI，则实施 IVF 助孕。另外，建议那些肿瘤治疗前或暂时不想生育需要生殖保险的男性，如果精液质量比较好，可以多保存以便日后选择 IUI 助孕。

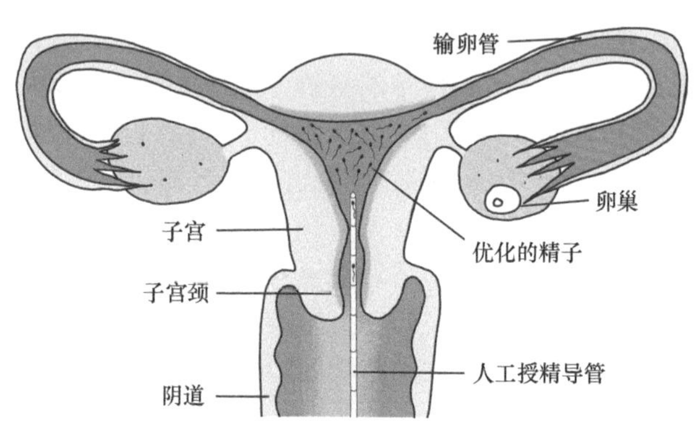

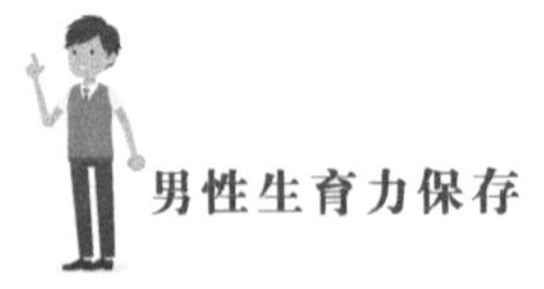

08

冷冻精子具备哪些条件时可以进行宫颈内人工授精?

◎杜　鹏，汪李虎

冷冻保存的精子将来需要通过辅助生殖技术助孕，因此大多数自精保存者来人类精子库保存精子时，都想知道冷冻保存精子将来采用何种辅助生殖技术助孕，以及应该保存多少份精液才够用于宫颈内人工授精（ICI）？另外，采用供精辅助生殖技术助孕的夫妇也想知道最好采用哪种方式。这就需要结合女方的条件以及冷冻复苏后精子质量来判断。大多数情况下，只要符合人工授精的条件，尽量采取宫颈内人工授精这种更接近自然生育的方式助孕。

人工授精是指将男性精液通过非性交的人工方法注入女性生殖道内，以使卵子和精子自然受精达到妊娠目的。临床上通常选择以下 3 种人工授精方式：直接阴道内人工授精（IVI）、宫颈内人工授精（ICI）、宫腔内人工授精（IUI）；根据不同因素，选择不同的人工授精方式。宫颈内人工授精（ICI）是直接将新鲜或冷冻精液注入宫颈内口，由精子自行穿透宫颈黏液，达到怀孕的目的，ICI 技术比宫腔内人工授精（IUI）更为简单，损伤性更小。ICI 不同于宫腔内人工授精（IUI），ICI 一般不用进行精液洗涤处理，不会进入宫腔造成宫颈损伤或感染，它更接近自然生育过程。

在什么情况下进行 ICI 助孕？除了女方基本检查正常，宫颈条件要比较好，主要适用于不育夫妇性交困难和不适合其他人工授精方式的患者，临床上主要包括男性勃起功能障碍、早泄、生殖道畸形（如尿道下裂）等不育患者。

对于冷冻精子来说，一种是使用捐精志愿者的冷冻精液助孕，由于男方无精子症或严重遗传性疾病因素，女方检查基本没有问题，捐精的精液质量比较好，冷冻复苏后必须达到前向运动精子总数 12×10^6 个的要求，通常情况下前向运动精子总数大多数超过 20×10^6 个，在进行供精人工授精时，首选 ICI 方式助孕，多次 ICI 助孕女方妊娠失败者，可考虑改用 IUI 或体外受精（IVF）助孕；另一种是因两地分居、射精障碍、肿瘤需要治疗、单纯生殖保险等进行自精保存的冷冻精液，这些人群在自精保存前一般不存在不育问题，冷冻保存的精子复苏后质量比较好，如果这些自精保存者可以达到 ICI 的精液质量要求，而且有足够的冷冻精液份数，可以首先选择使用 ICI 助孕。如果精液质量比较差或精液冻存量不足以尝试 ICI 助孕，可考虑选择 IVF 或卵胞质内单精子注射（ICSI）助孕。

因此，ICI 更接近自然生育过程，如果女方满足 ICI 的基本条件，自精保存者精液质量足够好，可以达到 ICI 的最低要求，而且有足够的冷冻精液份数，一般首选 ICI 助孕；采用捐赠精液助孕的不育患者，如果女方满足 ICI 条件，首选 ICI 方式助孕。另外，建议因两地分居、射精障碍、单纯生殖保险等自精保存的男性，如果精液质量较好且时间上也比较充裕，可以多保存一些精液，以便将来可以选择 ICI 方式助孕。

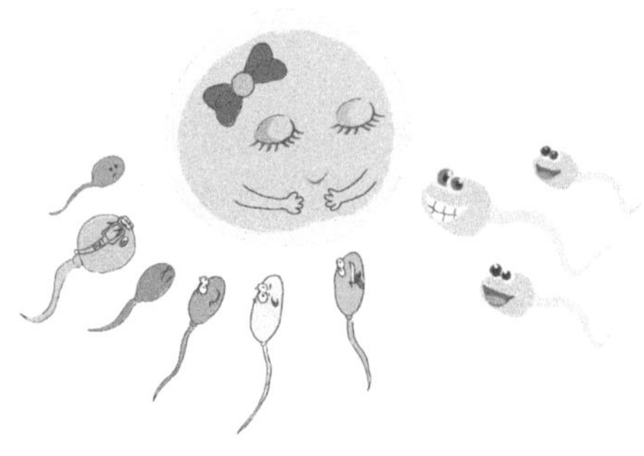

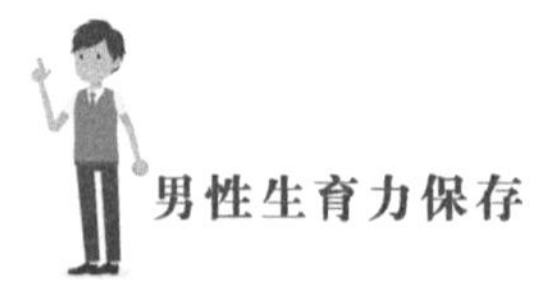

09

冷冻精子具备哪些条件时可以行体外受精?

◎汪李虎

IVF-ET 为体外受精-胚胎移植的简称，是将不育症患者夫妇的卵子和精子取出体外，在体外培养系统中受精并发育成胚胎后把优质胚胎移植入女方子宫内实现妊娠的技术。IVF 技术使用的精子包括新鲜精子和冷冻精子，两类精子获得的正常受精率、优胚率、种植率和临床妊娠率均基本相同。

精子冷冻保存有捐精冷冻保存和自精冷冻保存。捐精冷冻保存用于男性不育症的治疗，是由卫生行政部门批准的各地人类精子库负责招募、筛查捐精志愿者，以及精液冷冻、储存、外供和随访。自精冷冻保存包括自身精液冷冻保存、睾丸或附睾微量精子冷冻保存、单精子冷冻保存以及睾丸组织冷冻保存。

冻存的精子行 IVF 助孕有两类情况，一类是冻存的供精 IVF 助孕；另外一类是冻存的自精 IVF 助孕。

冻存的捐赠精液用于 IVF 助孕包括以下几种情况：①男方为梗阻性无精子症，患者及其家属拒绝采用睾丸或附睾穿刺手术取精行卵胞质内单精子注射（ICSI）技术助孕，要求使用捐精精子助孕，且女方符合 IVF 的指征如双侧输卵管阻塞、排卵障碍或卵巢功能衰退等者；②男方为非梗阻性无精子症，拒绝采用睾丸显微取精术获取精子行 ICSI 助孕以及显微取精未找到睾丸精子或精子质量差，要求使用捐赠精子助孕，且女方符合 IVF 的指征者；③夫妇已用捐赠精液进行人工授精 3 个周期均未孕，拒绝继续行人工授精，要求行供精 IVF 助孕；④助孕取卵日男方手淫取精失败再行睾丸或附睾手术取精未能取到精子，且夫妇自愿采用人类精子库提供的冻存捐赠精液行 IVF 助孕者。捐赠精液复苏后前向运动精子总数应≥12×10^6个，冷冻复苏率＞60%。医务人员一定会尊重接受捐精助孕患者的隐私权，对其所有的基本资料、捐精志愿者资料和妊娠结局及子代出生情况一律保密。当然，接受捐精助孕者务必也要配合助孕医院相应的随访，以便管控一名捐精志愿者精液不能使 5 名以上妇女受孕。

冻存的自精保存精液行 IVF 助孕涉及如下方面：①接受辅助生殖技术治疗的男方精子浓度、活力、形态和精子顶体功能均基本正常或轻中度少、弱、畸形精子症者，其取精极其困难者或需出国出海不能及时赶回医院提供精液助孕者，事先冻存精液备用。②男方绝育手术前、睾丸肿瘤切除术前等基于生殖保险事先冻存的精液，精子冷冻前基本正常和复苏后前向运动精子总数达 300 万～500 万条，且女方符合 IVF 的指征如双侧输卵管阻塞、排卵障碍或卵巢功能衰退等者。③优生保险，男性长期或大量接触致畸剂量的射线、药品、有毒物质前先保存精子，精子冷冻前基本正常和复苏后前向运动精子总数达 300 万～500 万条，且女方符合 IVF 的指征者。④夫妇已用冻存精液进行人工授精 3 个周期均未孕，拒绝继续行夫精人工授精（AIH），要求行冻存自精 IVF 助孕，这种情况建议行 IVF 时宜采用短时授精技术。

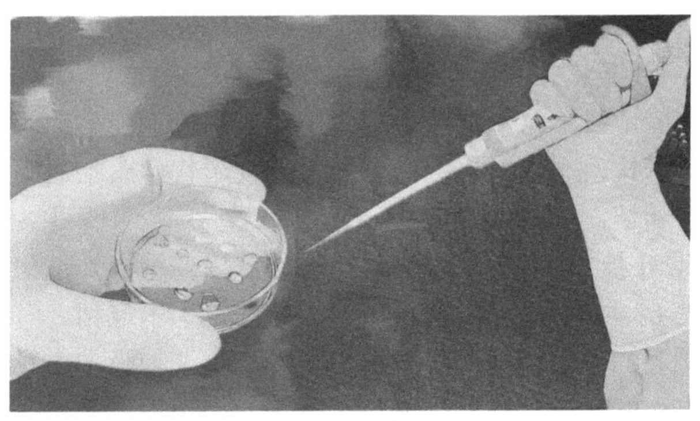

10

冷冻精子具备哪些条件时可以行卵胞质内单精子注射?

◎汪李虎

ICSI 为卵胞质内单精子注射技术的简称，是体外受精-胚胎移植技术的衍生技术，主要针对男方不育因素，包括严重少、弱、畸形精子症及无精子症患者通过睾丸或附睾显微取精等手术获取的新鲜精子及其冷冻精子，在显微操作系统的帮助下，在体外直接把单个精子制动后，注入成熟卵胞质内，然后再移入培养液中，14～16 小时后观察有无原核形成，如有 2 个原核判为正常受精。

ICSI 技术目前比较成熟，但这项技术的风险也应了解：①ICSI 是侵入性治疗，注射针对卵子及其细胞器有未知的损伤，仅限于有必要者；②已经证实一些遗传性疾病可导致少弱精子症，本来在自然受精过程中被淘汰，但 ICSI 可将这些遗传性疾病传入下一代；③如患者已明确患有严重的染色体异常、先天畸形和遗传性疾病，不应进行常规 ICSI 助孕，而应采用胚胎植入前遗传学检测（PGT）。因此，ICSI 助孕前应尽可能地排除常见遗传病，助孕后妊娠应加强孕期保健、产前诊断和产后随诊，子代父母务必要非常重视子代健康的追踪，务必要配合医院的随访。

采用 ICSI 技术，精子的获取、冷冻方法以及精子处理与体外受精有很大的差异，如睾丸和附睾采集精子方法是手术取精，对梗阻性无精子症、顽固性不射精症等患者可以是经皮睾丸抽吸术、经皮附睾取精术，对克氏综合征、睾丸性无精子症等非梗阻性无精子症患者则需采用睾丸显微取精术；上述手术获取的精子需采用微量精子冷冻法或单精子冷冻法，不同于精液冷冻。

冻存的捐赠精子在以下情况下行 ICSI 助孕：①上次捐赠精子行体外受精助孕，不受精或正常受精率低于 20%或总受精率低于 30%者；②捐赠精子行胚胎植入前遗传学检测者；③接受冷冻卵子和精子赠送者。

冻存的自存精子在以下情况下行 ICSI 助孕：①梗阻性无精子症患者经皮睾丸精子抽吸术获得的睾丸精子经微量冷冻保存后助孕；②梗阻性无精子症患者经皮附睾精子抽吸术获得的睾丸精子经微量冷冻保存后助孕；③非梗阻性无精子症患者经睾丸显微取精术获取的睾丸精子，经微量精子冷冻保存或单精子冷冻保存后助孕；④上次自存精子行 IVF 助孕，不受精或正常受精率低于 20%或总受精率低于 30%，本次无论使用新鲜精液还是冻存精液，均应行 ICSI 助孕；⑤冻存的自存精子行胚胎植入前遗传学检测者；⑥接受冷冻卵子赠送者。

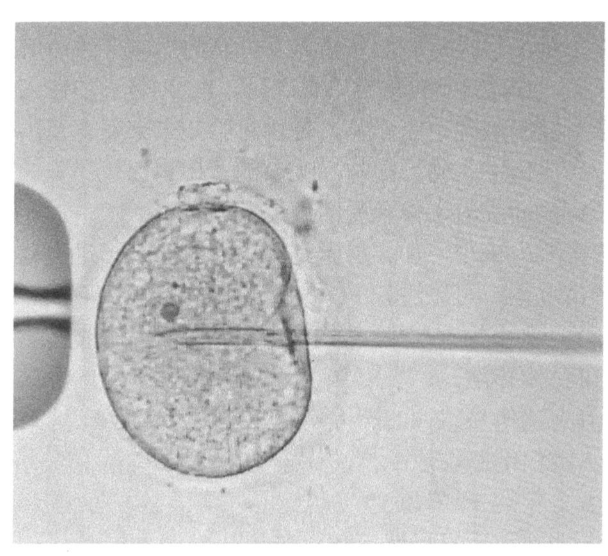

卵胞质内单精子注射

11

冷冻精子具备哪些条件时需要进行胚胎植入前遗传学检测?

◎周　雨，张欣宗

胚胎植入前遗传学检测（PGT）通过对植入前的胚胎进行分析，筛选没有遗传性疾病和染色体疾病的胚胎进行移植。

对于其中一方或双方都是遗传性疾病携带者的夫妇来说，PGT 是一种非常有用的技术。PGT 的优势是可以检出基因异常的胚胎，从而在较大程度上避免将异常胚胎移植入女性宫腔后，导致流产或子代出生缺陷的风险。但是 PGT 也有不足之处，PGT 是一项侵入性操作，不可避免会对胚胎产生一定影响，是否对胎儿未来发育及出生后产生不良影响，目前仍不明确。同时，PGT 的费用也比较昂贵，对于普通家庭来说，可能面临着不能承受的经济负担。

对于夫妻双方来说，如果男方是使用冷冻的精子进行辅助生殖，在以下几种情况下，可以进行 PGT。

（1）经明确诊断的单基因遗传病。

（2）染色体异常。

（3）具有遗传易感性的严重疾病。

（4）人类白细胞抗原配型。

（5）女方年龄 35 岁以上。

（6）不明原因反复自然流产 2 次及以上。

（7）不明原因反复种植失败，移植 3 次及以上或移植高评分卵裂期胚胎数 4～6 个或高评分囊胚数 3 个及以上均失败。

在女方进行 PGT 时，除了以上提到的 PGT 适应证，还需要注意几个方面的问题。首先是女方宫腔情况，子宫是胚胎发育的“土壤”，如果子宫内膜过薄，胚胎可能存在发育问题，持续性的子宫内膜偏薄，不利于也无法给予着床的条件，所以这个时候没有子宫内膜的营养，即使着床之后也会存在先兆流产或者流产发生。如果子宫内膜有粘连，或者子宫内膜息肉、子宫肌瘤等可能会影响胚胎发育，需要在 PGT 前进行宫腔手术处理。另外，抗子宫内膜抗体阳性、子宫颈炎等会对胚胎着床和发育产生不良影响，这些异常均需要进行相应的治疗。还需要关注女方全身疾病情况，如果有高血压、糖尿病、代谢综合征、免疫功能异常、甲亢等疾病，也可能会对胚胎着床及发育产生不良的影响，导致胚胎停育。女方全身性的疾病需要在 PGT 前进行治疗。鉴于 PGT 费用昂贵，给家庭带来很大的经济和社会压力，如果因为女方身体因素没有进行合理的干预导致 PGT 的胚胎植入后停育，是不合适的。

因此，如果患者夫妇或其中一方存在上述 PGT 适应证，应该在生殖中心或者人类精子库冷冻保存精子，实施 PGT 助孕。

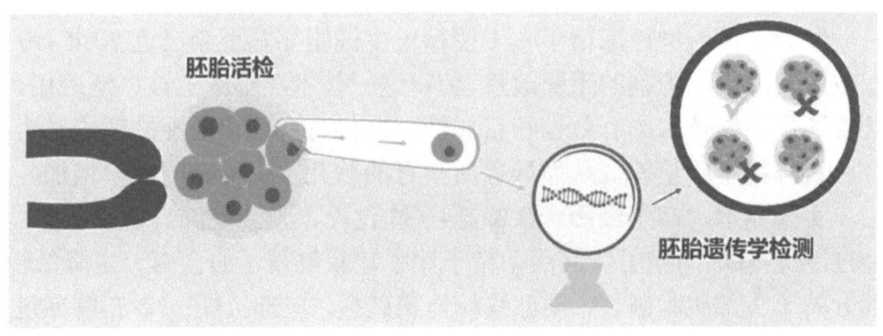

12 使用冷冻精子怀孕比使用新鲜精子更容易发生胎儿异常吗？

◎刘　芸，朱伟杰

在不育症治疗过程中，常常会使用精子冷冻技术。例如，人类精子库收集到的志愿者捐赠精液，必须经过优选处理后冷冻保存，待确认捐精志愿者无不宜捐赠的情况后，才能提供给男性无精子症患者夫妇使用；也有取精困难的男性在接受辅助生殖技术治疗前，将能够获得的精子冷冻保存，以备女方取卵当天无法取出精液的情况下应急使用；当然还有肿瘤放化疗前等情况，以保存男性生育力为目的的精子冷冻保存。

世界上第一例冷冻精子人工授精出生健康婴儿至今已近 70 年，冷冻技术及冷冻保护剂的不断改进，使得这一技术在临床上被广泛应用，且验证了该项技术的有效性和可靠性。但仍有女性担心冷冻精子是否会比新鲜精子质量差，从而导致所孕育的胎儿发生异常的概率增加。

实验显示，精子经历一次冷冻-解冻过程，是会受到一定损伤的。经过冷冻-解冻的精子，其活动精子比率较新鲜精子的会有一定降低，部分精子头部质膜破裂，尾部线粒体鞘破损，尾部折断；冷冻-解冻过程不增加精子细胞染色体数目、结构畸变频率，但可导致精子核染色质的变化，令冷冻-解冻后精子受精能力下降；通过电子显微镜观察经冷冻-解冻的精子，显示精子形态、结构基本完整，头部顶体结构受损较多见，某些部位线粒体基质密度降低。冷冻-解冻一定程度上损伤了精子的受精能力，但对遗传物质的损伤程度并不高。

临床上采用捐赠精子施行体外受精-胚胎移植的受精率、优质胚胎率低于新鲜精液体外受精者，但临床妊娠率及流产率并没有显著差异。

要使一个卵子受精，需要一定数目的精子，一份合格的冷冻精子，前向运动精子总数达 1000 万个，即使有一部分精子在冷冻过程中受到损伤，仍然有足够数量的正常精子可以完成受精过程，产生的胚胎并不比新鲜精子受精的质量差。

其实，正常人自然妊娠的流产率也有 10%～15%，胎儿异常率 0.5%～2%，新鲜精子人工授精和体外受精-胚胎移植也一样。这是因为人类生殖细胞——精子和卵子本身就有一定的比例发生遗传物质的异常，在精子卵子结合过程中染色体发生重新排列组合的环节也容易出错，导致胚胎出现遗传物质的异常，发生流产或胎儿异常。在妊娠过程中，母体的一些不适合胚胎生长发育的因素也会引起胚胎发育异常。这些与精子是否冷冻无关。

国内外多个大样本调查结果表明，用冷冻精子进行辅助生殖技术所获得的妊娠，其流产率、输卵管妊娠率、早产率、死产率、出生婴儿体重、性别比与新鲜精子获得的妊娠没有差异。因此，使用冷冻精子怀孕并不增加流产和胎儿异常的风险，仅需要跟正常怀孕一样关注胎儿健康即可。

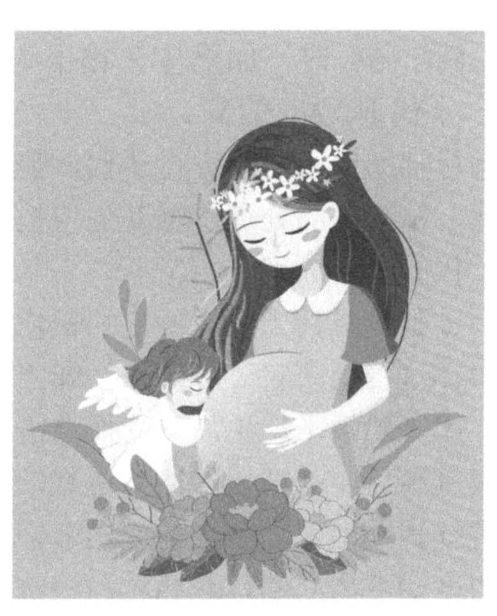

13

使用冷冻精子会影响子代性别吗？

◎王奇玲

人类精子库的工作人员经常会被问道：“X 精子”是不是比“Y 精子”更加耐受低温的冷冻损伤？精液冷冻复温后是不是“X 精子”存活更多一些？使用冷冻保存的精液通过辅助生殖技术进行助孕时，生女孩的概率会不会更大些？实际上，冷冻精子不会影响辅助生殖助孕子代的性别。

从遗传学角度来说，子代性别由精子决定，人类共有 23 对染色体，其中 22 对常染色体、1 对性染色体。男性与女性的常染色体一样，而性染色体不同，男性为 46,XY，女性为 46,XX。每条精子只含有 23 条染色体，包括 22 条常染色体和 1 条性染色体，携带 X 染色体的精子简称“X 精子”，携带 Y 染色体的精子简称“Y 精子”。卵子只有 X 染色体，在卵子与精子结合时，如果与 X 精子结合，子代是女孩，如果与 Y 精子结合，子代则是男孩。

使用冷冻精液进行辅助生殖助孕生育子代，需要经过几个过程，包括精子的冷冻复温、精液洗涤处理及辅助生殖技术，那么就要看这些过程是否会影响子代的出生性别了。

精液的冷冻复温过程会对精子造成一定的损伤，导致一部分精子死亡或失去活动能力，这种损伤对“X 精子”或“Y 精子”并没有区别对待，“X 精子”比“Y 精子”更加耐受低温冷冻损伤的说法缺乏科学依据，冷冻精液复温后两类精子的比率还是一样的。

使用冷冻精液进行辅助生殖助孕之前，精液需要经过洗涤处理，通常使用上游法或密度梯度离心法，这两种精液洗涤方法均不会改变洗涤后两类精子的比率，精液处理过程并没有使用专门的 X 精子、Y 精子分离技术，因此洗涤过程也不会影响子代的性别。

辅助生殖技术包括人工授精、体外受精-胚胎移植、卵胞质内单精子注射和胚胎植入前遗传学检测，其中胚胎植入前遗传学检测技术可以确定子代性别，但是这种技术一般用于遗传性疾病的检测，不用于性别选择，我国也不允许进行非医学指征的性别选择。另外，受精卵进行囊胚培养，移植后出生子代的性别会有一些差异，但这与是否使用冷冻精子没有关系。

我国人类辅助生殖技术始于 20 世纪 80 年代，经过 40 余年的发展，目前全国每年开展辅助生殖技术治疗 100 多万个周期，每年约 30 万个辅助生殖助孕婴儿出生，子代出生的性别比与自然受孕的相似，维持在一个相对稳定的水平。因此，辅助生殖技术并没有明显增加男婴出生的比例。

子代性别是由形成胚胎的精子决定的，使用冷冻精子进行辅助生殖治疗并不会影响子代的性别，我国每年借助于人类精子库捐精志愿者的冷冻精子生育近万例子代，其性别比与自然怀孕生育的没有明显差别。

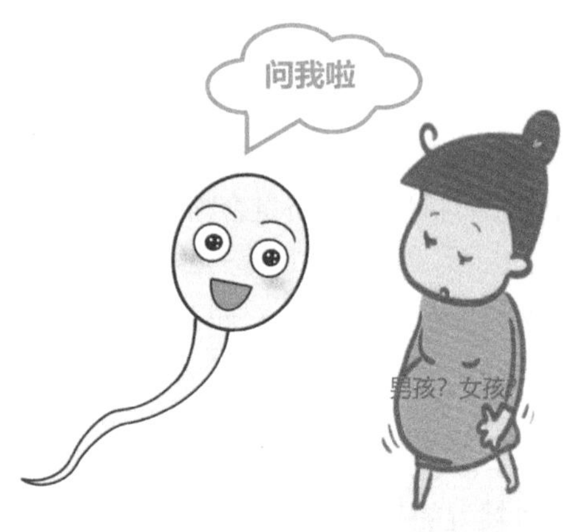

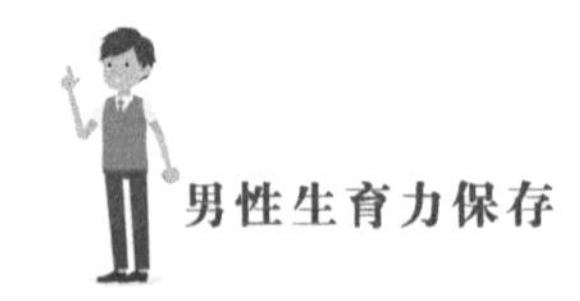

14

用精子库合格的捐献精子做人工授精，为什么还是不能怀孕？

◎刘　芸，朱伟杰

对于男方无精子症或有遗传疾病不能使用本人的精子生育后代的夫妇而言，从合法人类精子库获得捐赠的精子怀孕是目前比较安全可行的途径。

使用捐赠精子，通常采用人工授精的方式助孕。助孕前一般要先做女方输卵管造影检查，保证输卵管是通畅的，在女方排卵前后 24 小时内将捐赠精子用专用授精管送入女性生殖道。很多女性认为，有了精子库来源的合格精子，在医生的帮助下，就可以轻松获得妊娠。事实上，有统计数据显示，做一个排卵周期的供精人工授精，其临床妊娠率仅为 25%～30%，并不是每次都能成功的。

有哪些原因导致受精者不能成功妊娠呢？其实，一次正常的临床妊娠，除要有质量合格的精子到达女性生殖道这个重要因素外，还需要女性多环节多因素完美配合才得以实现。

首先，需要女性适时排出一个质量合格的卵子，这里包含了两个重要信息：①“适时”，要求医生准确掌握女性排卵时机，在排卵前后 24 小时内进行人工授精，少数情况下，卵泡成熟后未能破裂排出卵子，称为“卵泡黄素化未破裂综合征”，做了人工授精也是不能怀孕的；②“合格的卵子”，女性一生排出数百枚卵子，并不是每次都是质量合格的，在卵子发育过程中可能存在某些缺陷，形成不能正常发育的胚胎，从而不能怀孕，这种情况随着女性年龄的增加发生率显著升高。

其次，女性的输卵管必须通畅且具有运输卵子和胚胎的正常功能。

那么，通常人工授精前做过输卵管造影确定至少有一侧输卵管通畅了，为何还有这方面的问题呢？其实，输卵管除了通畅，运输功能也很重要。当存在盆腔粘连、盆腔子宫内膜异位症或者女性激素异常时，就会影响输卵管伞端捡拾卵子功能和蠕动功能，造成运输障碍，影响怀孕。

最后，女性的子宫必须正常。子宫内膜是胚胎着床的“土壤”，如果子宫内膜受到过炎症、手术的损伤，留下内膜生长不良或宫腔粘连等后遗症，即使卵子精子顺利结合形成一颗优质的“种子”——胚胎，也不能在贫瘠的土壤顺利生根发芽。当然，还有子宫先天畸形、子宫肌瘤、子宫内膜息肉等疾病，也是妊娠成功的“拦路虎”。

另外，越来越多的研究证明，女性糖代谢及脂代谢异常、肥胖、过于消瘦、维生素 D 缺乏、自身免疫性疾病、易栓症等身体异常情况，会影响卵子质量和子宫内膜对胚胎的接受能力，从而降低人工授精的妊娠率。

如果供精人工授精过程一切正常，没有获得临床妊娠，小于 36 岁的女性建议反复做 3～4 个周期，如仍然不怀孕，可以改做供精体外受精-胚胎移植（IVF-ET）助孕；对 36～40 岁的女性，建议反复人工授精 2～3 周期，失败后改行 IVF-ET；而大于 40 岁的女性，由于其卵巢功能减退，供精人工授精妊娠率很低，建议直接接受供精 IVF-ET 助孕。对于单侧输卵管阻塞或可疑盆腔粘连的女性，可根据年龄适当减少人工授精周期数，放宽接受供精 IVF-ET 助孕的指征。

总之，供精人工授精不是 100%可以成功的，女性也可能存在各方面的问题影响怀孕。应该找出原因，采取针对性的治疗措施，可以提高妊娠率。如果多次尝试仍不能获得妊娠，还有供精 IVF-ET 这个治疗手段，目前的单次临床妊娠率可以达到 50%～60%，累积妊娠率会更高，大部分患者是可以如愿以偿的。

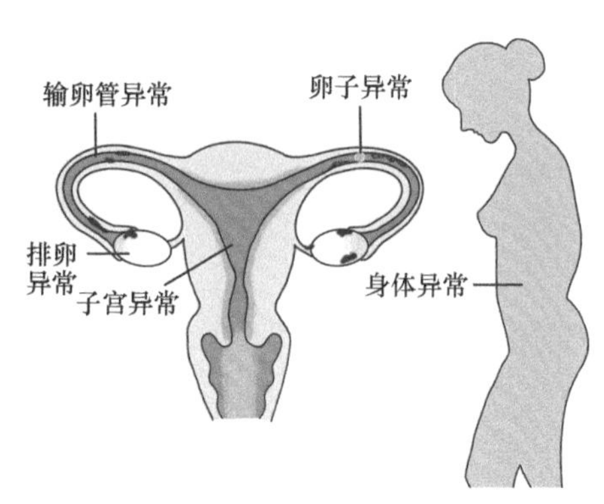

影响女性怀孕的因素

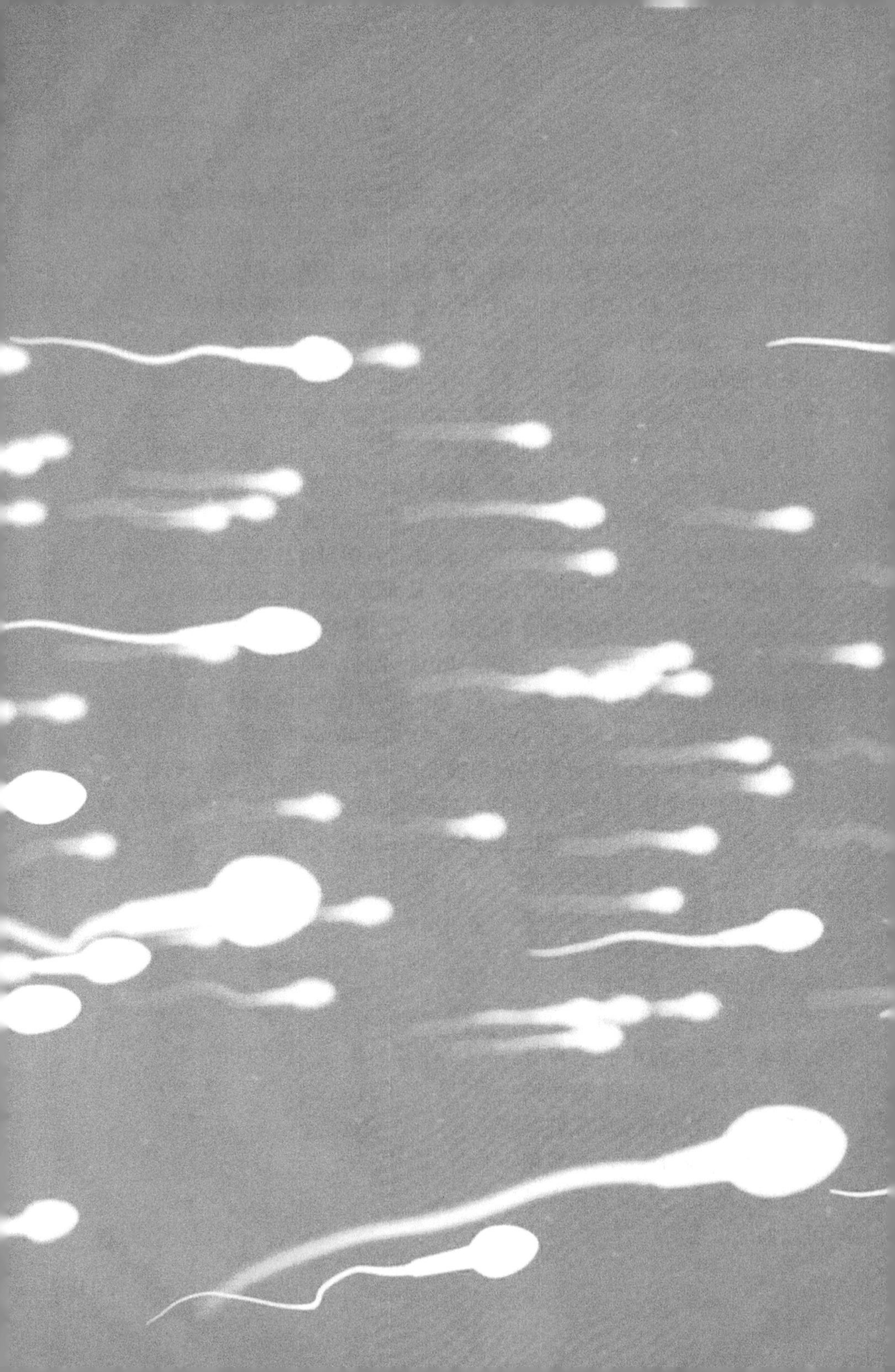

第 12 章

存精者和捐精者的心理疏导

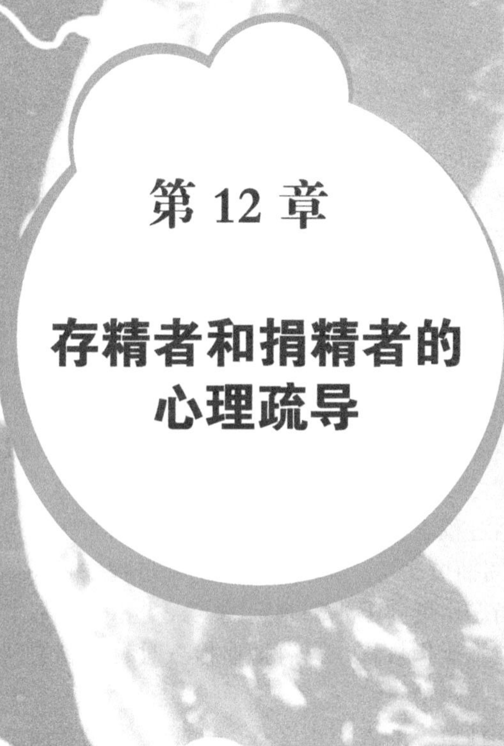

01

捐精过程会影响身体健康吗？

◎谈　箐，贺小进

很多捐精志愿者看到取精杯，会害羞地问医生："要把这个杯子装满吗？需要天天来吗？取这么多会影响我的身体吗？"的确，大多数人对捐精有很多疑问，其中一个就是捐精过程会影响身体健康吗？有这样的疑问，是因为对捐精过程不太了解。

整个捐精过程分为筛选期、合格期、人类免疫缺陷病毒（HIV）检疫期。筛选期和合格期需要捐精志愿者严格按照 2～7 天禁欲时间捐精。筛选期两次精液检查及血液检查结果全部合格，进入合格期。HIV 检疫期是捐精志愿者结束整个捐精过程，等待半年后抽血检测 HIV，结果合格后才可以对外提供使用。

整个捐精过程志愿者需前往精子库 3～15 次（视精液量和精液质量决定），期间抽血 3 次。除抽血外，捐精过程均是无创的。精子的采集与提供应当严格遵守卫生部制定的《人类精子库基本标准和技术规范》和各项技术操作规程，只有抽血检查时有针刺的创伤，但也是大家都能承受的常规检查。

捐精是一种自愿的人道主义行为，捐精志愿者通过人类精子库采集、检测、保存和提供精子，用于辅助生殖机构治疗不育症及预防遗传病。捐精志愿者必须符合《人类精子库基本标准和技术规范》规定的基本条件，签署知情同意书。

捐精过程会影响身体健康吗？首先，捐精志愿者在人类精子库专用的取精室进行取精，按照人类精子库的准入标准规定，每间取精室使用面积不小于 $5m^2$，且具备洗手设备。一般来说，人类精子库的取精室非常温馨，营造一种安全、温暖的感觉，而且在沙发旁边安装紧急呼叫按钮。

捐精志愿者取精前先洗手消毒，取精结束后，对取精室进行紫外线消毒，确保捐精志愿者在安全、卫生、舒适的取精环境中，保持身心健康，有一个良好的取精状态。另外，确保捐精志愿者使用的物品安全无害，所用的取精杯均是一次性、无毒用品。

精子的生成具有周期性，需要适度排空，长期禁欲，精子质量会逐渐下降，适度的排精周期才能保持良好的精子质量。性欲是人的本能，当男性产生性欲时，刺激会由下丘脑传到垂体，对阴茎发出“勃起”的指令，如性欲得不到有效宣泄，会让男性产生性幻想，性欲增强，长时间得不到宣泄，无法集中精神，容易诱发暴躁、压抑、紧张等不良的情绪及心理疾病。禁欲要有度，长期禁欲容易诱发前列腺炎，只有适度的排精周期，精子才可能具有比较好的生育潜能。

捐精志愿者整个捐精过程持续的时间为 1～3 个月。捐精志愿者每次捐精需禁欲 2～7 天，精液主要成分是水分和少量有机成分。正常情况下，当体内精液产生达到一定量之后，就会通过各种方式，如梦遗等排出体外。所以，对正常青壮年男性来说，每周排精 1～3 次，不会对身体造成有害影响，只要在合适的排精间隔时间，适度地手淫对身体并无危害。极少数捐精志愿者会在捐精后出现“性疲劳”现象，出现捐精后的疲劳感觉。“性疲劳”多数是暂时性的，遇到此类情况要及时与男科医生沟通，在男科医生的指导下调整捐精间隔时间或暂缓捐精，必要时接受一些性心理辅导，可以得到有效缓解，不会引起以后的性功能障碍，捐精志愿者大可放心。

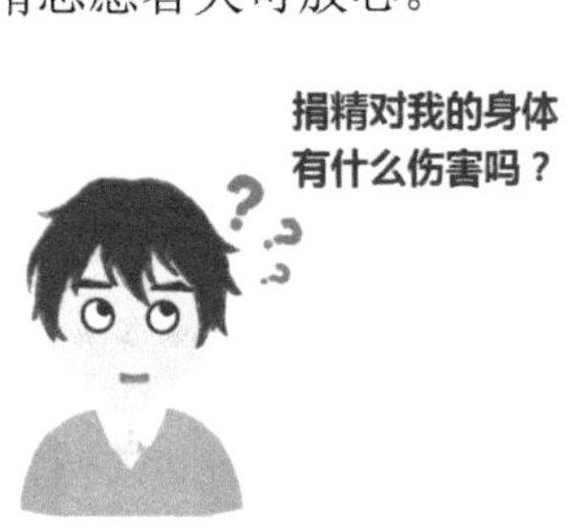

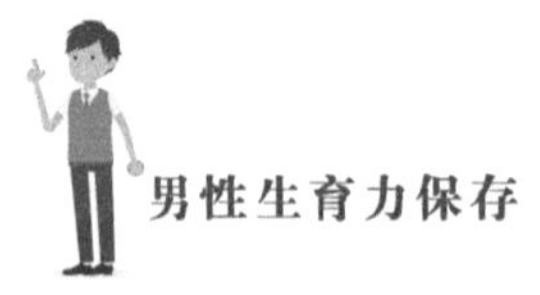

02

捐精志愿者的信息会被泄露吗？

◎毛晓红，贺小进

捐精？隐私？好奇？这是每名捐精志愿者疑惑的，也是有意愿捐精的男士担心的问题。很多捐精志愿者认为只要关注了捐精方面的消息，身后就有很多眼睛知道他们捐精的信息。

捐精行为不同于其他奉献爱心的行为，如捐献血液、捐献角膜、捐献骨髓等，因为捐精行为不仅涉及个人隐私的社会身份信息，还涉及公众羞于谈论的“性”观念。很多捐精志愿者由于对捐精后可能产生的个人信息被泄露而担忧，如担心将来妻子知道会引起家庭矛盾；担心自己成为名人后被大众知道；担心将来捐精的子代找到要求承担相关义务等。因此，捐精志愿者希望自己的隐私能够受到严格的保护，包括个人的社会信息以及捐精的事实都能够得到保护的承诺，对自己的家人和朋友也不例外。对于捐精志愿者的这种要求，精子库工作人员应该给予充分理解和保护。

我国与大多数国家一样实行的都是匿名捐精。有关捐精的行为必须通过卫生行政部门批准设立的精子库这一专门机构，任何其他途径以及签订的任何协议，都将被视为违反法规的捐精行为或者无效。人类精子库按照卫生部《人类辅助生殖技术和人类精子库伦理原则》规定，严格遵守保密原则。互盲原则是为保护供者和受者夫妇及所出生后代的权益，供者与受者夫妇应保持互盲、供者与实施人类辅助生殖技术的医务人员应保持互盲、供者与后代保持互盲；匿名和保密原则要求医疗机构及医务人员对使用人类辅助生殖技术的所有参与者有匿名与保密的义务，匿名是指隐匿捐精志愿者身份，保密是指隐匿受众接受精子捐赠的事实以及对受者有关信息的保密。

精子库严格进行档案管理及执行保密制度。捐精志愿者档案存放在密码文件柜，除司法机关出具公函或相关当事人具有充分理由同意查阅外，其他任何单位和个人一律谢绝查阅捐精志愿者的档案；确因工作需要及其他特殊原因必须查阅档案时，则须经人类精子库机构负责人批准，并隐去捐精志愿者社会身份资料。人类精子库的捐精志愿者档案及用精机构的反馈信息等有关资料由专人管理，除精子库负责人外，其他任何工作人员不得查阅其身份资料和详细地址。精子库要定期对保密制度执行情况进行检查，违反保密制度泄露有关资料者，一经查实，按相关规定处理。因泄露有关资料而产生的相关法律责任由泄露者本人承担。

精子库应建立严格的保密制度并确保实施，包括精子库工作人员均应签订保密协议，精子库计算机管理系统使用单独的局域网，捐精志愿者各项检查用编号代替姓名，冷冻精液使用时应一律用代码表示，冷冻精液的受者身份对精子库隐匿等多项措施。

人类精子库的日常工作一直接受医院生殖医学伦理委员会的监督和审查，并且接受卫生行政部门的定期校验。因此，捐精志愿者可以放心，在人类精子库的捐精信息是不会被泄露的。

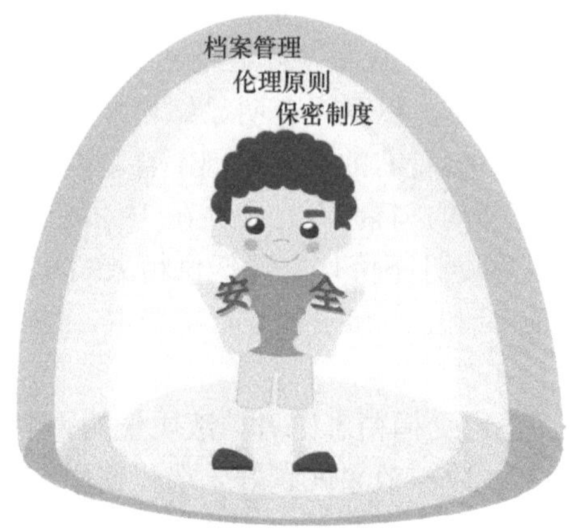

各项规章制度的建立，对供精者的信息有很好的保护作用，安全!!!

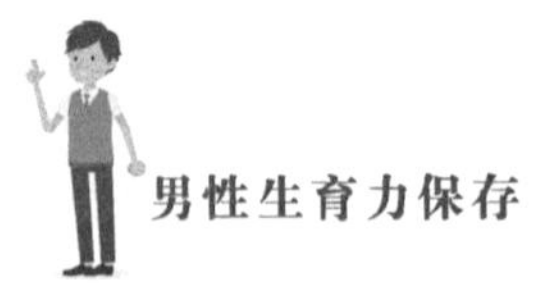

03

使用捐精志愿者的精液能保证生育吗?

◎毛晓红，贺小进

很多不育夫妇认为，使用捐精志愿者的精液就肯定能成功生育。但是，任何事情都不是绝对的，生育是一件很复杂而又很难解释的事情，即使双方各项检查结果都正常的夫妻，也可能无法生育。而在生殖中心，多数因为病因在男方，女方检查基本上没有问题，做供精辅助生殖技术（ART）不能成功生育，患者很难理解和接受。其实，生育是夫妇双方共同完成的，卵子受精是一个复杂的过程，不仅要求卵子及精子功能正常，而且需要生殖道提供适宜的条件，同时还要保持良好的心态。

完全正常的育龄夫妇，性生活规律，每个月经周期怀孕的概率大约 20%，12 个月内怀孕的概率 85%左右，这其中还有一定的生化妊娠及流产的发生。行供精 ART 的女方只是经过初步的检查，通常排卵功能正常，双侧输卵管通畅，以及没有明显妇科方面的疾病。在不育症的病因分类中，仍有 20%左右的不明原因不育。因此通过常规的不育检查,不能完全排除女方的因素。而且女性在 35 岁后生育力逐渐下降，卵巢功能减退、子宫容受性下降均会降低供精 ART 的成功率。不育年限越长，夫妇双方的心理压力和精神紧张越严重，供精 ART 的成功率也会降低。

供精 ART 成功率也受捐精志愿者精液质量的影响。冷冻前精子活力和正常形态率越高，冷冻效果就越好。选择使用高活力、高浓度的冷冻精液标本可提高供精人工授精（AID）的成功率。卫生部《人类精子库基本标准和技术规范》要求，捐精志愿者筛查时的标准为精液量大于 2mL，精子浓度大于 60×10^6 个/mL，前向运动精子率大于 60%，精子正常形态率大于 30%，这些精液质量指标远远高于自然生育人群。但是人类精子库在生育力评估方面通常仅仅进行了精液常规及精子形态学的评估，一般不进行精子 DNA 碎片率、精子线粒体膜电位、抗精子抗体及精子顶体反应等方面的检查，关于有些精子功能方面的缺陷是不清楚的。另外，人类精子库捐精的主要人群是在校大学生，大多数都是未婚未育的，没有验证过自身的生育能力，因此，无法完全确定捐精志愿者是有生育能力的。此外，在人类精子库仍有极少数的捐精志愿者冷冻精液使用 8～10 个 AID 周期后仍没有一名妇女怀孕的或者多名实施供精体外受精-胚胎移植（IVF-ET）的受者卵子不受精的情况，这也说明该捐精志愿者可能存在生育问题。人类精子库在收到生殖中心冷冻精液使用反馈信息时，如果某名捐精志愿者冷冻精液使用 8～10 个 AID 周期后仍没有一名妇女怀孕的或者多名实施供精 IVF 的受者卵子不受精的，会停止使用该捐精志愿者剩余的冷冻精液标本。

因此，虽然捐精志愿者的冷冻精液从精液质量的检测参数上来说，质量是非常高的，但由于现有的检测项目不能检测出捐献精子的受精能力，使用捐精志愿者的精液实施 ART 时也有可能是不成功的。

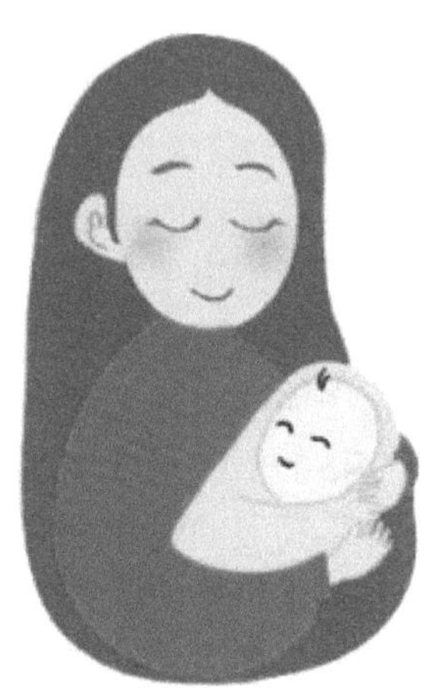

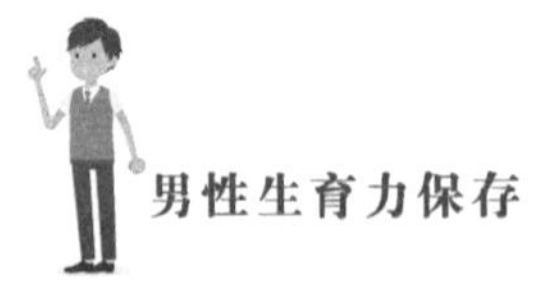

04

捐精所生的后代会寻找捐精志愿者吗?

◎谈　箐，贺小进

在人类精子库，部分捐精志愿者会有这样的疑问：“医生，我来捐精，以后生的孩子知道自己的身世，会不会有很多人来找我，喊我爸爸”。“医生，我看过这样的报道，通过辅助生殖技术出生的孩子生病了，需要救治，如果真发生这样的事情，我通过捐精所生的后代是不是会过来找我，或者我是不是可以找他”。通过捐精所生的后代会寻找捐精志愿者吗？如果供精所生的后代有疾病等，捐精志愿者有义务帮忙吗？卫生部于 2003 年修正了《人类辅助生殖技术和人类精子库伦理原则》(简称《人类精子库伦理原则》)，根据其中保护后代的原则规定，医务人员有义务告知捐精志愿者，对其捐献精液出生的后代无任何权利和义务。

人类精子库精液供给需在精子库负责人监督下，按计划对外向持有供精人工授精或体外受精-胚胎移植批准证书并与该精子库签署供精协议书的医疗机构，提供健康合格的冷冻精液及相关服务。

按照《人类精子库伦理原则》中保密原则要求，供者和受者夫妇应保持互盲，供者和实施人类辅助生殖技术的医务人员应保持互盲，供者和后代应保持互盲。精子库的医务人员有义务为供者、受者及其后代保密，精子库应建立严格的保密制度，并确保实施冷冻精液被使用时应一律用代码表示、冷冻精液的受者身份对精子库隐匿等。受者夫妇以及实施人类辅助生殖技术机构的医务人员均无权查阅捐精志愿者真实身份的信息资料，捐精志愿者无权查阅受者及其后代的一切身份信息资料。

不同的精子库对捐精志愿者有不同的编号方式，提供给生殖中心的精液会显示代号、血型、身高、民族及籍贯等基本信息，隐藏捐精志愿者姓名等社会学身份信息。同时，生殖中心也会有相应的反馈信息，只显示精液用于患者治疗后是否受孕情况及受孕后子代信息，精子库只收集精子使用单位、受者夫妇编号、治疗结果等相关信息，不得询问受者夫妇身份资料及详细地址，双方都处于互盲状态。

根据《人类精子库伦理原则》中的保密原则，通过供者与受者夫妇、实施人类辅助生殖技术的医务人员及后代保持互盲，成功避免了双方信息的泄露，为捐精志愿者和受者夫妇提供科学、规范的安全保障。同时人类精子库和生殖中心双方相关的工作人员均在生殖医学伦理委员会监督下开展各项工作，具备良好的职业道德，严格遵守职业纪律和医学伦理；也被要求不断完善人类精子库及辅助生殖的制度和规范，使人类精子库能更好地服务于社会，不会发生捐精后代寻找捐精志愿者的情况。

捐精志愿者签署知情同意书时，医务人员有义务告知捐精志愿者，对其捐献精液出生的后代在法律上无任何权利和义务，在这种一切从捐精志愿者和受者夫妇利益出发的指导原则下，捐精志愿者完全不用担心会被别人喊“爸爸”。如果通过辅助生殖技术出生的孩子生病了，受者夫妇通过生殖中心与精子库沟通后，且必须征求捐精志愿者本人意见，待他同意后在匿名的情况下，为孩子提供人道主义帮助。

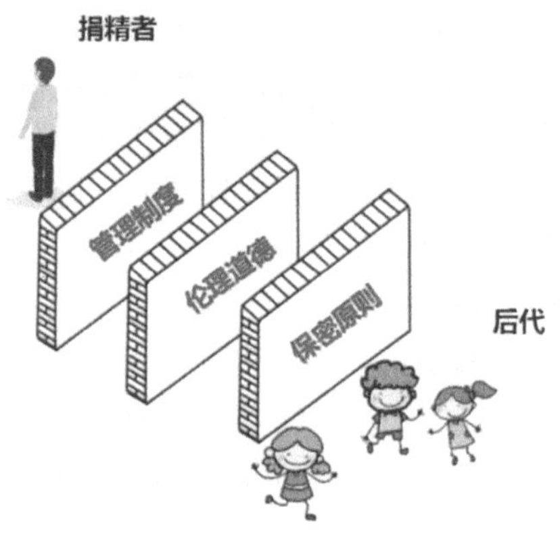

05

捐精所生的后代会近亲结婚吗?

◎谈 箐，贺小进

在生殖中心，做供精辅助生殖助孕的夫妇会特别担心，“用别人捐赠的精子生育的孩子容易出现近亲婚配吗？”“发生遗传病的风险会增加吗？”多数捐精志愿者也有相同的顾虑。其实这些担心完全是多余的，在实施精子捐赠和供精助孕过程中，有多重环节的质量、安全控制手段来避免捐赠精子生育的子代近亲婚配的发生。

近亲（或称亲缘关系）是指三代或三代以内有共同的血缘关系，如果存在这些关系的人有通婚行为，称为近亲婚配。

根据《人类精子库管理办法》的规定，每名捐精志愿者只能在一家人类精子库捐精。对每一名首次来精子库的捐精志愿者，工作人员会明确告知捐精志愿者一生只能在一家精子库捐精的重要性，同时使用中央信息库，从源头排除多处捐精的可能性。通过人类精子库中央信息库，实现人类精子库捐精志愿者身份信息实时汇聚，为全国精子库机构提供全库查重功能，避免一名捐精志愿者在多家精子库进行捐精。

《人类精子库基本标准和技术规范》也规定，每名捐精志愿者捐赠的精子最多只能让 5 名妇女受孕。精子库建立一整套监控机制，严格按照 1 名捐精志愿者最多使 5 名妇女怀孕的原则发放精子，同一捐精志愿者的精液标本尽量发送至一个临床使用单位。同一捐精志愿者第一次供给的冷冻精液标本数量用于供精人工授精最多不超过 8 人份，用于体外受精-胚胎移植最多不超过 5 人份，待受者妊娠结局信息反馈后，再以递减的方式决定下一轮发放的数量。当一名捐精志愿者的精液已使 5 名妇女受孕时，停止该捐精志愿者的精液从精子库出库，同时上报精子库负责人，以确保每名捐精志愿者的精液标本最多只能使 5 名妇女受孕。

精子库供给部门工作人员，在发放精子时，尽量将精液供应到与捐精志愿者籍贯不同的地方。生殖中心在使用精液时，挑选供受双方籍贯不同予以使用。精子库管理办法的实施、制度的建立、计算机管理系统的应用，层层控制，几乎不会发生近亲结婚的可能。

人类精子库建立完整的供精使用管理体系，把计算机管理系统和纸质记录相结合，定期及时备份数据库，将捐精志愿者的编号、籍贯、血型、受教育程度及社会学信息永久保存，以便后代婚姻咨询，进行婚姻咨询时隐去双方社会学信息，提供编号的情况下，告知是或不是近亲关系，其他信息一律不得提供。相比其他国家，我国的相关规定非常严格，在美国，一个 80 万人口的地区，每名捐精志愿者的精子最多让 25 名妇女成功怀孕。由于我国人口基数庞大，通过供精生育的子代发生近亲结婚的概率和自然出生相似，非常低。

总之，供受双方担心的问题，也是每家精子库竭尽全力努力的方向。我国规定一名捐精志愿者只能在一家精子库捐精，各精子库会将每名捐精志愿者的资料严格编号存档，将精液发往全国各地，并且一名捐精志愿者的精液最多只能让 5 名妇女怀孕，通过层层管理，近亲结婚的概率几乎为零。如果有通过捐精志愿者精子生出来的孩子结婚，精子库有义务在匿名的情况下，为其提供有关医学信息的婚姻咨询服务，从而确保避免近亲婚配的发生。

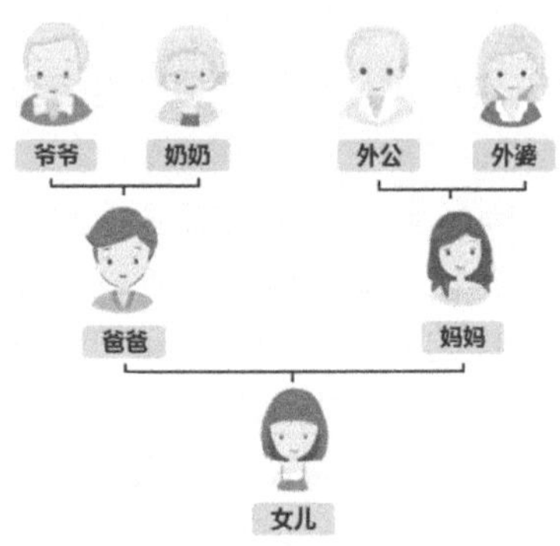

近亲（或称亲缘关系）是指三代或三代以内有共同的血缘关系

06

使用捐精志愿者的精液能确保后代不会有遗传病吗?

◎毛晓红，贺小进

“我们使用的是捐精志愿者捐献的精子，为什么孩子还得了 *GJB2* 基因突变的先天性耳聋呢？”这是一对行供精辅助生殖治疗后的夫妇的疑问。

遗传病是指染色体畸变或基因突变所引起的疾病。根据所涉及遗传物质的改变程序，可将遗传病分为三大类。

（1）**染色体病或染色体综合征**。遗传物质的改变在染色体水平上可见，表现为数目或结构上的改变。由于染色体病累及的基因数目较多，故症状通常很严重，累及多器官、多系统的畸变和功能改变。

（2）**单基因病**。目前已经发现 6500 余种单基因病，主要是指一对等位基因的突变导致的疾病。常见的遗传模式分为显性遗传模式和隐性遗传模式。所谓显性遗传模式是指等位基因（一对同源染色体同位置上控制相对性状的基因）中只要其中之一发生了突变即可导致疾病的遗传模式。隐性遗传模式是指只有当一对等位基因同时发生了突变才能致病的遗传模式。

（3）**多基因病**。顾名思义，这类疾病涉及多个基因起作用，与单基因病不同的是这些基因没有显性和隐性的关系，每个基因只有微效累加的作用，因此同样的病不同的人由于可能涉及的致病基因数目上的不同，其病情严重程度、复发风险均可有明显的不同，且表现出家族聚集现象，如唇裂就有轻有重，有些人同时还伴有腭裂。值得注意的是，多基因病除与遗传有关外，环境因素影响也相当大，故又称多因子病。很多常见病如哮喘、唇裂、精神分裂症、高血压、癫痫等均为多基因病。

根据卫生部《人类精子库基本标准和技术规范》的要求，捐精志愿者及其家庭成员不应有染色体病、单基因遗传病和多基因遗传病。人类精子库应通过严格家系调查及各种血液检查，排除白化病、血友病、GM2 神经节苷脂贮积症变异型 B（又称家族性黑矇性痴呆）、葡萄糖-6-磷酸脱氢酶缺乏症、先天性聋哑等单基因遗传病；排除唇裂、腭裂、畸形足、先天性心脏病、尿道下裂、哮喘、癫痫、类风湿性关节炎、严重的高血压、严重的屈光不正等多基因遗传病。家系调查应由具有医学遗传学临床经验且中级职称以上的技术人员（遗传咨询员）执行，是排除捐精志愿者遗传异常的重要环节。捐精志愿者必须进行染色体常规核型分析且必须为正常核型，以排除染色体异常的捐精志愿者。但是，目前的诊疗水平无法帮助患者排除隐性携带的基因突变，因此，仍然有与自然人群相似概率的隐性遗传病发生。目前，我国供精辅助生殖助孕所出生子代的出生缺陷率，远低于自然怀孕人群的子代出生缺陷率。

人类精子库不断努力降低受精者子代出现遗传病的风险。有些人类精子库根据地区多发性遗传病，如地中海贫血进行专门的基因检测；有些人类精子库对一些捐精志愿者进行全外显子基因检测，使用供精助孕女性进行全外显子基因检测后，与捐精志愿者的基因检测结果进行匹配，这样可以大大降低基因遗传病的风险。但是，如果每名志愿者都进行全外显子基因检测，会显著提升人类精子库的成本，这样用精夫妇使用精液标本的费用也会相应增高，目前在我国各人类精子库推广是不可行的。

因此，鉴于遗传病的复杂性、多样性、散发性和隐蔽性，目前人类精子库仍不能保证利用供精辅助生殖技术出生的后代都是没有遗传病的。

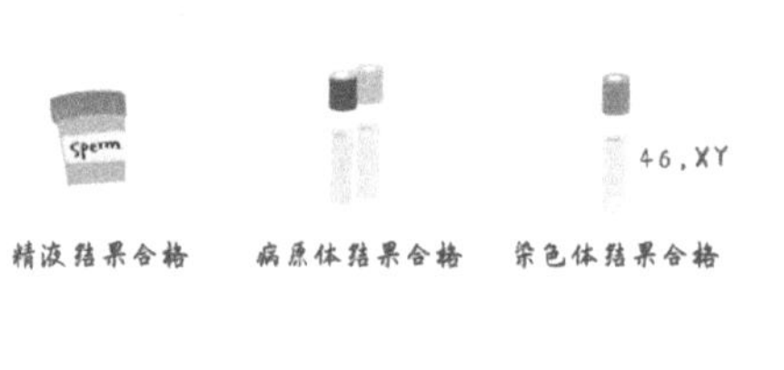

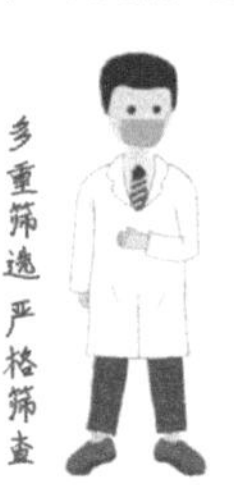

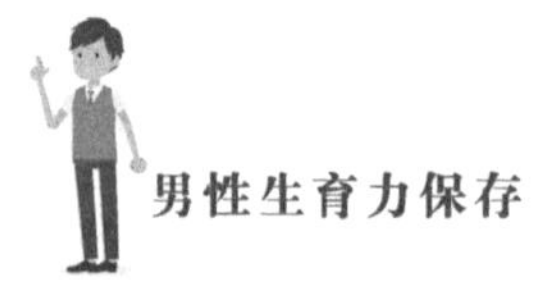

07

担心使用捐精所生育的后代与丈夫长得不像怎么办?

◎毛晓红，贺小进

大多数使用捐赠精液的夫妇有这样的担心和顾虑：担心宝宝出生后不像自己的丈夫，会引起别人的怀疑。其实，孩子跟亲生父母长得不像的家庭有很多，也有很多领养的孩子与养父母越来越像。孩子的长相遗传谁，到底是由什么决定呢？

孩子的长相是由爸爸妈妈的基因所共同决定的，妈妈的卵细胞带了 23 条染色体，爸爸的精子也带着 23 条染色体，当它们结合在一起的时候，就会构成了 23 对染色体的胚胎。在胚胎的发育过程当中会遗传哪一方更多，主要还是由等位基因来决定的。等位基因指的是一对同源染色体的相同位置上，会控制着相对性状的一对基因，一个来自妈妈，一个来自爸爸，但是如果一对染色体上两个等位基因都是显性的，或者一个是显性，一个是隐性，那么表现出来的性状都是显性性状，只有两个等位基因都是隐性的时候才会表现出隐性性状。所以说，子女是随爸爸还是随妈妈也都是随机的，即使孩子长得不像爸爸也是正常现象。

孩子的各种体貌特征有不同的遗传模式，既有显性遗传，也有隐性遗传。显性遗传，是指一对基因中只需要带有一个显性基因，而不用成对，其决定的性状就会表现出来，如头旋、双眼皮、长睫毛、高鼻梁、下颚等属于显性遗传。在眼球颜色方面，黑色等深颜色相对于浅颜色而言是显性遗传，也就是说，如果你羡慕蓝眼球，选择了一个蓝眼球的结婚对象，但因为你是黑眼球，所生的孩子不会是蓝眼球的。隐性遗传，是指决定表现性状的基因要成对存在，否则单个基因所影响的性状只会隐藏起来，如小眼睛、直发属于隐性遗传。

后天因素也有一定的影响。例如，人的身高有 70%取决于遗传，后天因素影响占 30%。胖瘦大约有一半概率可以由人为因素决定，孩子可以通过合理饮食及充分运动使体态匀称。

目前，人类精子库捐精志愿者的冷冻精液相对充足，可以满足在辅助生殖技术实施的过程中，使用捐赠精液孕育子代的家庭更多的特殊需求，如选择与丈夫容貌、身高等更相近的捐精志愿者精液。我国已有人类精子库在严格遵守保密原则和三盲原则前提下，通过人工智能供精人性化匹配系统采集申请捐赠精液助孕家庭中丈夫的相关体貌信息后，在云端与人类精子库提供的捐精志愿者相关信息库进行匹配，最后选择出与受者丈夫最佳匹配的捐精志愿者。

因此，使用捐赠精液的夫妇不用担心，遗传是一件非常有趣的事情，并不是父母所有的特质都遗传给孩子，否则孩子就会和父母长得一模一样了。即使捐精所生育的后代与丈夫长得不像也是正常现象。

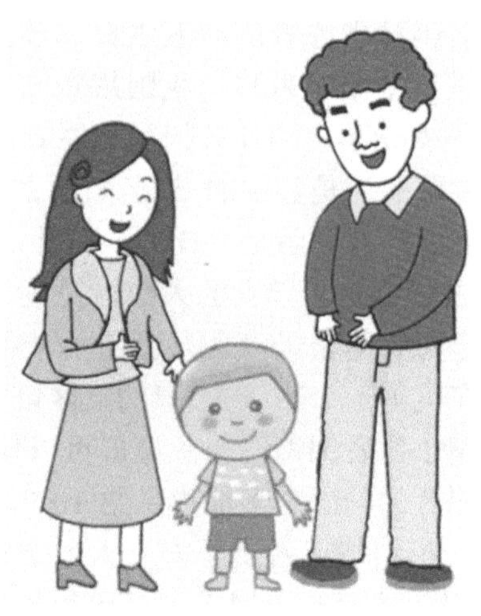

孩子的长相由很多因素决定

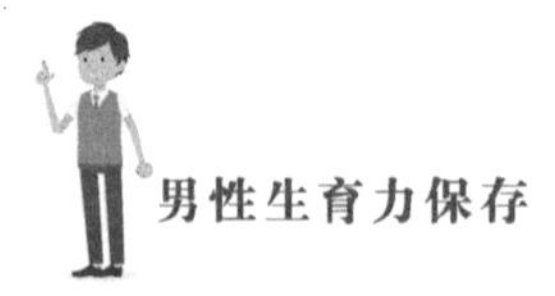

08

如何才能使用同一名捐精志愿者的精液生育二孩?

◎刘军杰，李玉山

2016年我国正式实施“全面二孩”政策，既往采用供精辅助生殖技术助孕的夫妇再生育的需求也越来越强烈，考虑到使用原捐精志愿者的精液已生育健康子代及希望二孩也来源于同一个生物学父亲，绝大多数夫妇想生育二孩时继续使用原捐精志愿者的精液标本。从伦理学的角度，人类精子库和生殖中心工作人员也是非常支持的，但是如何才能使用同一名捐精志愿者的精液生育二孩呢？

目前使用同一名捐精志愿者的精液生育二孩并不违反相关国家规定，也不会增加近亲结婚的风险。我国规定同一捐精志愿者的精子最多只能使5名妇女受孕，即使该捐精志愿者已经使5名妇女受孕了，但申请生育二孩的还是其中的5名妇女之一，并没有增加受孕妇女人数，与妇女生育双胞胎是一样的。另外，从伦理层面来说，国家控制每名捐精志愿者受孕妇女的人数，是为了减少近亲结婚的风险，“同一捐精志愿者的精子最多只能使5名妇女受孕”的规定已经非常严格了。在美国一个80万人口的社区，相当于中国一个中等规模县，一名捐精志愿者捐赠的精子最多可以使25名妇女怀孕；在欧洲一名捐精志愿者的精子最多能提供给10名妇女受孕。上述国家和地区规定的同一捐精志愿者受孕妇女人数远远高于我国，我国人口基数大，使用捐赠精液的夫妇再生育导致子代数量的增加，其近亲结婚的风险是有限的。

使用同一名捐精志愿者的精液生育二孩，从政策及伦理上是可行的，但是在实际工作中如何能够实现这些不育夫妇的愿望，需要人类精子库及生殖中心工作人员共同努力，制定相应的应对策略。

（1）人类精子库在冻存精液时，应提前考虑到供精二孩的需求，适度增加每名捐精志愿者的精液冻存量。

（2）如果该捐精志愿者的冷冻精液标本已全部使用完，人类精子库可以考虑再次联系该捐精志愿者返回人类精子库继续捐精，专门用于这些夫妇再生育二孩。

（3）若该捐精志愿者精液标本库存不足以通过供精人工授精（AID）助孕，生殖中心可考虑选择供精体外受精（IVF）方案，提高 ART 的临床妊娠率，帮助患者利用有限的库存精液份额受孕获得二孩。

（4）人类精子库在核对冷冻精液标本库存时，对已使 5 名妇女受孕的捐精志愿者的剩余精液样本暂不销毁，以备这些夫妇再生育二孩使用。

总之，现阶段国家生育政策比较宽松，三孩政策也已实施，使用捐赠精液生育的夫妇有计划再生育的，应该提前与生殖中心的工作人员沟通，联系人类精子库提前保留好之前生育的捐精志愿者精液标本。另外，人类精子库或生殖中心应根据不育夫妇再生育的需求及捐精志愿者的精液库存情况，制定相应的应对方案，最大限度满足这些夫妇使用同一名捐精志愿者冷冻精液再生育的需求。

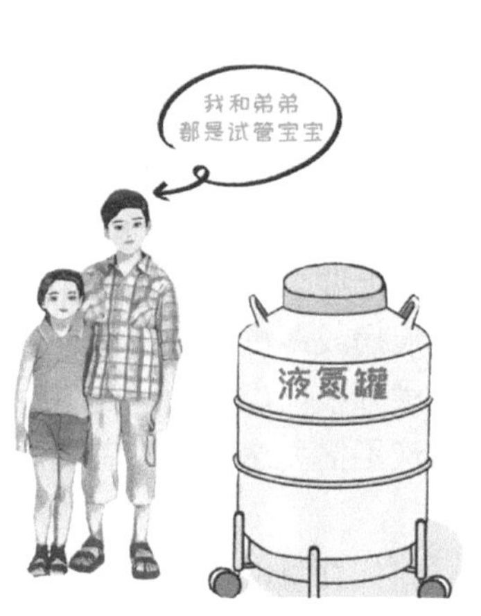

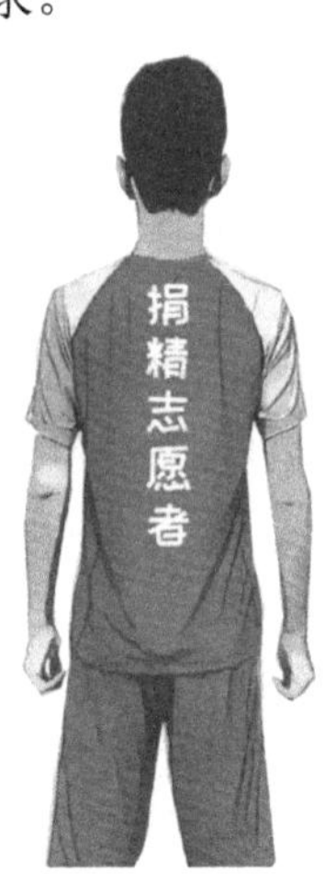

09

自精保存者的精子会给其他患者使用吗？

◎谈　箐，贺小进

31 岁的张先生，因夫妻异地，前来人类精子库保存精子，为日后辅助生殖做准备。同时，张先生提出了疑问："医生，我看到精子库储存的精子都是给不育的夫妻使用，我冻存的精液不会给其他人使用吧？"对于张先生的问题，精子库在张先生签署知情同意书的时候，就已明确告知自精保存者的精子只能自精保存者自己使用，以及将来如何使用的问题。

人类精子库的志愿者捐赠精液保存和自身精液保存业务是完全不同的，精液保存的目的、筛查标准要求、使用及管理等方面都有严格的区别。

捐赠精液保存和自身精液保存目的不同。捐赠精液保存是捐精志愿者基本条件、精液检查、血液检查等合格后，人类精子库将其捐赠的冷冻精液提供给生殖中心不孕不育夫妇使用；自身精液保存是患者因肿瘤疾病、少弱精子症、高危职业等各种原因保存自己的精液，以备自己日后生育使用。两者保存的目的不同，自精保存者的精液不会给其他人使用。

捐赠精液保存和自身精液保存筛查标准不同。捐精志愿者要求国籍为中国公民，年龄 22～45 周岁，无色盲色弱，体格家系检查都正常，才能有捐精的资格；自精保存者无以上要求，符合自精保存适应证，没有梅毒、艾滋病、淋病等传染性疾病或严重的遗传病，都可以自精保存。捐赠精液保存对各项指标要求都很高，必须达到卫生行政管理部门的规定才能使用，自精保存精液不需要达到志愿者捐赠精液的标准，也不会给其他人使用。

捐赠精液保存和自身精液保存除保存目的与标准不同外，两者使用的管理系统、储存方式以及使用情况也不同。

捐赠精液保存有捐精计算机管理系统，对捐精志愿者有统一的编号；捐赠精液保存有特定的存储区域，不同时期存放于不同位置，精液外供要根据生殖中心的需求，发放一定血型的精液。自身精液保存与捐赠精液保存计算机管理系统独立分开使用，自精保存者有自己唯一的编号，精液质量好或者差，都可以冻存。精液冻存当天精子库会告知其冻存支数。使用时，自精保存者夫妇双方通过向经卫生行政部门批准开展相应辅助生殖技术服务的单位提前一个月提出提取冻存精液的请求。所有的冻存支数及使用情况患者都能充分了解，绝对不会出现自己的精液被其他患者使用的情况。

自精保存者的精液冷冻保存多数在人类精子库进行（少部分在生殖中心临时冻存）。自精保存者具有完全民事能力并说明保存精液的理由，男科医师根据是否符合自精保存适应证决定能否冷冻精子。冷冻保存前首先要签署存精意向书和知情同意书。精子库只向经过卫生行政部门批准开展相应医学辅助生殖技术服务单位提供自精保存者精液，不向其他单位或个人提供自精保存者精液，不直接向自精保存者本人提供精液。

综上所述，在人类精子库，自身精液保存和捐赠精液保存分别有独立的计算机管理系统、单独的储存空间、不同的发放标准，并且每 2 年接受卫生行政部门的校验检查。因此，自精保存者的精液是绝对不可能给其他患者使用的。

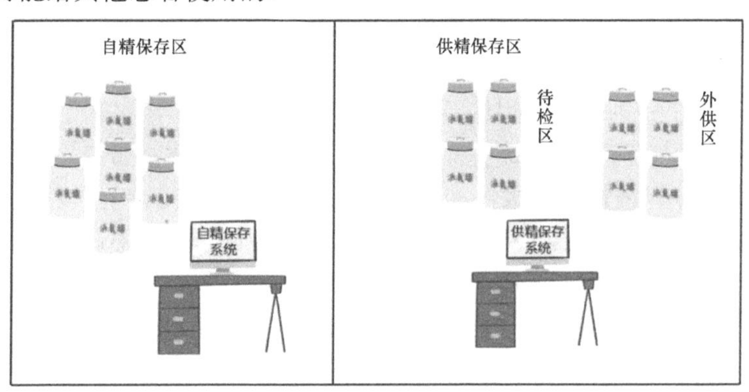

供精保存和自精保存是独立分开的系统、区域

10

不同自精保存者的精子会混淆吗？

◎谈　箐，贺小进

“医生啊，你们每天进进出出这么多人的精子，精子会不会搞乱啊，不会把我的跟别人的弄错吧！你们宣传视频那么多的液氮罐，我的精液能找到吗，不会搞错吧!”自精保存者眼中的精子库是来来往往的人和不同的标本，每名自精保存者取精结束，都会盯着自己的精液标本，担心和别人的标本混淆。不同自精保存者的精子会混淆吗？规范的人类精子库肯定不会让不同自精保存者的精液标本混淆的，各环节均有严格的制度及流程管理进行质量控制。

从管理上有严格的质量控制。只有经卫生行政部门批准设置的人类精子库，才可进行自精冷冻保存服务，人类精子库的场地、设备、人员资质等必须符合批准设置的条件。人类精子库有完善的计算机管理系统，分为自精和捐精两个独立的系统。自精管理系统包含接待室管理、档案室管理、实验室管理、库存管理、供应室管理 5 个模块。自精计算机管理系统与捐精系统是独立分开使用的。

自精保存者的接待流程非常严格。自精保存者需携带身份证、传染性疾病、精液检查等报告，再由男科医生对自精保存者行体格检查、病史问询，了解每名自精保存者的精液保存原因，同时对冷冻精液及后续使用精液出现的问题进行讲解，待熟知流程后，签订自精保存知情同意书；登录自精保存计算机管理系统，对每名自精保存者进行身份证录入、照片及指纹采集，录入身份信息后管理系统会生成唯一的编号，自精保存者每次进行精液冻存，按下指纹，即可打印条码，条码包含存精者编号、姓名、禁欲天数、取精次数等信息；将标签贴在一次性取精杯上，称重后，引导自精保存者进入取精室，同时告知自精保存者消毒流程，取精后放入指定位置，工作人员为其留取精液保存卡并签字。

实验室流程也是非常严谨的。工作人员将标本和精液保存卡送至实验室，实验室人员核对精液编号，液化后进行精液分析，录入数据，生成冷冻条码（可以在−196℃低温环境长久保存），冷冻条码包含自精保存者编号、支数、冷冻日期及精子库名称，双人核对后分装，冷冻。对所有自精保存者标本清点、入库，由双人操作，不同的自精保存者标本都有固定的位置，同一自精保存者冻存多支精液标本，实验室采取分罐保存模式，避免因意外情况而导致患者精液标本全部损失。

自精保存者的精液标本定位功能非常完善。通过使用计算机管理库存查询系统，输入自精保存者编号，可以查询身份信息、标本质量，同时直接定位标本所在液氮罐位置，不同自精保存者有不同的编号，自精保存者身份与编号逐一对应，安全、方便、快捷。精子库接待人员严格把控每一步流程。实验人员应每日对液氮罐温度进行监测，及时添加液氮，确保液氮罐正常使用。

自精保存者眼中人来人往的精子库都在井然有序地工作，不会出现精液混淆的情况。精子库工作每一环节都有相应的规章制度，计算机管理系统的应用，使精子库工作更加安全、有效，精子库各部门还定期进行自查，保证精子库工作顺利有序地开展。

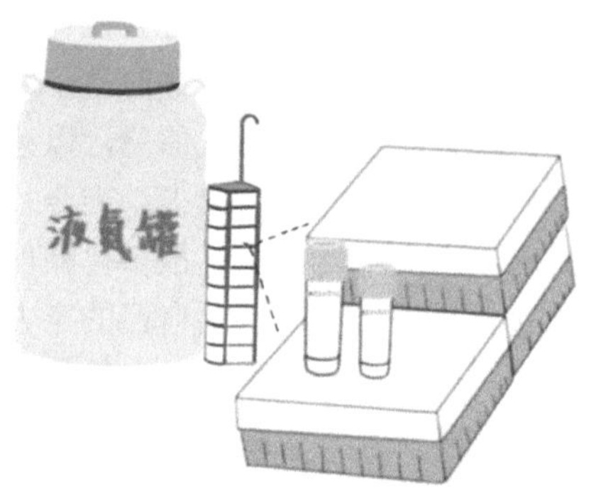

每份精液标本都有自己的位置

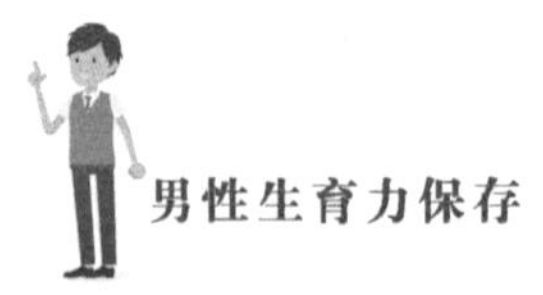

11 心理因素对男性生育力保存有什么影响?

◎苏彦华，李玉山

随着人们观念的逐步开放和辅助生殖技术的发展，有生育力保存需求的男性明显增加。男性生育力保存是指通过冻存男性精子或睾丸组织以预防未来生育风险，后期通过人类辅助生殖技术达到生育目的的技术和方法。男性生育力保存是应对男性不育的重要策略，目的是为有需求的男性在未来需要生育时提供可用的精子。然而，目前我国人类精子库生育力保存的开展面临诸多问题，主要原因是很多人对生育力保存认识较片面、伦理知识不太清楚，从而导致对生育力保存产生诸多心理顾虑。

由于传统观念的影响，有部分未婚的自精保存者，来到人类精子库以后，还是会“谈性色变”而表现出害羞的心理，由于害羞，会影响其和精子库工作人员的沟通交流，不利于后期生育力保存工作的开展，甚至有极少数因为害羞最后放弃了生育力保存；许多自精保存者会担心信息泄露的问题，在进行生育力保存前精子库需要自精保存者提供身份证、联系电话及家庭住址等个人信息，以建立自精保存者的档案，因此他们担心后期信息会被泄露出去。当今社会生育力保存仍然是一个新鲜事物而未被大众广泛接受，很多自精保存者不愿意让身边人知道自己在精子库保存了精液，包括自己的家人。目前人类精子库主要的取精方式是手淫法取精，有少部分自精保存者担心手淫取精对自己的身体有害，并且在生育力保存前需要进行体检，担心抽血过程存在感染传染性疾病的风险等心理特征。由于很多自精保存者没有医学背景，对生育力保存的具体流程及以后要实施的辅助生殖技术不够了解，担心以后自己使用的时候出现问题。目前，我国绝大多数省份仍未将辅助生殖技术产生的医疗费用纳入医保的报销范畴，在进行生育力保存时需要个人全部承担相关的费用，虽然不是特别高，但对很多普通家庭来说依然是一笔不小的开销。

因此，自精保存者在生育力保存过程中，由于对生育力保存及人类辅助生殖技术等过程医学知识的了解不充分，会存在一定的心理顾虑。这些心理问题大多是人类精子库工作人员与自精保存者缺乏深入有效的沟通造成的，希望精子库的工作人员在工作中提高业务水平和伦理修养，了解自精保存者的心理特征，建立完善的沟通渠道，给予患者针对性的心理指导，从而使有生育力保存需求的自精保存者，充分了解自精保存技术的进展和辅助生殖技术的发展现状，以良好的心理状态进行生育力保存。

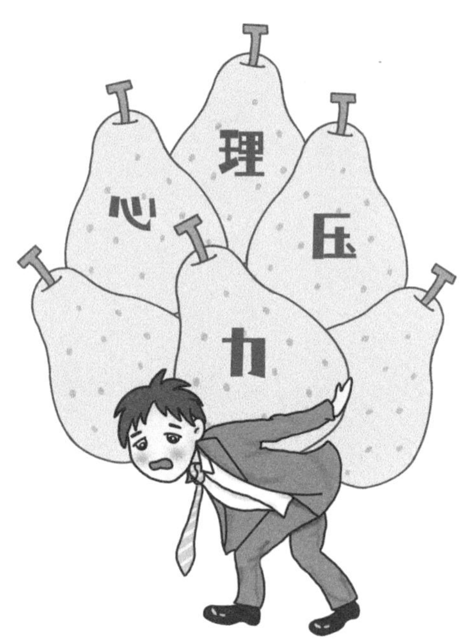

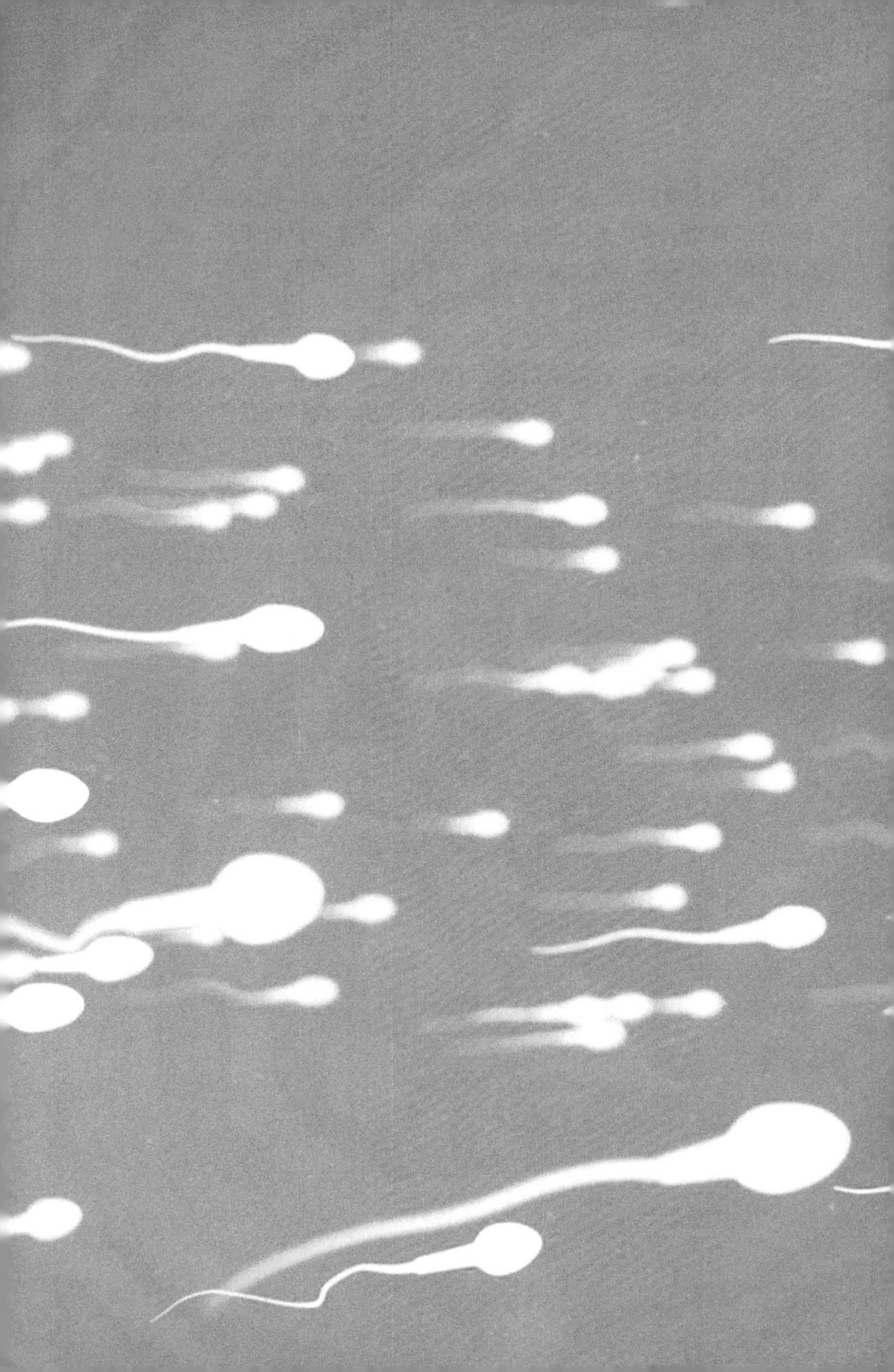

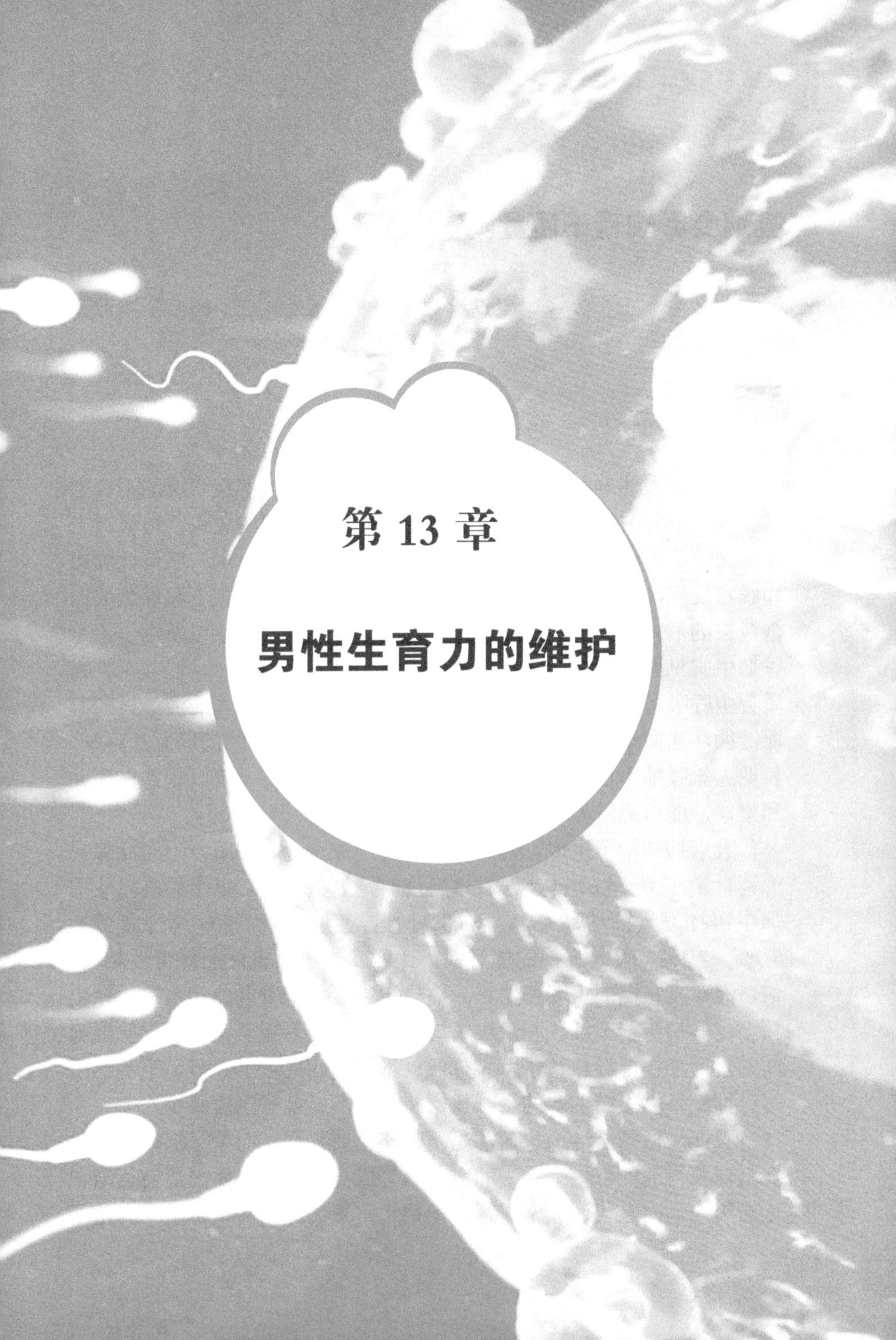

第 13 章

男性生育力的维护

01

吸烟会影响精子质量吗?

◎杨　莉，朱洁茹

吸烟对人体寿命、呼吸和心血管生理以及一般健康状况的不良影响受到广泛的关注。然而，吸烟和男性生育力之间的关系，很多男士并未充分认识清楚。每支点燃的香烟，通过氢化、热解、氧化、脱羧和脱水反应，可以释放出大量化学物质，烟草中的尼古丁和煤焦油以微粒态的形式被释放。放射性钋、苯丙芘、萘、甲基萘以及镉、铅是香烟中常见的致癌物质和诱变剂。当男士吸入一口烟时，这些有害物质会由呼吸道进入肺部，并透过口鼻支气管的黏膜进入血液，再随着血液循环通向全身各处的器官，也会到达男性生殖系统的睾丸和附睾。长期大量吸烟不仅影响身体健康，香烟中的有害物质可以积蓄在睾丸和附睾，能够通过多种途径损害精子。

吸烟抑制精子生成。镉是香烟中的一种重金属物质，不同品牌香烟镉含量在 0～6.67μg/支，香烟燃烧时，烟头 400℃以上的高温使香烟中镉挥发量高达 83.7%～85.3%，过滤嘴的吸附量仅为挥发量的6.7%～7.4%。吸入肺部的镉毒性，比经食道进入机体的镉毒性高 60 倍，而睾丸是镉的主要靶器官。镉能够直接损害睾丸曲细精管，使生精上皮的初级精原细胞和次级精母细胞数量显著减少，破坏支持细胞间的紧密连接，导致精子发生降低。香烟中的尼古丁、可尼丁等物质可以抑制睾丸生精细胞的多种代谢酶活性，使精子生成减少。

吸烟降低精子活力。运动是精子的主要特征，而精子运动能力是在附睾获得的。香烟烟雾中的镉、铅等成分，被吸入体内后会逐渐积累在附睾，而且代谢非常缓慢，干扰了附睾的微循环以及附睾内精子与环境的物质交换，使精子成熟发生障碍，精子获得的运动能力减弱，精子活力降低。尼古丁还能够破坏精子质膜，使精子活力受损。严重吸烟者的精子尾部畸形比率升高，精子尾部的轴丝失去了 9+2 的微管模式，从而影响了精子运动能力。

吸烟使精子畸形。香烟中含有的尼古丁、可尼丁、苯并 α-芘等化学物质会干扰精子发生过程的精子塑形阶段，使精子变得畸形，导致精液中畸形精子的发生率增多。大量吸烟者的精液中有更多形态异常的精子，这些精子形态学的变化包括精子头部缺陷、尾部异常、过量残留胞质等。畸形精子的“颜值”下降，实际是改变了精子表面的空间结构，这样精子根本不能“找到”卵子配对，也就降低了男性生育力。

吸烟改变精子 DNA。精子头部的主要结构之一是精子核。每支烟燃烧可产生 6～40ng 苯并 α-芘；8 小时消耗 20 支香烟的吸烟者估计吸入 0.067～0.568μg 的苯并 α-芘。苯并 α-芘为高度致突变和致癌化合物，会损伤精子核 DNA。吸烟过程中产生各种有毒的氧活性物质，如超氧化物阴离子和自由基，使身体内促氧化剂/抗氧化剂不平衡，引起氧化应激，积累的氧化应激可引起精子核 DNA 损伤。

“吸烟有害于健康”，吸烟亦损伤精子，危害男性生殖健康。为了维护良好的男性生育力，男士们戒烟吧。

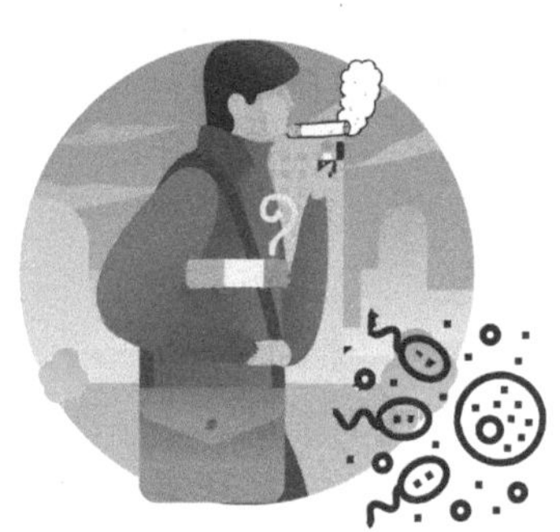

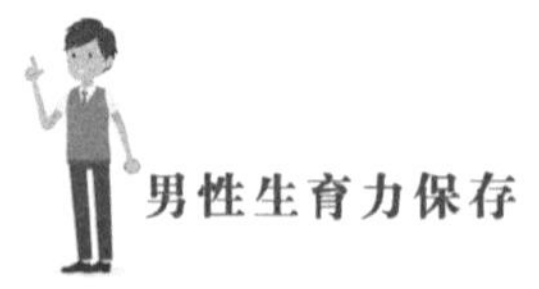

02

酗酒会影响精子质量吗?

◎杨　莉，朱洁茹

一般按摄入的酒精量来说，男性每天不宜超过 25g。注意，这个量不是指你喝的白酒或啤酒的量，而是酒精的摄入量。酒精在人体内，一般需要 24～48 小时才能代谢完。当然，以上这个量是对于一般人的要求，而对于正在准备生育的男性，这个量就不适用了，如果酗酒或长期过量饮酒，酒精是会损伤男性生殖系统的，尤其是影响精子质量。

男性生殖活动是通过下丘脑-垂体-睾丸轴的内分泌调控，睾丸产生精子。酗酒能抑制下丘脑-垂体-睾丸轴，使雄激素水平显著降低，此外，酒精还可以直接抑制睾丸间质细胞合成雄激素。体内雄激素水平不足，容易诱发男性勃起功能障碍，而且睾丸结构和功能也受到损害，通常表现为睾丸曲细精管生精上皮疏松，生精细胞空泡增多，导致生精不良。长期酗酒的男性尤其是伴有慢性酒精性肝硬变者，睾丸有不同程度的萎缩，血清雄激素水平较正常人明显低下，而且雌激素水平升高，这两种性激素水平的改变，进一步抑制了睾丸精子发生。

15～18 岁的男性还处在青春期，这个年龄阶段睾丸处于旺盛、活跃的精子发生时期。有资料报道，酒精对 18 岁以前男性生殖系统的危害比成人更严重。青春期如果酒精损伤了睾丸组织，成年期就可能成为少精子症，甚至无精子症，导致男性不育。故此，青少年须重视酒精对男性生殖系统的负效应，不能酗酒。

酒精对精子有直接和间接的损害。在睾丸完成了精子发生阶段，进入附睾，在附睾内，精子经历成熟阶段。酒精可以抑制附睾内精子成熟所需的酶类，使精子成熟发生障碍，导致不成熟精子增多，这类精子的运动能力不足，表现在射出后，精子活力减弱，很难穿透女方的宫颈黏液，也就很少甚至没有精子能够到达卵子的位置，造成不育。酒精会对精子造成形态异常率升高，饮酒量越大，饮酒时间越长，精液中畸形精子的比率越高，而精子畸形率与受精率之间呈负相关关系，即长期酗酒男性的不育风险增高。

值得注意的是，遭到酒精损害的精子也会使精子核遗传物质受到破坏，尤其是可引起精子染色体畸变。如果这样的精子与卵子受精，很可能生出有缺陷的小孩。国外把这种孩子称为“星期日婴儿”，原因之一认为与周末男士酗酒后同房的后果有关。

由于酒精损害睾丸精子发生和附睾精子成熟，精液中精子数目减少，精子活力降低，精子畸形率升高，这样的精液标本，如果到人类精子库进行冷冻保存，精子冷冻复苏率会较正常精液标本低。

总之，酗酒会降低精子质量，是造成男性不育的原因之一。为了改善和提高男性生育力，应该戒酒或者尽可能减少饮酒。

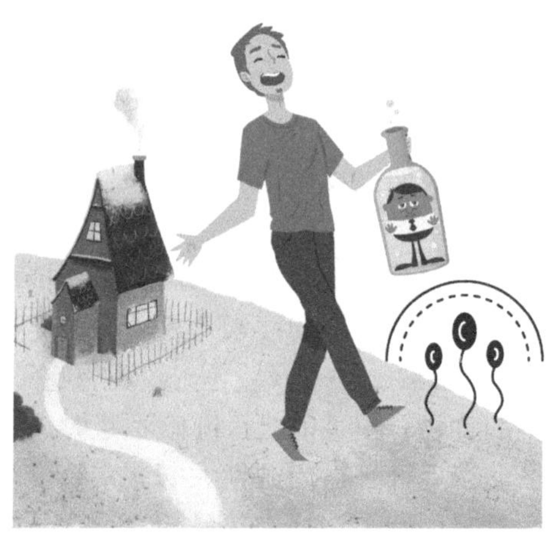

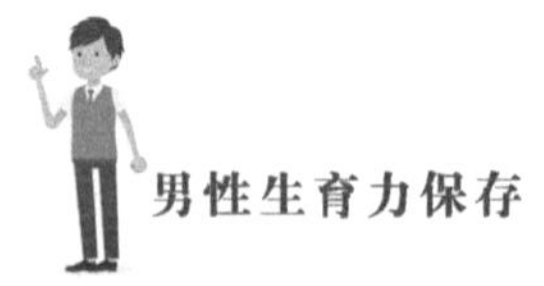

03

长期熬夜会影响精子质量吗？

◎朱洁茹，欧建平

生活习惯对精子质量具有重要影响，长期熬夜会导致精子质量下降。有数据表明，长期晚于凌晨 1 点睡觉的男性，精子总数、精子活力和精子正常形态率都会下降，而精子 DNA 碎片率升高。

长期熬夜，熬的到底是什么呢？

当人们在熬夜的时候，机体长时间处于兴奋的状态，破坏了昼夜节律，导致了内分泌紊乱。长期睡眠缺乏，睾酮分泌水平降低，男性的性功能减退；同时睡眠减少伴随着 5-羟色胺水平升高，而 5-羟色胺水平的升高被认为与精子浓度、精子活力下降有关；睡眠剥夺还会使睾丸曲细精管中的支持细胞受损，影响精子产生和精子形态。在昼夜节律——觉醒-睡眠周期调节中，大脑分泌有一种重要的生理物质，称为褪黑素，褪黑素水平越高，精子浓度越高，生精细胞对 DNA 损伤修复的能力越强。如果长期熬夜，褪黑素会分泌紊乱，导致精子质量下降。

长期熬夜的男士，肥胖风险会增加，而肥胖是精子质量下降的重要因素。睡眠不足时，抑制食欲的瘦素分泌减少，促进食欲的脑肠肽分泌增加，于是，机体会被一种“我没饱，我还想吃”的信号驱动着，促使人们进食更多的食物。更甚的是，睡眠不足时，大脑前额叶皮质中让人理性的区域变得迟钝了，内源性大麻素系统变得活跃，进食的欲望强烈起来，而且更倾向于选择高热量的食物。长此以往，肥胖伴随而来。肥胖导致性激素分泌发生改变，使得睾丸温度升高，进而使精子质量下降。

在熬夜时，有些男性避免不了抽烟、喝酒、喝浓茶。香烟中的有害物质可以破坏睾丸微循环，影响精子发生，降低精子活力，增加精子畸形率。过量酒精和咖啡因进入血循环，直接作用于睾丸，破坏生精功能，减少精子产生；或间接干扰性激素的合成与分泌，造成精子数量和质量下降。部分男性熬夜时可能因为工作或娱乐而久坐，久坐不利于局部血液循环，影响睾丸、附睾、前列腺的功能，或引发前列腺炎，从而对精子质量造成不良影响；此外，久坐易使睾丸温度升高，不利于精子的生成。熬夜时可能长时间使用手机、电脑或其他电子产品，接受了过多的电磁辐射也可能影响精子质量。

古人云：日出而作，日落而息。让生物节律遵循大自然的昼夜规律，减少熬夜对精子质量的伤害，好好地睡个养生觉吧！

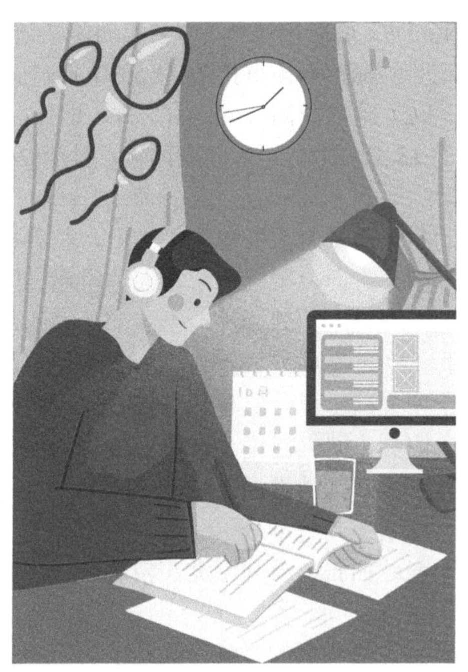

04

肥胖会影响精子质量吗？

◎朱洁茹，欧建平

随着人们生活水平的提高和生活方式的转变，肥胖人群的比例日趋升高。有调查显示，我国超重及肥胖人群已接近总人口的四分之一。由肥胖引发的健康问题和疾病也成为医学研究的热点。

肥胖是指严重超重、脂肪层过厚、体内脂肪聚集过多的一种状态。目前常用于判定肥胖的标准为体重指数（body mass index，BMI），其计算方法为体重（kg）除以身高（m）的平方，即 kg/m^2。BMI 小于 18.5 为消瘦，处于 18.5～24 之间为健康体重，处于 24～28 为超重，大于 28 为肥胖。

“胖墩墩”的精子质量怎么样呢？事实上，肥胖会从多个方面影响精子质量。物理因素方面，睾丸在正常人体内通过阴囊舒缩能调节其温度低于体温 1.5～2℃，肥胖男性的下腹部、大腿内侧及会阴区脂肪增加，局部的生理性间隙减小，导致阴囊舒缩功能受限，阴囊潮热。局部的脂肪就像给睾丸盖上了一层暖暖的棉被，而睾丸是一个“喜冷不喜热”的器官，阴囊、睾丸温度升高将影响睾丸内曲细精管的正常生精功能。研究显示，日间阴囊温度与精子浓度呈负相关。另外，肥胖患者常有久坐、运动量少等不良生活习惯，不利于下腹部的血液循环，容易导致精索静脉曲张、前列腺炎、精囊炎，进而导致精子质量下降。

肥胖还通过影响生殖激素的分泌降低精子质量。在精子发生过程中，卵泡刺激素和睾酮分泌水平减少会影响生精细胞的发育。睾酮促进精子发生，雌激素则维持着生精细胞增殖和凋亡之间的平衡，若卵泡刺激素、睾酮及雌激素的平衡紊乱，则会导致精子质量变差。肥胖男性体内堆积着厚厚的脂肪，脂肪中富含芳香化酶，芳香化酶是一种催化雄激素转化成雌激素的物质，它可使雄激素水平下降，雌激素水平升高，影响生精细胞发育，导致精子发生减少。肥胖还会导致促性腺激素分泌紊乱，损伤睾丸间质细胞和支持细胞的功能，影响了精子生成和成熟。

肥胖引起的全身代谢问题是导致精子质量下降的另一个原因。肥胖患者常常伴随着高血糖、高血脂。持续的高血糖、高血脂状态破坏了男性体内的生殖内分泌轴，使睾酮分泌下降，影响了精子生成；损害睾丸及附睾结构，造成生精细胞数量减少；血糖过高，体内的葡萄糖被过度氧化，产生了大量的活性氧，氧化应激的作用使精子受损，精子成熟发生障碍；体内异常的葡萄糖含量也会引起患者精浆内果糖含量的异常，造成精浆中成分比例的变化。以上原因都可影响精子发生和成熟，最终表现为精子浓度和活力的下降，畸形率增高。

肥胖从多个方面影响精子的质量，“管住嘴，迈开腿”，运动减重，让精子随身体动起来、多起来吧！

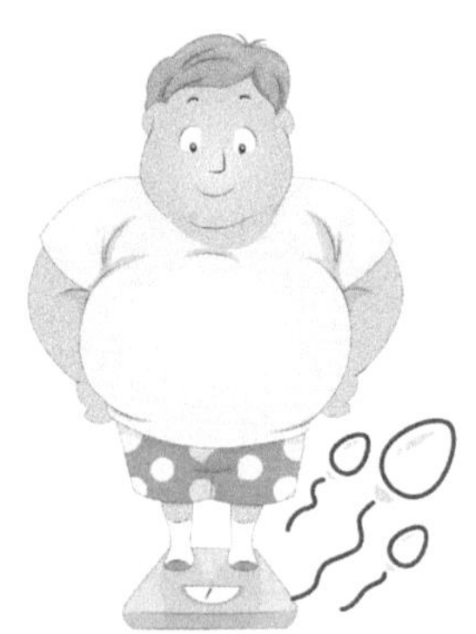

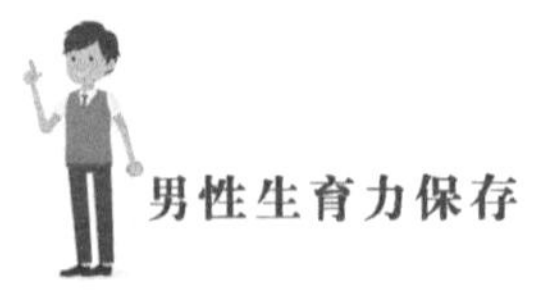

05

精神压力大会影响精子质量吗?

◎朱洁茹，欧建平

快节奏的生活让育龄男性像上了发条一般，正值青壮年的他们，在家庭是顶梁柱，在单位是骨干，并且还肩负着为祖国生儿育女、为家庭繁衍后代的任务。那么，百万精子大军，在这根紧绷的弦下，还能保持活力四射的状态，披荆斩棘，突破重围，完成和卵子小姐的完美结合吗？

曾经有专家把 2012～2014 年以色列与巴勒斯坦加沙发生军事冲突时期男性捐赠的精液样本拿出来，与正常和平年代且压力很小时捐赠的精液样本比较，显示出精神的高压让精子的游动速率减弱。而今很多年轻人面临着更多工作和生活压力，这些压力会对精子质量产生怎样的影响呢？事实上，客观的工作强度并不会对精子质量造成太大的影响，然而，人们对压力的主观感知程度，也就是人们主观感受到的压力强弱，以及生活中经历的不良压力性应激事件，会使精子浓度下降，精子前向运动能力减弱，畸形精子的比率增加。本应雄心勃勃的精子大军，在压力的打击下，伤痕累累，甚至缺胳膊少腿，雄风不再，战斗力受到了削弱。

在这百万精子大军的背后，有一个重要的“司令部”，那就是神经内分泌系统。这个“司令部”负责发出各种信号，从而调控精子的生成和成熟。长期的精神压力会干扰神经内分泌生物信号的分泌，从而影响精子质量。精神的持续高压会使体内的皮质醇水平上升，导致睾丸间质细胞分泌的睾酮水平下降，影响了精子发生。过高的皮质醇水平还会诱导睾丸间质细胞凋亡，最终导致精子浓度下降。不良的压力性应激事件还会使精浆的活性氧水平升高，进而导致发生氧化应激，这些都被认为是压力影响精子质量的因素。

不仅如此，长期的精神压力还会通过精子波及我们的后代。在精原细胞发育成精子的过程中，伴随着复杂的生物学过程，如染色质重塑、组蛋白修饰等，这些精细的细胞生物学活动容易受内、外环境干扰，使成熟精子的表型发生改变。就像程序员在编写程序时输入了错误的代码，程序就会出现漏洞。持续的压力刺激使精子的 miRNA 发生差异性表达，使子代控制应激反应的下丘脑-垂体-肾上腺轴表型发生改变。压力还会使睾丸生精细胞产生的胞外囊泡成分发生改变，这些改变有可能使子代的神经系统发育受到影响，进而影响子代的大脑功能。

所以，育龄男性们，偶尔松松紧绷的弦，好好地养精蓄锐，维护好生育力！

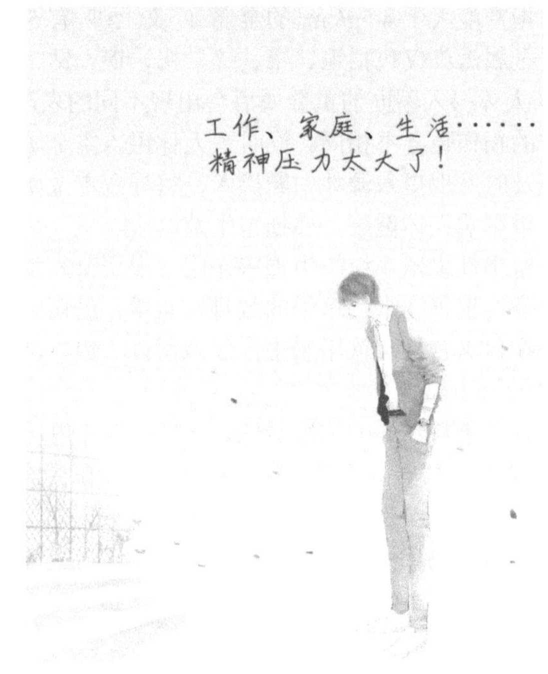

06

重金属污染影响男性生育力吗?

◎曾庆欣，朱洁茹

自 18 世纪以来，先后三次工业革命，机器的发明和应用、科技的快速发展使人民的生活水平日新月异。与此同时，人类也付出了惨痛的代价。工业废物的大量排放、污水灌溉、农药滥用和矿业不规范开采等，严重地污染了土壤、水质和大气。其中不可不提及的便是重金属污染。

重金属是指密度大于 4.5g/cm^3 的金属。广义上讲，有 54 种重金属，然而常见的重金属污染仅包括铜、铅、锌、锡、镍、钴、锑、汞、镉和铋等 10 种。人体摄入不同的重金属后会出现不同的表现，不同重金属对人体器官的损伤也各不相同。同时，人体摄入重金属后一般较难排出，如未能及时发现摄入源并中断摄入，将导致重金属在体内多个器官蓄积，严重影响人体健康，亦损害生殖健康。

重金属可对男性生殖系统产生毒害作用，根据摄入量的不同对睾丸产生不同程度的损害，影响精子的数目及质量，进而影响精子受精率及生育力。在日常食品及饮用水中，以残留镉、铅、砷、汞等重金属离子最为常见。

镉（Cd）存在于自然界的浓度极低，一旦摄入体内，需经过 10～30 年时间才能排出大约一半的摄入量。镉容易沉积在男性的睾丸和附睾。男性血镉水平升高与少精子症及无精子症相关。镉暴露会影响雄性动物的精子质量。镉还可直接或间接造成精子 DNA 碎片增多，睾丸内分泌功能下降和精子生成障碍，影响附睾内精子成熟。

铅（Pb）可经呼吸、饮食、皮肤接触等多种途径进入人体，对肝、肾、肺、睾丸、血液及骨骼等均可产生毒害作用。铅以其二价离子（Pb^{2+}）

进入体内后广泛蓄积于睾丸各部，包括间质细胞、曲细精管上皮及管腔边缘、附睾尾部等，引起睾丸退行性改变，使睾丸重量明显下降，并直接损伤生精上皮，使生精细胞减少，生精上皮疏松甚至脱落。铅不仅对精子发育和成熟有干扰及阻碍作用，还能通过影响支持细胞功能而抑制精子发生。此外，铅还可能改变精子染色质的组装、凝聚，进而影响精子遗传物质的质量。

汞（Hg）俗称水银。1956 年，日本轰动世界的水俣病是最早出现的重金属公害病，其本质就是慢性汞中毒。汞常温下是一种液态金属，日常见于体温计内，具有流动性，直接接触空气可快速挥发并可经呼吸进入人体导致中毒。一般情况下，汞进入人体大部分可以排泄出去，不形成累积。然而，在自然界微生物的作用下金属汞转化为甲基汞，后者可高浓度富集在动物体内，当人类进食汞污染的动物时，将引起汞中毒。精液中存在高浓度汞时，与精子畸形有显著相关性，同时精子运动能力明显下降。究其原因，汞可直接抑制睾丸中生殖细胞乳酸脱氢酶活性，干扰细胞供能系统，从而导致生精细胞发育异常。

砷（As）是一种广泛分布于地壳里的元素，砷及含砷化合物虽不属于重金属，但因其具有强毒性及强致癌性（三氧化二砷，旧时俗称砒霜），故我国将其及前述三种重金属列为公共卫生重点监测和干预对象。砷以多种化学价的形式存在，可蓄积于睾丸组织，导致睾丸萎缩和生精细胞损害，具有较强的生殖毒性。精液砷含量升高将严重影响精子存活率、精子前向运动百分率及精子顶体完整率，同时使精子畸形率升高。砷可通过影响下丘脑-垂体-睾丸轴活动，引起体内激素分泌紊乱，影响精子数量、质量及生育力。

重金属污染对人体的损害已得到广泛证实，能从不同部位、途径和机制影响男性精子质量及男性生育力，是日常生活中须重点关注及防范的问题。

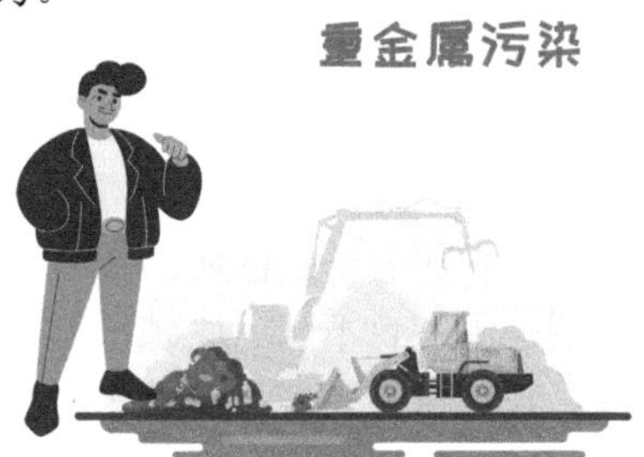

07

环境雄激素影响男性生育力吗?

◎曾庆欣，朱洁茹

环境激素是指环境中能够像激素一样影响和扰乱生物体内分泌功能的外源性化学物质，又称内分泌干扰物和环境激素。由于环境激素的化学结构与人类性激素结构相似，虽然它们在环境中含量较少，但长期蓄积达到一定浓度，就会干扰人体正常的内分泌调节功能，致使体内激素水平的改变，干扰人类或动物体内负责发育、行为、生育和维持体内正常生理功能的天然激素的合成、分泌、运输、结合及消除。

雄激素的主要作用是在人类胚胎期诱导男性内外生殖器的分化、青春期促进男性第二性征的出现及性成熟后维持男性性功能和生殖功能。环境雄激素是一种常见的环境激素，能够影响雄激素受体和雄激素的产生，并干扰体内雄激素的正常内分泌活动，从而对人体产生不利的影响。环境雄激素主要包括天然雄激素和人工合成雄激素两大类。其中天然雄激素包括睾酮、雄烯二酮、脱氢表雄酮等。人工合成的雄激素主要如群勃龙醋酸酯、群勃龙等。此外，甲基睾酮、丙酸睾酮等医用雄激素药物，也有很强的雄激素活性。

随着工业生产活动的剧增，全世界不同的环境介质中都普遍监测到了环境雄激素的存在，包括地表水、地下水、河水、污水处理厂出口以及泥地等。环境雄激素通过干扰生命体正常的内分泌系统，对水生生物和哺乳动物的生殖发育产生危害，引起生物群体中的性别比例失调、生殖育下降、生殖细胞坏死、类固醇激素合成量降低等异常现象，其对男性生殖系统的影响也日益凸显。

半个世纪以来，全球人类精子质量出现了明显下降，畸形、劣质的精子比率增多，精子活力下降，导致男性不育发生率也在逐年增加。人体分泌的卵泡刺激素和睾丸分泌的睾酮是精子发生的主要调节激素，两者共同作用于睾丸支持细胞和管周细胞，从而启动和维持生精过程。研究显示，外源性雄激素能够抑制下丘脑和垂体的促性腺功能，抑制卵泡刺激素的分泌，抑制睾丸本身睾酮的合成，使睾丸内睾酮水平显著降低，诱导精子发生障碍或完全停滞，影响男性的生育功能。

睾丸是男性生殖器官的重要部分，具有分泌雄激素、产生精子、维持正常男性生育功能和性功能的作用。动物实验模型显示，丙酸睾酮可通过上调睾丸细胞的自噬水平，导致大鼠的睾丸萎缩。外源性睾酮通过调控睾丸组织相关蛋白的表达，进而降低睾丸内睾酮的产生和抑制精子发生。

在日常生活中，还需警惕摄入过量雄激素对男性生育力的不良影响，如一些运动员为增强体格长期滥用雄激素可导致睾丸萎缩及生精功能障碍等不良影响。此外，盲目服用一些壮阳、补肾药物也有添加过量雄激素的风险。切记要在医生指导下使用雄激素。

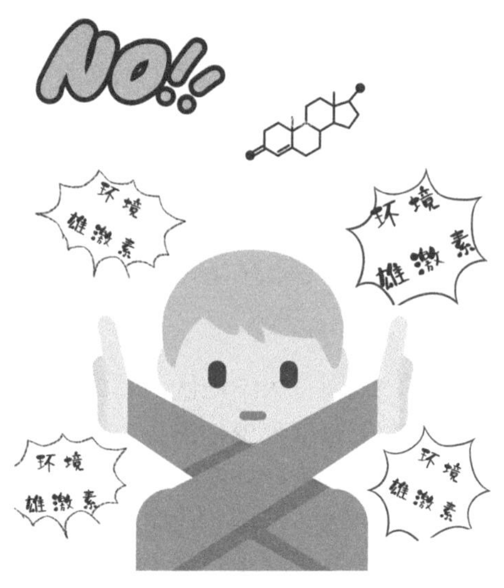

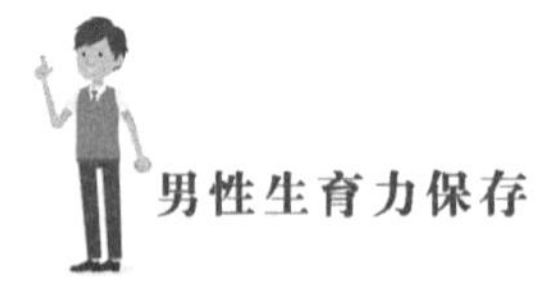

08

环境雌激素影响男性生育力吗？

◎曾庆欣，朱洁茹

环境雌激素是指环境中一种具有类似生物体雌激素活性的化学物质，这些物质可广泛存在于土壤、大气、水体中，通过多种渠道进入人体内，干扰人体的正常内分泌活动。随着经济高速发展和社会生产活动增多，环境雌激素对环境污染日趋严重，引起了社会广泛关注。这类物质在日常生活中无处不在，对生殖健康的影响不容忽视。

日常生活中常见的环境雌激素包括以下几类：①农药类，如有机氯化合物包括双对氯苯基三氯乙烷（DDT）及其代谢产物 1,1-双(对氯苯基)-2,2-二氯乙烯（DDE），一些广泛使用的有机氯杀虫剂如狄氏剂、毒杀芬、十氯酮等；②工业化学物，包括多氯联苯、二噁英、烷基酚类、甲基汞等，广泛用于塑料增塑剂、农药乳化剂中；③各类生活类化学品，4-辛基苯酚等洗涤剂、五氯酚等防腐剂、苯菌灵等杀菌剂、汽车尾气及木材加工中产生的多环芳烃等；④人工合成雌激素，如非甾体雌激素代表物质己烯雌酚、炔雌醚，以及一些避孕药物；⑤植物性雌激素，如异类黄酮、香豆雌酚等广泛分布于豆类植物、茶叶、某些牧草（如三叶草）等。

20 世纪 90 年代初，美国五大湖地区因高浓度多氯联苯及二噁英污染，致使该地区秃鹫数量急剧减少、生育力迅速下降，人类开始关注环境雌激素对生殖功能的影响。环境雌激素进入机体后可干扰体内正常内分泌激素的合成、释放、转运、代谢等，从而破坏机体内环境的协调和稳定，与男子精子数量减少、精子质量下降、神经内分泌功能紊乱、激素依赖性器官肿瘤发病率明显升高等有密切联系。

双酚 A 是一种酚类环境雌激素，是广泛应用的工业化合物之一，用于抗氧化剂、各种聚碳酸酯塑料、食品和饮料容器的生产，在生活中使用。动物实验和体外研究报道，围产期双酚 A 的暴露可引起雄性子代睾丸精子生成量减少，精子运动能力和正常形态明显损伤，生育力下降；此外，双酚 A 还可抑制人和小鼠胎儿期睾丸间质细胞分泌睾酮，并可通过对下丘脑-垂体-睾丸轴的影响导致雄性生殖系统发育障碍，进而引起雄性不育。己烯雌酚属于人工合成的非甾体类雌激素药物，广泛存在于保健品及食品中，在一些禽类、肉类及蛋类中含量较高。据资料介绍，西方许多国家男子出现精子质量下降、数量减少以及隐睾等疾病，与己烯雌酚存在明显相关性。

环境雌激素可导致男性生殖系统出现缺陷，如隐睾、尿道下裂、成年后生育力下降等，表现为性生活周期和性腺活动紊乱，性欲降低，精子质量下降，男性不育发生率增高，性腺发育不良，生殖器官肿瘤发病增加等。

总之，环境雌激素可影响人类内分泌系统的正常功能，导致男性生殖系统功能异常及生育力下降。在日常生活中，可以通过一些方式来减少环境雌激素污染物对自己及环境的伤害，如减少洗涤用品、杀虫剂、杀菌剂的使用，尽量减少塑料制品的使用、做好垃圾分类，多食用天然有机食物、清洗蔬果时注意减少农药残留等，这样不仅有助于保护环境，也有益于保存生育力。

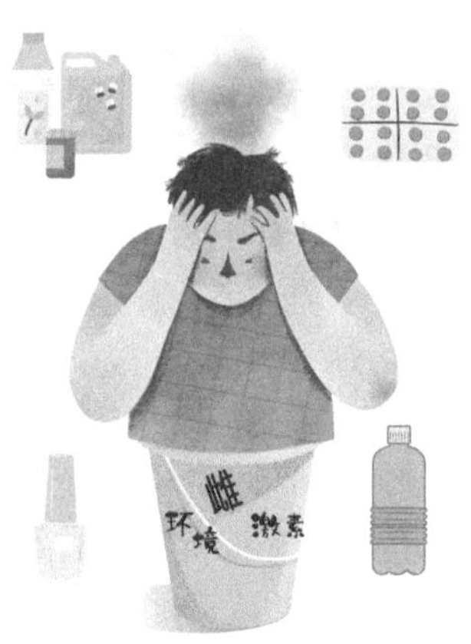

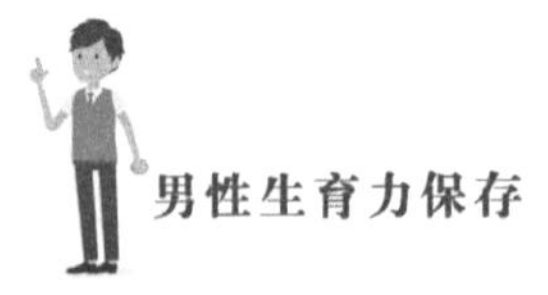

09

环境抗生素对男性生育力有哪些影响?

◎曾庆欣，朱洁茹

自1928年青霉素首次被发现以来，抗生素作为一类广谱抗菌药物被广泛应用于人类和动物感染性疾病的治疗中，同时也在畜牧业、水产养殖业以及农业生产中发挥着重要作用。我国抗生素每年的使用量高达21万t，其中约18万t被用于农业和医疗领域，人均抗生素的用量也显著高于发达国家。大部分抗生素具有水溶性，人类和动物服用的抗生素有30%～90%随尿粪排出体外，大量未被代谢的抗生素污染水体和土壤，不仅对水陆生物造成潜在的健康威胁，还可诱导微生物产生抗性基因，甚至产生耐药性极强的超级致病菌，并在环境介质及动植物体内传播，对人类健康构成巨大威胁。环境抗生素是否会对男性生育力产生不良的影响呢？答案是肯定的。多种抗生素对动物和人类的精子生成及精子功能有明显副作用。

四环素作为一种广谱抗生素，常用于立克次体、衣原体、支原体及螺旋体所致的感染性疾病，主要包括金霉素、四环素、多西环素、米诺环素等。四环素类药物可引起精子运动能力降低、精子形态异常及睾丸组织发生一些病理学改变。长期摄入四环素可导致大鼠的睾丸、附睾重量及其脏器系数显著降低，睾丸组织细胞凋亡率增加，睾丸曲细精管明显萎缩，生精细胞数量减少。

喹诺酮类药物如诺氟沙星、氧氟沙星、环丙沙星等对多种革兰氏阴性菌有杀菌作用，常用于泌尿生殖系统、消化系统的感染性疾病中。喹诺酮类抗生素可能通过影响生精过程的乳酸脱氢酶，从而显著降低大鼠的精子数量、精子活动率和每日生精量，并使睾丸结构发生异常改变。氧氟沙星、环丙沙星均可引起大鼠睾丸和附睾重量的下降，以及精子浓度、数量及存活率的减低。此外，恩诺沙星可导致睾丸组织中重度退行性改变，抑制精母细胞的成熟，减少成熟的精子细胞。

大环内酯类抗生素也是临床上常用的一类抗生素，其主要抗菌谱为革兰氏阳性菌及某些革兰氏阴性菌，代表药物包括红霉素、螺旋霉素、罗红霉素等，常用于呼吸道、皮肤软组织及耳鼻喉感染等。当红霉素达到一定浓度时，对精子的快速运动、路径速度、直线和曲线速度有明显抑制作用。雷帕霉素作为一种新型的大环内酯类免疫抑制剂，临床上用于器官移植术后和自身免疫性疾病的治疗。服用雷帕霉素可导致患者的精子数量、精子活力显著下降，并可影响其下丘脑-垂体-睾丸轴，导致生育力下降。

此外，一些氨基糖苷类、磺胺类及内酰胺类抗生素也对男性睾丸及精子有直接或潜在的危害。

总之，多种抗生素对男性生育力有不良影响，需要引起育龄男性重视。在生活中，减少抗生素滥用，对保护自身健康及生态环境至关重要。对于需要长期使用抗生素且有迫切生育需求的男性，应在临床医生指导下选择既能有效控制感染，又对生育力影响较小的抗生素。

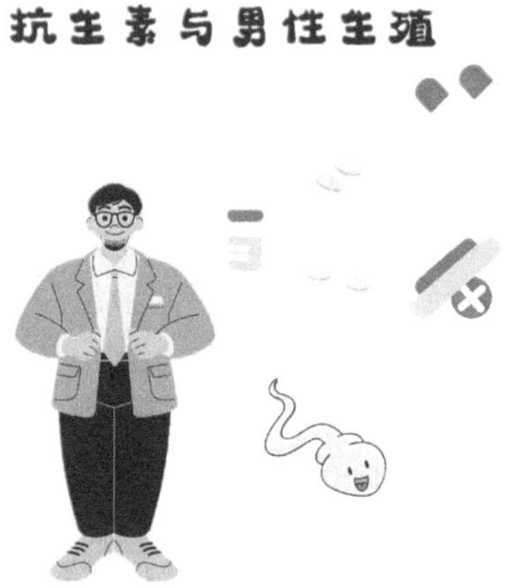

抗生素与男性生殖

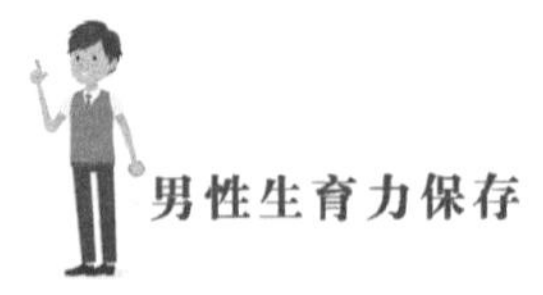

10

增加体育锻炼会提高精子质量吗?

◎叶　宇，张欣宗

全球男性精子质量显著下降引起学者的广泛关注，如何通过改变日常生活行为改善男性精子质量是一个重要议题。近年来，运动对男性精子质量的影响不断被报道，适当体育锻炼有助于改善精子质量。对于需要冷冻保存精子的男性，可适当增加体育锻炼。

体育锻炼是怎样改善精子质量的呢？一是体育锻炼可以增强身体素质；二是适当的体育锻炼促进睾丸的血液循环，有助于睾丸生精功能。

运动不可剧烈，最好选择那些对身体能够产生一定的锻炼效果，又不会过度劳累的运动。适量运动的标准是运动结束后四肢不酸、神清气爽又不觉得特别累。建议选择快步走、慢跑、游泳、太极拳等有氧运动，也可以做一些耐力和柔韧性运动，这些运动对锻炼男性肌肉、臂力、腰、背都有好处，也能提高男性“性趣”，同时也有助于健康，提高有活力精子的数量，为更好地怀孕创造条件。

中低强度的有氧训练或者抗阻训练，在提升男性精子质量方面也是有效的，而高强度训练或者力竭性训练不利于精子质量的维持或提升。在运动时间方面，每次持续 30～60min 是比较适宜的，不推荐运动时间超过 90min。适宜运动和中等强度运动通过激活超氧化物歧化酶进而抑制氧化应激过程、降低脂质过氧化水平，从而提高精子 DNA 完整性。同时，这些运动可以改善睾丸生精环境，促进精子生成，适度的体育运动可以调节下丘脑-垂体-睾丸轴的分泌，有助于分泌平衡。

然而，体育锻炼需要适度，过度的运动反而会降低精子质量。剧烈的运动如马拉松和长距离的骑车等，会使睾丸的温度上升，破坏精子成长需要的亚低温环境。运动时不要穿紧身裤，运动后也不宜洗温度过高的热水澡、蒸桑拿，因为精囊中的温度一般比人体温度低 1～2℃，精子对温度比较敏感，高温会使精子活力降低甚至导致精子死亡。针对运动项目来说，骑行不利于男性精子质量的维持或者提高，具体的原因可能是该行为导致的氧化应激水平较高，且运动中睾丸的温度增加不利于精子的生成与发育。另外，高强度运动应激性的刺激导致激素的改变或者睾丸组织的损伤，使得睾丸组织中超氧化物歧化酶活性显著下降，组织中抗氧化体系失衡，促使氧自由基对生殖细胞膜脂、蛋白质和 DNA 的损伤，进而引发细胞器的改变，导致精子的存活率和活动率下降。

因此，适当进行一些有针对性的体育锻炼可以提高身体素质，有助于改善男性生殖系统的功能，对于需要冷冻保存精子的男性，可适当增加中低等强度的有氧运动。应尽可能采用多样化、可长期坚持的运动项目。

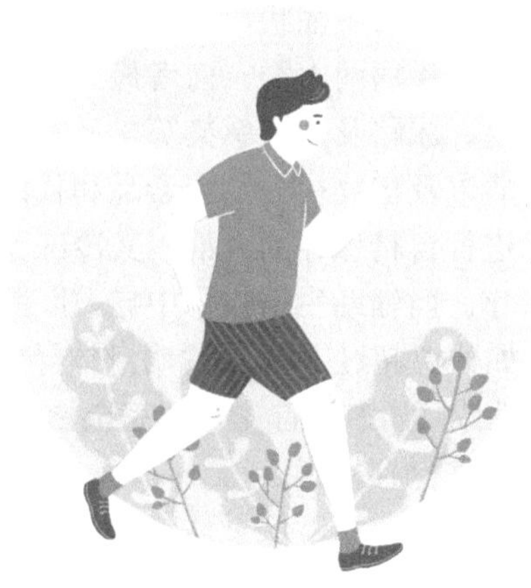

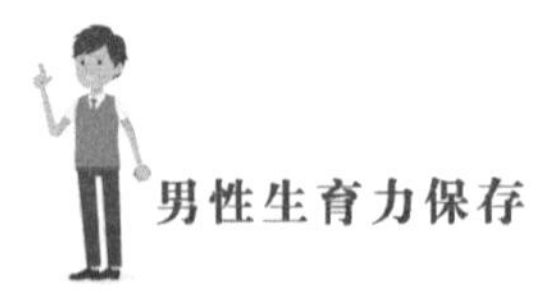

11

为什么体温超过39℃后近期不适合保存精子?

◎叶　宇，张欣宗

男性生育力保存是应对男性不育的重要策略，目的是为有需求的男性提供生育力保存，为将来辅助生殖助孕时提供可用的精子。如果近期自精保存者感冒发烧了，还适合保存精子吗?

正常人的体温受体温调节中枢所调控，保持体温在相对恒定的范围内，当机体在致热源作用下或由各种原因引起的体温调节中枢的功能发生障碍时，体温升高超出正常范围，称为发热。体温超过39℃为高热。高热是一些疾病的前驱症状，引起发热的病因可分为急性感染性疾病和急性非感染性疾病两大类。前者最为多见，如细菌、病毒引起的呼吸道、消化道、尿路及皮肤感染等，后者主要由变态反应性疾病如药物热、血清病以及植物神经功能紊乱和代谢疾病所引起。

在人类精子库进行自精保存的人群，其冷冻精子的最终用途为进行辅助生殖助孕治疗，而辅助生殖技术中导致胚胎污染的最主要因素为精液细菌感染。如体温超过39℃，说明身体异常，如果是病原体引起的发热，如细菌性或病毒性，首先是要完全治愈，病原体完全清除、身体恢复后再考虑冷冻保存精子。

男性睾丸位于阴囊内，温度低于体温，为精子的发生和成熟提供适宜的环境。精子的发生对温度变化极为敏感，阴囊温度上升1～2℃就会抑制精子的生成，持续的高温会引起睾丸内环境和生精微环境的改变，造成生精细胞脱落、曲细精管萎缩和管壁玻璃样病变，最终使睾丸结构发生病理变化，导致生精障碍，使精子浓度降低。

另外，男性高热后还会造成附睾内精子出现胞质小滴，加快精子通过附睾管的速度，导致精子成熟度不够，影响精子的活力。随着高温热暴露的持续进行，附睾也会逐渐丧失贮存及维持有生育力精子的能力，产生死的、不活动的和各种畸形精子。睾丸温度升高可导致精子浓度和活力降低，畸形精子率增高，且温度越高、持续时间越长，对男性生殖功能损害越大。超过 38.5℃的发热有可能抑制精子发生功能长达 6 个月。

另外，有些生活习惯，如将笔记本电脑直接放在双腿上使用，机身所产生的热量会使睾丸周围温度升高；穿牛仔裤等紧身裤，会使阴囊紧紧贴在附近的皮肤上，妨碍热量散发，使睾丸周围温度升高；泡温泉、蒸桑拿等行为，在厨房、锅炉房等高温环境下工作，都使睾丸处于高温环境，这些都会损害睾丸生精功能，造成精子数量和质量下降。需要进行生育力保存的男性，应该尽量避免上述生活习惯和高温环境。

为了降低高热对精子的影响，平时要注意锻炼身体，避免生病感冒，甚至发热。注意规律饮食，科学锻炼，保持良好情绪。如果最近体温超过 39℃，身体完全恢复后，3 个月后进行一次生育力评估，再考虑冷冻保存精子，尽可能保障冻存优良精子。

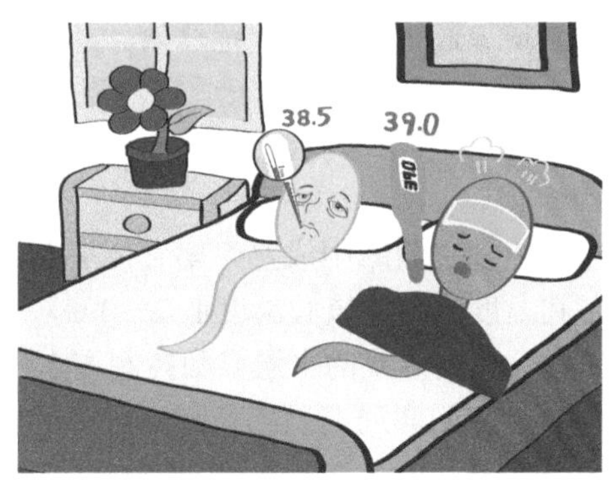

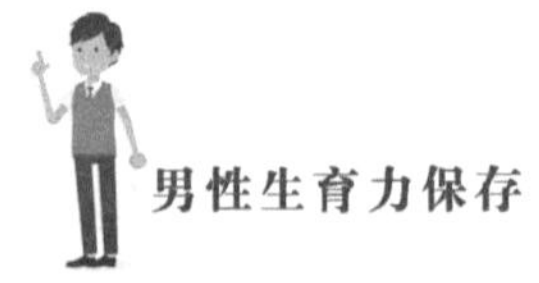

12

为什么保存精子前不能泡温泉？

◎叶　宇，张欣宗

近年来，随着男性不育症和恶性肿瘤发病率的增高，人们对于精子冷冻保存的需求日益增多，精液冷冻保存是保存男性生育力的有效手段。

很多人喜欢泡温泉。泡温泉时，温泉里面含有的矿物质会透过身体皮肤促进血液循环、加速新陈代谢。泡温泉既能驱寒、健身，还有利于一些疾病的治疗。池水温度在 37～40℃时，对人体有镇静作用，对于神经衰弱、失眠、精神病及高血压、心脏病、脑溢血后遗症的患者有较好的辅助治疗作用。池水温度在 40～43℃时，称高温浴，此时对人体具有兴奋刺激的作用，对心脏、血管有较好作用，对减轻疼痛及治疗神经痛、风湿病、肠胃病等有一定疗效。

然而，泡温泉虽好，但也不是人人适宜。需要近期冷冻保存精子的男性就不太适宜了，经常泡温泉，对精子的生成、成熟具有负面影响。

精子在睾丸中产生，在附睾中成熟。睾丸位于人体的阴囊中，阴囊位于体腔之外，其温度比身体核心温度低 2～4℃，这样的温度有利于精子的产生和成熟。然而温泉的水温多数控制在 36～42℃，有的甚至更高，经常泡温泉会使阴囊局部温度升高。而精子的发生对温度变化极为敏感，阴囊温度上升 1～2℃，就会抑制精子的生成，持续高温会引起睾丸内环境和生精微环境的改变，造成生精细胞脱落、曲细精管萎缩和管壁玻璃样病变，最终使睾丸结构发生病理变化，导致生精障碍，使精子产生量降低。睾丸温度升高可导致精子浓度和精子活动率降低，畸形精子率增高，且温度越高、持续时间越长，对男性生殖功能损害越大。

精子重新生成、成熟需要大约三个月的时间，长时间高温温泉的浸泡，可能导致需要冷冻保存精子的男性无法察觉的近期生育力下降。连续 3 天在 43～44℃的温水中浸泡 20min，原来精子浓度正常的男性，精子浓度可降到每毫升 1000 万个以下，这种情况至少持续 3 周以上。

另外，如果泡温泉环境卫生条件差，如池子小而人多，温泉水的流动性不强，池水里的病菌就自然会多起来。如果此时泡在水里的生殖器皮肤上有裂口，就有机会让病原体由此进入，继而导致泌尿生殖道感染。

因此，准备冷冻保存精子的男性，泡温泉一定要谨慎，冷冻保存精子前 6 个月内最好不泡温泉。实在要泡温泉，高温浴时间绝对不宜过长，应控制每次泡温泉的时间及水温。泡温泉时需要注意个人卫生。

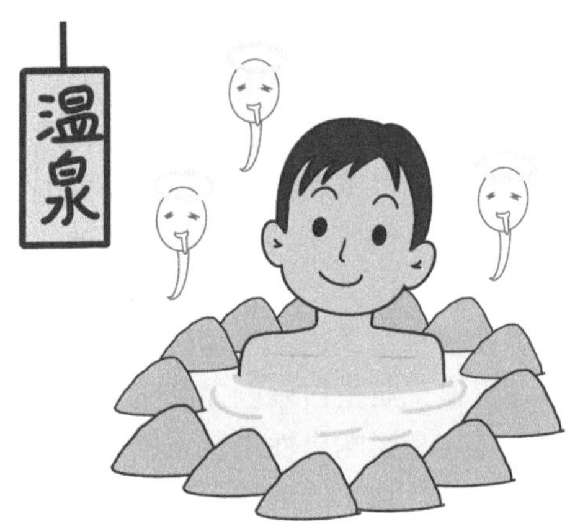

13 为了保证最佳的精液质量，在饮食方面应该注意什么？

◎凌晓辉，张欣宗

饮食同生殖健康密切关联，选择合适的食物及饮食模式，是改善男性生殖健康的“捷径”。由于精子发生、发育需要机体充足的营养，男性的不良饮食习惯会导致精子质量下降，引起少精子症、弱精子症及畸形精子症等。饮食中的不同营养物质，包括蛋白质、脂肪、碳水化合物、维生素和微量元素等，在男性精子生成及维持精子活力等方面扮演重要角色。为了保证最佳的精液质量，建议男性备孕期间营养要均衡，可以多吃一些改善精子质量的食物，同时也应尽量避免或少食用危害精子质量的食物，具体是哪些饮食呢？

优质蛋白质是形成精液的重要营养来源之一，它可通过精氨酸促进精子的产生，缺乏这些原料不利于男性性腺功能的正常运转，可能导致精液异常。但过量的蛋白质摄入会引起机体的氧化反应，损伤精子细胞膜及精子遗传物质。蛋类是营养价值高的高蛋白食品，可提供精子动能，有助于男性生殖系统的正常运转，建议适量食用。鱼类和贝类的摄入也能通过提供优质蛋白质以提高精子活力。肉类是动物蛋白的重要来源之一，是容易影响男性生殖系统的食物，备孕男性可适当增加禽肉的摄入。但是，加工的肉类含有染色剂、防腐剂等不良成分，可能对男性生殖健康产生危害，应尽量少摄入。所以，男性可选择适量而优质的蛋白质食物。

高脂饮食可诱发高脂血症及肥胖，且肥胖男性的精子质量和数量呈下降趋势，并伴随着男性生育力的下降。动物内脏、全脂乳制品等高脂食品对男性生殖健康产生不利影响。因此，育龄男性应避免高脂饮食的摄入。另外，棉籽油中含有的棉酚会杀灭精子，棉籽油可能使精子受损。日常烹饪中应选用植物油和鱼油代替动物油及棉籽油。

碳水化合物可以分为粗制和精制两种。以全谷物为代表的粗制碳水化合物富含膳食纤维，有利于男性保持体重，改善精子发育所需的糖脂代谢进程。而过量精制碳水化合物的摄入增加了体内葡萄糖的产生，使其转化为脂肪储存于体内，增加肥胖及糖尿病的风险，并可能引起精液质量的下降。育龄男性既要保持碳水化合物的适宜摄入量，又要避免过多精制糖和甜食的摄入。

微量元素不能由体内自行产生及合成，需要由食物提供。补充锌、硒、铜、锰、镁等多种微量营养元素有利于稳定生精内环境及改善精子质量。例如，体内缺锌亦可使性欲降低，精子减少，而当精液中硒元素含量降低时，可造成精子损伤，死精增多，活力下降。建议男性备孕期间不偏食挑食，保证食物的多样化，适当摄入各种微量元素，可适当多吃鱼虾、海参、紫菜、牡蛎、牛肉、鸡肉、猪肉、禽蛋、木耳、山药、苹果及核桃等富含微量元素的食物。

维生素主要通过抗氧化、改善营养代谢及参与机体生理活动等途径，来提高精子的质量。新鲜水果和蔬菜中含有的丰富维生素，对提高精子的生成及精子活力有很大的帮助。

总之，饮食的摄入同男性生殖健康息息相关。很多食物都含有多种有益于身体的营养物质，营养的摄入需要均衡，正常摄入蔬菜、水果、鱼肉、鸡肉、坚果和谷物，适量食用蛋类和低脂乳制品，避免食用加工肉类、内脏、全脂乳制品和动物油等。不要暴饮暴食，更不要挑食厌食。对育龄男性而言，正常的饮食习惯才是对精子更好的帮助，营养均衡才是健康的方式！

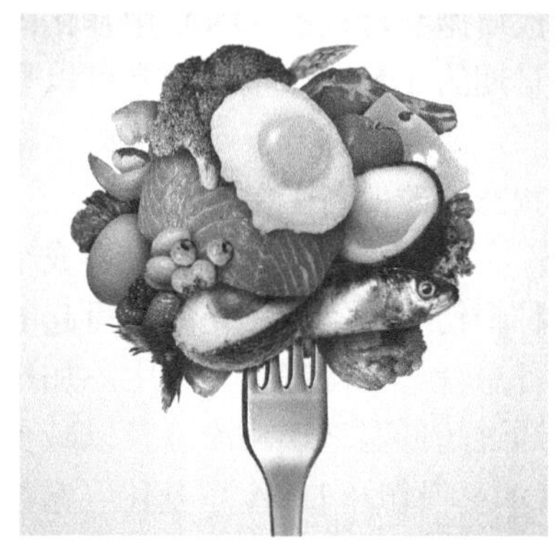

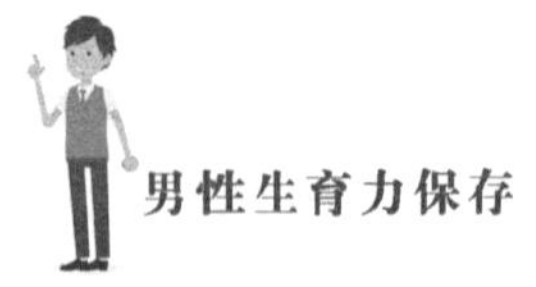

14

冷冻保存会影响精子表观遗传吗？

◎江小华，贺小进

DNA 序列是决定一个人特征的主要遗传密码，然而，人体内还有第二道基因表达编码：表观遗传。表观遗传是指不改变 DNA 序列，而通过 DNA 甲基化、组蛋白修饰以及非编码 RNA 导致基因表达水平的变化并最终改变人体的特征，环境和饮食是影响表观遗传的最主要因素。因此，人们很容易担心，在−196℃的超低温环境下冷冻保存会改变精子的表观遗传吗？甚至导致下一代产生疾病吗？

目前，DNA 甲基化是研究最广泛的表观遗传模式，它可以抑制基因的表达，而 DNA 去甲基化可以激活基因的表达。在精子卵子形成和早期胚胎发育过程中存在 DNA 甲基化与去甲基化过程，而且是精子而非卵子的 DNA 甲基化图谱可遗传给子代，子代选择性地继承父代而抛弃母代的 DNA 甲基化图谱，并用于指导胚胎早期发育。胚胎早期的 DNA 甲基化异常可以导致男性不育及胎儿印记基因缺陷性疾病，如天使综合征等。因此，精子冷冻过程是否会造成 DNA 甲基化状态的改变备受关注。

低温冷冻过程可能会造成精子 DNA 损伤与 DNA 甲基化异常，这种损伤主要是由氧化应激引起的，而且更多见于精子质量差的男性不育患者。在冷冻保护剂中添加抗氧化剂等可以减少这些损伤，而且，通过超低温玻璃化冷冻可以减少冷冻过程中冰晶形成，从而降低精子 DNA 损伤和 DNA 甲基化异常。人类精子库采用的精液常规冷冻保存方案是否会对正常人类精子 DNA 甲基化状态产生影响？目前各方的意见还不一致，如正常人精子连同精浆一起冷冻的精子样品，冷冻 1

个月、3 个月和 6 个月后，对父源印记基因 *H19ICR* 的 DNA 甲基化丢失率会有一定影响，但与对照组比未见显著差异；另一结果表明 10 例正常精子在冷冻保存 4 周后，经上游法纯化，检测精子 9 个基因的甲基化在冷冻前后保持稳定，不受冷冻保存时间的影响。

总之，精子质量正常的男性进行生育力保存时，精子冷冻并不会显著改变精子 DNA 的甲基化等表观遗传，也不会造成显著的表型改变和疾病发生。然而，对于精子质量差的男性不育患者，需综合考虑提前冻存精子，提高卵胞质内单精子注射术助孕时活动精子的使用率。另外，精子冷冻带来的潜在精子 DNA 甲基化等表观遗传改变而产生的风险，现在还没有清晰的答案。

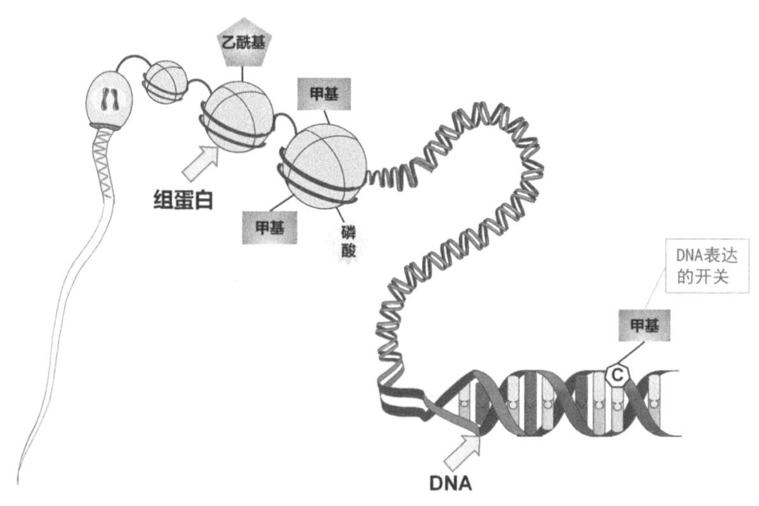

精子中的 DNA 甲基化模式图

15

保存精子之前应该如何提高精子质量?

◎叶　宇，张欣宗

人类精子的产生及成熟是极为复杂的过程，任何环节的异常均有可能影响精子的产生及成熟，从而影响男性生育力。需要精液冷冻保存的男性应尽量提前半年制定计划，尽量提高精子质量以利于冷冻保存。精子产生及成熟的过程需要 70 多天，该过程的任一时间段，如果有内、外源因素干扰，都可能会对精子质量产生负面影响，一般在计划保存精子的半年内，要特别重视避免内、外源影响因素。那冷冻保存精子之前应该如何提高精子质量呢？主要有以下这些方面。

(1) 不熬夜。熬夜会导致生精功能紊乱，造成精子数量减少、活力变低、畸形精子比例和 DNA 碎片率升高。需要冷冻保存精子的男性一定要避免熬夜，应该在晚上 11 点之前上床睡觉，保证晚上 11 点到早上 7 点的 8 小时有效睡眠时间。

(2) 戒烟，限饮酒。吸烟可以引起精子数量减少、精子细胞膜和 DNA 损伤，长期吸烟或吸入二手烟容易造成男性不育、勃起功能障碍、女方流产和胎儿畸形。

长期过量饮酒可影响男性生殖内分泌功能，造成具有生物活性的雄激素减少和雌激素相对增多，容易引起勃起功能障碍和性欲低下，甚至睾丸萎缩。需要保存精子的男性应避免长期过量饮酒，特别是不要喝高度白酒和洋酒。

(3) 少玩手机、电脑，远离辐射环境。精子对电磁辐射很敏感，过多接触电磁辐射会造成精子质量下降、增加畸形精子比率和精子 DNA 损伤。建议不要把开启无线上网功能的手机和电脑放在离阴囊太近的地方，不要在电磁波发射塔、高压变电站、雷达站等电磁辐射强的设备附近停留太久。

(4) **适当有氧运动**。每天运动半小时至 1 小时，如慢跑或健步走，对于提高性功能和生育力是有帮助的。但是不要过于疲劳，因为过于剧烈的运动，会导致内分泌紊乱和免疫力下降，这样对睾丸精子发生和附睾精子成熟是不利的。

(5) **避免久坐**。久坐或骑车、开车等行为会造成男性生殖器官血液循环不畅，使男性生殖器官功能下降，可能会引起不育和性功能障碍。久坐使男性容易患慢性前列腺炎和附睾炎，还会造成睾丸温度升高，严重损害睾丸的生精功能。建议久坐的男性至少每隔半小时站起来活动一会。

(6) **远离高温及毒物**。精子怕热不怕冷，超过 37℃就会对精子造成损害。有些生活习惯，如将笔记本电脑直接放在双腿上使用，机身所产生的热量会使睾丸周围温度升高；穿牛仔裤等紧身裤，会使阴囊紧紧贴在附近的皮肤上，妨碍热量的散发，使睾丸周围温度升高；泡温泉、蒸桑拿等行为，在厨房、锅炉房等高温环境下工作，都使睾丸处于高温环境——这些都会损害睾丸生精功能，造成精子数量和质量下降。农药、油漆、甲醛、重金属、印染等有害毒物会损害精子的质量和生育力。

(7) **膳食合理、营养充分**。营养缺乏可影响男性内分泌和睾丸功能，进而影响性功能和生育力。营养成分中的胆固醇、精氨酸和锌与生育力的关系最为密切。尽量避免进食辛辣食物。

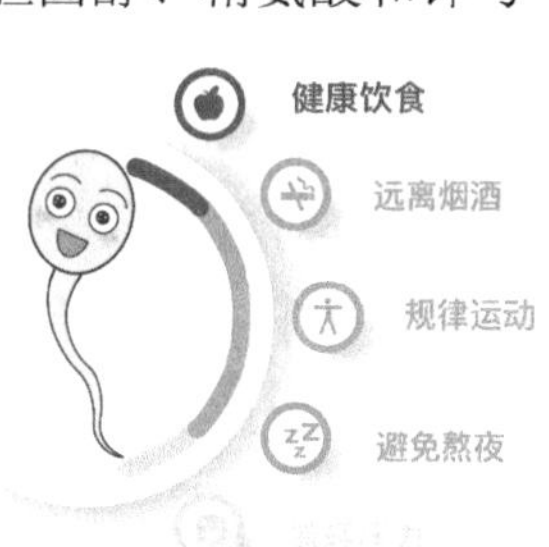

因此，计划半年内要冷冻保存精子的男性，需要特别重视，避免内、外源因素影响精子质量，同时可以适当服用维生素 E、辅酶 Q10、左卡尼汀、虾青素等抗氧化药物改善精子质量。

16 高龄男性进行自精保存时需要注意什么？

◎苏彦华，李玉山

自精保存，又名生育力保存或生殖保险，是人类精子库的工作内容之一，它是指通过冻存男性精子或睾丸组织以期预防未来生育风险，并借助人类辅助生殖技术最终达到生育目的的技术和方法。自精保存既适用于拟实施辅助生殖技术的不育症患者，也适用于有生育力保存需求的正常男性和有不育风险的男性。

年龄是影响男性生育力的一个重要因素。男性最佳生育年龄是在35岁以前，35岁以后男性的精子质量会下降，精子基因突变率也明显增加，不利于孕育健康的后代。即使行辅助生殖技术，成功率也会降低。由于生育年龄推迟等，男性生育力下降成为发展趋势。

由于社会、家庭和事业等因素的影响，不是每一名男性都能在35岁之前生育下一代。错过最佳生育年龄将增加生育有缺陷子女的概率，给家庭及社会带来痛苦和负担，因此对于那些不能在35岁之前完成生育的男性，可以先通过自精保存把精子冻存起来，在未来需要生育时，再把冻存的精子取出来使用。目前自精保存者以中青年为主，因为这部分人群对自精保存比较容易接受，并且有更强烈的生育愿望和需求。但是高龄和低龄保存者的需求仍然不能忽视，特别是高龄保存者，由于其情况的特殊性及复杂性，其保存需求更应该得到关注和重视。

男性的生育力虽然可以维持到较高的年龄，但随着年龄增长其精子质量和生育力也呈现逐步下降的趋势，特别是高龄肿瘤患者，肿瘤本身及肿瘤治疗过程，会对男性生育力造成一定程度的损伤，从而导致高龄男性进行自精保存时精液保存的数量不够，甚至不能保存。因此如果高龄男性有自精保存的需要，应尽早进行，以免错过最佳保存时机。随着精子冷冻技术和辅助生殖技术的提高，尤其是卵胞质内单精子注射技术的广泛应用，辅助生殖技术对冻存精子的数量和活力要求有所降低，这也给部分患有严重少弱精症的高龄男性带来了希望。但高龄男性进行自精保存时需要注意自己配偶的年龄问题，如果配偶年龄过大，后期配偶的身体条件尤其是排卵和子宫内膜质量等可能无法满足行辅助生殖技术的要求，那么即使保存了精子也是没有意义的。另外，如果遇到高龄自精保存者出现意外死亡等极端特殊情况，如何处理其冻存在精子库的精液，是授权销毁，还是可以继承、捐献等，这些都是需要精子库工作人员在前期详尽告知患者的。

因此，针对高龄男性自精保存的患者，精子库工作人员应当格外重视，前期应和患者及其家属深入沟通，全面了解其进行自精保存的具体需求，保证患者和家属充分了解自精保存的相关信息，并且知晓高龄男性精子以后生育可能存在的风险，从而让高龄男性自精保存者谨慎选择是否进行自精保存。

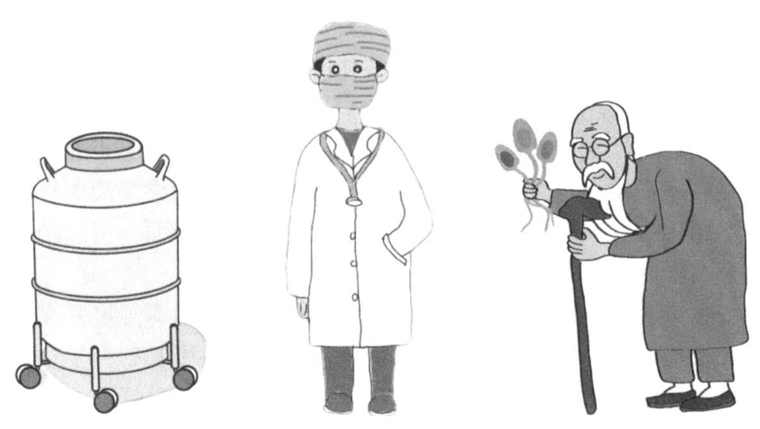

17

长途运输司机保存精子前需要注意什么?

◎凌晓辉，张欣宗

汽车货运通常把行程 4 小时以内的称为短途运输，运输时间在 10 小时以上的称为长途运输。长途运输司机发生精液异常的概率明显比普通人群高，如存在精液不液化、少精子症、弱精子症、畸形精子症及精子 DNA 碎片率高等问题。

为什么长途运输司机的精子容易受损害呢?可能与下列多种因素有关。

长途司机长期坐式体位，经常憋尿，容易压迫前列腺及阴囊，前列腺部位血液循环不畅，诱发前列腺炎，男性前列腺的分泌功能由此受损，液化因子减少，造成精液不液化的情况，即精液一直呈“果冻样”，导致精子活动受限，精子活力明显下降；合并前列腺炎的长途司机，精液酸性物质增加，酸碱度下降，精液中的白细胞可通过氧化应激反应，损伤精子细胞膜，导致精子活力下降；如果精液中存在细菌、支原体或衣原体等病原体，它们可吸附在精子表面，引起畸形精子率升高。

货车驾驶室通风不畅、发动机产热，久坐引起阴囊温度升高，由于精子发育需要阴囊的低温环境，阴囊温度升高可引起睾丸生精功能受损，导致精子生成及成熟障碍，精子异常的概率明显增高。司机每日同汽油、柴油或汽车尾气打交道，同时很多司机喜欢吸烟，这些不良物质可作用于睾丸曲细精管，引起生精功能减退，并且吸烟者对睾丸间质细胞雄激素合成有直接或间接的抑制作用。

长途大货车司机一般以夜间开车为主，需要长期熬夜，而熬夜和睡眠不足是男性生殖健康的头号杀手，熬夜会引起男性内分泌紊乱及免疫力下降，容易引起生精功能紊乱，造成精子质量差，并且可能导致性功能障碍、前列腺炎及附睾炎等。长途司机开车时注意力高度集中，造成精神的过度疲劳和紧张，导致生殖激素分泌失调，也引起精液质量下降。

长途运输是司机的一种谋生手段，如改变职业可能存在困难。但是，即使不改变职业，如果需要保存精子，也应该做到如下几点，对精子的改善是有帮助的。连续开车 2～3 小时，建议停车休息，伸伸腰、踢踢腿、做深蹲，不要憋尿，改善生殖系统的血液循环。如条件允许，最好两个人或以上轮班，保证一定时间的休息；穿着宽松，避免穿紧身内裤、牛仔裤，驾驶室通风，促进空气流通；选择容易散热的竹子或陶瓷材质等材料制成的坐垫；戒烟、戒酒，多喝牛奶，多吃鸡蛋、牛肉、羊肉、核桃、海鲜，以及水果及番茄等新鲜水果蔬菜，少吃辣椒等刺激性食物，少喝碳酸饮料；适度的体育锻炼，如慢跑、游泳等，规律的性生活，定期排精，如精液检查异常，可排查原因，选择合适的药物改善精液质量。

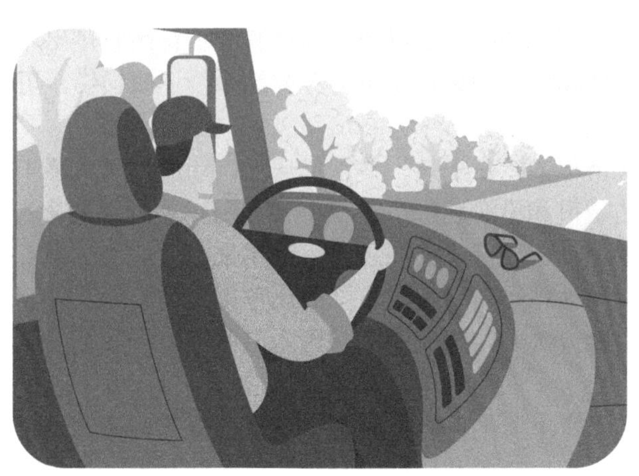

18

痛风会影响男性生育吗？

◎曲仕浩

近年来，由于社会环境因素的变化，男性生殖健康问题日趋严重，精子活力和精子浓度均有所下降，由此带来的男性不育问题逐年增多。精液质量下降是一种多因素的复杂病理问题，除明确的致病因素外，环境和日常饮食导致的机体代谢紊乱对精子质量的影响越来越受到关注。

在多种代谢紊乱过程中，尿酸代谢异常（痛风）所占比例较高。人体血尿酸的正常值通常在 268～488μmol/L，但是对于不同人群，正常尿酸值要求不一样，如 488μmol/L 是对正常人群来说，如果是痛风患者，达标治疗即目标尿酸值要控制在 360μmol/L 以内，如果有肾结石，尿酸最好在 300μmol/L 以内，这样有利于肾结石排出。但是尿酸也并不是越低越好，如果过低也会对神经系统造成损伤，可能间接地影响生殖系统。

痛风又俗称为“帝王病”“富贵病”。痛风发病率逐年升高，国内经济发达城市和沿海地区高达 5%～27.2%，男性发病率高于女性，目前已成为世界主要健康问题之一。近年来，全球男性不育症发病率逐年上升，男性精子质量大幅下降，已危害人类繁衍，受到各界普遍重视。在生活方式上，痛风的影响因素与精液分析参数的影响因素有部分重合，对于一些男性不育患者，经过一段时间的生活饮食方式调整后，尿酸水平下降的同时，精子质量也会得到明显改善。

痛风患者与以超重和肥胖为基础的代谢综合征密切关联，尤其是内脏型肥胖患者，而超重和肥胖对男性生殖健康是有负效应的。

痛风对男性生殖健康方面有一定的影响，可以损伤血管内皮，从而导致男性勃起功能障碍，同时也会影响男性生殖激素的分泌，男性痛风患者睾酮合成减少，孕酮合成反而增加，痛风性慢性关节炎及痛风性肾病患者睾酮水平下降尤为明显，同时这类患者的雌激素合成也降低，这些异常可能是由于血尿酸升高影响下丘脑的激素分泌，因此促卵泡激素合成减少，进而降低睾酮和雌激素的合成。由于痛风对男性生殖内分泌产生影响，可能会影响其精子质量。

因此，对于正在备孕或者计划进行生育力保存的男性痛风患者，最好要控制尿酸的水平，以提高精子质量，增加妻子怀孕的机会。另外，有些治疗痛风的药物可能会影响精子质量，要认真阅读药物说明书，如果该药物对生育力有影响，暂时不适合怀孕或自精保存。建议痛风患者注意休息和工作相结合，痛风患者尽量不要吃海鲜、动物内脏等高嘌呤食物，最好戒酒戒烟，少喝肉汤、火锅汤等嘌呤含量较高的浓汤。

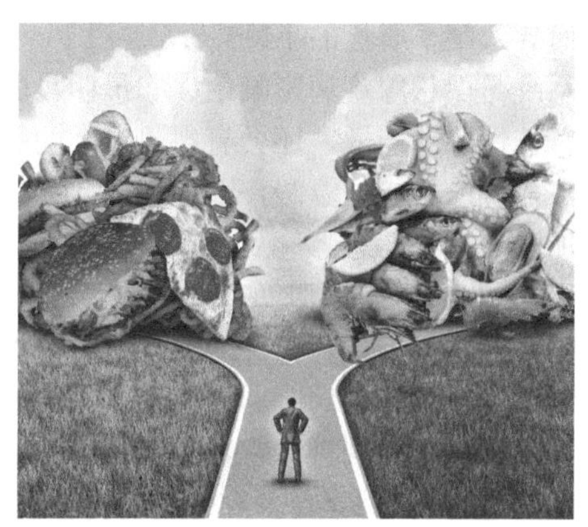

19

甲亢影响精子质量吗?

◎曲仕浩

甲状腺功能亢进，简称甲亢，是一组由自身免疫出现问题所导致的疾病，是甲状腺方面的常见疾病，它会导致甲状腺功能紊乱，从而引起一系列全身症状。

甲状腺功能亢进对人体的影响主要表现在代谢异常，以及对心血管系统、神经系统、消化系统方面的危害，另外对男性生殖系统也有较大的影响，从而导致精子质量的下降。

内分泌代谢系统是甲状腺疾病影响最大和最明显的组织，甲状腺激素分泌过多除影响性腺功能外，还会有产热过多的症状，男性甲亢的早期症状如怕热，喜凉，皮肤温暖，潮湿多汗，手掌更为明显。甲亢患者常有心跳加强、加快，患者感到心悸，大多心律规则，少数心律不齐，因左心室搏出量增加，心脏负荷持续加重，可使左心室肥大，并出现心尖部收缩期吹风样杂音，第一心音亢进，晚期有可能出现心力衰竭。常有性情改变、紧张、急躁、易激动、失眠等症状。甲亢病情严重者可出现忧郁、狂躁等精神失常，由于神经肌肉兴奋性增高，故有手抖神经反射亢进等。另外，大多数患者还会表现为食欲多亢进，然而还不足以抵偿巨大的消耗，故大多数患者体重减轻，有的患者因胃肠蠕动增加而有腹泻。

同时，甲状腺功能亢进男性易出现频繁早泄、勃起功能障碍、性欲减退和乳房发育。部分甲状腺功能亢进的男性患者通过治疗后，激素逐渐恢复正常，三碘甲状腺原氨酸（T_3）、四碘甲状腺原氨酸（T_4）水平下降，对垂体的负反馈抑制逐渐减弱，促性腺激素水平恢复正常后，男性的性功能可能也会恢复。

甲亢对睾丸的生殖功能影响也比较大，精子发生由下丘脑-垂体-睾丸轴进行生殖内分泌调控，这个生殖内分泌轴受到甲状腺激素的影响，甲状腺激素在睾丸、精子及性功能中起着重要作用。甲状腺功能紊乱会影响睾丸的大小以及间质细胞、支持细胞的增殖和分化，睾丸中有甲状腺激素受体蛋白（TR 蛋白）的表达，甲状腺激素通过基因或非基因效应调节睾丸功能。T_3 结合间质细胞和支持细胞的核受体，激活基因转录和蛋白质合成。另外，甲状腺激素与位于精子细胞膜、细胞质、细胞骨架和线粒体中的非核受体结合，促进环磷酸腺苷合成和 Ca^{2+} 释放，最终影响精子运动，从而影响精子功能。甲亢的男性通常甲状腺过氧化物酶抗体（TPOAb）阳性率升高，而 TPOAb 阳性与低生育力、孕妇不良妊娠结局有关。

因此，甲状腺功能亢进对男性生殖系统有较大影响，随着甲亢病情逐渐稳定，相关生殖影响会得以改善或恢复。因此，对于准备生育或进行生育力保存的甲状腺功能亢进患者，应积极进行治疗，以改善精子质量。

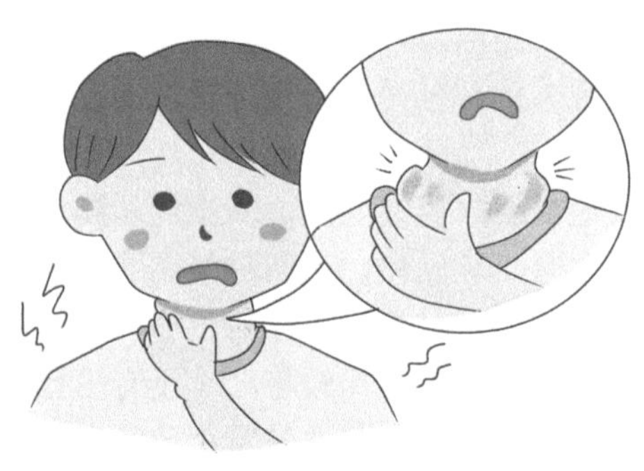

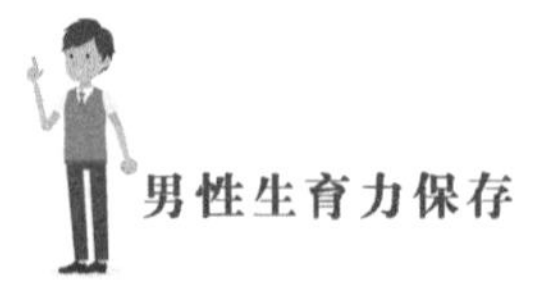

20

肾小球肾炎对男性生育力有影响吗?

◎曲仕浩

有众多的肾小球肾炎患者比较关心这个问题：患有肾小球肾炎能生育吗？会影响以后的性生活吗？这个问题涉及的方面很多，如果这些问题处理不好，会对患者造成严重的心理负担，甚至会导致患者病情的恶化。首先我们要明确什么是肾小球肾炎？

肾小球肾炎，简称肾炎，是两侧肾脏非化脓性的炎性病变，是常见的肾脏疾病，其共同的表现为：水肿、蛋白尿、血尿、高血压、尿量减少或无尿、肾功能正常或下降。

肾小球肾炎在临床上分为急性肾小球肾炎和慢性肾小球肾炎，仅有少数慢性肾小球肾炎是由急性肾小球肾炎发展所致（直接迁延或临床痊愈若干年后再现），大部分慢性肾小球肾炎的发病机制是免疫介导炎症。另外，非免疫、非炎症机制在疾病发展过程中起重要作用，如健存肾单位长期代偿处于血流高灌注、高滤过和高跨膜压的“三高”状态，久之导致健存肾小球硬化。这两种类型的肾小球肾炎对生活和工作都有一定影响，需要及时接受相应的治疗，控制病情。

有些肾小球肾炎男性患者还比较年轻，没有生育，非常关心肾小球肾炎对精子质量会有影响。一些急性肾小球肾炎患者，可能是由泌尿系统炎症引起的，细菌感染本身也会影响男性生殖系统，从而导致精子质量下降，甚至梗阻性无精子症。还有一些慢性肾小球肾炎患者，主要是由免疫介导的炎症所引起的，影响精子质量下降的原因主要有以下两个方面：①慢性肾小球肾炎代谢毒素的侵入，干扰了精子成熟过程中的能量转换酶，降低了精子活力；②慢性肾小球肾炎血液代谢毒素对精子的损伤，也可能与活性氧（ROS）的产生有关，因代谢毒素为脂溶性化合物，容易通过血睾屏障进入睾丸，而睾丸曲细精管内生殖细胞富含代谢酶类，在这些酶的作用下，代谢毒素通过活性氧的产生导致生精细胞 DNA 损伤，由于精子缺乏 DNA 修复功能，受损后的 DNA 容易产生断裂损伤，导致生精细胞分裂障碍，使精子生成减少，而且生成的精子发生畸形。

另外，慢性肾小球肾炎通常使用糖皮质激素、免疫抑制剂等药物进行治疗，而且治疗周期比较长，这些治疗会对男性睾丸产生严重影响，导致精子产生量明显下降。

因此，准备生育的肾小球肾炎男性患者，应该及时到正规医院进行生育力评估，并进行相关生育咨询。在使用糖皮质激素、免疫抑制剂等药物进行治疗前，最好到人类精子库进行精液冷冻保存，以备将来生育时使用。

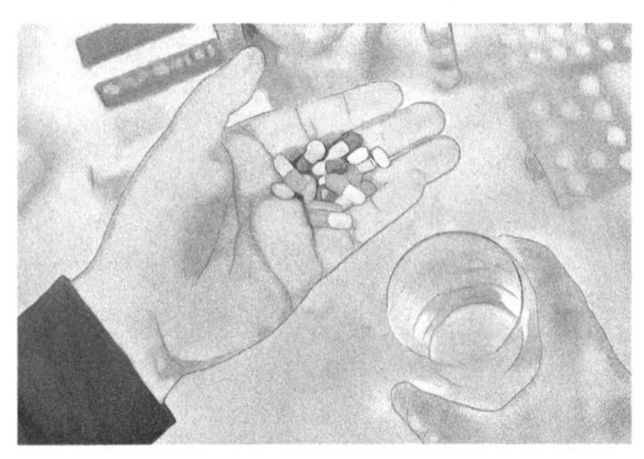

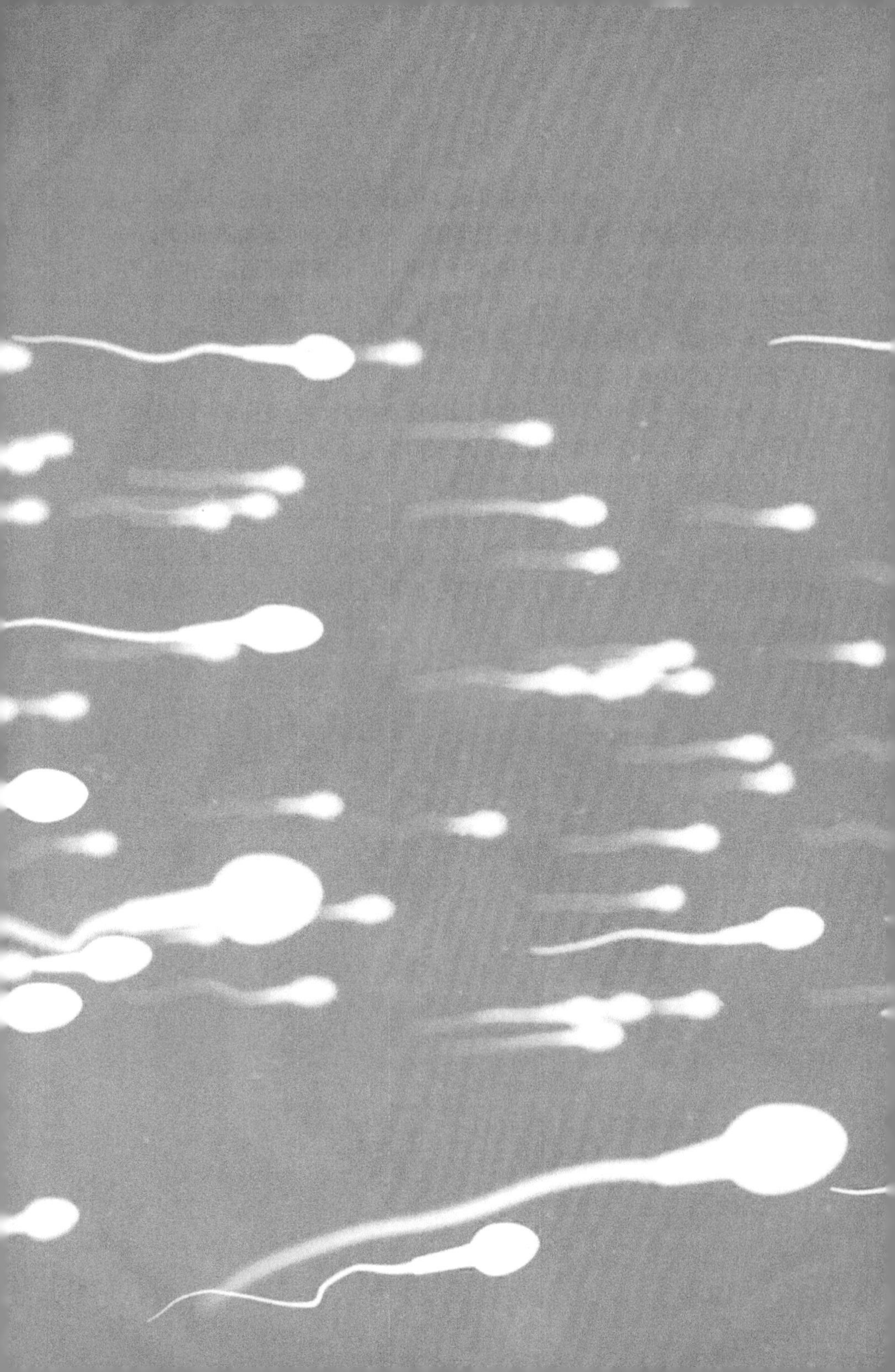

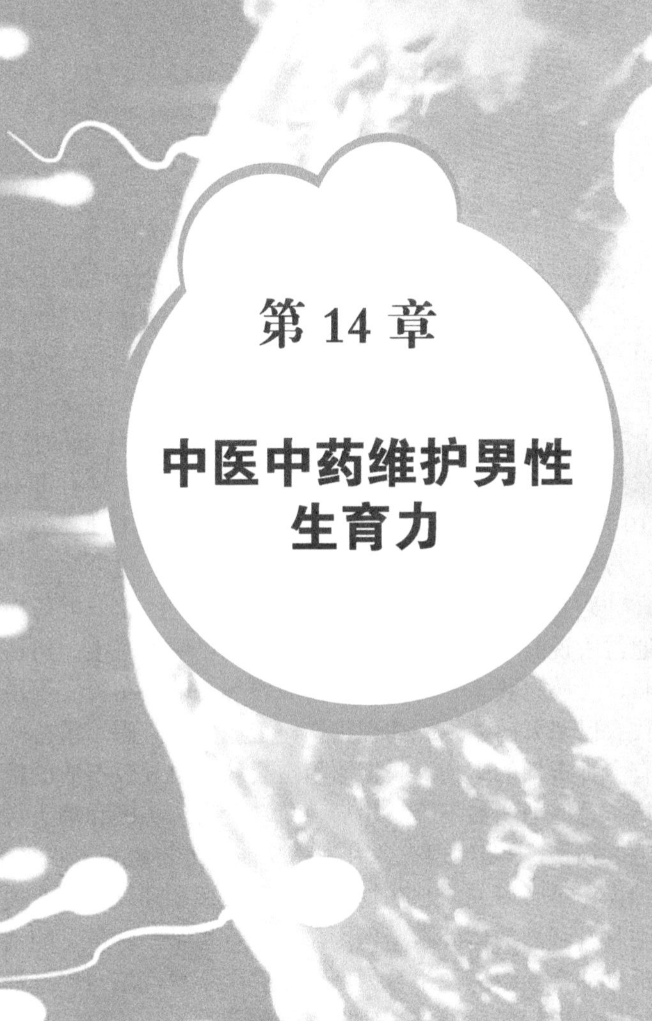

第 14 章

中医中药维护男性生育力

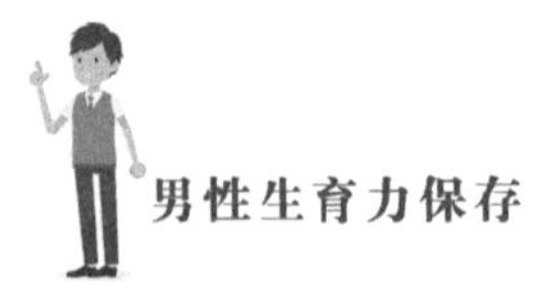

01

哪些中药会影响男性生育力?

◎翁治委

随着社会化进程的加快，全球男性的精子质量处于逐渐下降的趋势。中医药在男性不育症的治疗中历史悠久，展现出了不错的疗效。现代社会中，许多人认为中药是天然形成的，形成了中药无毒的概念。然而古人有云："是药三分毒"。中药毒性不可忽视，早在《内经》中，就将中药分为大毒、常毒、小毒、无毒。因此，在中药的使用中，也需要注意中药的生殖毒性。《中国药典》中记录了 83 种有毒中药，其中包含 10 种"大毒"中药，42 种"有毒"中药，31 种"小毒"中药。以下是常见会影响男性生育力的中药。

(1) **植物类中药**。植物类药物是中药使用最广泛的一类药物，也就是我们通常所说的"草药"。常见的中药有昆明山海棠、川乌、草乌、雷公藤、三棱、莪术、马前子、马兜铃等。动物实验显示昆明山海棠会导致大鼠睾丸出现组织病理损伤，造成生精障碍。雷公藤是一种公认具有多种毒性的中药，长期服用雷公藤后会导致不活动精子显著增加，精子总活力明显下降。川乌、草乌含有乌头碱和乌头次碱，对睾丸会造成损伤，主要体现在睾丸生精功能和分泌雄激素水平下降，停药后这种损伤是否可逆，与药物作用时间长短和药物剂量有关。七叶一枝花则具有强烈的体外杀精作用。棉花籽也是一种常见的杀精药物，服用棉籽油会导致男性生育力低下，甚至不育，这与棉籽油内的棉酚关系密切，现棉酚已被用于研究男性避孕药。

(2) **动物类中药**。动物类中药包含动物的全体、一部分、分泌物、排泄物、生理产物以及病理产物。有生殖毒性的常见动物类中药包括全蝎、蜈蚣、斑蝥、土鳖虫、麝香等。斑蝥可造成睾丸指数与精囊腺指数的降低；地龙的乙醇提取物包含琥珀酸，低含量即可令人类精子失去活力。

(3) 矿物类中药。矿物类中药包含天然矿物（滑石、白矾等）、矿物加工品（芒硝、清粉等）以及一些古生物化石（龙骨、琥珀等），是以无机化合物为主要成分的一类天然药物。其中一些中药含有重金属，对男性精子质量容易造成严重损害。例如，水银是化学元素汞的俗称，对生殖细胞及染色体均有较大的损伤作用。硫磺在治疗疾病时多外用，内服则易导致畸形精子比率升高。此外，雄黄、轻粉、红粉、朱砂等中药也含有一定的生殖毒性，主要表现在精子活力下降。

综上所述，中药的生殖毒性不容忽视，特别在男性生育力方面，有些中药的生殖毒性是可逆的，有些则是不可逆的。因此，对于有生育计划的男性，中药的使用需听从专业医生的建议，禁用或慎用含有强烈生殖毒性的中药，切勿自行开药服用。

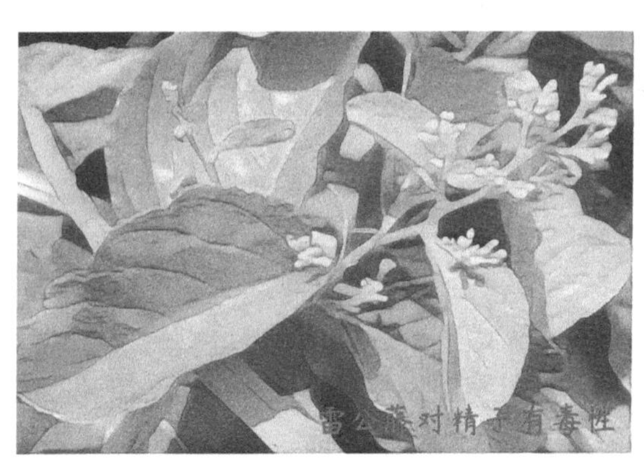

雷公藤对精子有毒性

02

保存男性生育力的四件宝

◎翁治委

男性生育力的维持周期较长，长期服药会降低患者的依从性，采用药膳的方式，在日常饮食中摄取能保存男性生育力的食物，往往会获得事半功倍的效果。哪些食物对保存男性生育力更好呢？

(1) **鱼胶**。鱼胶，即鱼鳔，在我国食用和药用至少有 1600 年的历史。早在北魏《齐民要术》中就记载沿海地区渔民用作鱼肠酱食用，唐《本草拾遗》始载药用。清朝医家陈士铎在《本草新编》中明确记载了鱼鳔的作用“味甘，气温，入肾经。专补精益阴，更能生子”。鱼鳔治疗男性不育症具有悠长的历史，鱼鳔具有类雄激素作用，可提升睾丸功能及促进精液生成，有益于改善生殖内环境。鱼鳔为胶原蛋白肽生产原料，其中的胶原蛋白肽具有对机体 DNA 损伤的保护作用，减轻机体内的活性氧损伤，从而提升男性生育力。

(2) **雪蛤膏**。雪蛤膏又称为蛤蟆油，为东北林蛙靠近输卵管及卵巢之间的脂肪，用来做成雪蛤膏，具有补肾益精及养阴润肺、补虚的作用。其在宋朝《本草图经》中已有记载，而在清朝时期，蛤蟆油更是作为“八珍之首”的上等宫廷贡品。雪蛤膏具有良好的抗疲劳、耐缺氧效应及降血脂作用。此外，雪蛤膏中富含天然动物类激素，对于维护男性生育力，雪蛤膏是不错的选择。此外，雪蛤膏还具有提高免疫力、改善性功能的作用，可调节更年期综合征相关症状。

(3) **牡蛎**。牡蛎，我们最熟悉的是生蚝，具有敛阴、潜阳、止汗、涩精之功，号称“男士的加油站”，具有药食两用的价值。《本草纲目》记载了牡蛎治虚弱、解丹毒、止渴等药用价值。牡蛎肉营养价值丰富，其钙、铁、锌、硒的含量高于禽畜肉类，其中钙含量是陆生动物的 2～10 倍，铁含量约为牛奶的 21 倍。牡蛎中锌含量居各类食物之首，是牡蛎的特征性营养元素。锌是精浆中重要的成分，对于精子运动、精子正常形态的维持具有重要作用。牡蛎提取物能改善性功能，还具有抗氧化作用，以维护生育力。因此，对于有生育需求的男士，定期适量食用牡蛎可对生育力有维持和改善作用。

(4) **海马**。海马，古时称为“水马”，最早于三国时期万震的《南州异物志》中就有记载，有温肾壮阳、散结消肿的功效，临床上常用于治疗阳痿、遗尿遗精、腰痛、虚劳、肾虚作喘等疾病。海马具有性激素样作用，以及抗炎、抗氧化等多种药理作用。在药膳服用方面，常使用雄雌各一只海马服用，配伍淫羊藿、枸杞、熟地黄等炖汤服用，尤其适合如手足冰冷、畏寒、腰膝酸软等阳虚表现男性。

生育力维护，是漫长的工程。必要、科学的食疗，可以在一定程度上保存男性生育力，在同等条件下保持生育优势。

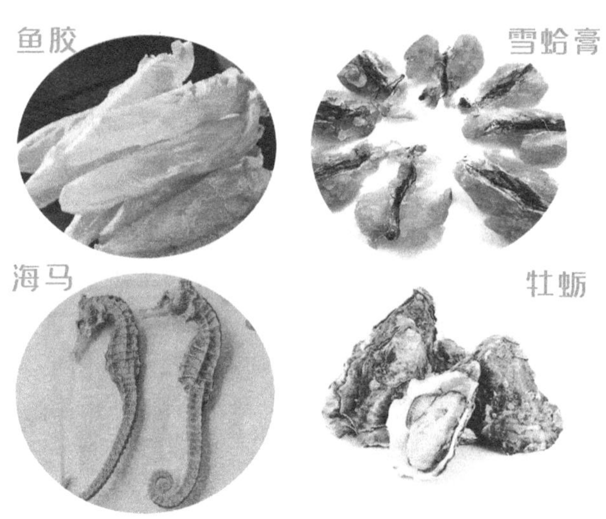

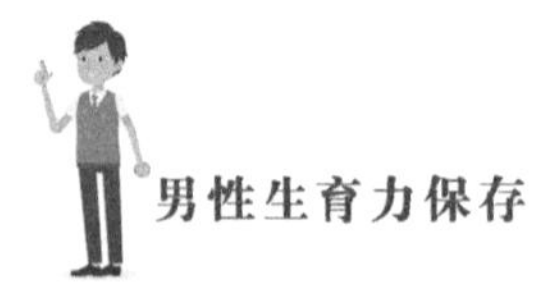

03

“养护精子”中医护肾之法

◎杜　鹏

日常生活中，男性在养护精子方面多少会接触到中医学，中医讲究辨证论治，个体化治疗。《黄帝内经·素问·上古天真论》有云“丈夫八岁，肾气实，发长齿更；二八，肾气盛，天癸至，精气溢泻，阴阳和，故能有子”。确立了肾在男性生殖功能中的核心地位，随着年龄的增大，肾中精气及天癸的盈亏决定着男子的生育能力。肾虚证型出现频率最高，对望闻问切无明确证候，而精液检查异常者，也大多从肾论治。因此，补肾法虽不是不育症的唯一治则，但却是重要的治法。

比较常见的分型为肾气不足型、肾精亏虚型、肾阴虚型、肾阳虚型。

(1) **肾气不足**。为肾气虚弱的证候。由于年老肾虚，或因先天禀赋不足，年少肾气未充纵欲过度，或久病、重病、劳损等肾气耗损所致。临床表现为耳鸣，腰膝酸软，性欲衰减，早泄、滑精、遗精，头晕健忘乏力，舌淡、苔白、脉沉弱或沉迟。常用中成药：金匮肾气丸。

(2) **肾精亏虚**。为肾精亏损的证候。由先天禀赋不足，先天发育不良或者后天失养失调，久病伤肾，或者房劳过度等所致。临床表现为成人生殖功能减退，早泄、遗精、滑精、勃起无力、精液量少而黏稠、精少不育，耳鸣，发脱，牙齿松动，失眠健忘，常伴有抑郁症。常用中成药：五子衍宗丸。

(3) **肾阴虚**。为肾阴亏损，虚热内扰的证候。由久病伤阴，或性欲妄动，房事不节，或禀赋不足，或过食温燥伤阴之品而致。临床表现为腰膝酸软而痛，早泄、遗精，阳强易举，性欲亢进，齿松发脱，头晕耳鸣，五心烦热，潮热颧红，舌红少苔，脉细数。常用中成药：左归丸或知柏地黄丸。

(4) **肾阳虚**。为肾阳亏虚，机体失却温煦的证候。由于肾阳亦称命门之火，故本证又可称为命门火衰。由年老肾虚，久病伤肾，素体阳虚，或房劳过度所致。临床表现为畏寒肢冷，腰膝以下尤甚，性欲低下，阳痿早泄，遗精、滑精，精液量少而稀薄，常伴有射精后疼痛，精冷不育，面色白或黧黑，小便清长，夜尿多，舌淡，苔白，脉弱。常用中成药：右归丸。

另外，除日常服用中药治疗外，中医的针灸也可以有一定帮助作用，如果肾之阴阳不足，可以取命门、肾俞、关元、气海、精宫、大赫、三阴交、太溪等穴补养肾之阴阳。

因此，平素如果能注意到养护“肾”，会起到事半功倍的效果，更有利于优生优育，否则，会影响生育的效率和结局。

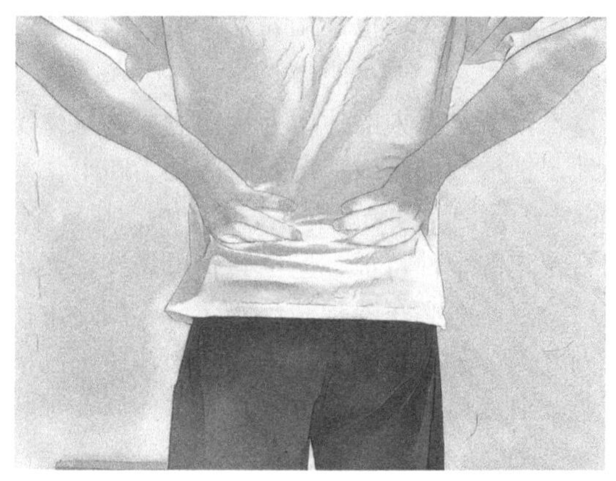

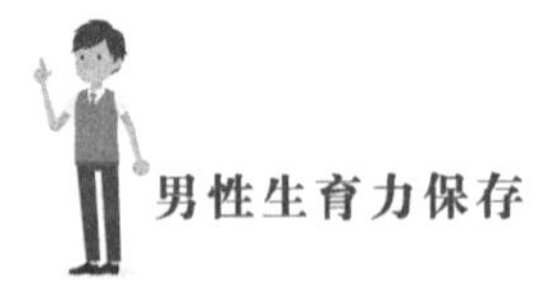

04

“养护精子”之辨识中医体质

◎杜　鹏

准备生育的男性都会在乎自己的身体调养，都想把自己的精子养护得更加精壮以备后用。预防在中医学中称“治未病”。《黄帝内经・素问・四气调神大论》说：圣人不治已病，治未病；不治已乱，治未乱……夫病已成而后药之，乱已成而后治之，譬犹渴而穿井，斗而铸锥，不亦晚乎？指出了预防疾病的重要意义，有关男性生育力保存方面，少不了精子的日常调摄，倘若了解自己的身体体质状态，会有不小的帮助。

中医的辨体论治就是以人的体质为认知对象，从体质状态及不同体质分类的特性，把握其健康或疾病的整体要素和个体差异，制定防治原则，选择相应的治疗、预防、养生方法，从而进行个体化的干预。体质虽然是相对稳定的个性特征，但也具有可调性，如果能及时了解自己的中医体质特点，想必在养护精子方面会起到促进作用。中医体质基本上可分为九类，分别是阳虚体质、阴虚体质、气虚体质、痰湿体质、湿热体质、血瘀体质、特禀体质、气郁体质及平和体质。

(1) 阳虚体质特征。常见形体肥胖，畏寒怕冷，腰背为著，性格多沉静内向，精神萎靡，毛发易落，目胞灰暗，大便多溏，小便清长，舌胖淡，或有齿印。日常生活中可以用艾草灸督脉、冬季烫脚或药膳生姜红枣汤、当归生姜羊肉汤等都会有一定帮助。

(2) 阴虚体质特征。多见形体瘦长，面色潮红，咽干口燥，手足心热，性情多急躁易怒，常失眠多梦，舌红少苔。日常生活中应该少吃煎烤烹炸食品、尽量少熬夜，饮食中可以多吃木耳、银耳等食材，有些药食同源的中药也可以常吃，如山药、莲子、百合等，还有猪肉、蜂蜜等也有养阴作用。

(3) **气虚体质特征**。常见形体偏虚胖或胖瘦均有，平素易乏力，倦怠少气，面色微黄或晄白，唇色淡白，毛发不华，性格喜静懒言，偏肺气虚的人容易喷嚏、流清涕，舌质淡。日常生活中补气就是要多睡觉、别过度运动伤了元气，平时常按足三里穴位等。

(4) **痰湿体质特征**。形体肥胖，面色淡黄或暗，多脂，口黏痰多，胸闷身重，肢体不爽，苔多滑腻。日常生活中尽量少吃甜黏食物、适量运动减脂等。

(5) **湿热体质特征**。面垢油光，易生痤疮，常口干、口苦、口臭，便干，尿赤，性情多急躁易怒，舌质红，苔薄黄或黄腻。日常生活中尽量不要饮酒、可以多吃薏苡仁、莲子、茯苓、红小豆、绿豆、冬瓜、丝瓜、葫芦、苦瓜、黄瓜、西瓜、白菜、芹菜、卷心菜等，少吃羊肉、狗肉、鳝鱼、辣椒等甘酸滋腻之品及火锅、烹炸、烧烤等辛温助热食品。

(6) **血瘀体质特征**。以瘦人居多，面色常暗，发易脱落，红丝攀睛，肌肤或甲错或瘀斑，心烦心悸，健忘，舌质多暗。平素多吃黑豆、黄豆、香菇、茄子、油菜、芒果、木瓜、海藻、海带、紫菜、萝卜、山楂、绿茶、黄酒、葡萄酒等具有活血、散结、行气、疏肝的食物，尽量少吃肥猪肉等滋腻之品。

(7) **特禀体质特征**。常表现为对季节气候适应能力差，皮肤易出现划痕，易出现风团、瘾疹、咳喘等。日常生活中饮食宜清淡、均衡、粗细搭配适当、荤素配伍合理。少食蚕豆、白扁豆、牛肉、鹅肉、鲤鱼、虾蟹、酒、辣椒、浓茶、咖啡等辛辣之品，以及腥膻发物及含致敏物质的食品。

(8) **气郁体质特征**。多形体偏瘦，亦可见于其他体形，性格内向脆弱，对精神刺激应激能力差，常忧郁不乐，易惊悸，失眠多梦，食欲不振，喜太息，或咽中异物感，或胁胀窜痛。平时有机会可以多吃小麦、高粱、葱、蒜、萝卜、洋葱、金橘、山楂等行气、解郁、消食、醒神之品。

(9) **平和体质特征**。这种体质人群占三分之一，体形匀称健壮，

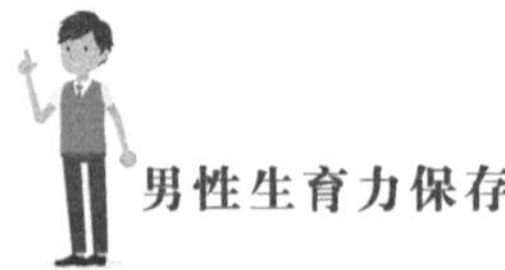

面色红润，精力充沛，发色黑有光泽，性格开朗，胃纳佳，二便正常，舌淡红。这部分人群也是其他 8 种异常体质调摄的目标。

因此，准备生育的男性要根据自己的体质特性，选择合适的治疗、预防、养生方法，养护精子才能达到比较好的效果。

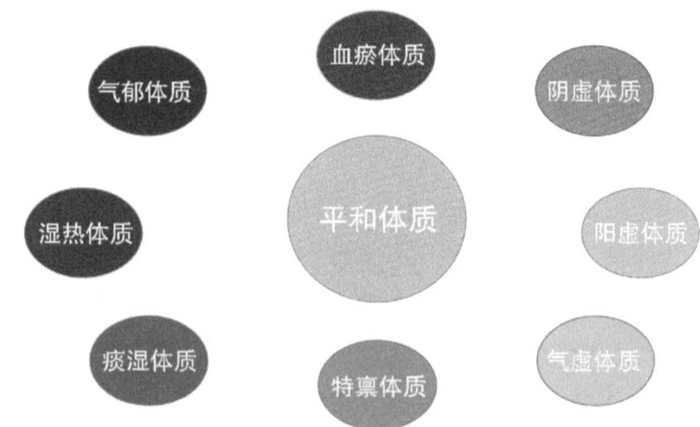

05

中药调理怎样提高男性生育力？

◎翁治委

现代社会，随着环境污染以及饮食生活习惯的改变，男性精子质量呈现整体下降的趋势。精子质量的降低代表着男性生育力的减弱，不利于社会的可持续发展。因此，如何提高男性生育力至关重要，中药调理在男性不育治疗中有非常重要的作用，但需要根据不同的病症进行辨证论治。

(1) **肾虚所致不育**。肾藏精，主生殖。肾虚多由两方面所引起：一方面是先天禀赋不足，肾精缺损，无法正常生长发育；另一方面或是由后天失养，肾精补充不足，或由于房事不节，肾精耗损过多所致，常见性欲低下、精液量少或精子数量少、腰膝酸软等症状。对于此类型不育，以“补肾填精”的方法进行中药调理，以补肾类中药为主，常用方剂包括六味地黄丸（肾阴亏虚）、右归丸（肾阳不足）和五子衍宗丸（肾精亏损）等。常用中药包括枸杞子、菟丝子、五味子、覆盆子、熟地黄、山茱萸等，经过治疗后，可以改善睾丸的泌精功能及副性腺的功能，达到增加精液量及精子浓度的目的。

(2) **肝郁所致不育**。肝主疏泄，调畅气机。所谓“肝肾同源”，肝郁也会导致男性生育力的降低。随着现代化进程的发展，社会逐渐步入快节奏，男性的压力也越来越大。另外，有些男性思想比较传统，对两性知识以及受孕规律的不了解，容易产生焦虑、不自信等情绪，久之则形成“肝郁”的状态，常见勃起功能障碍、精液黏稠、精子活率低、睾丸坠胀疼痛等症状。对于此类型引起的不育，以“疏肝解郁”的方法进行中药调理，常用方剂为逍遥丸。常用中药包括陈皮、柴胡、

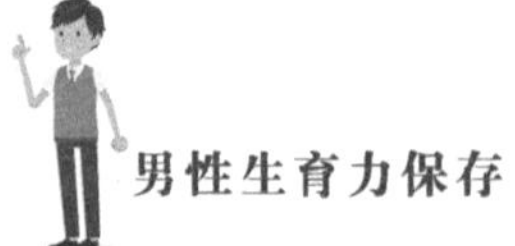

合欢皮、川芎等，可以提高性欲，改善勃起，最终提高男性生育力。

(3) 痰湿所致不育。痰湿既是机体常见的一种病理产物，也是许多疾病的致病因素。痰湿蕴脾，导致体液运行不畅，易出现精液难以液化等症状。随着生活水平的改善，现代男性嗜好肥甘厚腻之味，久则内生痰湿，影响生育力，常见精液黏稠、难以液化、脘腹痞闷、食少纳呆等症状。所谓“肥人多痰湿”，此类型多见于肥胖体质的人，以“温化寒湿”“化痰祛湿”的方法进行中药调理，常用方剂包括二陈汤、香砂六君子丸等。常用中药包括橘红、广木香、砂仁、党参、白术、茯苓等。

(4) 湿热所致不育。当许多病理因素长期缠绵体内时，就容易内生湿热，常见精液黏稠，精液不液化、色黄，味臭，小便短赤等症状。对于此类型的不育，以“清热利湿”的方法进行中药调理，常用方剂为龙胆泻肝汤、八正散。常用中药包括黄芩、栀子、车前子、泽泻等，治疗后精液往往可以正常液化。

(5) 血瘀所致不育。由于现代人习惯久坐，也容易引发“瘀”这一病理产物。且久病多瘀，血瘀则气血运行不畅，代谢产物会改变生精环境，最终精子活力受到影响，常见“活血化瘀”的方法进行中药调理，常用方剂为血府逐瘀汤。常用中药包括桃仁、红花、当归、丹参等，中医的活血化瘀相当于西医的清除氧自由基，降低精子 DNA 碎片率。

中药调理男性生育力，首先需进行正确的辨证论治，通过辨病与辩证相结合，选择对证的中药，才能准确有效地提高男性精子质量。

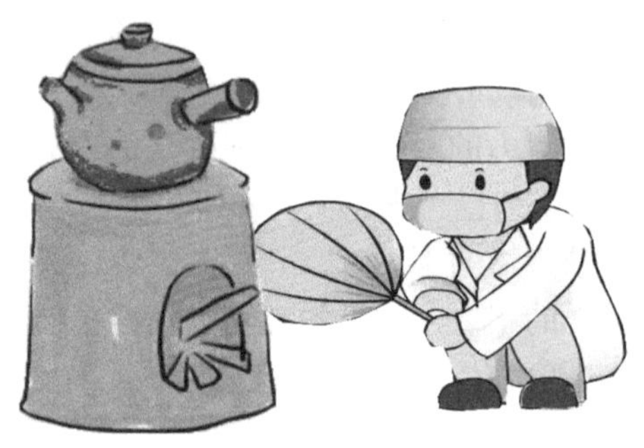

06

中医药调理男性生育力注意事项

◎翁治委

随着国家计划生育政策的调整，生育力维护越来越得到大家的关注。一方面是医务从业者的大力科普，另一方面育龄男士养生保健意识逐渐在提高。中医药在生育力保存方面受到大家的追捧，中药调理、食疗、药膳、膏方热度逐渐增高。想要效果更显著，中药调理男性生育力期间有什么注意事项？

(1) 服药时间的正确选择。一般来说，生育力维护的方药大部分偏滋补，在饭前 1 小时服用，有利于药物尽快吸收，但对于胃肠功能不好的人或者有胃肠疾病的人，尽量饭后服用以防产生胃肠刺激；如果生育力维护的患者睡眠差兼顾安神药物使用的，建议睡前空腹服用。

(2) 服药期间，可以适当排精。正所谓“养精有期，疏泄有度”，男性的精液有“满则溢”的特点，成年男性，如果长时间没有排精，会出现遗精，同时会负反馈出现生精下降。对于生育力维护期间的男性，不能一味强调“养精”“蓄精”，适当地排精，如一周 1～2 次排精，可以更好地促进精子更替，就像流动的水好过一潭死水；同时也要避免频繁的性生活或手淫，频繁地排精可导致肾精亏虚，进而影响精液的质量。

(3) 调理期间，注意饮食。少食生冷、煎炸、辛辣刺激食物，少饮浓茶、咖啡，以免影响药物吸收，发挥最佳疗效；同时戒烟限酒，因为烟中的尼古丁、煤焦油和酒中的乙醇均可直接损伤生精上皮，影响男性的精子质量，不利于生育力的维护。

(4) 调理期间，避免偏食，均衡饮食。注重微量元素、蛋白质和

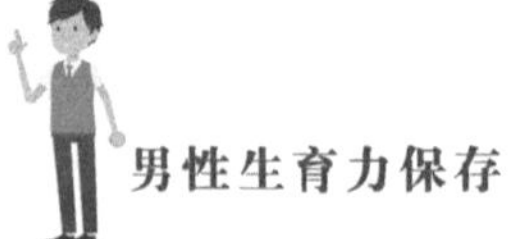

矿物质的补充，微量元素对于维持精子的数量和活力具有重要作用。

(5) 调理期间，注重基础疾病的防范。进入生育力维护的男性大部分是中年男性，这一类人群多见伴发高血压、糖尿病、高血脂、过度肥胖等，代谢性疾病也会影响男性生育力，所以在生育力维护的基础上，兼顾基础疾病的干预，往往事半功倍。

(6) 中药调理，切忌迷信偏方。中医讲究辨证论治，千人千方，疗效建立在辨证论治的基础上。偏方的特点：其一，用药剂量往往偏大，单味药可能高出好几倍；其二，含有动物药或大辛大燥之品。大剂量用药可能会损害肝肾功能，动物药、峻猛之品往往含有一些特殊药材，如不对症可能适得其反；胡乱进补，大辛大燥之品，如鹿茸、鹿尾、鹿血、全蝎、蜈蚣、九香虫、海马等，过于温燥，容易耗伤阴液，出现口腔溃疡、喉咙痛、睡眠烦躁、精液量少、精液黏稠度高。动物药也可能引起过敏反应，轻者瘙痒、皮疹；严重者出现喉头水肿，严重者危害生命危险。

中医药调理男性生育力，有一定的疗效，但是一定要经专业医生诊治、处方处理，不能自行一味使用补肾壮阳之品，应结合个人体质配伍相应辩证用药。只有方向对，结果才可能如愿。在调理的过程中，良好的生活习惯、健康的心态也很重要，养生先养心，调理先调神。

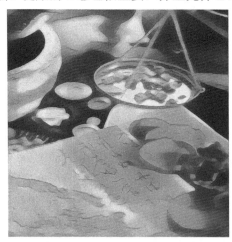

07

备孕期间如何科学服用药膳？

◎翁治委

在临床工作中，许多有生育计划的夫妻会咨询如何进行药膳调理。药膳调理对于有生育计划或生育力保存的男性是很有价值的，中医学证实药膳调理可以改善精子数量、精子活力等指标。

药膳的服用应在医师的辨证指导下使用，不可道听途说。临床上经常遇到患者讲述，有朋友吃了某种药膳特别好，很快就生了对龙凤胎，自己就立刻买来吃，可结果是自己吃了后，孩子没怀上，还热气特别严重。这就是典型的没有进行中医辨证就自行服用药膳，引起不适的情况。正如中医所说阴虚体质的人，适宜的调理就是滋阴，阴虚就像土地干涸，滋阴就相当于给土地浇水，如果误以壮阳之法调补那就像给土地烤一把火，只会越烤越干，不仅达不到调补的目的，反而会引起不适。

阴虚者，调理以滋阴为主，食疗滋阴效果比较好的有鱼胶、鲍鱼、雪蛤膏、白银耳，中药材有石斛、麦冬、玉竹、沙参（10～15 克/人份，每周 2 次，连续 3 个月）。鱼胶是非常适合备孕夫妻一同服用的，并且鱼鳔胶味甘，气温，补精益阴，阴阳并补，通过合理的搭配，阴虚或阳虚者，均可按需服用。本药膳对少精子症效果更好，中医讲“阴成形”，就是滋阴类的药材可以形成“有形之体”。

阳虚者，调整以温阳为主，食疗温阳效果比较好的有海马、兔肉、羊肉、牛肉、鹿肉。中药材有淫羊藿、巴戟天、菟丝子（10～15 克/人份，每周 2 次，连续 3 个月）。本药膳对弱精子症效果更好，中医讲“阳化气”，就是温阳类的药材可以形成“有形之体”。

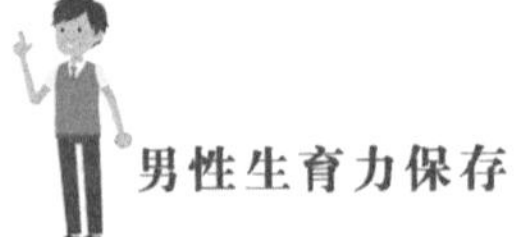

气虚者，调理以补气为主，可以用红参、西洋参、黄芪、五指毛桃。其中红参偏热气，量大容易上火，一次3克，泡茶饮、炖汤；西洋参偏凉，一次3克，泡茶饮、炖汤，脾胃虚寒者慎用；黄芪、五指毛桃二者比较平和，适合各类人群，以炖汤为主，10～15 克/人份，每周2次，连续3个月。

血虚者，调理以补血为主，可以用阿胶、当归。阿胶可以打粉，直接服用单次 1～3 克；当归主要是煲汤，5～10 克/人份，值得注意的是，补血容易生燥，故不宜量大。

脾胃虚弱者，调理以健脾为主，可以用山药、党参、茯苓、砂仁、猴头菇等健脾，小米、粳米养胃。其中山药养阴健脾、党参补气健脾、茯苓祛湿健脾、砂仁醒脾健脾、猴头菇养胃健脾。

此外，有生育计划的男性不需要每天大鱼大肉的，均衡饮食非常重要。日常的饮食对于体质改善也有帮助，如牛肉、羊肉性质偏温，对于阳虚者可适当多食用。生蚝对于阳虚阴虚者均可，脾胃虚寒者可搭配姜葱烹饪。

药膳调整作为一种绿色疗法，可以在一定程度上让有生育计划或生育力保存的男性受益，也可以作为现代医学治疗的补充。

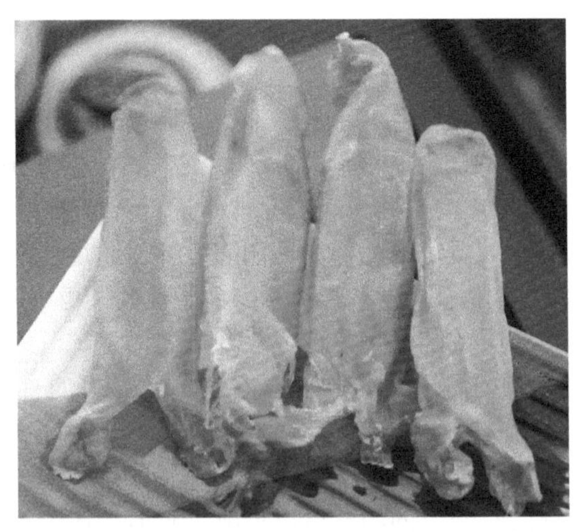

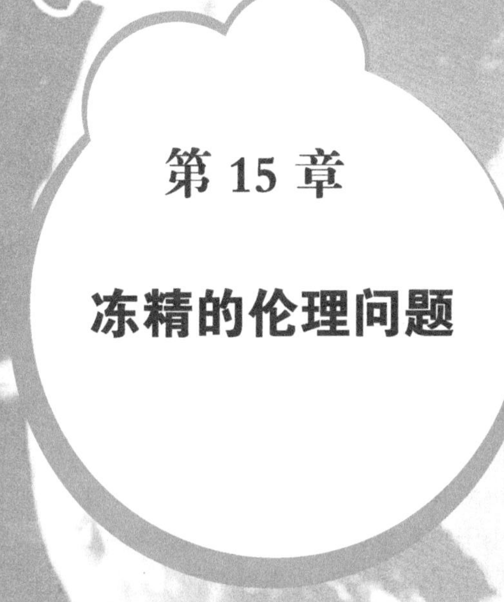

第 15 章

冻精的伦理问题

01

自精保存主要涉及哪些伦理问题?

◎张欣宗

男性的生育力保存相对于女性来说，流程比较简单且技术上也很成熟，那么是否只要本人或家属愿意，任何情况下都可以保存男性的生育力？自精保存时是否需要考虑什么伦理问题？

自精保存是指男性由于各种原因将自己的精子或精液冷冻保存在人类精子库，供未来生育时使用，由于自精保存的精子是为了解决夫妻的生育问题，生育的后代没有改变生物学亲缘关系，与使用捐精志愿者的精子相比，自精保存面临的伦理问题相对较少，但在自精保存的条件、精液标本的管理及使用等方面仍会遇到一些伦理问题。

关于哪些情况下适合进行自精保存，在本书的其他章节有详细介绍，但是还有很多其他特殊情况能否自精保存，将会涉及较多的伦理问题。例如，由于突发事件导致患者成为植物人或去世后，家属要求保存睾丸或附睾精子，虽然在冷冻保存技术上是可行的，但涉及较大的伦理问题，这是不能保存的；有些男性需要进行变性手术，想在睾丸切除前保存精液，这也涉及将来精液的使用及子代权益等伦理问题；有些青春期前的肿瘤患者要求保存生育力，这种情况目前只能保存睾丸组织的精原细胞，将来是否进行睾丸移植或培养成可使用的精子都是未知的，这也涉及将来使用及未成年人的知情同意等问题。

在自精保存精液的采集及冷冻标本的管理过程中，也会遇到一些伦理问题。例如，有些人由于各种原因无法在人类精子库采集精液，需要在院外采集精子（院外手淫、同房取精或外院睾丸显微取精），这些就涉及精液来源的问题，通常需要医院生殖医学伦理委员会讨论；

有些无法抗拒的因素（如地震、台风）或人类精子库管理原因等，导致保存的精液受损而无法使用，涉及协议约定及赔偿的法律、伦理问题；精液保存协议到期后自精保存者已经去世或不再继续交纳精液保存费，自精保存者本人或家属也不办理相关精液销毁手续，这种情况经常发生，这就涉及人类精子库是否可以自行销毁的问题。

在冷冻精液标本使用时，遇到的伦理问题比较多，在人类精子库由于肿瘤治疗前保存精液的自精保存者比较多，有些自精保存者因肿瘤去世了，其父母或妻子要求提取该自精保存的精液用于辅助生殖技术，在国内很多人类精子库都遇到这样的案例，是否可以让其家属取走，涉及大量法律及伦理问题。另外，有些睾丸显微取精或极度少弱精子症的精子在冷冻复苏后质量比较差，辅助生殖技术时无法找到可使用的精子，自精保存者无法接受与理解，因此在自精保存前应该充分知情同意。还有一些自精保存者的冷冻精液标本不想继续保存了，想捐献给不育夫妇使用或捐献给科学研究使用，这些都涉及一些管理及伦理方面的问题。

因此，在自精保存时，有些是明显违反现有法律法规要求的，是不能保存的；有些是由于现有技术不成熟或没有相关法律法规参考的，在遇到这些特殊的伦理问题时，通常会由医院生殖医学伦理委员会从社会学、心理学、法学、伦理学、生殖医学等角度充分讨论后，再确定是否可以保存精子。在自精保存过程中，特别要强调知情同意，自精保存者要充分了解冷冻保存及使用过程的相关风险及约定，人类精子库会与自精保存者签订相关自精保存协议，明确规定双方的权利及义务，以减少不必要的法律纠纷。

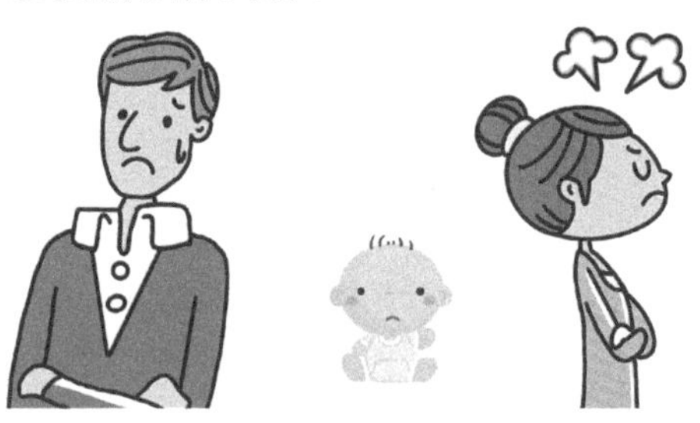

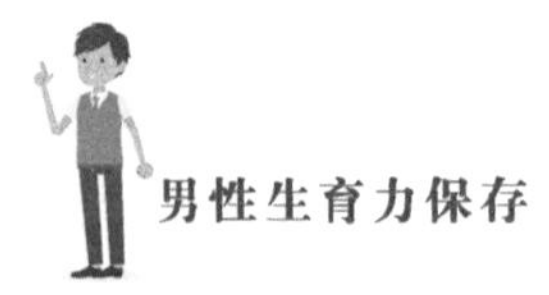

02

丈夫是 HIV 携带者，妻子可以使用供精助孕吗?

◎凌晓辉，张欣宗

获得性免疫缺陷综合征（AIDS）简称艾滋病，是由人类免疫缺陷病毒（HIV）感染所引起的一种严重但可控的慢性传染性疾病。2020 年全球有超过 3700 万人感染了 HIV，其中 80%以上的患者处于育龄期。自使用抗逆转录病毒治疗以来，很多 HIV 感染者的病毒载量得到抑制，艾滋病死亡率明显下降，艾滋病成为可控的慢性感染性疾病。患者的存活时间明显延长，他们也关心着自己生育后代的问题，同时这些问题给生殖医学带来了巨大挑战。

如何让这些 HIV 携带者生育，是生殖医学专家难以回避的问题，主要涉及伦理及技术方面，一方面需要给予 HIV 携带者人文关怀，保障其人权；另一方面需要保证配偶及后代的安全，辅助生殖可以避免两性直接接触，减少 HIV 携带者将病毒传染给配偶及后代的风险。

HIV 的宿主细胞为 $CD4^{+}$ T 淋巴细胞，它存在于男性的生殖腺体、排精管道及附属性腺，如睾丸、附睾、输精管及前列腺等组织中。因此，HIV 携带者精液中也含有 HIV。但是，HIV 携带者精液经过优化洗涤处理，可以很大程度降低 HIV 的载量，尤其是血液中 HIV 病毒载量较低的携带者，通过将洗涤处理的精液实施人工授精后，将 HIV 传染给女方和子代的风险极低，如果选择卵胞质内单精子注射技术助孕，这种风险会更低。在有些国家，通过辅助生殖技术让 HIV 携带者男性患者生育自己的后代是可行的。

但是，在我国进行辅助生殖治疗时，要求夫妻双方均要排除传染性疾病，尤其 HIV 抗体检测必须是阴性。因此，丈夫是 HIV 携带者，在我们国家是不允许进行辅助生殖助孕的，这也是考虑到辅助生殖助孕时，在 HIV 携带者精液处理过程中，不能完全排除交叉污染其他患者的可能性。

其实，这类患者通过供精助孕从技术上来说是可行的，可以避免将 HIV 病毒通过辅助生殖技术传染给配偶及后代。但需要考虑以下几个方面的问题：①HIV 阳性携带者目前仍不是供精人工授精的适应证；②按照辅助生殖技术规范要求，男方 HIV 阳性是不能进行辅助生殖助孕的；③供精助孕，还需要考虑使用供精后出生子代引发的一些伦理问题。

总之，随着艾滋病成为可控的慢性传染性疾病及生活质量的提高，这类患者的生育需求增加，应该尽量体现社会对患者全方位及人性化的关怀，满足他们成为父母的愿望。目前，在我国通过 HIV 感染者自身的精液进行辅助生殖助孕是不可行的；通过供精助孕可以避免将 HIV 通过辅助生殖技术传染给配偶及后代，但涉及一些辅助生殖技术管理及伦理的问题，不同医院可以经过医院生殖医学伦理委员会讨论，再确定是否可以使用供精助孕。

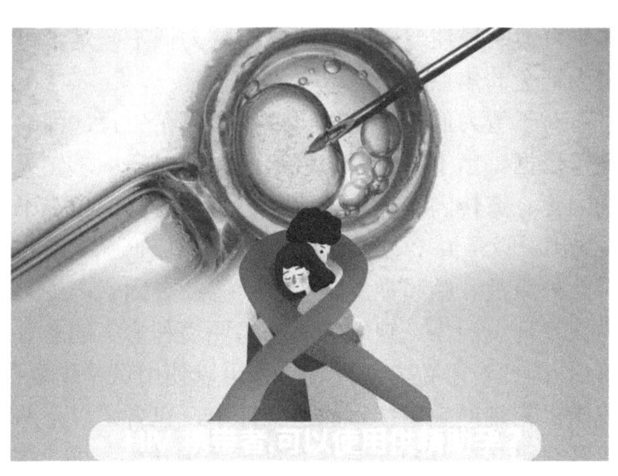

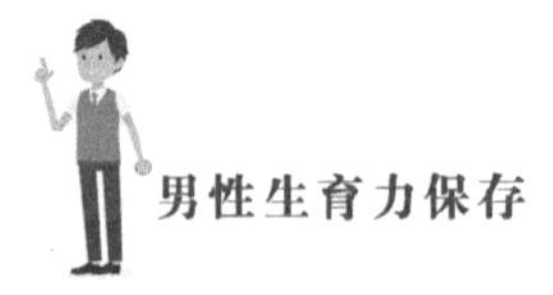

03

男方智力低下，可以使用供精生育吗?

◎刘　晃，张欣宗

智力障碍（MR）又称智力缺陷，一般指由于大脑受到器质性的损害或由于脑发育不完全从而造成认知活动的持续障碍以及整个心理活动的障碍。其可以由遗传变异、感染、中毒、头部受伤、颅脑畸形或内分泌异常等有害因素造成。智力障碍可分为：①重度智力低下（白痴）；②中度智力低下（痴愚）；③轻度智力低下（别名：轻度精神发育迟缓或轻度脑发育不全）等三种。

根据《中华人民共和国民法典》相关规定：①重度智力低下者，禁止结婚。②中度智力低下者，可以结婚，不能生育。而对于轻度智力低下者的生育没有描述。因此，“男方智力低下，是否可以使用供精生育”成为社会的焦点和热点。

我国目前对于智力低下者是否可以使用供精生育，尚缺乏相应法律法规的参考依据。由于造成智力残疾的原因很多：①先天性因素：怀孕和产期因素、遗传因素、母亲疾病、母体营养不良、不良理化因素（抽烟、喝酒、吸毒）；②分娩期间致残因素：产伤、新生儿颅内出血、接生时意外事故、脑膜炎、脑积水；③社会因素：近亲结婚、父母一方智力低，环境污染、缺碘等，恶劣环境和恶劣的教育条件会使孩子智力落后。因此对于智力低下者是否可以使用供精生育存在争议。

目前我国供精辅助生殖技术的适应证中，包含了以下两个相关的方面：一是男方和/或家族有不宜生育的严重遗传性疾病；二是射精功能障碍。因此，结合智力低下与我国供精辅助生育的相关适应证，一方面智力低下伴有性功能障碍的，性功能障碍可以作为供精的适应证；

另一方面不伴有性功能障碍的，智力低下有遗传倾向，遗传病可以是供精的适应证。因此，智力低下者使用供精生育，可以找到法律法规的适应证。

另外，部分智力低下者，尤其是轻度智力低下患者主要表现社会适应能力低于一般人的水平，理解力较差，但生活可以自理，这些夫妇家庭经济条件普遍较差，抚养小孩的能力不足，不利于小孩的身心成长。这些问题也必须引起重视。

总之，由于智力低下者的家庭因素较为复杂，大多数智力低下者的夫妻状况、家庭状况难于达到理想的状态，往往依靠父母的支持和帮助。因此，智力低下者虽然满足供精辅助生殖的适应证，但在申请供精生育的过程中，生殖医学中心应该根据男方智力低下的程度、妻子情况、家庭情况，以及将来小孩的抚养问题等，通过医院生殖医学伦理委员会讨论后，再做出相应的建议。

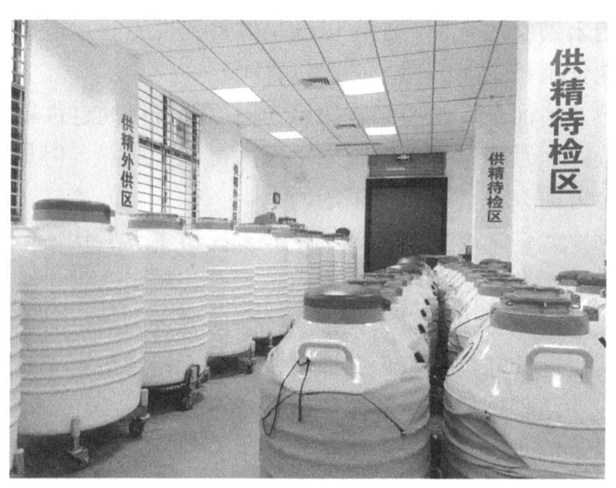

04

未婚女性可以使用精子库的精子生育吗?

◎王琳凯，李玉山

随着社会的快速发展，晚婚晚育已经成为一种趋势，有很多女性朋友会选择 30 岁以后再结婚生子，也有一些女性朋友强调自我价值的实现和经济独立，主动选择单身，不再考虑婚姻问题。这种婚姻、生育观的演变，导致不少未婚女性面临一个现实问题：想拥有一个自己的孩子。此外，2022 年的全国政协会议上也有委员提议，建议允许 30 周岁以上的未婚女性生育一胎，以满足大龄女性生育意愿。未婚女性到底能不能使用精子库的精子进行生育呢？

单从技术层面来看，要想解决这一问题，可以通过供精人工授精技术来解决，而且这一技术在临床上应用得也很成熟。但是从伦理、管理及社会方面来说，存在很多的问题。

有些国家允许未婚女性通过供精人工授精生育后代，但是目前我国在法律上还不允许这种做法。根据国家有关规定，禁止给未婚妇女实施辅助生殖技术，以免引起伦理和社会问题。因此，对于未婚女性来说，我国目前的法规是禁止其通过供精人工授精生育子女，即未婚女性不可以申请使用精子库的精子进行生育。

对于这样的规定，不少人肯定会产生疑问：未婚女性难道就不具有生育权吗？的确，每个女人都享有生育权，这是妇女的基本权利，但这只是一项原则性的法律要求，必须要与我国的国情相结合，更要服从于孩子的权益。孩子有权享受父爱、接受父亲教育，单亲女性家庭的孩子自出生开始就被界定为父亲的缺失，缺少父爱的孩子在心理成长中也有诸多不利，这对于孩子的人格塑造是有缺憾的。生育权并不是完全不受限制的，只谈生育权是没有意义的，我们既要享有自己的权利，也要履行作为一个公民的义务，我国相关法律法规的基本原则是不仅保护妇女的权益，更要保护儿童的权益。从优生优育角度来说，不建议孩子在家庭角色残缺的条件下生长，这对于孩子的身心健康及生长发育是不利的，所以说，未婚女性使用供精生育不符合国家的基本法律要求。

综上所述，现有的法律规定，我国未婚女性不可以申请使用精子库的精子进行生育，我们必须理性地接受法律的约束。但法律也会随着时代的发展不断地进行完善，就像以前法律禁止生二孩，现在鼓励三孩，随着时代的发展、社会环境的变化，“法”也是会变的，或许在将来的某一天对于未婚女性的这个规定也将改变。

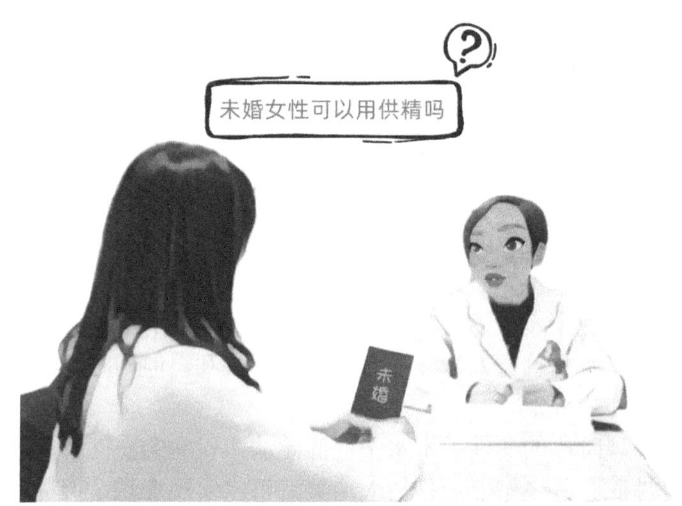

05

女方变性后结婚，其妻子可以使用供精生育吗?

◎王琳凯，李玉山

在当今社会，“变性人”作为社会中的一个特殊群体，已越来越多出现在人们的生活中。“变性人”是人们对医学上“性别身份识别障碍症”患者的俗称，一般而言，“变性人”原本为男性或女性，因先天身体因素或后天生活环境、特殊经历等因素影响而通过医学手术改变自身生理性别的人。1983 年我国第一例变性手术在北京大学第三医院成功实施，患者接受变性手术，完成了男性到女性的转变，这是中国首例变性手术。随着“性别身份识别障碍症”被大众熟知和接受，变性人的数量也在不断增加，在我国强烈要求进行变性手术的性别身份识别障碍患者已达 10 多万人，其中已完成变性手术的不在少数。我国目前将变性手术作为法律承认变性的条件，变性人在实施变性手术后，依照法律规定履行了与其现实身体结构相一致的法律性别变更程序，便可以享有与普通人一样的结婚和生育权利，但同时也必须要遵守相应法律法规规定。

目前，现阶段的变性手术水平，尚无法实现完全变性，只能通过切除自身性腺、外生殖器后移植人造器官手术实现变性，但并不具备生殖功能，男变女的变性人并没有输卵管与子宫等生殖器官，女变男的变性人也不能产生精子。因此，变性人在接受变性手术后，基本上没有生育能力。

有些女方变性后结婚，想通过供精辅助生殖技术使其妻子怀孕。从技术上来说，这是一种可行的解决办法。虽然女方变性后，其不具备正常的男性生殖功能，但是其妻子在生理上是完整的女性，具备正常的女性生育功能，可以通过供精人工授精这一辅助生殖技术来解决生育问题，当然能否成功生育是受很多因素影响的，能够让一个鲜活的生命孕育成功，是很多条件相互促成和制约的结果。此外，女方变性后结婚，法律上已经承认了其作为合法丈夫的身份，只是由于其自身原因不能产生精子。因此，参照《人类辅助生殖技术与人类精子库相关技术规范、基本标准和伦理原则》中关于供精人工授精的规定，其妻子使用供精进行生育也符合供精人工授精的适应证，应予以支持。

总之，女方变性后结婚，其妻子使用供精生育后代，并不违反辅助生殖技术相关规范，是可行的。但是变性人是我们社会的一个特殊群体，仍不被社会上大多人所接受，其结婚生育的后代可能会受到社会的歧视，不利于后代的成长，同时还有一系列法律、伦理及社会问题。建议辅助生殖机构为变性人行供精人工授精时，需要经过生殖医学伦理委员会讨论，并将实施供精人工授精后可能带来的伦理、社会问题进行充分告知。

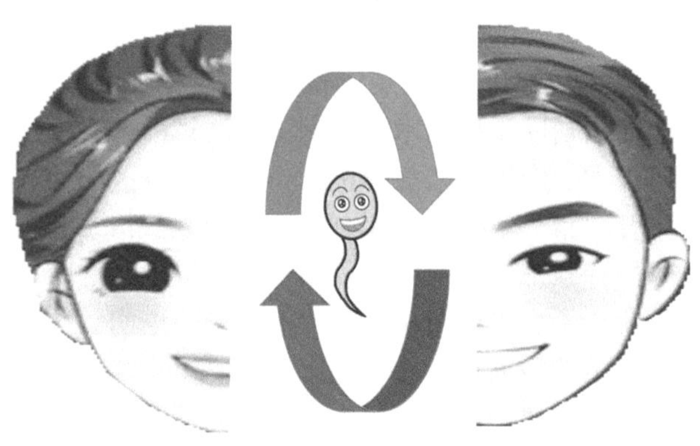

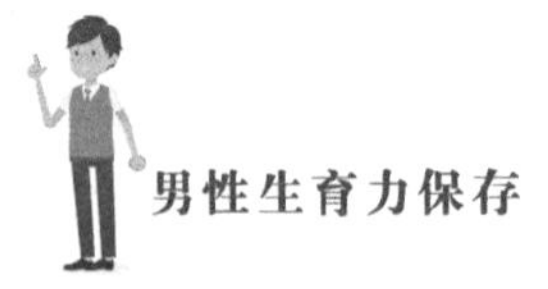

06

可以使用亲属捐献的精液进行供精人工授精吗？

◎王琳凯，李玉山

有一些无精子症患者或其家属在申请供精人工授精时，会提出使用亲属捐献的精液进行辅助生殖技术的要求。因为考虑到亲兄弟或亲属间的相貌往往较为相似，用亲兄弟或其他亲属的精子所生的小孩跟患者的长相也会更加相似，不易引起别人的猜疑；另外，我国传统的观念中，血缘是亲子关系中最重要的基础和纽带，为了延续家族血脉，也希望使用亲属捐献的精液。那么，可以使用亲属捐献的精液进行供精人工授精吗？

上述这些不育夫妇的需求似乎合乎情理，然而情理并不等同于法律法规，不能以情感替代法律法规，同时也会导致许多家庭伦理问题。

目前我国人类辅助生殖技术也受到法律法规的严格规范和限制。人类辅助生殖技术的应用需在医疗机构中进行，以医疗为目的，并符合国家计划生育政策、伦理原则和有关法律规定。精子的采集与提供只能在经过卫生行政部门批准的人类精子库中进行，这些规定也是从保护精液捐献者、不育夫妇及出生后代的利益考虑的。

使用亲属捐献的精液进行供精人工授精，不符合保护后代原则，还会引发诸多伦理法律问题。医务人员不得对近亲间及任何不符合伦理、道德原则的精子和卵子实施人类辅助生殖技术。通过人类辅助生殖技术出生的后代与自然受孕分娩的后代享有同样的法律权利和义务，包括后代的继承权、赡养父母的义务、父母离异时对孩子监护权的裁定等。如果违背该原则，则可能会出现一系列的问题及争议，如捐献精液的亲属与患者妻子的关系如何处理，在抚养过程中后代对捐献精液亲属的称呼问题，患者夫妻离异对后代的监护权等。亲属间供精也应思考这样做的后果和利害关系，将来可能会引起纠纷和麻烦，甚至会因为某些利益冲突引起亲兄弟反目成仇，影响家庭团结和谐，不符合保护后代的原则。

使用亲属捐献的精液进行供精人工授精不符合保密原则。保密原则规定，为保护供精者和受者夫妇及所出生后代的权益，供者和受者夫妇应保持互盲，供者和实施人类辅助生殖技术的医务人员应保持互盲，供者和后代应保持互盲。使用亲属捐献的精液时，供者、受者夫妇及后代三者间的互盲原则被打破，不符合保密原则，而使用精子库的精子助孕则不存在这些问题。精子库与生殖中心的精液外供是通过代码标识的，避免了捐精者与受者夫妇间的信息泄露，保护了双方的隐私。受者夫妇也不能查询供精者的确切身份，只能对供精者有一定范围的选择，如血型、身高、体型、学历等。而捐精者也无从查找受者夫妇的信息，对通过供精所生的后代更没有任何权利及义务。这样才能减少不必要的医疗法律纠葛，保护各方当事人的利益。

此外，使用亲属捐献的精液，并不一定能达到人类精子库捐精志愿者的筛查标准，存在染色体异常或传染性疾病的潜在风险。而人类精子库的冷冻精液是经过严格筛查的，捐精志愿者均是健康男性，无染色体异常或传染性疾病，冷冻精液是比较安全的。

综上所述，依据我国相关规定，使用亲属捐献的精液进行供精人工授精是不可行的，建议供精助孕夫妇到有资质的生殖医学中心，通过正规流程申请人类精子库的供精，圆自己的“好孕”梦。

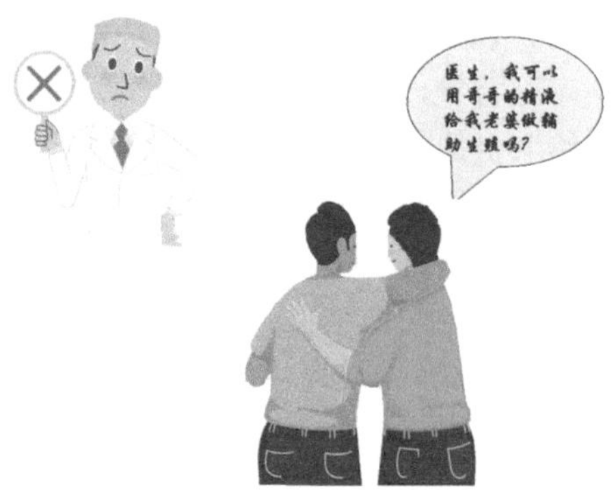
医生，我可以用哥哥的精液给我老婆做辅助生殖吗?

07

捐精以后感染了 HIV，可以使用当时捐献的精子给妻子使用吗？

◎苏彦华，李玉山

艾滋病又名获得性免疫缺陷综合征，主要由人类免疫缺陷病毒（HIV）感染引起，是一种以 T 细胞免疫功能缺陷为主的慢性传染性疾病。目前，治疗艾滋病的方法以高效抗逆转录病毒治疗为主，该方法能够明显抑制 HIV 复制，延缓疾病进程，从而使母婴传播风险降低，HIV 感染者生活质量明显改善。因此，越来越多的 HIV 感染者将生育计划纳入考虑范畴。虽然政府有相关的保护政策，但一旦感染了 HIV，患者在社会上遭受的歧视和不平等对待是难以消除的，这不仅给其带来巨大心理压力，也会给其家庭带来诸多不稳定因素。

一个健康的孩子是夫妻爱情的结晶，也是 HIV 感染者与病毒斗争的动力来源和精神寄托。但现实是残酷的，虽然现在可以通过药物治疗来延缓疾病进程，延长生存时间，但该治疗手段依然不能根治，其生存期还是不乐观的。假如患者通过辅助生殖技术生出了健康的孩子，如果周围人知道其家庭背景，孩子在以后的成长、生活和学习过程中，难免会受到排挤，给其健康成长带来诸多不利影响。

从技术上来说，男方感染了 HIV，女方正常的情况下，可以通过药物治疗降低男方体内 HIV 滴度，如果在排卵期无保护性同房使女方受孕，女方感染 HIV 的可能性仍然较高；如果考虑辅助生殖技术助孕，前期通过精液洗涤及上游法处理后，实施人工授精或卵胞质内单精子注射术，女方感染 HIV 的概率极低。但是我国《人类辅助生殖技术规范》明确规定，HIV 感染是辅助生殖技术的禁忌证，虽然在有些国家是可以的，但在我国现阶段是不被允许的。

因此，如果之前已捐精，那么利用冻存在精子库的精子，通过辅助生殖技术来使女方受孕无疑是最佳的选择。因为精子库现有的筛选流程可以保证捐精期间捐献的精子是安全的，志愿者体检时的检查项目包含了 HIV 检查，并且在捐精结束后半年，还会进行 HIV 的复检。

志愿者捐精是一种人道主义行为，在捐献之前签署了知情同意书，虽然捐精志愿者对其捐献的精液没有使用的权利，但是人类精子库可以为其生育一个健康的孩子提供相应的帮助。不管志愿者是由于何种原因感染了 HIV，如果其和妻子均同意使用之前在精子库捐献的精液，精子库工作人员就要体现出人文关怀和服务意识，将由此带来的一系列伦理问题详尽告知夫妻双方，经双方慎重考虑后，如果还坚持希望使用其之前捐献的精液，就可以由本人向精子库提出申请，经精子库相关负责人同意后，将其之前捐献的精液剩余部分，转为自精保存精液。

这也提示人类精子库在日常工作中提高和改进工作方式，可以为捐精结束的合格志愿者免费保存一份精液，以供其将来出现意外时使用。目前国内有些精子库已经推行了这种做法，这种做法可以推广到全国，充分体现人类精子库公益性和有利于供者的伦理原则。

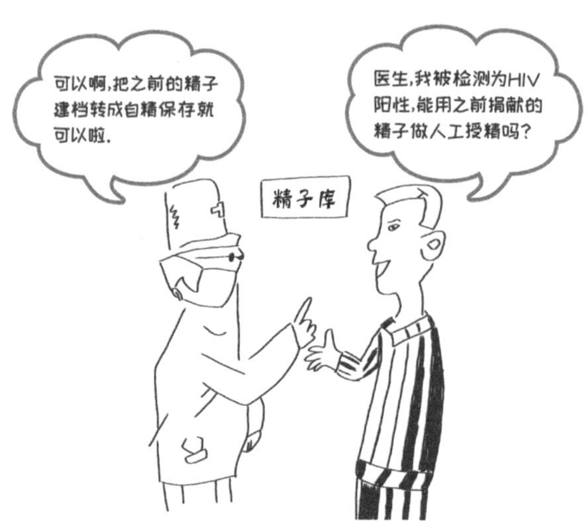
医生,我被检测为HIV阳性,能用之前捐献的精子做人工授精吗?
可以啊,把之前的精子建档转成自精保存就可以啦.
精子库

08

夫妇离异后，男方仍有义务抚养之前供精生育的小孩吗？

◎苏彦华，李玉山

供精人工授精是指通过人类精子库捐精志愿者捐献的精子进行人工授精，使女性怀孕的辅助生殖技术。该项技术主要是用来解决因男方无精子症或其他不宜生育的遗传性疾病而导致的不育问题。这种生殖方式直接改变了传统的家庭观念和亲子观念。

由于供精人工授精使用的是第三人的精子，其所生子女有两名父亲，一名是遗传学父亲（精子提供者），一名是社会学父亲（养育父亲）。精子提供者虽然是该子女遗传学上的父亲，但其提供精子后义务即履行完毕，精子提供者与供精人工授精所生子女之间不具有任何法律上的亲属关系，子女的生育等供精者也不会参与和负责。由于该子女与养育父亲之间无任何血缘关系，与传统血缘关系和传统亲子血统理论产生了一定的冲突，因而在法律地位等方面的认定产生了一定的困难。

目前，大多数国家对供精人工授精子女的法律地位及相关问题暂无明确规定，虽然少数国家出台了相关法律，但内容也不尽相同。我国的法律对此一直没有明确规定，直到 1991 年最高人民法院在《关于夫妻离婚后人工授精所生子女的法律地位如何确定的复函》中，才以司法解释的方式对供精人工授精产生的亲子关系做了大致规定，在夫妻关系存续期间，双方一致同意进行人工授精，所生子女应视为夫妻双方的婚生子女，父母子女之间的权利义务关系适用《中华人民共和国民法典》婚姻家庭编的有关规定。

由此可以得知，尽管精子的提供来源于第三方，在这里起决定作用的并不是血缘关系，而是在选择供精人工授精时是否经过了丈夫的同意。婚姻关系存续期间，经过夫妻双方的一致同意进行人工授精所生的子女，是其丈夫的亲生子女，与其丈夫之间具有合法的父子关系。虽然其丈夫与该子女之间并不具有血缘关系，但这并不妨碍他享有亲生父亲对子女的一切权利和义务。既然选择这种方式生育孩子时是夫妻双方一致同意的，那么所生的孩子就是双方的婚生子女。既然是婚生子女，双方就有抚养的义务，并且这种抚养义务不因婚姻关系的解除而消失。离婚后，丈夫依然有抚养的义务，如果女方抚养子女，丈夫则应负担必要的生活费和教育费。如果选择人工授精时丈夫不同意或者不知情，有学者认为丈夫对此人工授精生育的子女有否认权，该子女是妻子的子女，离婚后则需要由女方独自承担抚养义务；但也有学者从实现子女利益最大化的角度出发，认为该子女仍当视为丈夫的婚生子女，离婚后丈夫仍需承担相应的抚养义务。

因此，在法律上，通过供精出生的小孩与自然生育的小孩是一样的，即使父母离婚后，其法律上的父亲仍需承担相应的抚养义务。

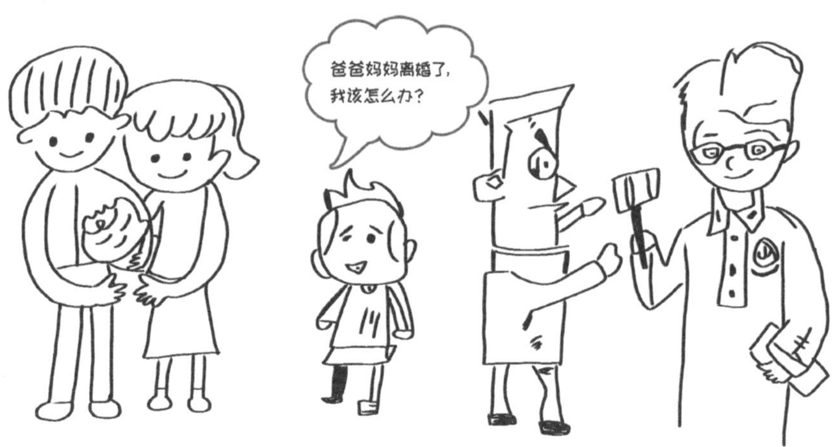

09

捐精志愿者有权索回捐精所生育的后代吗?

◎毛晓红，贺小进

在生殖中心，使用供精辅助生殖技术助孕的不育夫妇常常会有这样的顾虑，担心以后捐精志愿者找他们要回自己的小孩，尤其是现在可以通过亲子鉴定来确定生物学的亲子关系。现实中也有这样的新闻报道：捐精志愿者自己的孩子因为意外不在了，而想要回自己在精子库捐精所生育的孩子。在正规的人类精子库，捐精志愿者向受精者要回孩子的事情是不会发生的。

捐精和献血一样，是一种捐赠助人的人道主义行为。捐精过程完成之后就和捐赠者没有任何关系了。我国于 2003 年修正了《人类辅助生殖技术和人类精子库伦理原则》，要求捐精需签订捐赠协议书，并明确告知：捐精志愿者对其捐精出生的后代无任何的权利和义务。捐精志愿者对捐精所出生的后代既不承担抚养义务，也不拥有监护权。在有合法资质的人类辅助生殖医疗机构，利用捐精志愿者的精子，通过人类辅助生殖技术出生的子女，与该精子的捐赠者没有任何法律关系。保密原则也规定，供者和受者夫妇应保持互盲，供者和实施人类辅助生殖技术的医务人员应保持互盲，供者和后代应保持互盲。相应地，医疗机构和医务人员对使用人类辅助生殖技术的所有参与者，包括捐精志愿者和接受供精夫妇都有实行匿名和保密的义务。这样，捐精志愿者就根本不知道捐精所生育后代的相关信息。

同时，我国法律也明确了通过人类辅助生殖技术出生的后代与自然受孕分娩的后代，享有同样的法律权利和义务：包括后代的继承权、受教育权、赡养父母的义务、父母离异时对孩子监护权的裁定等。接受人类辅助生殖技术的夫妇，对通过该技术出生的孩子具有法律上的父母、子女关系，也拥有法律规定的父母子女关系的权利和义务。

精子的采集和提供应当遵守当事人意愿和符合社会伦理。为了促进人类精子库安全、有效、合理地采集、保存和提供精子，保障捐精志愿者和受者个人、家庭、后代的健康和权益，维护社会公益，需要严格遵守伦理原则。人类精子库接受由医学伦理学、心理学、社会学、法学和生殖医学、护理学、群众代表等专家组成的生殖医学伦理委员会的指导、监督和审查。捐精志愿者是不可能索回捐精所生育的后代的。

捐精志愿者在签署知情同意书后，就已经没有任何权利知晓精子的使用情况，也没有任何义务承担捐赠精液所出生后代以后的生活，捐精志愿者及其捐赠精液所出生的生物学后代是互不影响的，是没有任何交集的两条平行线。所以，捐精志愿者没有任何权利索回捐精所生育的后代。

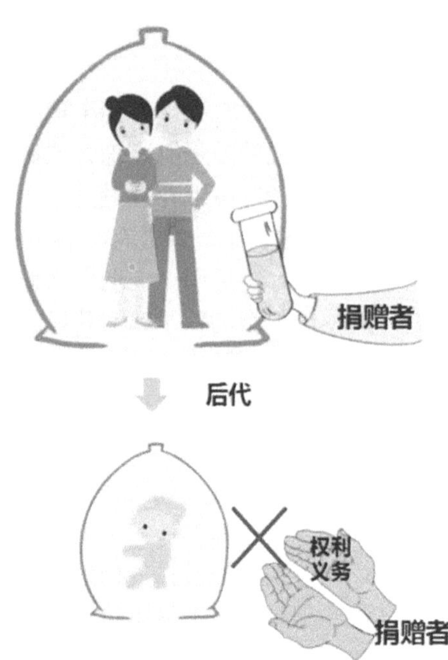

10

男性在做变性手术前可以先把精子保存起来吗?

◎刘　晃，张欣宗

随着医学和社会的进步，人们思想日益开放，很多不同的性取向引发的社会和伦理问题随之出现。虽然多数人认为性取向属于个人观念，在不影响社会、不影响他人的前提下，不会给社会带来危害。在有特殊需求的群体中，有些人常会选择变性手术来改变自己的社会角色，以达到某些社会层面的追求。这种“跨性别”人群似乎逐渐得到了社会和家庭的认可。然而当面临生育后代时，却又会遇到新的问题和挑战，这就值得关注和思考。

精子冷冻保存是为男性保存生育力而得到全球推广应用的一项保障性措施，它可提前将男性自己的精子以冷冻方式储存于精子库，待有生育需求时再取出使用。精子冷冻保存经过几十年的应用，已成为一项安全、成熟、可靠的技术。近年日本曾有一名 40 多岁男性，在行变性手术前进行了精子冷冻保存，后因个人取向实施了手术进行了性别转换，成为女性，并且使用保存的精子致女伴顺利生育 2 个女孩，变性后想通过亲子鉴定等方式向法院申请获得成为孩子“父亲”的资格，被法院以找不到现行法律制度的认可依据而驳回。

当前法律对亲子关系的认定须有：①婚生子女；②非婚生子女准婚生，取得婚生子女身份；③收养等 3 种关系。当变性男子与女伴不存在上述三种关系时，就得不到法律的认可，而对于实际生物学父亲来说，这就是一个社会伦理迫切需要解决的问题。因此，在生育观点和模式转变的当代，尽管在国外有些地方可以进行男性生育力保存，但是由于宗教信仰、文化传统和生育观念的影响，部分特殊群体的男性生育力保存道德伦理问题，尚需进一步更新和探索。

虽然男性在做变性手术之前，将精子保存在人类精子库从技术上是可行的，但是涉及将来使用时仍然有不少的前提条件，如必须有结婚证、在合法的生殖中心使用、符合辅助生殖技术适应证等。因此，即便这些男性变性前在人类精子库进行了精子保存，将来也不可能符合辅助生殖技术助孕的条件，另外还涉及诸多法律、伦理及社会方面的问题。因此，人类精子库在接受这类人群自精保存申请时，通常会通过医院生殖医学伦理委员会充分讨论后，再确定是否为这类人群进行自精保存。

性别转换群体是个人性取向特殊的新兴群体，社会属性的转变会引起众多的伦理、道德和社会问题。另外，鉴于目前在我国只能给合法夫妻进行辅助生殖技术的相关规定，即使变性前在人类精子库保存了精子，将来也不可能使用。因此，不建议男性在变性前保存精子，人类精子库工作人员应尽可能给予充分解释并告知，有必要时可建议其咨询生殖医学伦理委员会相关伦理学、社会学、法学及心理学的专家。

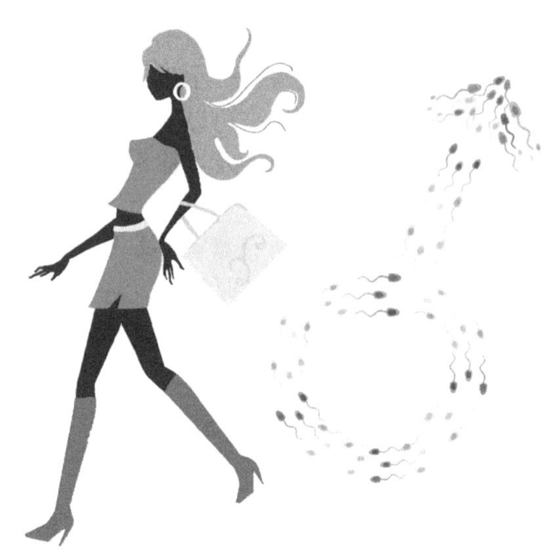

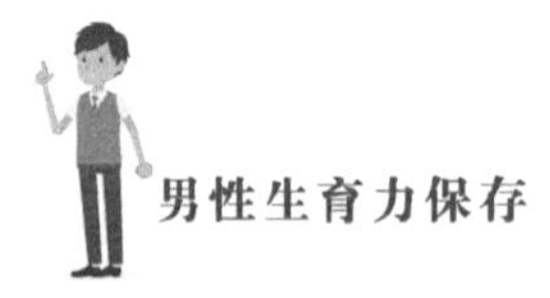

11

刚刚去世的人睾丸组织还可以冷冻保存吗?

◎凌晓辉，张欣宗

2006 年，四川江油曾发生一例新婚丈夫车祸死亡，妻子欲取亡夫精子的案例，在逝者父母和妻子签订同意书后，医生为逝者实施了手术取精并冻存。作为国内首例死后取精案例，该事件在当时受到广泛关注，支持的一方认为死后取精应该受到特殊的伦理照顾，而反对的一方则主要关注死者的权益是否受到侵犯及生育后代衍生的问题。

全国各人类精子库经常会遇到这类生育力保存的需求，作为独生子女的未婚青年遭遇车祸等意外去世后，父母年龄大了不能再生育，但又难于接受没有后代的现实；或者如已婚未育男性突发猝死，妻子由于太爱自己的丈夫，仍想为他生育一个小孩。因此，人去世后其家属仍强烈要求保存睾丸组织，以便将来可以生育时使用。这既是一个科学或医学上的课题，其实更是一个涉及法律、伦理及道德等方面的难题。

人去世后心脏停止跳动，人体所有器官并非都是立即死亡。刚刚去世的男性，其睾丸及附睾中的精子还是活的，通过切除睾丸获取精子进行冷冻保存，将来通过辅助生殖技术生育后代，这些过程单纯从技术上都是可行的。

目前，是否可以为刚刚去世的男性进行睾丸组织冷冻保存，没有达成一致意见，这取决于不同国家的法律法规、伦理等相关规定，有些国家是允许的，有些国家则是禁止的。例如，法国、德国、西班牙、加拿大和瑞典，即使事先得到了死者的同意，也明确禁止去世后取精。在英国，如要取精，已故捐赠者必须事先同意使用他的器官。在美国，去世后取精的请求必须得到死者遗孀或生活伴侣授权。在以色列，死亡男性不必要留下书面文件，他的遗孀只需要声明她相信他同意这样做就可以。

我国没有相关法律法规，在《人类精子库基本标准和技术规范》中也没有涉及是否可以为去世的男性进行睾丸组织冷冻保存的规定。在实施人类辅助生殖技术时，我国有严格的规定，即“禁止给不符合国家人口和计划生育法规和条例规定的夫妇和单身妇女实施人类辅助生殖技术”。丈夫死亡后，夫妻双方的婚姻关系也就自动解除，对于妻子一方就属于单身女性。按照上述规定，即使是丈夫生前或去世后保存的精子，也不可以进行辅助生殖。

总之，随着辅助生殖技术的不断发展，患者刚刚去世后，进行睾丸精子超低温保存在技术上是可行的，但是不能使用这些睾丸精子实施人类辅助生殖技术。另外，对逝者进行手术取精冻存，并在以后实施辅助生殖技术将会遇到一系列伦理、法律及社会问题。因此，刚刚去世的男性进行睾丸组织冷冻保存是没有意义的，人类精子库工作人员应该建议家属放弃保存，同时尽可能给予充分解释及心理疏导。

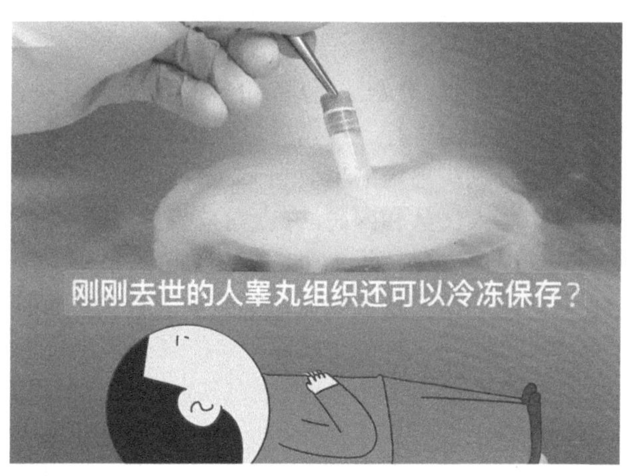

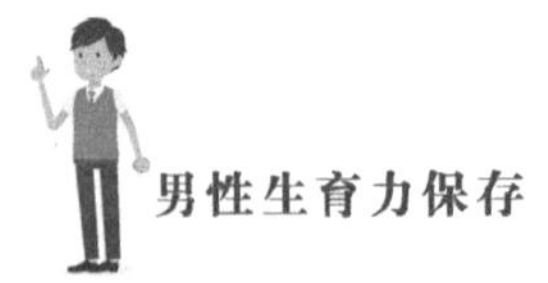

12

夫妇离异后，男方有权使用婚姻存续期间保存的精子吗？

◎刘　晃，张欣宗

最近在某生殖医学中心遇到一个案例，两年前男方因无精子症在该生殖中心通过睾丸显微取精获得了精子并进行冷冻保存，夫妻双方与生殖中心共同签署了知情同意书及精子保存协议书，并且交纳了相关的保存费用。一年前该夫妻离婚了，离婚时没有考虑到男方在生殖中心还保存了精子，没有对精子的归属权进行约定。现在男方再婚，想用之前保存的精子，为现在的妻子进行辅助生殖助孕。

夫妇离异后，男方有权使用婚姻存续期间保存的精子吗？主要涉及婚姻存续期间财产的归属思考。

婚姻关系存续期是指：婚姻法所规定的夫妻拥有合法关系的时间，即从夫妻双方到婚姻部门进行了结婚登记开始，到对方去民政部门登记离婚当天，或法院判决离婚书生效当天，或双方签收法院离婚调解书当天。根据《中华人民共和国民法典》的规定：夫妻在婚姻关系存续期间所得的下列财产，包括①工资、奖金、劳务报酬；②生产、经营、投资的收益；③知识产权的收益；④继承或者受赠的财产，但是本法第一千零六十三条第三项规定的除外；⑤其他应当归为共同所有的财产，这些均为夫妻的共同财产，夫妻对共同财产有平等的处理权。

另外，保存的精子并不属于财产，男方精子更不能属于夫妻的共同财产，男方精子属于男方自身物品，男方应该有权使用婚姻存续期间保存的精子。因此，夫妇离异后，双方解除了婚姻关系，男方之前保存的精子对于女方来说是毫无价值的，冻存的精子本来就属于男方本人，在法律和伦理的层面是没有争议的。

目前，冷冻保存精子主要在各人类精子库进行，很多自精保存者是出于生殖保险的目的，有些自精保存者还是未婚的，通常并不需要其家属签名同意，这类自精保存者的精液在使用时，只需提供与现在合法妻子的结婚证及生殖中心同意实施辅助生殖技术的证明，即可以提供给自精保存者使用，跟他本人之前是否离过婚没有关系。但是，也有一些出于辅助生殖目的而存精的，在生殖中心短期保存的精子，或者类似上述案例中睾丸显微取精获得的精子，当时保存精子时是由夫妻双方签名同意的，在使用时生殖中心通常也需要原夫妻双方签名，这样就会遇到一些管理方面的问题，是否需要征求原配偶的同意，存在一些争议，但是从法律上说，冻存的精子应该是属于男方个人的。

因此，在人类精子库或生殖中心冷冻保存的精子是属于男方个人的，即使夫妇离异后，男方有权使用婚姻存续期间保存的精子，为现在的妻子实施辅助生殖助孕。

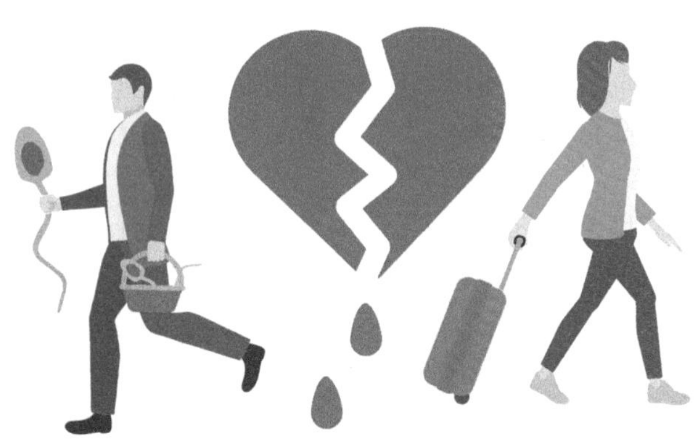

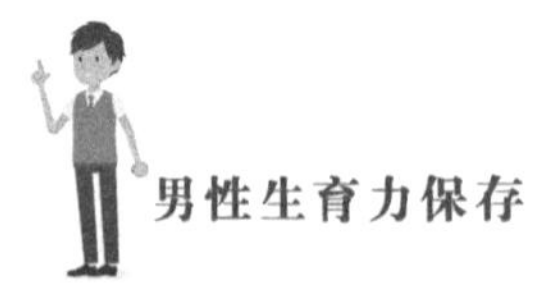

13

自精保存者去世后，父母有权使用保存的精子吗?

◎刘　晃，张欣宗

精子冷冻保存给男性生育力带来了保障，成为防患于未然的一项重要保险。在人类精子库有很大比例是由于疾病治疗前保存精子的，有些疾病恶化后夺去了自精保存者的生命，这些人有很多是独生子，其父母特别想用该自精保存者的精子再生育后代，以延续“香火”。自精保存者不幸去世后，其父母有权使用保存的精子吗?

单纯从技术上来说，保存的冷冻精子复苏后可以通过辅助生殖技术生育后代，但是由于自精保存者已经去世，只能选择供卵的方式受孕，但此方式在我国是不可行的。

然而，在过去20年间，此类事件曾引起过社会的讨论：“父母有权使用去世者的生殖资源吗？”“为满足父母的愿望，不计代价创造一个孩子是否符合道德伦理？”等。

虽然目前世界各国已经为男性生育力保存和精子库建设制定了相关伦理指南，这些伦理指导文件有利于促进合理、有效地采集、保存和提供精子，以及保障捐精志愿者和受者个人、家庭、后代的健康和权益，但是不同国家的规范体系各不相同，有的倾向于保守，有的倾向于激进。围绕男性生育力保存的道德问题更为复杂，如互盲操作、近亲生育、保存时限、转运和使用等。

在我国虽然没有形成明确的法律、规定或措施，但是综合我国法律此类事件的最终判决，主要有如下几方面：①从法律层面，冷冻精子不能作为一般的物品，其父母不能继承；②从辅助生殖技术层面，我国规定将精子用于辅助生殖技术需要合法夫妻方可申请，单身女性不能作为辅助生殖技术的申请用精方；③目前我国规定只有合法的生殖医学中心或人类精子库，才能对人类精子或生殖胚胎进行处理和应用，私自处理生殖资源，不符合我国的国情要求；④我国对于此类事件的处理还涉及生殖医学伦理委员会的讨论、社会监督等方面的问题。

中国传统文化有"不孝有三，无后为大"，中国人一直有延续血脉、继承家族的传统。但是根据目前相关法规：自精保存者因意外或疾病去世后，其所保存的精液将由人类精子库代为销毁，不能用于其他任何用途。因此，目前在我国，父母尚无权使用去世者的精子。

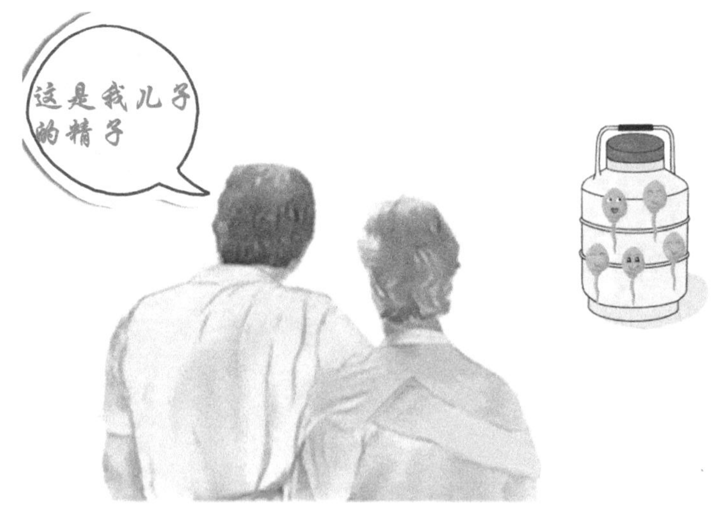

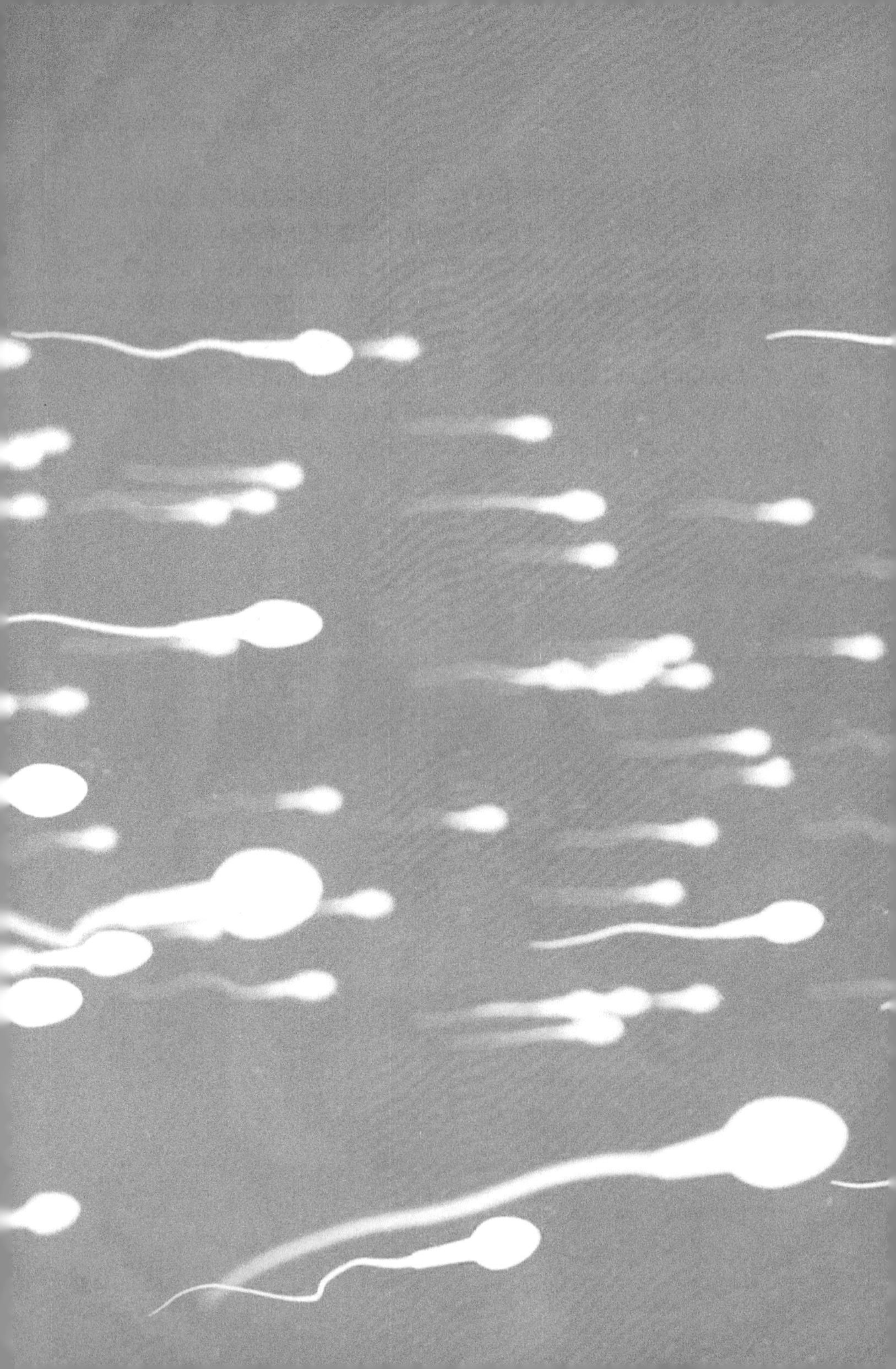

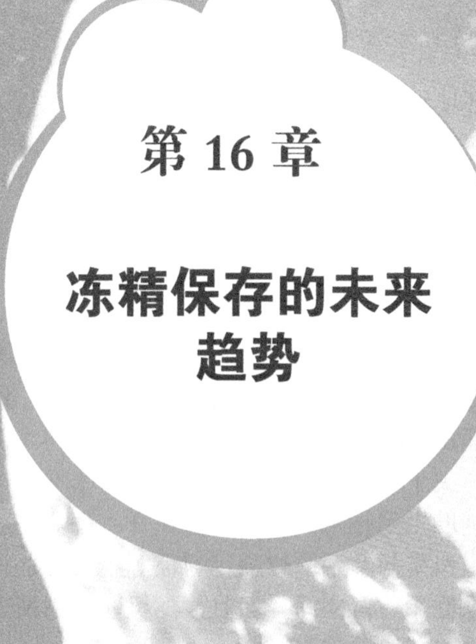

第 16 章

冻精保存的未来趋势

01

人类精子库智能化保存的现状和未来

◎李倩仪，朱伟杰

随着生活环境污染愈发严重，社会竞争压力加大，生活节奏变快，不育家庭越来越多。对于使用捐精志愿者精液，不育夫妇存在很多的顾虑，特别是怕生出来的孩子样貌、体格或性格与爸爸相差太远，容易心生嫌隙，如爸爸妈妈头发都是直发，孩子却是自然卷；爸爸妈妈性格都是内向，孩子却特别外向等。而这些问题通过人类精子库智能化保存的不断发展将会逐步被解决。

人类精子库是采集、检测精液，并利用超低温冷冻技术保存精子的机构，是实施供精辅助生殖技术精液的来源保障。目前，国内大多数的人类精子库由于政策和技术的限制，仅能做到向用精单位提供血型匹配的精子，关于捐精志愿者的其他信息一律不予以选择，以至于准备实施供精辅助生殖技术的夫妇仿佛在开“盲盒”，这种随机性会使生育的后代大概率与父亲的样貌、习惯等个人特征相差甚远，容易产生不必要的家庭矛盾及纠纷。而且，随机匹配捐精志愿者的基因也容易存在子代出生缺陷的隐患。

国内目前已有精子库为了满足不育夫妇的个性化需求，减少遗传病的发生，研发了“人工智能供精人性化匹配系统”。生殖中心的不育夫妇可通过该系统，在符合伦理原则和互盲原则的前提下，对男方的人脸等生物学特征与捐精志愿者人脸特征及相关个性化需求进行智能匹配。这些生物学特征信息包括血型、民族、籍贯等基本信息，也包括体型、肤色、头发特征、脸型、鼻梁、单双眼皮、虹膜颜色等容貌特征。不育夫妇可在该系统中从多个维度遴选精液，使供精助孕变得更加的合理化与人性化。

人类精子库智能化保存的不断发展将带来以下好处：①可更好地满足不育家庭对精液来源的人性化需求，降低出生缺陷，造福更多选择供精辅助生殖助孕的家庭；②从基因和遗传学的角度，生殖医学中心医生可依据不育夫妇的遗传结果进行匹配，减少遗传性疾病的发生；③极大地提高工作效率，避免了以往人工操作烦琐、缓慢、容易出错等弊端，同时能够实现多元匹配要求。

人类精子库智能化保存把大数据、人工智能匹配技术和加密技术应用于生殖领域，既是供精辅助生殖技术管理上的一大进步，也大大减少了使用捐赠精液的不育夫妇对于出生子代相貌与丈夫差异太大的顾虑，同时减少了遗传风险。

在未来，人类精子库会对捐精志愿者进行二代基因测序，将实现不育家庭中妻子与捐精志愿者基因匹配，尽量防止子代出生缺陷的发生。这将更有助于推动供精辅助生殖技术的发展，减少将来出生子代的血型、长相等方面与自己不匹配的担忧，满足不育家庭对捐精志愿者条件的人性化需求，造福更多选择应用供精辅助生殖技术的家庭。

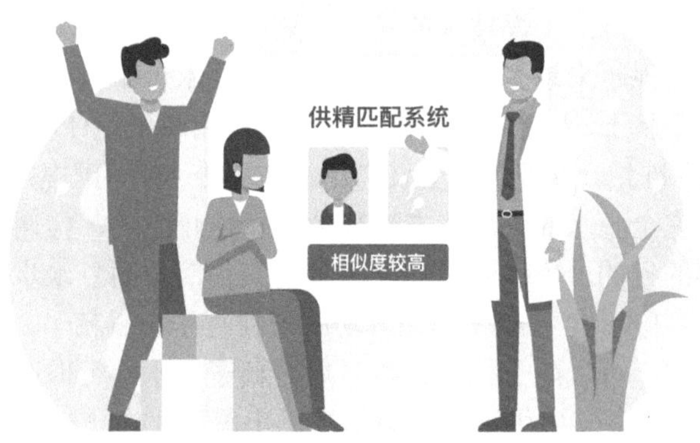

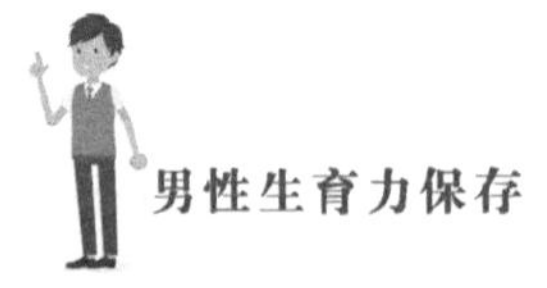

02

未来的人类精子保存形式——冻干保存

◎李倩仪，朱伟杰

国内外目前普遍使用液氮冷冻保存作为人类精子保存的方法：利用超低温技术让精子降温、冻结，致使其代谢活动完全停止，并在液氮（–196℃）中保存，从而达到长期保存精子的目的。但是，液氮冷冻保存还存在很多的不足之处，例如，需要定期添加液氮，人力物力耗费大；存放液氮及标本的液氮罐需要很大的贮存空间和场地；液氮冻存的精子不便于运输、转送；液氮属于高危材料；液氮罐一旦受损，冻存的生物材料将报废。所以，尽管液氮冷冻保存是目前最普遍的人类精子冷冻方法，但液氮并非理想的保存形式，精子保存技术需要更新换代。

冻干技术是冷冻干燥技术的简称，随着冻干技术的不断成熟和推广，市场上出现越来越多的冻干食品。这项技术近年也被应用在精子保存技术的革新上。人类精子的冻干保存是利用超低温使精子悬液（含冻干保护剂）冻结，再借助真空泵产生的负压令水分由固态直接升华，使精子处于完全脱水的干燥状态，导致精子停止生化、代谢活动而达到长期保存的目的。冻干精子在使用时也只需简单的复水步骤即可完成精子复苏。1998 年科学家首先成功冻干保存了小鼠精子，冻干的精子装入小瓶内，可以随身携带，数月后对精子复水，行卵胞质内单精子注射术辅助授精，出生了 3 只冻干精子小鼠，目前已有小鼠、大鼠、兔子、狗、猪、羊、奶牛等冻干精子的成功报道。

精子冻干保存比液氮冷冻保存具有优越性。理想情况下，冻干精子可以在室温条件下长期保存，不需要消耗大量的液氮来维持超低温环境，极大地节省了人力物力；所需贮存空间小，冻干精子甚至可以固定在小塑料薄片上保存，大大提高了贮存效率，降低了保存成本；邮寄或携带方便，运输成本低；无需担心液氮的高危属性和泄漏风险，储存安全性高。冻干保存能够避免液氮冷冻保存的诸多不足，所以冻干保存比液氮冷冻保存更经济、更实用、更安全、更环保，是现今国际上重点研发的一种精子保存方法。

精子冻干保存还有特别的优势：承受放射线的能力是普通精子的 10 倍，这将更便于未来人类对宇宙世界的探索与开拓。已取得的研究进展显示了精子冻干保存的可行性，具有广泛的应用前景，将会成为未来人类精子的一种保存形式。但目前冻干保存技术与实际应用尚有距离，需要解决的问题还有很多，例如：如何确保冻干精子的生殖安全性、如何提高冻干方法的保存效率、精子冻干损伤的机制、冻干精子的评价指标和长期储存风险等。当前应加强关于人类精子冻干保存的各方面研究，使之早日成为男性生育力保存的安全、高效、实用的方法。

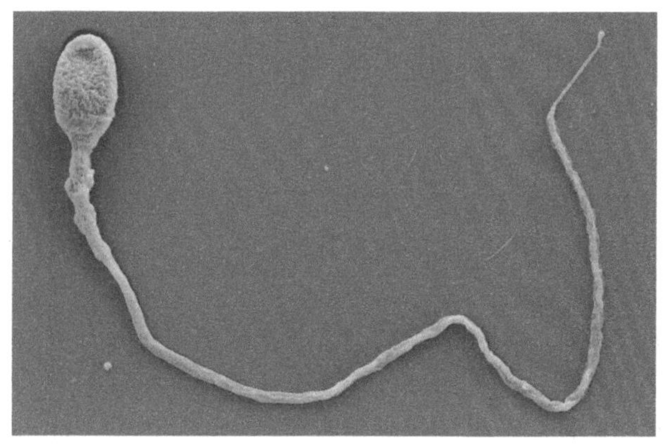

冷冻干燥的人类精子

03

将来有可能精子冷冻后 100%都能存活吗?

◎李倩仪，朱伟杰

曾经在人类精子库从事男性生育力保存或有精子冷冻复苏操作经历的医技人员，都知道精子经过冷冻复苏过程后，并不是 100%都能存活，尤其是低品质的精子冷冻复苏后会有相当比率的精子丧失活力，这会影响生育力保存的实际效果。将来精子冷冻后有可能 100%存活吗?

人类精子在冷冻前就已不是 100%存活。由于生理或病理原因，睾丸生成的精子有部分是死亡精子，死亡的精子需要一段时间才能被分解，或与精液一同排出，因此精液中会有一些死精子，这意味着人类精子冷冻前存活率达到 100%是非常罕见的。而冷冻前的活精子经过冷冻后能不能 100%存活呢？目前的技术是不能做到的，但这是精子低温冷冻学家追求的目标。

精子在冷冻复苏过程中会经历冷冻损伤，受到溶质效应、冰晶形成和渗透压改变等不良作用，造成精子不同程度的结构改变和功能损伤。部分抗冻性差的精子在冷冻复苏过程中会死亡，所以精子冷冻复苏后很难 100%存活。

对于弱精子症、少精子症的患者，他们的精子常常数量稀少，活力低下，抗冻性差，提高冷冻精液复苏后的存活率显得十分重要。另外，手术取精的梗阻性无精子症患者和非梗阻性无精子症患者，术中取出的附睾精子、睾丸精子也需要进行冷冻保存，以供日后复苏使用。复苏后是否有存活精子直接决定能否进行后续的辅助生殖技术，所以提高精子冷冻复苏率尤为重要。为了提高精子冷冻复苏率，科研人员主要从以下方面对冷冻复苏技术进行革新。

冷冻方法：随着对细胞冷冻损伤机制的逐渐了解，冷冻方法也在不断改良。快速冷冻法、程序降温法、玻璃化冷冻法再到冻干保存法，冷冻方法的更新迭代，是为了寻找精子在冷冻储存过程中不引起快速冷冻损伤（冰晶损伤）和慢速冷冻损伤（溶质损伤），并可获得尽量高的冷冻复苏率的冷冻方法，以达到更好的冷冻效果。

冷冻保护剂：仅靠不同降温阶段采用不同的降温速度，并不足以达到理想的冷冻效果。加入冷冻保护剂可保护精子不受冷冻损害或少受损害，提高冷冻保护效果。例如，卵黄可以减少冷冻休克对精子的影响；甘油对精子的冷冻保护作用是精液冷冻储存研究的重大突破，直至今日，甘油仍然是精子冷冻保护剂的重要成分。除此之外，目前常用的冷冻保护剂成分还有二甲基亚砜、乙二醇、蔗糖、牛血清白蛋白等。随着低温冷冻学的不断发展，更多抗冻物质如抗冻蛋白、中药材料等将作为新的冷冻保护剂成分用于提高对精子的冷冻保护作用。

冷冻储存条件：1886 年，人类精子在低于−15℃的条件下冻存取得成功，但此时经过低温冷冻的精子大多死亡，精子复苏后效果不理想，难以实际应用。接下来的几十年间，通过不断改善冷冻条件，成功把冻存于−78.5℃干冰中的人类精子解冻后用于人工授精，并获得妊娠。随着不断优化精液冷冻方法，把人类精液储存于−196℃的液氮中，复苏后能得到较高的存活率，这是现在广泛使用的人类精液冷冻保存条件。目前，人类精子冻干保存技术是科研人员的重点研究方向，实现人类精子冻干保存，可大大节约储存空间，室温便能保存，且精子复苏率可得到进一步提高。

虽然现有的技术无法做到活精子冷冻复苏后 100%存活，但相信经过科学家的坚持和奋斗，通过改良冷冻方法、调整冷冻保护剂成分、改善冷冻储存条件，使冷冻保护剂的冷冻保护作用增强，冷冻速率更为合理，未来有望获得 100%冻后存活率。

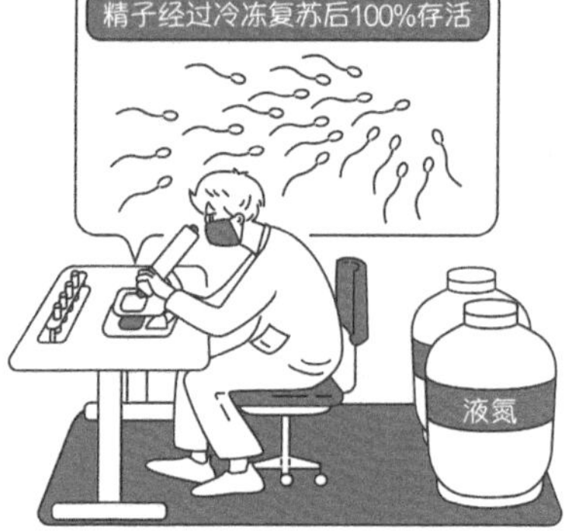

04

人类精子库的相关法律法规未来应该加强哪些方面?

◎张欣宗

我国 1981 年成立第一家人类精子库以来，各地相继成立了人类精子库，起初人类精子库的管理相对比较混乱，国家没有出台相应的管理办法，“名人精子库”等现象在社会上引起了比较大的争议，加强人类精子库的规范管理势在必行。

2001 年国家出台《人类精子库管理办法》、《人类精子库基本标准和技术规范》和《人类辅助生殖技术和人类精子库伦理原则》，同时要求对人类精子库进行定期校验评审，2006 年颁布了《人类辅助生殖技术及人类精子库培训基地认可标准及管理规定》，2015 年出台的《国家卫生计生委关于规范人类辅助生殖技术与人类精子库审批的补充规定》进一步明确了审批相关要求（审批主体、业务开展权限、整改时限和工作基础）及正式建立国家人类辅助生殖技术管理专家库，这些规定的出台对我国人类精子库发展及规范运行起到了重要作用。目前，全国规范运行的人类精子库共 29 家，现有的相关法律法规能够适应人类精子库发展需要？在哪些方面仍要加强？

虽然国家出台了一些有关人类精子库的管理办法，但是有些规范出台时间比较早，尤其是《人类精子库基本标准和技术规范》。该技术规范是人类精子库运行的主要依据，随着人类精子库不断发展，逐渐显露一些方面的不足，需要修订完善。例如，该技术规范在人员、场地、设备等方面已不能满足人类精子库日常运行的需求；2010 年《世界卫生组织人类精液检查与处理实验室手册》（第 5 版）将正常生育人群精液质量参考值下调，但先前的技术规范要求捐精志愿者筛查的精液参数明显偏高，严重影响了捐精志愿者的招募；随着一些新技术（如基因测序技术）发展，如果应用到捐精志愿者遗传病的筛查，可以减少捐精所出生子代的出生缺陷发生率。

自精保存已逐渐成为人类精子库的重要业务之一，全国各家人类精子库的自精保存人数均明显上升，年平均增长率超过 10%。但是人类精子库相关技术规范以捐精志愿者为主，涉及自精保存方面非常少，仅包含了自精保存的适应证，缺乏自精保存从精液采集、检测、保存管理、使用及档案的全流程的技术与管理要求。因此，自精保存目前仍缺乏相关的技术规范，不利于人类精子库规范开展自精保存工作，需要尽快完善。

近年来，有关人类精子库与人类辅助生殖技术方面的司法诉讼越来越多，例如，自精保存者去世后，其家属是否有权取走冷冻保存的精液；使用捐精志愿者精液出生的子代如果发生出生缺陷，患者是否有权向人类精子库提出赔偿等。另外，仍有一些私下机构非法采供精，引起了很多社会、伦理及法律问题，然而这些供精或自精保存过程中遇到的问题，在司法审判时仍缺乏充分的法律依据，也不能有效地打击非法采供精的行为。因此，国家急需出台一部相关的法律来解决这些问题。

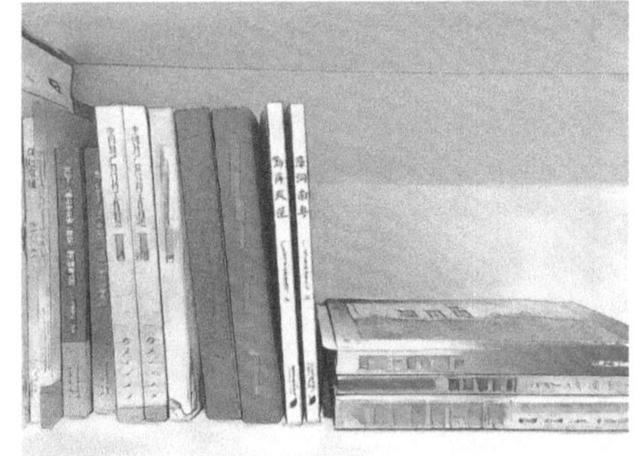

总之，我国有关人类精子库的法律法规仍不够完善，现有的《人类精子库基本标准和技术规范》需要更新，建立人类精子库自精保存的相关技术规范，同时，也急需出台一部与人类精子库相关的法律，解决遇到的法律问题。